精品资源共享课程

难经讲义

主编　黎敬波　王　黎
编委　张小虎　古继红　温伟强
参编　林　涵　蔡瑞珩　宋一男

中国健康传媒集团
中国医药科技出版社

内容提要

本《难经》教材共分7章。绪论介绍《难经》的书名释义、成书年代、主要内容、主要学术特点等；第一章脉法，阐述脉学源流、独取寸口原理、阴阳脉法、元气脉诊、脉证合参等；第二章经络，重点阐述奇经八脉理论的学术与临床价值；第三章脏腑，阐述命门元气三焦理论及其学术与临床价值等；第四章疾病，重点讨论《难经》病机理论特点，伤寒等五种病证理论及其临床应用；第五章腧穴，重点介绍五输穴的五行分类、原穴概念与临床应用；第六章治法，重点介绍《难经》针法原则、刺法要领及补泻法。

本书可作为中医本科学生必修、选修、自学，研究生学习，或临床医师培训研修、中医临床优秀人才培养，或中医爱好者自学的教材或参考书。

图书在版编目（CIP）数据

难经讲义／黎敬波，王黎主编. —北京：中国医药科技出版社，2014. 8
（精品资源共享课程）
ISBN 978-7-5067-6987-7

Ⅰ. ①难…　Ⅱ. ①黎…　②王…　Ⅲ. ①《难经》-高等学校-教材　Ⅳ. ①R221. 9

中国版本图书馆 CIP 数据核字（2014）第 192201 号

美术编辑　陈君杞

出版　**中国健康传媒集团**｜中国医药科技出版社
地址　北京市海淀区文慧园北路甲 22 号
邮编　100082
电话　发行：010-62227427　邮购：010-62236938
网址　www. cmstp. com
规格　787×1092mm 1/16
印张　16
字数　321 千字
版次　2014 年 8 月第 1 版
印次　2022 年 7 月第 6 次印刷
印刷　三河市航远印刷有限公司
经销　全国各地新华书店
书号　ISBN 978-7-5067-6987-7
定价　42.00 元

编写说明

《难经》是本校的传统课程，自1996年开始，随着对外教育规模的扩大，需要给境外学习中医者增设《难经》课程，以进一步充实中医基础理论教学，以及国内本科生选修课程的需要，本教研室正式编写了《难经讲义》（自编教材）。《难经》境外必修（54学时）和国内选修（36学时）至今开课已近20年，教材几经修订，内容更完善，重点、难点的讲解更合理、准确，因此，《难经》也成为本校《内经》省级精品课程、省级精品资源共享课的主要组成部分，以及中医经典教学的特色之一。

在教学过程中，我们始终把如何处理好《难经》与《内经》的关系，中医经典教学与中基、中诊等的关系，经典与临床的关系等，作为课程定位的主要依据。在中医基础教育中，重点发挥经典的优势，使同学们在学习《内经》、《难经》后，能进一步提高理论水平，对中医理论有更全面、深入的理解和掌握，打下坚实的中医学术基础，同时，实现与临床更快速、高效的对接和沟通，最终达到能运用经典解决临床疑难问题的目的。

本校《内经》、《难经》教学倾注了几代人的努力和心血，本《难经》教材就是在已故吴弥漫教授主编的《难经讲义》（自编教材）基础上，进一步修订完善，汲取了大家的教学成果。是中医本科学生必修、选修、自学，研究生学习，或临床医师培训研修、中医临床优秀人才培养，或中医爱好者自学的教材或参考书。

编　者

2014年5月

CONTENTS 目录

绪　言

一、书名释义

《难经》的“难”字，因读音不同而有两种不同释义：

(1)“难”读 nàn，即问难之意，“难经”即是对古医经（《内经》）的问难。徐大椿《难经经释》谓：“以《灵》、《素》之微言奥旨，引端未发者，设为问答之语，俾畅厥义也。”即以此为释。

(2)“难”读为 nán，即“难易”之难，“难经”即为理论高深难懂的经典，《难经集注》杨玄操序谓：“名为《八十一难》，以其理趣深远，非卒易了故也。”即持此义。

上述两种释义虽从不同角度解释“难经”含义，但均与《难经》一书的内容相符，故可并存不悖。从《难经》书名可以看出，该书是对《内经》问难，是对《内经》难点内容的阐释，是《内经》理论的研究成果和进一步发挥。

二、作者及成书年代

旧说谓本书为扁鹊（秦越人）作于春秋时期，但《史记·扁鹊仓公列传》、《汉书·艺文志》均未提及此书，即无此说法，可见东汉以前，该书尚未流传，或未成书，或并非大家公认的重要医学著作。至唐代杨玄操《难经注》及《旧唐书·经籍志》始谓《难经》为扁鹊所作。

从《难经》全书内容看，明显是对《内经》理论的阐发，文字和理论思想上都有十分密切的传承关系，而在《伤寒论》序言中已经明确提及《八十一难经》，由此可推知《难经》成书年代应在《内经》（西汉）至《伤寒论》（东汉末）之间。谓秦越人所作，显系伪托，真正作者已经佚名。更进一步考察，该书对《白虎通义》（东汉章帝建初四年，即公元79年成书）中的五行术数已经多有引用，故其更确切的成书年代应在《白虎通义》（公元79年）至《伤寒论》（公元210年）之间。

三国时期吴国太医令吕广已为本书作注，而《伤寒论》不仅在序言中提及本书书名，而且对其内容亦多有引用，由此可知本书在东汉末年已经颇为流行。

三、主要内容

《难经》系对古医经（主要是《内经》）中一些比较疑难而又带有代表性问题的阐发，在阐发时并对中医学术理论作了进一步的发展。全书分八十一难，以设问设答的方式，每难着重讨论一个问题，从各难讨论的问题看，全书的内容主要为：

1~21难：论诊法。着重脉诊的论述，提出寸口三部九候诊脉法。

22~30难：论经络。提出奇经八脉的概念并论述各奇经的生理病理。

31~47难：论脏腑。创立命门、三焦学说。

48~61难：论病证。着重论述脏腑辨证方法。

62~68难：论腧穴。着重论述“五输穴”、五脏“（背）俞、募穴”等特定穴。

69~81难：论治则治法。着重论述针刺治法。

各难所论论题，多数引自《内经》，但其论述内容又每在《内经》的基础上有所发挥，甚至另立新论。另外，其中一些论题的来源亦不全限于《内经》，如四十难、六十一难、七十五难等虽谓“《经》言……”，但所言内容不见于今本《内经》，而六十三难、六十四难亦有谓“《十变》言……”者，这说明其中某些理论尚另有出处。但亦有另一种可能，就是这些理论本来亦是引自古本《内经》，而《内经》在历代流传的过程中这些内容已经佚散，故不能在今本《素问》、《灵枢》中找到其原文。

四、主要学术特点

《难经》系对《内经》理论的继承、阐释和发展，在《内经》奠定的中医理论体系和学术特点的基础上，进一步发展了中医的诊法学说、经络藏象学说、腧穴学说和治则治法学说。因此，在学术思想上与《内经》一样，其基本的学术特点亦是整体衡动观及其指导下形成的辨证论治思想。

整体恒动观作为中医认识论的基本特色，贯串于《难经》全书之中，尤其体现在它对脉学的认识和发挥上，《难经》脉学是在阴阳脉法基础上逐步构建的寸口三部九候诊脉法。在脏腑认识方面，《难经》从脏腑形质、功能、关系等方面，系统综合地进行了梳理，特别提出命门和三焦，是在《内经》基础上中医理论的创新，更进一步发挥和丰富了中医藏象学说的整体恒动观念；其所提出的奇经八脉理论，亦在《内经》十二经脉理论的基础上，更深刻地阐明了经络系统的整体性和联系性。

辨证论治是中医在整体恒动观基础上形成的处理疾病的基本方法，《难经》所阐发的寸口三部九候诊脉法、色脉合参诊病法以及脏腑辨证方法，都大大发展了《内经》从整体、动态角度辨识疾病的方法。而其所提出的“子母补泻”、“泻南补北”、“治未病”等治疗法则，亦成为中医论治疾病的基本原则和重要方法，丰富了中医辨证论治的基本内容。总之，《难经》在学术上继承了《内经》的整体恒动观和辨证论治精神并进一步发挥，使之成为中医的基本学术特色。

该书不足之处在于受汉代五行术数的影响，某些内容希望借鉴五行思想解决中医思维问题，但作者也深知与临床治疗思维有距离，所以，其在说理过程中，一方面强调数的逻辑关系，但在很多地方《难经》仍然保留了临床直观观察的结果。此外，《难经》还应用了当时的很多理论、方法来阐释中医理论，如十九难的“男子生于寅，女子生于申”、三十三难分析“肝沉肺浮”的原因、四十四难分析“鼻嗅耳闻”的机制等，均涉及到数、易和其他学科的知识，目的是说明中医理论的深刻道理。由于当时科学技术水平的局限，对于那些难解的问题，《难经》也很纠结，所以出现了一方面阐释三焦是什么，另一方面又说“三焦者，……有名而无形”，看似自相矛盾的论述，但瑕不掩瑜，该书仍为中医的重要典籍，对中医学术理论的确立有重要意义，对后世中医学术亦有深远影响，故《难经》与《内经》、《神农本草经》和《伤寒杂病论》同被奉为中医四大经典著作。

五、主要参考书

《难经》成书年代久远，义理深奥，研读比较困难，历代不少医家为之校订注疏，使其文意得以畅晓，义理得以彰显，为后人学习提供方便。著述《难经》的学者及著作甚多，其现存且有较大参考价值者如：

（1）《难经集注》：明·王惟一辑。本书集吕广（三国·吴）、杨玄操（唐）、丁德用（宋）、虞庶（宋）诸家注释内容，是《难经》的最早集注本。

（2）《难经本义》：元·滑寿注。本书对《难经》作了比较全面、详明的注释，滑氏对经络、腧穴素有深入研究，故关于这方面的注释内容尤为精当、详细。

（3）《难经经释》：清·徐大椿注。徐氏注文对经义颇有深刻发挥，并每指出经文与《内经》的联系。另外，徐氏在学术上具有师古而不盲从的特点，对经文中认为错误之处，每引资料加以分析论证，提出自己的见解。

（4）《难经正义》：清·叶霖注。该书对《难经》注释颇为详细，作者为中西汇通派医家，注中每用西医解剖生理学说解释经文，虽不尽切当，亦有一定参考价值。

（5）《难经汇注笺正》：民国·张山雷汇注。该书汇集历代注释《难经》的较为精当内容，并参以作者自己见解加以发挥。作者与徐大椿一样，具有师古而不泥古的精神，对经文中的错误，往往能够作出较为精当的评释。

（6）《难经校注》、《难经语译》：凌耀星主编。该二书为卫生部《中医古籍整理出版规划》的内容之一，前书对《难经》作了比较深入的校勘、标点、注释等整理研究工作，后书则对《难经》作注解和白话语译，内容比较精当全面。

（7）《难经古义》（日本·滕万卿）、《难经疏证》（日本·丹波元胤）：该二书为日本学者研究和整理《难经》的比较有代表性的著作。前书对《难经》理论有颇深刻且独到的阐发，后书则在文献考证方面尤显功夫。

上述各书从不同角度对《难经》理论作出阐释和发挥，可供学习时参考。本书即是在研读这些著作的基础上，取其善者从，取公认者从，删繁就简，以适应教学之需要。

复习思考题

1. 《难经》包括哪几部分内容？各部分重点论述了哪些问题？
2. 《难经》与《内经》在学术上是什么关系？有哪些理论创新？

第一章

脉法

《难经》脉法是在《内经》理论的基础上，将《内经》的论述进一步系统梳理和规范，并提出寸口的定位、寸口三部九候、脉须有根、色脉合参、脉证合参等认识，是对《内经》脉学理论的补充和发展。《难经》脉学理论开启了后世脉诊的研究，很多《难经》奠定的脉学理论，始终为后世传承，至今仍指导着中医临床。

《难经》脉学理论的重要意义，既体现在《伤寒杂病论》、《脉经》等重要著作的理论体系和方法中，更为历代医家效法。《难经》首论脉法，说明它重视脉学，在脉法的基础上，再进一步阐述经脉、脏腑、疾病、腧穴、治法，这也是《难经》贴近临床，注重实用的体现。

一　难

【提要】

本难论述切脉独取寸口的诊法原理。

【原文】

一难曰：十二经皆有动脉[1]，独取寸口[2]，以决五脏六腑死生吉凶之法，何谓也？

然，寸口者，脉之大会，手太阴之动脉也。人一呼脉行三寸，一吸脉行三寸[3]，呼吸定息[4]，脉行六寸。人一日一夜，凡一万三千五百息，脉行五十度[5]，周于身。漏水下百刻[6]，营卫行阳二十五度，行阴亦二十五度，为一周也，故五十度复会于手太阴。寸口者，五脏六腑之所终始[7]，故法取于寸口也。

【注释】

［1］十二经皆有动脉：十二经脉都有搏动明显的部位可供诊脉。如手太阴经之寸口部，手少阴经之神门穴处，手阳明经之合谷穴处，等等。

［2］独取寸口：寸口指寸口部，又称“气口”、“脉口”，为手太阴经之动脉。“独取寸口”诊脉法源于《内经》。

［3］一呼脉行三寸，一吸脉行三寸：这是气血营卫在十二经脉里运行的速度。

［4］呼吸定息：一呼一吸为一息，故称“呼吸定息”。

［5］脉行五十度：即营卫在十二经脉里昼夜运行 50 周。

［6］漏水下百刻：漏水计刻是古代计时工具的计时方法，水漏下 100 个刻度就是一昼夜，即现在我们所用的 24 小时。

［7］终始：即起止，这里指营卫运行的源头和所回流的部位，强调了肺通过朝会

百脉而调节营卫运行的功能。

【经文分析】

十二经皆有动脉，而独取寸口诊脉是一种执简驭繁的诊脉方法，是诊脉法的一种规范和进步。

1. 十二经皆有动脉

《内经》记载了，人的手足十二经每经都有跳动的脉搏，而且每一条经的跳动还不止集中在一个部位，所以，都可以借以诊脉，这是《内经》遍诊法的基础。

十二经的动脉，如手太阴脉动中府、云门、天府、侠白，手阳明脉动合谷、阳豀，手少阴脉动极泉、神门，手太阳脉动天窗，手厥阴脉动劳宫，手少阳脉动禾髎，足太阴脉动箕门、冲门，足阳明脉动大迎、人迎、气街、冲阳，足少阴脉动太溪、阴谷，足太阳脉动委中，足厥阴脉动太冲、五里、阴廉，足少阳脉动听会、颔厌。寸口三部，鱼际为寸，太渊为关，经渠为尺，是手太阴肺经之动脉也。四十五难，脉会太渊，亦是此义。(《难经本义》《难经悬解》)

2. 独取寸口诊脉法的原理

（1）寸口为手太阴肺经的动脉，手太阴肺朝百脉，故寸口为“脉之大要会”。

（2）肺主行营卫，营卫昼行于阳二十五度，夜行于阴二十五度，夜半而大会于手太阴经（《灵枢·营卫生会》），营卫昼夜不息，周流灌溉五脏六腑，故寸口为“五脏六腑之所终始”，能反映脏腑气血的生理、病理情况。

由于寸口能反映全身经脉、五脏六腑、气血的生理、病理状况，故诊脉可以“独取寸口”以决死生吉凶，而不必遍诊十二经之动脉。

3. 营卫气血的运行及寸口为五脏六腑之终始

《内经》已明确提出营卫气血在经脉里运行的速度和途径，如《灵枢·五十营》：“漏水下百刻，以分昼夜。人一呼脉再动，气行三寸，一吸脉亦再动，气行三寸，呼吸定息，气行六寸。十息，气行六尺。二百七十息，气行十六丈二尺，气行一周于身，下水二刻。二千七百息，气行十周于身，下水二十刻，一万三千五百息，气行五十营于身，水下百刻，凡行八百一十丈。”《灵枢·营卫生会》：“人受气于谷，谷入于胃，以传与肺，五脏六腑皆以受气，其清者为营，浊者为卫，营在脉中，卫在脉外，营周不休，五十而复大会。卫与营，俱行于阳二十五度，行于阴亦二十五度，一周也，故五十度而复大会于手太阴矣。”营卫一日行于经脉五十周，平旦始于手太阴之寸口，次日平旦，又会于手太阴之寸口，所以说寸口是五脏六腑之所终始，故诊脉法取于寸口也。

【意义与发挥】

1. 本难意义

说明诊脉“独取寸口”的原理，确立了中医“独取寸口”诊脉法，而为后世沿用至今。

2. 本难与《内经》的关系

《素问·五脏别论》提出：“气口何以独为五脏主”，《素问·经脉别论》提出“气口成寸，以决死生”，本难就是在此二篇的基础上，进一步说明独取寸口诊脉的意义。此外，本篇可以与《灵枢·营卫生会》等篇的内容互参。

3. 关于脉行速度的计算

“人一日一夜，凡一万三千五百息”，其说引自《灵枢·五十营》，但按此计算，则呼吸频率为 $13500\div(60\times24)=9.375$ 息/分钟，这样的呼吸频率显然与正常人的生理情况不吻合（正常人的呼吸频率为 18~20 次/分钟）。对此，有人认为是古人在气功状态下的呼吸频率，有人认为是医生诊脉时呼吸深缓（深呼吸状态），似均属牵强难通。该句可能是“昼夜各一万三千五百息”之误（即《五十营》篇作者的计算错误）。

复习思考题》》》

1. 为什么诊脉可以“独取寸口”？这一理论有何意义？
2. 本难提出独取寸口诊脉法的原理和《内经》有何异同？

二　难

【提要】

本难说明寸口脉的寸、关、尺分部及其阴阳属性。

【原文】

二难曰：脉有尺寸[1]，何谓也？

然，尺寸者，脉之大要会也。从关至尺是尺内[2]，阴之所治[3]也，从关至鱼际是寸内[4]，阳之所治也。故分寸为尺，分尺为寸[5]，故阴得尺内一寸，阳得寸内九分[6]，尺寸终始一寸九分，故曰尺寸也。

【注释】

［1］尺寸：寸口部切脉的部位。又分为寸、关、尺三部，以掌后高骨，即桡骨茎突旁动脉，即桡动脉之处为关部，关之前（近手掌端）为寸部，关之后（近心端）为尺部。“尺寸”即统指寸、关、尺三部而言。

［2］从关至尺是尺内：关：指掌后高骨处的关部。尺：此处指位于肘横纹的尺泽穴。尺内：指前臂屈侧自肘横纹（尺泽）至关部的部分。

［3］阴之所治：此处“阴”相对下文的“阳”而言，指尺内相对寸内属阴，为阴气所主，主候里，候脏，候下焦。

［4］从关至鱼际是寸内：鱼际：“鱼”为手大指本节后手掌隆起之肌肉，因其形状似鱼，故名，即拇对掌肌、拇短展肌与拇短屈肌所形成隆起的肌肉群。“鱼际”指“鱼”在腕横纹处的边缘，即赤白肉相连处。寸内：指前臂屈侧自关部至鱼际处的部位。

[5] 故分寸为尺，分尺为寸：从腕横纹至肘横纹处，此部分长度（c）减去“寸内”部的长度（a）即为“尺内”部的长度（b），从另一方面看，（c）减去“尺内”部的长度（b）即为“寸内”部的长度（a）。（即：c=a+b，c-a=b，c-b=a）

[6] 阴得尺内一寸，阳得寸内九分：此处“阴”与“阳”相对，指脉诊时的阴阳分部。“阴”指切脉时的尺部脉，这部脉只占“尺内”靠近关部一寸长的位置；“阳”指切脉时的寸部脉，这部脉只占“寸内”靠近关部九分长的位置。

【经文分析】

1. 尺寸是脉之大要会

这里所说尺寸包括寸、关、尺部，是承一难内容而再次强调，即寸口为诊脉部位，在此基础上，本难提出寸口部的定位，并指出寸口在诊脉过程中须更具体地分为寸、关、尺三部。

2. 尺寸分位法

“分寸为尺，分尺为寸，阴得尺内一寸，阳得寸内九分。”

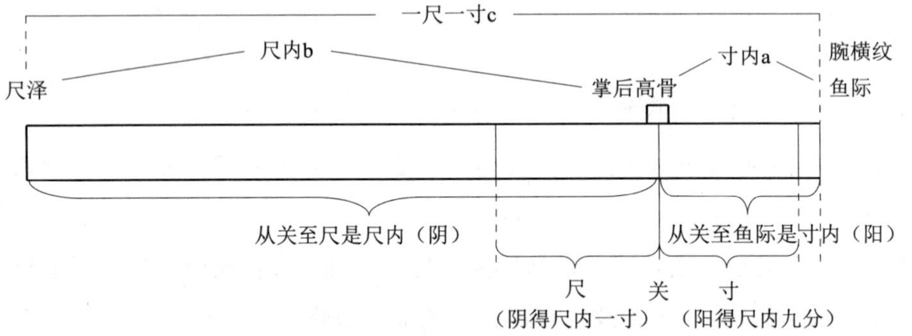

图1　寸口分部图

3. 寸、关、尺的阴阳属性

(1)“从关至尺是尺内，阴之所治也”：关部以后至尺泽穴处为尺内（一尺长），为阴气所主属、治理，诊脉时主候阴分（内、里、脏、下焦、肾肝）。

（2）“从关至鱼际是寸内，阳之所治也”：关部以前至鱼际部为寸内（长一寸），为阳气所主属、治理，诊脉时主候阳分（外、表、腑、上焦、心肺）。

【意义与发挥】

1. 本难意义

在诊脉“独取寸口”的基础上，明确了切脉部位寸口的解剖定位，并将寸口分为寸、关、尺三部，说明其阴阳主属，奠定了后世“寸口三部九候”诊脉法的基础。

2. 尺寸有长短，诊脉分阴阳

现在诊寸口脉通常用食指、中指和无名指指尖，分别候寸、关、尺三部，而寸关尺位置的确定与度量就是本难确定的。寸口三部的长度为一寸九分，过本部（大于一寸九分）为长，不及本部（小于一寸九分）为短。

复习思考题》》》

1. 如何将寸口部位分为三部以便于切脉诊病？
2. 寸、尺部的阴阳主属关系如何？

三　难

【提要】

本难讨论寸部脉、尺部脉的太过、不及，以及“覆”、“溢”、“关”、“格”的脉象。

【原文】

三难曰：脉有太过[1]，有不及[1]，有阴阳相乘[2]，有覆有溢[3]，有关有格[4]，何谓也？

然，关之前者，阳之动也，脉当见九分而浮。过者，法曰太过；减者，法曰不及。遂上鱼为溢，为外关内格，此阴乘之脉也。关以后者，阴之动也，脉当见一寸而沉。过者，法曰太过；减者，法曰不及。遂入尺为覆，为内关外格，此阳乘之脉也。故曰覆溢，是其真脏之脉[5]，人不病而死也。

【注释】

［1］太过、不及：脉的搏动范围超过本位为太过，反之为不及。

［2］阴阳相乘：“阴阳”指脉的部位，即寸部为阳，尺部为阴。相乘：有“相加”之意，阴部之脉加入于阳部，则阳脉独盛，称“阴乘之脉”；阳部之脉加入于阴部，则阴脉独盛，称“阳乘之脉”。

［3］有覆有溢：两种太过的脉象。寸脉太过，超过本部而上于鱼际为“溢”，如水之满溢；尺脉太过，超过本部而入于尺肤内侧为“覆”，如墙之倾覆。

［4］有关有格：“关”：关闭；“格”：格拒。指阴阳偏盛而致隔阻不通，阴盛于里，而格阻阳气于外，为“外关内格”，表现为“溢”脉；阳盛于外，而格阻阴气于内，为

“内关外格”，表现为“覆”脉。

［5］真脏之脉：为无胃气之脉象。

【经文分析】

1. 寸脉的太过、不及

寸部在关之前，主候阳分（阳之动）。

正常：脉见九分而浮。太过：超过寸部。不及：不满于寸部。

溢脉：脉位至手鱼部。（阴乘之脉：阴部之脉加于阳部，致阳部之脉过盛而超出本位。外关内格：阴盛于内，格阳于外。）

2. 尺脉的太过、不及

尺脉在关之后，主候阴分（阴之动）。

正常：脉见一寸而沉。太过：超过尺部。不足：不满于尺部。

覆脉：脉位至尺内部。（阳乘之脉：阳部之脉加于阴部，致阴部之脉过盛而超出本位。内关外格：阳盛于外，格阴于内。）

3. 覆脉和溢脉都是真藏脉

本难认为覆脉和溢脉都是真脏脉（无胃气之脉），提示阴阳格拒的病机，主病危重，故谓“人不病而死”。

【意义与发挥】

本难与《内经》的联系

（1）溢脉、覆脉：《灵枢·终始》：“人迎四盛，且大且数，名曰溢阳，溢阳为外格，外格不通，死不治。寸口四盛，且大且数，名曰溢阴，溢阴为内关，内关不通，死不治。”说明《难经》和《内经》的论述不完全相同，《难经》所论“溢”和“覆”是指寸脉和尺脉的太过，《内经》则不然，但都是关格，死不治的机制是一样的。

（2）本难将溢脉和覆脉归同于真脏脉，说明其主病危重。关于真脏脉，《素问·玉机真藏论》有论述，《难经》十五难也有讨论，可以参看。

复习思考题》》》

简要说明覆脉和溢脉的脉象及其形成的机制。

四　难

【提要】

本难论述脉象之阴阳及五脏脉脉象。

【原文】

四难曰：脉有阴阳之法，何谓也？

然，呼出心与肺，吸入肾与肝。呼吸之间，脾受谷气也，其脉在中[1]。浮者阳也，沉者阴也，故曰阴阳也。

心肺俱浮，何以别之？然，浮大而散者，心也；浮短而涩者，肺也。肝肾俱沉，何以别之？然，牢[2]而长者，肝也，按之濡，举指来实[3]者，肾也。脾主中州[4]，故其脉在中。是阴阳之法也。

脉有一阴一阳，一阴二阳，一阴三阳，有一阳一阴，一阳二阴，一阳三阴，如此之言，寸口有六脉俱动耶？然，此言者，非有六脉俱动也，谓浮沉长短滑涩也。浮者阳也，滑者阳也，长者阳也；沉者阴也，短者阴也，涩者阴也。所谓一阴一阳者，谓脉来沉而滑也。一阴二阳者，谓脉来沉滑而长也。一阴三阳者，谓脉来浮滑而长，时一沉也。所言一阳一阴者，谓脉来浮而涩也。一阳二阴者，谓脉来长而沉涩也。一阳三阴者，谓脉来沉涩而短，时一浮也。各以其经所在，名病逆顺也[5]。

【注释】

［1］中：指按脉深浅部位而言，即在浮、沉之间，中取。

［2］牢：指脉象坚实。《濒湖脉学》："弦长实大脉牢坚。"

［3］按之濡，举指来实："举"与"按"相对而言，为脉诊时指下用力轻重不同，

“按”即“沉取”,“举”即“浮取”。“濡”即“软”与“实”相对而言,为主观感觉脉象的力度不同,“濡”为软弱无力,“实”为坚实有力。

[4] 脾主中州:“中州”即中央部位。脾属土而主治于中,故称。亦指脾位于中焦部位。

[5] 各以其经所在,名病逆顺也:“其经所在”指各经脉在寸口三部中的相应部位。“名”意指:诊断、确定。

【经文分析】

1. 呼出心与肺,吸入肾与肝

说明呼吸活动与五脏的关系,呼吸虽然是肺的功能,但必须五脏协调配合。从气机来说,呼气由心、肺二脏调节,吸气由肝、肾二脏来调节,因为,心肺在上焦,属阳;肝肾在下焦,属阴。

2. 脉之阴阳

浮者阳也,沉者阴也。

呼气时脉浮于上,故心肺俱浮(呼出心与肺),为阳。

吸气时脉沉于下,故肝肾俱沉(吸入肝与肾),为阴。

呼吸之间,脉现于中,故脾脉在中(浮、沉之间)。

3. 五脏脉象

浮——心肺 { 浮大而散——心(阳中之阳)
浮短而涩——肺(阳中之阴)

沉——肝肾 { 牢而长——肝(阴中之阳)
按之濡,举指来实——肾(阴中之阴)

脉现于中(浮沉之间)——脾(脾者中州)

4. 浮沉、长短、滑涩六种脉象的阴阳属性

阳:浮、长、滑　　　阴:沉、短、涩

相兼脉象的阴阳多少：① 沉滑：一阴一阳；② 经沉滑而长：一阴二阳；③ 浮滑而长，时一沉：一阴三阳；④ 浮涩：一阳一阴；⑤ 长而沉涩：一阳二阴；⑥ 沉涩而短，时一浮：一阳三阴。

相兼脉象与五脏病的关系："各以其经所在，名病逆顺。"——按各种相兼脉象出现在寸口三部的具体部位，诊断相应脏腑的疾病，判断疾病预后的逆顺吉凶。

【意义与发挥】

（1）提出"呼出心与肺，吸入肾与肝"的理论，是后世"肺主呼气，肾主纳气"的理论渊源，对慢性喘咳疾病的临床治疗有重要指导意义。

（2）本难从阴阳角度说明脉象的属性，是阴阳脉法的代表性条文，是掌握脉象主病及脉象与脏腑关系的纲领。在此基础上，进一步提出五脏脉脉象，对从脉象诊断五脏疾病（脏腑辨证）有指导意义。

（3）以浮沉、长短、滑涩六脉为纲，对提纲挈领掌握脉象有启发意义。《灵枢·邪气脏腑病形》篇以"缓急、大小、滑涩"六脉为纲，后世滑伯仁主张以"浮沉、迟数、滑涩"六脉为纲，现代多主张以"浮沉、迟数、滑涩、虚实"八脉为纲。内容与本篇相类，均是对脉象的纲领性归纳。

复习思考题》》》

1. 如何理解"呼出心与肺，吸入肾与肝"？这一理论有何临床意义？
2. 试述五脏脉脉象。
3. 浮沉、长短、滑涩六脉的阴阳属性如何？

五　难

【提要】

本难讨论脉位浅深及切脉指力轻重，不同深度的脉位与五脏气机深浅相对应。

【原文】

五难曰：脉有轻重，何谓也？

然，初持脉如三菽[1]之重，与皮毛相得者，肺部也。如六菽之重，与血脉相得者，心部也。如九菽之重，与肌肉相得者，脾部也。如十二菽之重，与筋平者，肝部也，按之至骨，举指来实者，肾部也。故曰轻重也。

【注释】

［1］菽：即豆。古代将黍、菽（豆）作为重量的计量单位。十六黍为一菽，六菽为一铢，廿四铢为一两。

【经文分析】

本难将切脉的力度分为4个层次，每个力度增加1倍的力量，目的是更准确地体会脉在不同深度的变化情况。在此基础上，本难指出运用指力轻重，亦即以脉位浅深诊察五脏脉象的方法。

指力如三菽之重，与皮毛相得：肺部
指力如六菽之重，与血脉相得：心部
指力如九菽之重，与肌肉相得：脾部　}从轻到重，由浅到深
指力如十二菽之重，与筋平：　肝部
按之至骨，举指来实：　　　　肾部

【意义与发挥】

本难所言，是一种从指按轻重、脉位浅深以候五脏的诊脉法，与四难的以脉象候五脏、二难的寸关尺分部有所不同，但也是阴阳脉法的一种具体应用。提示切脉必须耐心仔细，从不同深度的脉象变化中去发现可能的疾病信息，后世所说举、按、寻的诊脉法就是这个意思。

复习思考题》》》

如何从指按用力轻重、脉位浅深区分五脏脉象？

六　难

【提要】

本难说明脉象的阴阳虚实。

【原文】

六难曰：脉有阴盛阳虚，阳盛阴虚，何谓也？

然，浮之损小，沉之实大[1]，故曰阴盛阳虚[2]。沉之损小，浮之实大，故曰阳盛阴虚。是阴阳虚实之意也。

【注释】

[1] 浮之损小，沉之实大："浮"与"沉"相对，指切脉时指按之轻重，即"浮取"和"沉取"。"损小"与"实大"相对，指脉象细小无力，或实大有力。

[2] 阴盛阳虚：此"阴"与"阳"指阴分、阳分，即表里、内外。即阴分（里）盛实，阳分（表）虚衰。后"阳盛阴虚"同此。

【经文分析】

由脉象的深浅、大小、有力无力，可以诊断病之阴阳虚实：

（1）阴盛阳虚：浮之损小，沉之实大（脉浮取无力而细小，沉取有力而实大）。

（2）阳盛阴虚：沉之损小，浮之实大（脉沉取无力而细小，浮取有力而实大）。

由此可知：

浮取候阳分，表证；沉取候阴分，里证。

脉体大，脉势有力者为实证；脉体小，脉势无力者为虚证。

复习思考题

如何从脉的深浅、大小、虚实以诊病之阴阳虚实？

七　难

【提要】

本难指出“旺时”与“旺脉”的对应关系，说明一年不同季节阴阳盛衰对脉象的影响。

【原文】

七难曰：经言少阳之至[1]，乍小乍大，乍短乍长；阳明之至，浮大而短；太阳之至，洪大而长；太阴之至，紧大而长；少阴之至，紧细而微；厥阴之至，沉短而敦[2]。此六者，是平脉邪？将病脉邪？

然，皆王脉[3]也。

其气以何月各王几日？

然，冬至之后，得甲子[4]少阳王，复得甲子阳明王，复得甲子太阳王，复得甲子太阴王，复得甲子少阴王，复得甲子厥阴王。王各六十日，六六三百六十日，以成一岁，此三阴三阳之王时日大要也。

【注释】

［1］少阳之至：“少阳”与下文中“阳明”、“太阳”、“太阴”、“少阴”，“厥阴”六者称“三阴三阳”，为一年中按阴阳盛衰消长而分为六个时间节段。少阳主冬至后的60天，“少阳之至”指少阳之时而至的脉象，以下“阳明之至”等，与此同。

［2］敦：大。

［3］王脉：“王”通“旺”。把一年分成六个时段，各为三阴三阳各气旺盛之时，称“王时”。与旺时相对应的脉象称为“王脉”（王，尚有“主宰”、“主令”之意）。

［4］甲子：古代以干支纪年月日，“甲”为十天干之首，“子”为十二地支之首，一个甲子代表天干地支按照“甲子、乙丑、丙寅……”的方式进行排列共60个组合的一个循环，此处一个甲子为60日。

【经文分析】

三阴三阳指一年中六个时间节段，由于各时间节段的阴阳盛衰和气候的不同，因此，脉象亦呈现不同的特点：

表1 王时与王脉

三阴三阳	王 时	王 脉
少阳	冬至后第一个甲子	乍小乍大，乍短乍长
阳明	冬至后第二个甲子	浮大而短
太阳	冬至后第三个甲子	洪大而长
太阴	冬至后第四个甲子	紧大而长
少阴	冬至后第五个甲子	紧细而微
厥阴	冬至后第六个甲子	沉短而敦

【意义与发挥】

1. 本难意义

三阴三阳应时旺脉的理论，说明脉象随自然界天地阴阳变化而变化，体现了“人与天地相参应”的整体观念。

2. 本难与《内经》的联系

本难所述六气分旺六甲可参考《素问·六节藏象论》：“天以六六之节，地以九九制会，天有十日，日六竟而周甲，甲六复而终岁，三百六十日法也。”《内经》对脉应四时有详细论述，如《素问·脉要精微论》：“四变之动，脉与之上下，以春应中规，夏应中矩，秋应中衡，冬应中权。是故冬至四十五日，阳气微上，阴气微下；夏至四十五日，阴气微上，阳气微下。”

3. 如何掌握四时脉象的变化

脉是气血运行的表现，由于气血运行随时会受到外界因素的影响，所以，脉象也会随之而改变。脉随四时变化是脉象最典型、稳定的变化趋势，《内经》对四时脉有详细讲述，《难经·十五难》也有论述，可以互参，只是本难以60日为周期，四季则每季90天。

复习思考题》》》

说明三阴三阳各时段应时旺脉的脉象。

八　难

【提要】

本难通过论“寸口脉平而死”的道理，强调肾间动气的重要生理功能。

【原文】

八难曰：寸口脉平[1]而死者，何谓也？

然，诸十二经脉者，皆系于生气之原[2]。所谓生气之原者，谓十二经之根本也，谓肾间动气[3]也。此五脏六腑之本，十二经之根，呼吸之门[4]，三焦之原[5]，一名守邪之神[6]。故气者，人之根本也，根绝则茎叶枯矣。寸口脉平而死者，生气独绝于内也。

【注释】

［1］寸口脉平：有两种解释：① 寸口特指寸部脉，谓寸脉如平人，无明显病态变化，但尺脉有显著病态变化（如无脉）；② 寸口指寸口脉，包括寸、关、尺三部，其脉浮取（轻按）无明显的异常变化，但重按（沉取）则脉象不显，即轻取有脉，重按无脉。

［2］生气之原：“原”为本原、根源。“生气”即维系生命活动之气。生气由“肾间动气”所化生，故“生气之原”即指肾间动气。

［3］肾间动气：两肾之间所藏的元气（又称“原气”）。

［4］呼吸之门：“门”指门户，司开合出入。呼吸之门即主司呼吸功能之处。“肾间动气”有维系呼吸功能的作用，故称。

［5］三焦之原：三焦（包括上、中、下焦）是“气之所终始”，乃气运行于全身的道路，系于两肾，以肾间动气为原动力，故肾间动气是三焦之气的本原。《三十八难》：

“三焦为原气之别使，主持诸气。”

［6］守邪之神：“守邪”指抗御邪气。神：此处作“功能”解。意指肾间动气有抗御邪气的功能。

【经文分析】

1. 肾间动气的重要生理功能

肾间动气为生气的本源：
- 十二经经气之根本
- 五脏六腑之本（五脏六腑阴精阳气之本）
- 呼吸之门（维系呼吸功能）
- 三焦之原（三焦为元气之别使，主持诸气）
- 守邪之神（抗邪功能）

2. 寸口脉平而死的机制

寸部脉平，尺部无脉——根本绝于内（尺脉主肾与命门），亦即“生气独绝于内”。

浮取脉平，沉取无脉——根本绝于内（沉取候肝肾）。亦是“生气独绝于内”。

生气独绝于内是因肾间动气衰败、枯绝所致。后世谓此为“无根之脉”。

【意义与发挥】

（1）强调肾间动气的重要生理功能，为后世命门学说奠定了理论基础。正常脉象虽然是五脏之气的反映，但胃气和肾气的推动最为重要，胃为水谷之海，是气血之源；肾则是气的原动力（藏元气），所以脉贵有胃气和肾气。

（2）有胃气，是气血生化之源泉不绝；强调脉贵“有根”，则是要有肾气的推动，即元气充足，生命力旺盛。本难为后世“胃、神、根”脉学理论的渊源。

复习思考题》》》

1. 肾间动气有何重要生理功能？
2. 说明“寸口脉平而死”的机制。

九　难

【提要】

本难从阴阳寒热角度说明迟、数脉与脏腑病变的关系。

【原文】

九难曰：何以别知脏腑之病邪？

然，数者腑也，迟者脏也。数则为热，迟则为寒。诸阳为热，诸阴为寒。故以别知脏腑之病也。

【经文分析】

数脉属阳脉，主病为热；迟脉属阴脉，主病为寒。

腑属阳，腑病多实热；脏属阴，脏病多虚寒。

由此推论而得："数者腑也，迟者脏也。"

本难说明：脏病多（虚）寒，腑病多（实）热。盖因数脉主病为热，迟脉主病为寒，"数者腑也，迟者脏也。"是脏腑发病的一般规律。

【意义与发挥】

（1）四难提出浮沉长短滑涩六脉，本难又论数脉和迟脉，因此，八种基本脉象《难经》都已经论及，数脉主热，迟脉主寒，其实也是阴阳脉法的内容，因此，可以看作是对四难阴阳脉法的补充。

（2）本难说"数者腑也，迟者脏也"，和《内经》"阳道实，阴道虚"是同样道理，说的是脏腑发病的不同特点。本难结合脏腑发病的不同特点，来说明数脉和迟脉主病是理论联系实际，强调诊脉以指导临床辨证治疗的意义。

复习思考题》》》

为什么说“数者腑也，迟者脏也”？

十 难

【提要】

本难论脏腑之邪相干的脉象特征。

【原文】

十难曰：一脉为十变者，何谓？

然，五邪刚柔相逢[1]之意也。假令心脉急[2]甚者，肝邪干心也，心脉微急者，胆邪干小肠也，心脉大甚者，心邪自干[3]心也，心脉微大者，小肠邪自干小肠也，心脉缓[4]甚者，脾邪干心也，心脉微缓者，胃邪干小肠也，心脉涩甚者，肺邪干心也，心脉微涩者，大肠邪干小肠也，心脉沉甚者，肾邪干心也，心脉微沉者，膀胱邪干小肠也。五脏各有刚柔邪，故令一脉辄变为十[5]也。

【注释】

［1］五邪刚柔相逢：“五邪”指五脏、五腑之邪，“刚柔”意指阴阳，脏属阴为柔，腑属阳为刚。“相逢”即“相干”，指互相干犯、侵扰。

［2］急：指弦紧的脉象，为肝（胆）的病脉。

［3］自干：指脏腑本位见本脏腑之脉。

［4］缓：弛缓，指濡软而缓的脉象，为脾（胃）的病脉。

［5］一脉辄变为十：指在同一个诊脉部位可以见到十种不同的脉象表现。

【经文分析】

五脏（五腑）各有刚柔（阴阳）邪，互相侵犯则每脏（腑）可出现十种不同病变，而在其相应脉位出现来犯之脏腑的病脉（令一脉辄变为十）。

以心（小肠）为例，若心脉（左寸）：

急甚：肝邪干心	微急：胆邪干小肠
大甚：心邪自干心	微大：小肠邪自干小肠
缓甚：脾邪干心	微缓：胃邪干小肠
涩甚：肺邪干心	微涩：大肠邪干小肠
沉甚：肾邪干心	微沉：膀胱邪干小肠

【意义与发挥】

（1）指出五脏六腑的病变可互相干犯、传变：疾病的发展变化往往比较复杂，不一定是在固定的诊脉部位见到固定或对应的病脉，这时就需要细心分析，从脉位和脉象来说，重点是要分析脏腑病邪的传变情况，通过脉确定是何脏（腑）影响何脏（腑），这样我们治疗疾病的方案才能准确无误。

（2）五脏各有相应的诊脉部位和特征性脉象，故可以从部位和脉象的相兼情况，诊断脏腑病变的相兼或传变情况。

复习思考题》》》

为什么脏腑病变可能出现“令一脉辄变为十”的情况？

十 一 难

【提要】

本难讨论歇止脉与脏气衰败的关系。

【原文】

十一难曰：经言脉不满五十动而一止[1]，一脏无气者，何脏也？

然，人吸者随阴入，呼者因阳出[2]，今吸不能至肾，至肝而还，故知一脏无气者，肾气先尽也。

【注释】

［1］脉不满五十动而一止："止"，歇止。脉搏跳动不到五十次而出现一次歇止，即代脉。

［2］吸者随阴入，呼者因阳出："阴"指肝肾，"阳"指心肺。《四难》："呼出心与肺，吸入肾与肝。"

【经文分析】

1. 吸者随阴入，呼者因阳出

从整体角度说明呼吸的机制：肺主气司呼吸，为呼吸活动的场所，但呼吸活动必须由五脏分工协同进行。其中心肺属阳，阳主外、主上，故主呼气；肝肾属阴，阴主下、主内，故起纳气、吸气作用。

2. “脉不满五十动而一止”的诊病意义

为脏气衰败之征，但何脏先衰，几脏之气衰等，可以通过脉歇止的不同情况来判断。本难指出脉不满五十动而一止，是肾气先尽，《内经》指出，脉不满五十动而一止是一脏无气，脉不满四十动而一止是二脏无气，脉不满三十动而一止是三脏无气，脉不满二十动而一止是四脏无气，脉不满十动一止是五脏无气，其衰弱的顺序是肾、肝、脾、心、肺。

【意义与发挥】

1. 本难意义

（1）说明肾气在呼吸活动中的功能，是后世“肾为气之本，肺为气之标”、“肾不纳气”等之理论渊源。（可与四难互参）

（2）指出代脉（歇止脉）是脏气衰败之征，阐明其诊病意义。

三种脉律失常的脉象：

促脉：脉搏快而有不规则歇止，主阳热盛、主痛。

结脉：脉缓而时一止，主气滞血瘀、痰食癥瘕。

代脉：脉时一止，止有定数，不能自还，良久复动，主脏气衰败。

（3）“五十动”之说，后世成为医生诊脉时必须遵循的基本规则，即切脉必须候50动以上，即大约1分钟，这是诊脉的基本要求之一。

2. 本难与《内经》的联系

本难指出歇止脉（代脉）是脏气衰败的征象，对临床诊病有客观意义。但属何脏之气衰败，不可拘定，须综合其他诊候分析判断。徐灵胎《难经经释》谓：“按《灵枢·根结》篇五十动一代，一脏无气，至不满十动一代，五脏无气云云，并不指明先绝之脏，盖必审其何脏受病，则何脏先绝，此定理也。若此所云，则一肾、二肝、三脾、四心、五肺，不必以受病之脏为断，恐无是理也。”其说可参。

复习思考题》》》

1. 肾气在呼吸过程中有何作用？

2. “脉不满五十动而一止”的诊病意义是什么？

十二难

【提要】

本难说明五脏脉位浮沉及其精气乏绝的脉象特征，并指出治疗上误用补泻的危害性。

【原文】

十二难曰：经言五脏脉已绝于内[1]，用针者反实[2]其外，五脏脉已绝于外，用针者反实其内，内外之绝，何以别之？

然，五脏脉已绝于内者，肾肝脉已绝于内也，而反补其心肺，五脏脉已绝于外者，其心肺气已绝于外也，而反补其肾肝。阳绝[3]补阴，阴绝[3]补阳，是谓实实虚虚[4]，损不足而益有余，如此死者，医杀之耳。

【注释】

［1］五脏脉已绝于内："绝"指脉势衰微如绝。"内"相对下文"外"而言，"内"指脉"沉取"，外指"浮取"。按脉时沉取脉微无力如绝为"绝于内"，浮取脉微无力如绝为"绝于外"。

［2］实：指补法。

［3］阳绝、阴绝：即上文"绝于外"、"绝于内"，外为阳，内为阴。

［4］实实虚虚：使实者更实，虚者更虚。

【经文分析】

五脏脉已绝于内：按脉沉取时脉微如绝。沉取候肝肾，说明肾肝精气已虚衰败绝于内，此时正确的治疗法则是补益下焦（内）肝肾，若反补其上焦（外）心肺，则为“阴绝补阳”。

五脏脉已绝于外：按脉浮取时脉微如绝。浮取候心肺，说明心肺精气已虚衰败绝于外，此时正确的治疗法则是补益上焦（外）心肺，若反补其下焦（内）肝肾，则为“阳绝补阴”。

以上均犯无“实实虚虚，损不足益有余”之戒，为治疗上的失误（可误治致死）。

【意义与发挥】

1. 本难与《内经》的联系

本难针刺误治之论述可参考《灵枢·九针十二原》，该篇谓：“五藏之气已绝于内，而用针者反实其外，是谓重竭，重竭必死，其死也静，治之者辄反其气，取腋与膺；五藏之气已绝于外，而用针者反实其内，是谓逆厥，逆厥则必死，其死也躁。”

2. 本难内外、虚实的意义

（1）内、外：指脉位浅深，可与四难“心肺俱浮”、“肝肾俱沉”互参。

（2）无“实实虚虚，损不足益有余”，可与《八十一难》等互参，此治疗原则不仅对针治而言，亦是药物治疗之诫。

复习思考题》》》

1. “肾肝气已绝于内”和“心肺气已绝于外”的脉象特征如何？
2. “阳绝补阴”、“阴绝补阳”会招致什么样的后果？

十三难

【提要】

本难论色、脉、尺肤等诊候合参的诊病意义。

【原文】

十三难曰：经言见其色而不得其脉，反得相胜[1]之脉者，即死；得相生[1]之脉者，病即自已。色之与脉，当参相应[2]，为之奈何？

然，五脏有五色，皆见于面，亦当与寸口、尺内[3]相应。假令色青，其脉当弦而急；色赤，其脉浮大而散；色黄，其脉中缓而大；色白，其脉浮涩而短；色黑，其脉沉濡而滑。此所谓色之与脉，当参相应也。

脉数，尺之皮肤亦数[4]，脉急，尺之皮肤亦急，脉缓，尺之皮肤亦缓，脉涩，尺之皮肤亦涩，脉滑，尺之皮肤亦滑。

五脏各有声、色、臭、味[5]，当与寸口、尺内相应，其不应者，病也。假令色青，其脉浮涩而短，若[6]大而缓，为相胜；浮大而散，若小而滑，为相生也。

经言知一[7]为下工，知二[7]为中工，知三[7]为上工，上工者十全九，中工者十全八，下工者十全六，此之谓也。

【注释】

［1］相胜、相生：指五行之间的相生、相克（胜）。相胜如金克（胜）木，相生如木生火。

［2］色之与脉，当参相应："参"意为参合、参互。"相应"指互相对应。面部五色应当与脉相参、相应。

［3］寸口、尺内："寸口"指寸口脉，包括寸、关、尺三部。"尺内"指尺肤（即《二难》："从关至尺是尺内"），尺肤诊法包括观察尺肤的颜色及枯润、肥瘦，及按触尺肤的寒热、软硬、滑涩等内容。

［4］脉数，尺之皮肤亦数：后一"数"字当是"热"之误。《难经集注》丁注："数即心也，所以臂内皮肤热也。"《难经经释》："数者一息六、七至之谓，若皮肤则如何能数？此必传写之误，不然，则文义且难通矣。"

［5］五脏各有声、色、臭、味：臭同"嗅"，当读 xiù，按五行学说的归纳，五脏各与五声、五色、五臭、五味互相通应（参见下表）。

［6］若："或者"之意。

［7］知一、知二、知三：指掌握色诊、脉诊、尺肤诊三种诊法其中的一种、二种、三种。亦泛指诊断所收集的信息是否全面，四诊合参的应用水平高低。

【经文分析】

1. 五脏声、色、臭、味与寸口（脉诊）、尺内（尺肤诊）的参应关系

人体是一个以五脏为中心的统一整体，五脏配属五行，通过五行的类比联系，与五声（呼、笑、歌、哭、呻）、五色（青、赤、黄、白、黑）、五臭（臊、焦、香、腥、腐）、五味（酸、苦、甘、辛、咸）对应相关，因此，五声、五色、五味、五臭及寸口脉象、尺肤诊候为诊断五脏病变的重要根据，当相互合参。

本难先从色脉相应讨论，如色见青，脉当弦紧；色见赤，脉当浮大而散；色见黄，脉当中缓而大；色见白，脉当浮涩而短；色见黑，脉当沉濡而滑。再论脉候与尺肤相应，最后提出声、色、嗅、味与五色、寸口、尺肤的关系，强调了四诊合参的重要意义。

五脏、五行、声、色、嗅、味、脉、尺肤的相互参应关系：

表 2 五脏声、臭、味、色、脉、尺肤相应

五脏	肝	心	脾	肺	肾
五行	木	火	土	金	水
五声	呼	言	歌	哭	呻

续表

五臭		臊	焦	香	腥	腐
五味		酸	苦	甘	辛	咸
色相脉应	色	青	赤	黄	白	黑
	脉	弦而急	浮大而散	中缓而大	浮短而涩	沉濡而滑
脉相尺应	脉	急	数	缓	涩	滑
	尺	急	数（热）	缓	涩	滑

五脏声、色、臭、味与脉诊、尺肤诊诊候相应者，为无病，或虽病而不逆（顺证、预后较好）。

2. 五脏声、色、臭、味与寸口、尺内不相应的诊病意义

可按五行生克关系诊断其病情为相胜、相生，从而判断其死生逆顺。

例如：见其色而不得其脉的两种情况：

（1）反得相胜之脉，例如：

色青（肝木）
- 脉浮涩而短（肺金）——金克木
- 脉大而缓（脾土）——木克土或土反侮木

相胜（逆、死）

（2）得相生之脉，例如：

色青（肝木）
- 脉浮大而散（心火）——木生火
- 脉小而滑（肾水）——水生木

相生（顺、病即自已）

3. 诊病应四诊合参

知一者为下工（下工十全六）

知二者为中工（中工十全八）

知三者为上工（上工十全九）

治疗疾病的关键在于“知病”，全面诊查、四诊合参才能准确把握病情，故以能否全面、正确掌握诊法技能区别医生水平的高低。

【意义与发挥】

1. 本难意义

（1）强调五脏对应声、色、臭、味与寸口、尺内合参——即四诊合参的诊法原则。

（2）建立以五脏为中心的诊法系统，构筑“脏腑辨证”这一诊断疾病方法的基本构架，并提出按五行生克关系判断病情死生逆顺的方法，具有一定的参考价值（但非必然关系，须灵活看待，不要机械搬用）。

2. 本难与《内经》的联系

本难关于色脉相应的论述可与《灵枢·邪气脏腑病形》相参，该篇谓：“色青者，其脉弦也；赤者，其脉钩也；黄者，其脉代也；白者，其脉毛；黑者，其脉石。见其色而不得其脉，反得其相胜之脉，则死矣；得其相生之脉，则病已矣。”

《灵枢·邪气脏腑病形》篇也指出：“能参合而行之者，可以为上工，上工十全九；行二者，为中工，中工十全七；行一者，为下工，下工十全六。”同样强调了四诊合参的重要意义。

复习思考题》》》

1. 如何从脉色相应与否诊断疾病，判断其预后？
2. 本难如何强调四诊合参的重要性？

十 四 难

【提要】

本难论“损”、“至”脉的脉象和治疗损证的法则，并强调脉有根本的重要性。

【原文】

十四难曰：脉有损至[1]，何谓也？

然，至之脉，一呼再至曰平，三至曰离经[2]，四至曰夺精[3]，五至曰困[4]，六至曰命绝，此至之脉也。何谓损？一呼一至曰离经，二呼一至曰夺精，三呼一至曰困，四呼一至曰命绝，此谓损之脉也。至脉从下上，损脉从上下[5]也。

损脉之为病奈何？

然，一损损于皮毛，皮聚[6]而毛落；二损损于血脉，血脉虚少，不能荣于五脏六腑也；三损损于肌肉，肌肉消瘦，饮食不为肌肤；四损损于筋，筋缓不能自收持[7]，五损损于骨，骨痿不能起于床。反此者，至脉之病也。从上下者，骨痿不能起于床者死，从下上者，皮聚而毛落者死。

治损之法奈何？

然，损其肺者益其气，损其心者调其营卫，损其脾者调其饮食，适其寒温，损其肝者缓其中，损其肾者益其精，此治损之法也。

脉有一呼再至，一吸再至；有一呼三至，一吸三至；有一呼四至，一吸四至；有一呼五至，一吸五至；有一呼六至，一吸六至；有一呼一至，一吸一至；有再呼一至，再吸一至；有呼吸再至[8]，脉来如此，何以别知其病也？

然，脉来一呼再至，一吸再至；不大不小曰平。一呼三至，一吸三至，为适得病，前大后小[9]，即头痛、目眩；前小后大，即胸满短气。一呼四至，一吸四至，病欲甚[10]，脉洪大者苦烦满，沉细者腹中痛，滑者伤热，涩者，中雾露。一呼五至，一吸五至，其人当困，沉细夜加[11]，浮大昼加，不大不小，虽困可治，其有大小者为难治。一呼六至，一吸六至，为死脉也，沉细夜死，浮大昼死。一呼一至，一吸一至，名曰损，人虽能行，犹当着床[12]，所以然者，血气皆不足故也。再呼一至，呼吸再至[8]，名曰无魂[13]，无魂者，当死也，人虽能行，名曰行尸[14]。

上部[15]有脉，下部[15]无脉，其人当吐，不吐者死。上部无脉，下部有脉，虽困无能为害也。所以然者，譬如人之有尺，树之有根，枝叶虽枯，根本将自生，脉有根本，人有元气[16]，故知不死。

【注释】

［1］损至：损在本难有二义：① 减损、减少，指脉搏次数较正常减少，即后世称为“迟脉”者。② 虚损，证候之一，指五脏精气血虚损不足，“治损之法”即治损证的方法。“至”意为“极、过度”，指脉搏次数较正常增多，即后世所称“数脉”、“疾脉”者。

［2］离经：“离”，背离。“经”，常度。《难经本义》：“离经者，离其经常之度也。”

［3］夺精：“夺”，耗夺，有严重耗散之意。夺精指精气严重耗伤。

［4］困：病危。

［5］至脉从下上，损脉从上下：“上、下”有二解。① 指病位高低，按五脏上、下部位及阴阳属性，由上而下的次序是肺、心、肝、肾；② 作动词用，指病变出现的先后，病由肺开始而发展至肝肾，为“从上下”，病由肾开始而发展至心肺，为“从下上”。

［6］皮聚：指皮肤枯皱，失去平滑润泽之常态。

［7］收持：“收”，拿取。“持”，持物。此处泛指手足伸缩活动功能。

［8］有呼吸再至：《难经本义》：“其曰呼吸再至，即一呼一至，一吸一至之谓，疑衍文也。”《难经经释》亦谓“此五字疑衍”。《难经语译》断句为“呼吸再，至”，解释为“两次呼吸脉动一次，即二息一至。”

［9］前大后小：“前”、“后”指寸口脉关部之前后，即寸部与尺部。“大”、“小”指脉之大小。“前大后小”意为：寸脉大、尺脉小。

［10］病欲甚：病情将要加剧。

［11］加：病情加重。

［12］着床：卧床不起。

［13］无魂：指病人处于严重失神状态。

［14］行尸：指病人虽尚有心跳、呼吸等生命活动，但神志已丧失，濒于死亡状态。

［15］上部、下部：指寸部、尺部。

［16］元气：亦称“原气”，来源于先天肾精，而赖后天水谷精微所充养，是生命活动的原动力。

【经文分析】

1. 损、至脉脉象及其主病

（1）平脉：一呼再至，一吸再至—— 一息四至——正常无病的脉象。

（2）至脉

① 一呼三至，一吸三至—— 一息六至（数脉）——离经（阳热盛）。

② 一呼四至，一吸四至—— 一息八至（疾脉）——夺精（阳热盛极，损伤阴精）。

③ 一呼五至，一吸五至—— 一息十至（疾脉之甚）——死（危重，热极盛，阴精枯竭）。

④ 一呼六至，一吸六至—— 一息十二至——命绝（濒死，阴精竭绝，亢阳无所依附）。

（2）损脉

① 一呼一至，一吸一至—— 一息二至——离经（阳虚阴盛）。

② 再呼一至，再吸一至—— 一息一至——夺精（阳气衰微之甚）。

③ 三呼一至，三吸一至—— 一息不足一至（三息二至）——死（危重，阳气将绝）。

④ 四呼一至，四吸一至—— 二息一至——命绝（濒死，阳气竭绝）。

损、至脉为病病机：损脉和至脉虽然脉象有迟缓与疾速的不同，但都是阴阳失调的表现，故都损伤人体的阴精、阳气而致损证。阴精与阳气互相依存、互相为用，阴损之甚必致阳伤，阳伤之极亦必致阴损。

其中至脉为病乃阴虚阳亢，亢阳伤阴，阴精耗伤而至竭绝，阴精耗损由下（肝肾）

而渐上，伤及于心肺之阴精阳气，故谓“至脉从下上”；损脉为病乃阳气虚损，阴寒内盛，终至阳气竭绝，阳气虚损由上（心肺）而渐下，伤及于肝肾之阳气阴精，故称“损脉从上下”。

2. 损、至脉为病病候

一损、二损……乃损脉为病由上而下的次序，亦表示病情的深重程度。

损 ↓	一损——损皮毛（肺）——皮聚而毛落。	（死）至 ↑
脉	二损——损血脉（心）——血脉虚少，不能荣于五脏六腑。	脉
从	三损——损肌肉（脾）——肌肉消瘦，饮食不能为肌肤。	从
上	四损——损筋（肝）——筋缓不能自收持。	下
下（死）	五损——损骨（肾）——骨痿不能起于床。	上

图 2 损、至脉病变发展趋势与预后

3. 治损之法

损其肺者益其气——补益肺气（肺主气）。

损其心者调其营卫——调补营卫气血（心主血脉，行营卫气血）。

损其脾者调其饮食，适其寒温——调节饮食，保持起居寒温适宜（脾为仓廪之官，主运化水谷精微；脾主肌肉、四肢）。

损其肝者缓其中——以甘药柔肝缓急（肝为将军之官，肝气伤则急结不舒）。

损其肾者益其精——以血肉有情、厚味填精之品补益肾精（肾藏精）。

上述治损之法，基本原则在于根据五脏的生理特点及其与精气血的关系进行辨证施治。治“至”之法文中未言，但因都是损证，故上述原则亦同样适用。但应注意“损脉为病”在于阳气虚损而连及精血，故当以温养为主；“至脉为病”则属阴虚阳亢，亢阳伤及阴精，故当以清热滋阴、补益精血为主。

4. 损、至脉主病及预后

（1）至脉为病

一呼三至，一吸三至——适得病：
- 前大后小——头痛目眩（邪盛于上）
- 前小后大——胸满短气（邪盛于里）

一呼四至，一吸四至——病甚
- 洪大——苦烦满（阳明热盛）
- 沉细——腹中痛（邪热内结）
- 滑——伤热（为热邪所伤）
- 涩——中雾露（伤湿）

一呼五至，一吸五至——病情危重
- 沉细——夜间加甚（邪在阴分）
- 浮大——日间加甚（邪在阳分）
- 大小不等，忽大忽小——难治（气血散乱）

一呼六至，一吸六至——死（阳热盛极，阴阳离决）
- 沉细夜死（邪在阴分）
- 浮大昼死（邪在阳分）

（2）损脉为病

一呼一至，一吸一至——虽尚能行动，犹当着床（不免于病）——气血俱不足

再呼一至，再吸一至（呼吸再至）
- 无魂（精气已绝，不能养魂神）
- 行尸（虽尚能行，但精气神俱无）

——死

5. 脉有根本不死

上部（寸）有脉，下部（尺）无脉
- 其人当吐（邪阻气机，气逆于上而不下）
- 不吐者死
  - 不因邪阻气逆而致，乃元气枯绝于内
  - 虽用吐法，仍不得吐，气机仍阻绝不通

上部无脉，下部有脉——虽困无能为害——元气尚存，脉有根本

（病虽危重但预后尚好）（枝叶虽枯槁，根本将自生）

【意义与发挥】

（1）讨论损、至脉脉象、病候及治损方法。其中关于治疗损证方法的论述，对临床尤有指导意义，可指导内科病证的治疗。

（2）强调脉之根本的重要性，可结合八难理解其意义。但也要注意："上部有脉，下部无脉"亦有因邪阻气机、阴阳格拒而致者，若治疗得宜则阴阳气机通达和畅则病可除，即要注意其特殊性。

复习思考题 》》》

1. 说明损脉和至脉的脉象特征及其所反映的病机特点。
2. 损脉之为病奈何？
3. 治损之法奈何？
4. 为什么“上部无脉，下部有脉，虽困无能为害”？

十 五 难

【提要】

本难论四时正常及反常脉象，强调脉合四时及脉以胃气为本。

【原文】

十五难曰：经言春脉弦，夏脉钩，秋脉毛，冬脉石，是王脉耶？将病脉也？

然，弦、钩、毛、石者，四时之脉。

春脉弦者，肝东方木也，万物始生，未有枝叶，故其脉之来，濡弱而长，故曰弦。

夏脉钩者，心南方火也，万物之所盛，垂枝布叶，皆下曲如钩。故其脉之来疾去迟[1]，故曰钩。

秋脉毛者，肺西方金也，万物之所终，草木华叶，皆秋而落，其枝独在，若毫毛也。故其脉之来，轻虚以浮，故曰毛。

冬脉石者，肾北方水也，万物之所藏也，盛冬之时，水凝如石，故其脉之来，沉濡而滑，故曰石。此四时之脉也。

如有变奈何？

然，春脉弦，反者为病。

何谓反？

然，其气来实强，是谓太过，病在外；气来虚微，是谓不及，病在内。气来厌厌聂聂[2]，如循榆叶曰平；益实而滑，如循长竿曰病；急而劲益强，如新张弓弦曰死。春脉微弦曰平，弦多胃气[3]少曰病，但弦无胃气曰死，春以胃气为本。

夏脉钩，反者为病。

何谓反？

然，气来实强，是谓太过，病在外；气来虚微，是谓不及，病在内。其来累累如环[4]，如循琅玕[5]曰平；来而益数，如鸡举足者曰病；前曲后居，如操带钩[6]曰死。夏脉微钩曰平，钩多胃气少曰病，但钩无胃气曰死。夏以胃气为本。

秋脉毛，反者为病。

何谓反？

然，其气来实强，是谓太过，病在外；气来虚微，是谓不及，病在内。脉来蔼蔼如车盖[7]，按之益大曰平，不上不下，如循鸡羽[8]曰病，按之消索，如风吹毛曰死。秋脉微毛曰平，毛多胃气少曰病，但毛无胃气曰死。秋以胃气为本。

冬脉石，反者为病。

何谓反？

然，气来实强，是谓太过，病在外；气来虚微，是谓不及，病在内。脉来上大下兑[9]，濡滑如雀之喙[10]曰平，啄啄连属，其中微曲曰病；来如解索，去如弹石[11]曰死。冬脉微石曰平，石多胃气少曰病，但石无胃气曰死，冬以胃气为本。

胃者，水谷之海也，主禀[12]四时，故皆以胃气为本。是谓四时之变，病、生、死之要会也。

脾者中州也。其平和不可得见，衰乃见耳。来如雀之啄，如水之下漏[13]，是脾衰之见也。

【注释】

[1] 来疾去迟：脉来势急速，而去势迟缓。

[2] 厌厌聂聂（zhé 摺）：“厌厌”，软弱貌；“聂聂”，柔和貌，形容脉象轻缓柔和。

[3] 胃气：脉学术语，指具冲和、从容之气象，为正气充沛、功能正常的表现。

[4] 累累如环：形容脉来连续不断，如环滚动。

[5] 如循琅玕（láng gān）：“循”，按寻；“琅玕”如玉之石，形容脉象滑利。

[6] 前曲后居，如操带钩：“居”同“倨”，指器物弯曲的形状，曲度较小，似钝角的为“倨”；“操”，持；带钩，古代把衣带挂在衣服上的钩子，形容脉来势弯曲而去势强硬棘手。

[7] 蔼蔼如车盖：“蔼蔼”，盛大貌；“车盖”，古代置于车上的伞状车篷。形容轻按脉来轻盈，重按盛大有力。

［8］如循鸡羽：形容中央坚实，两旁空虚无力的脉象。

［9］上大下兑："兑"同"锐"。指脉来轻按宽大，重按尖锐。

［10］如雀之喙："喙"，鸟嘴。形容脉象濡滑有力。

［11］来如解索，去如弹石：形容脉来忽紧忽松，如解绳索，去则急促坚实如石弹指。

［12］主禀："禀"同"廪"，赐人谷食曰"禀"。指胃具有把水谷精微供养全身的功能。

［13］如水之下漏：指脉来如屋漏水般，时段时续不均匀，即后世所言"十怪脉"中的屋漏脉。

【经文分析】

1. 四时正常脉象（王脉）

表3　四时正常脉象

春	木	东方	肝	弦（濡弱而长）
夏	火	南方	心	钩（来疾去迟）
秋	金	西方	肺	毛（轻虚以浮）
冬	水	北方	肾	石（沉濡而滑）

脉随四时阴阳变化是人体对自然界气候变化的适应性调节的结果，是生理功能正常的表现。

2. 四时反常脉象（病脉）

四时脉象以胃气为本，有胃气而略带应时的脉象为正常，应时脉象（五脏所主的脉象）明显而胃气少者为病脉（相应某藏的病），但见应时之脉而无胃气则为死脉（实为真脏脉）。

春脉　弦

平脉：微弦而有胃气（气来厌厌聂聂，如循榆叶）。

病脉：弦多胃气少——春病、肝病。

太过：气来实强（益实而滑，如循长竿）——病在外（邪气盛则实）。

不及：气来虚微——病在内（精气夺则虚）。

死脉：但弦无胃气（急而劲益强，如新张弓弦）——肝的真藏脉。

夏脉　钩

平脉：微钩而有胃气（气来累累如环，如循琅玕）。

病脉：钩多胃气少——夏病、心病。

太过：气来实强（来而益数，如鸡举足）——病在外。

不及：气来虚微——病在内。

死脉：但钩无胃气（前曲后居，如操带钩）——心的真藏脉。

秋脉　毛

平脉：微毛而有胃气（脉来蔼蔼如车盖，按之益大）。

病脉：毛多胃气少——秋病、肺病。

太过：气来实强（不上不下，如循鸡羽）——病在外。

不及：气来虚微——病在内。

死脉：但毛无胃气（按之消索，如风吹毛）——肺的真藏脉。

冬脉　石

平脉：微石有胃气（脉来上大下兑，濡滑如雀之喙）。

病脉：石多胃气少——冬病、肾病。

太过：气来实强（啄啄连续，其中微曲）——病在外。

不及：气来虚微——病在内。

死脉：但石无胃气（来如解索，去如弹石）——肾的真藏脉。

脾脉　平和不可得见，衰乃见（寄旺于四季）。

脾衰之见：如雀之啄，如屋之漏（脾的真藏脉，无胃气）。

3. 脉以胃气为本

胃者，水谷之海也，主禀四时：胃在一年四时中，源源不断地把水谷精微供应全身脏腑组织（仓廪之官，后天之本）。

四时之变，病、死、生之要会：胃气是脉随四时变化的内在原因，是决定病、死、生（平）脉的关键。

故皆以胃气为本：以胃气的有无、多少区分四时五脏平、病、死脉。

【意义与发挥】

（1）脉合四时及其诊病意义，是古代脉学所重视的内容，这一理论体现了“人与天地相参应”的思想。

（2）脉之胃气实际是整体生理功能在脉象上的反映，强调脉以胃气为本的重要性，也就是重视从整体角度诊察生理、病理状态。《素问·平人气象论》与本难内容基本一致，同样在讨论四时脉象时，采用胃气作为基础，来说明平、病、死脉的区别。

（3）《内经》真脏脉：《素问·玉机真藏论》：“真肝脉至，中外急，如循刀刃责责然，如按琴瑟弦，色青白不泽，毛折，乃死。真心脉至，坚而搏，如循薏苡子累累然，色赤黑不泽，毛折，乃死。真脾脉至，弱而乍数乍疏，色黄青不泽，毛折，乃死。真肺脉至，大而虚，如以毛羽中人肤，色白赤不泽，毛折，乃死。真肾脉至，搏而绝，如指弹石辟辟然，色黑黄不泽，毛折，乃死。诸真脏脉见者，皆死不治也。五脏已败，其色必夭，夭必死矣。”可与本难互参。

（4）脉逆反四时：《素问·平人气象论》：“脉有逆从四时，未有藏形，春夏而脉瘦，秋冬而脉浮大，命曰逆四时也。风热而脉静，泄而脱血脉实，病在中脉虚，病在外脉涩坚者，皆难治，命曰反四时也。”

复习思考题》》》

1. 说明应四时而旺的正常脉象。
2. 说明四时太过、不及的脉象。
3. 为什么“脉以胃气为本”？如何以胃气区分四时平、病、死脉？

十六难

【提要】

本难论述五脏病脉证合参的意义，以及五脏病候及内、外证与脉的关系。

【原文】

十六难曰：脉有三部九候[1]，有阴阳，有轻重，有六十首[2]，一脉变为四时[3]，离圣久远，各自是其法[4]，何以别之？

然，是其病有内外证。

其病为之奈何？

然，假令得肝脉，其外证：善洁[5]，面青，善怒；其内证：齐[6]左有动气，按之牢若痛[7]；其病：四肢满，闭癃，溲便难[8]，转筋。有是者肝也，无是者非也。

假令得心脉，其外证：面赤，口干，善笑；其内证：齐上有动气，按之牢若痛；其病：烦心，心痛，掌中热而啘[9]。有是者心也，无是者非也。

假令得脾脉，其外证：面黄，善噫[10]，善思，善味[11]；其内证：当齐有动气，按之牢若痛；其病：腹胀满，食不消，体重节痛，怠惰嗜卧，四肢不收。有是者脾也，无是者非也。

假令得肺脉，其外证：面白，善嚏，悲愁不乐，欲哭；其内证：齐右有动气，按之牢若痛；其病：喘咳，洒淅[12]寒热。有是者肺也，无是者非也。

假令得肾脉，其外证：面黑，善恐，善欠；其内证：齐下有动气，按之牢若痛；其病：逆气，小腹急痛，泄如下重[13]，足胫寒而逆。有是者肾也，无是者非也。

【注释】

［1］三部九候：“三部”指寸口脉寸、关、尺三部。“九候”指每部有浮、中、沉

三候，共九候（具体见十八难）。

［2］六十首：可能是有关脉学的著作，现已佚亡。《素问·方盛衰论》王冰注："奇恒六十首，今世不存。"

［3］一脉变为四时：句前疑脱一"有"字，即谓还有一脉变为四时（脉随四时阴阳变化）的理论。

［4］离圣久远，各自是其法：距离创立这些脉法理论的古圣人已经很久远了，各人都认为自己的诊法正确，没有统一标准。

［5］善洁：《难经语译》："言容易发生筋脉瞤动或肢体搐搦等症状。'洁'即'絜'，通'挈'，'挈'为'瘈'的省字，'瘈'通'瘛'（chì），译为抽搐、瞤动等症状。"

［6］齐：同"脐"，为"脐"的古字。

［7］牢若痛："牢"，坚硬固定。"若"，而。

［8］溲便难：此处"溲便"指大便，即大便困难，不畅通。

［9］啘：同"哕"，干呕。另同《内经》，心在变动为"嚘（yōu）"，按《玉篇·口部》引《老子》"终日号而不嚘"句，训为"气逆"，为气逆声嘶哑之义。又释：按《说文解字·口部》："嚘，语未定貌，从口憂声。"则嚘为言语吞吐反复不定，盖"心主言"，心神不宁则言语反复不清。从"嚘"来理解，更符合文意。

［10］噫（ài）：嗳气。

［11］善味：喜欢味道较浓郁的食物。

［12］洒（xiǎn 险）淅（xī 息）：洒和淅均为恶寒貌，为双声连绵词。

［13］泄如下重："如"，而。"下重"，排便时肛门有重坠感。

【经文分析】

本难从脉和证两方面归纳五脏病的证候：

1. 肝病

脉：肝脉——弦（十三难："弦而急"、十五难："弦"）

证：
- 外证：善洁（瘛），面青，善怒。
- 内证：脐左有动气，按之牢而痛。
- 其他病候：四肢满，淋闭，溲便难，转筋。

2. 心病

脉：心脉——洪大（《十三难》："浮大而散。"）

证{外证：面赤，口干，喜笑。
内证：脐上有动气，按之牢而痛。
其他病候：烦心，心痛，掌中热而啘。}

3. 脾病

脉：脾脉——缓（《十三难》："中缓而大。"）

证{外证：面黄，善噫，善思，善味。
内证：当脐有动气，按之牢而痛。
其他病候：腹胀满，食不消，体重节痛，怠惰嗜卧，四肢不收。}

4. 肺病

脉：肺脉——浮涩（《十三难》："浮短而涩。"）

证{外证：面白，善嚏，悲愁不乐，欲哭。
内证：脐右有动气，按之牢而痛。
其他病候：喘咳，洒淅恶寒。}

5. 肾病

脉：肾脉——沉濡而滑（《十三难》）

证{外证：面黑，善恐，善欠（伸）。
内证：脐下有动气，按之牢而痛。
其他病候：逆气，小腹急痛，泄而后重，足胫寒而逆。}

上述五脏病须脉证合参，才可确定诊断，若单凭脉象，则不可肯定。如诊得弦脉，既可能是肝病，亦可能非肝病，如或为痛证或为痰饮证等。《素问·脉要精微论》："帝曰：有故病，五脏发动，因伤脉色，各何以知其久暴至之病乎？岐伯曰：悉乎哉问也！征其脉小色不夺者，新病也；征其脉不夺其色夺者，此久病也；征其脉与五色俱夺者，此久病也；征其脉与五色俱不夺者，新病也。"

【意义与发挥】

（1）强调诊病必须脉证合参——实即四诊合参，是为诊法基本原则。《素问·脉要精微论》："切脉动静，而视精明，察五色，观五脏有余不足，六腑强弱，形之盛衰，以此参伍，决死生之分。"

（2）规范证候——五脏分证。把常见的脉象和病候归纳为以五脏为纲领的五大证候群，确立了后世常用的脏腑辨证方法。

复习思考题》》》

如何脉证合参以诊断五脏病？

十七难

【提要】

本难从脉证相应与否判断疾病的预后。

【原文】

十七难曰：经言病或有死，或有不治而愈，或连年月不已。其死生存亡，可切脉而知之耶？

然，可尽知也。诊病若闭目不欲见人者，脉当得肝脉强急[1]而长，而反得肺脉浮短而涩者，死也。

病若开目而渴，心下牢者，脉当得紧实而数，而反得沉濡而微者，死也。

病若吐血，复鼽衄血[2]者，脉当沉细，而反浮大而牢者，死也。

病若谵言妄语，身当有热，脉当洪大，而反手足厥逆，脉细而微者，死也。

病若大腹而泄[3]者，脉当微细而涩，反紧大而滑者，死也。

【注释】

［1］强急：指脉象弦急。

［2］鼽衄血：“鼽”，鼻塞；“衄血”，鼻出血。

［3］大腹而泄：腹胀大而且泄泻。

【经文分析】

1. 诊病当脉证合参，并从脉证相应与否判断预后

（1）脉证相应：病情单纯（表里一致），预后较好。

（2）脉证不相应：病情复杂、危重，预后不良。如下。

2. 证与脉不相应的诊病意义

证候：闭目不欲见人（肝的病候）
脉：强急而长（肝的病脉）——脉证相符，虽病不危。
浮短而涩（肺的病脉）——脉证相克（金克木），死。

证候：开目而渴，心下牢（心的病候）
脉：紧实而数（心的病脉）——脉证相符，虽病不危。
沉濡而微（肾的病脉）——脉证相克（水克火），死。

证候：吐血，复鼽衄血（失血里虚）
脉：沉细（虚脉）——脉证相符，虽病不危。
浮大而牢（实脉）——脉证相反（正虚邪盛），死。

证候：谵言妄语（火热盛神昏，阳热实证）
脉：身有热，脉洪大（阳脉）——脉证相符，虽病不危。
手足厥逆，脉细而微（阴寒虚证）——脉证相反，死。

证候：腹胀大而泄泻（脾阳虚，阴证）
脉：微细而涩（阴脉）——脉证相符，虽病不危。
紧大而滑（阳、实脉）——脉证相反，死。

【意义与发挥】

（1）本难提出脉证合参以诊断疾病逆顺死生，对临床甚有指导意义。

（2）一般而言，脉与证都是对病情的反映，“有是证必有是脉”，是脉证相符，为我们提供了诊断疾病的比较可靠、全面的条件。

（3）脉证相反或相逆，即《素问·平人气象论》所说的反四时脉。脉证相反、相逆往往提示机体机能处于高度紊乱状态，或虚实寒热挟杂，或出现假象，或脏腑之间严重失调，病情危重复杂，故云“死”，对此必须细心辨析，勿为假象所迷惑，才能正确施治，挽救危亡。

复习思考题》》》

为什么脉证相反提示病情严重，预后不良？

十八难

【提要】

本难论述寸口三部九候的脏腑分属，即寸、关、尺三部与脏腑经脉及全身上、中、下部位的相应配属关系，并说明积聚痼疾的脉象。

【原文】

十八难曰：脉有三部，部有四经[1]，手有太阴、阳明，足有太阳、少阴，为上下部[2]，何谓也？

然，手太阴、阳明金也；足少阴、太阳水也。金生水，水流下行而不能上，故在下部也。足厥阴、少阳木也，生手太阳、少阴火，火炎上行而不能下，故为上部。手心主[3]少阳火，生足太阴、阳明土，土主中宫[4]，故在中部[5]也。此皆五行子母更相生养者也。

脉有三部九候，各何所主之？

然，三部者，寸关尺也；九候者，浮中沉也。上部法天，主胸以上至头之有疾也；中部法人，主膈以下至齐之有疾也；下部法地，主齐以下至足之有疾也。审而刺之[6]者也。

人有病沉滞久积聚，可切脉而知之耶？

然，诊在右胁有积气，得肺脉结，脉结甚则积甚，结微则气微。

诊不得肺脉，而右胁有积气者，何也？

然，肺脉虽不见，右手脉当沉伏。

其外痼疾[7]同法耶？将异也？

然，结者，脉来去时一止，无常数，名曰结也；伏者，脉行筋下也；浮者，脉在肉上行也。左右表里，法皆如此。假令脉结伏者，内无积聚；脉浮结者，外无痼疾；有积聚，脉不结伏；有痼疾，脉不浮结，为脉不应病，病不应脉，是为死病也。

【注释】

［1］部有四经："部"指寸、关、尺三部。"经"，经脉。十二经脉分别配属左右寸、关、尺，每部配属二经，但每一经有左右对称之二脉，故称部有四经。

［2］上下部："上部"指寸部。"下部"指尺部。

［3］手心主：手厥阴心包经。

［4］土主中宫：按五行方位，土主中央，故称土主中宫。

［5］中部：关部。

［6］审而刺之：通过诊脉，审察病在何部，然后施以针刺治疗。

［7］外痼疾："外"相对于属里的脏腑而言，指皮肉筋骨等体表组织。"痼疾"，痼结而经久不愈的疾病。

【经文分析】

1. 从五行相生关系说明寸口三部脉与脏腑经脉配属关系

本难所创立的这种左右手三部配属脏腑经脉的诊脉方法，虽然是以五行子母相生关系为根据，但由于其部位配属基本符合中医藏象学说"左右上下，各如其位"的全息律原则，故为后世脉学所沿用。寸口三部脉与脏腑经脉的配属关系如下：

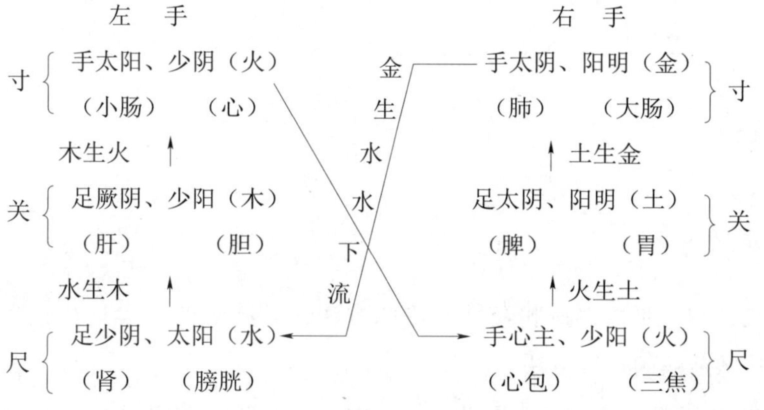

图 3　寸口三部分部

2. 三部九候及其主病

三部（部位）：寸、关、尺

九候（指法）：浮、中、沉

三部主病：上部：寸（法天）——主胸以上至头之有疾。

中部：关（法人）——主膈以下至脐之有疾。

下部：尺（法地）——主脐以下至足之有疾。

3. 积聚瘤疾脉象

结脉：脉来去一止，无常数。《濒湖脉学》："结脉缓而时一止，独阴偏盛欲亡阳，浮为气滞沉为积，汗下分明在主张。"又："结脉皆因气血凝，老痰结滞苦沉吟，内生积聚外痈肿，疝瘕为殃病属阴。"

伏脉：脉行筋下。《濒湖脉学》："伏脉推筋着骨寻，指间才动隐然深。"

浮脉：脉在肉上行也。《诊家正眼》："浮在皮毛，如水漂木，举之有余，按之不足。"又："浮脉为阳，其病在表。"

里有积聚的脉象	沉伏（邪气沉积，潜伏于里） 结伏（气血痰食结于里）	均为久病气滞血瘀、痰聚之征

外有瘤疾的脉象——浮结（邪气积结于体表）

脉结伏而内无积聚 脉浮结而外无瘤疾	有是脉而无是证 （病不应脉）	提示病情复杂，机体功能 紊乱——死（当灵活看待）
有积聚而脉不结伏 有瘤疾而脉不浮结	有是证而无是脉 （脉不应病）	

【意义与发挥】

1. 本难意义

（1）首创寸口三部配属脏腑经脉的诊脉方法，是脉学的重大进步，为后世所沿用而成为中医诊脉断病的传统方法。

（2）提出"三部九候"的新涵义，变《内经》遍诊全身部位的三部九候法为独取寸口的三部九候法，建立“浮、中、沉”指按切脉法，亦是对中医诊脉方法的重要发展。

（3）指出脉证相应的重要性，并以之作为估测病情和预后的重要依据，对临床亦有指导意义。

（4）寸口左右三部配属五脏六腑、十二经的古今异同

《难经》确立了寸口三部九候诊脉法，并提出寸口左右三部与脏腑、十二经的配属关系，后世医家根据藏象学说及临床经验，对这一理论有进一步的发挥，提出了寸、关、尺三部配属脏腑的不同看法与应用。

表 4 历代寸口三部脏腑配属对照

书名	寸		关		尺	
	左	右	左	右	左	右
难经	手少阴 手太阳	手太阴 手阳明	足厥阴 足少阳	足太阴 足阳明	足少阴 足太阳	手厥阴 手少阳
脉经	心、小肠	肺、大肠	肝、胆	脾、胃	肾、膀胱	肾、命门
濒湖脉学	心、膻中	肺、胸中	肝、胆	脾、胃	肾、膀胱、小肠	肾、命门、大肠
景岳全书	心 心包络	肺、膻中	肝、胆	脾、胃	肾、膀胱、大肠	肾、三焦、命门、小肠
医宗金鉴	心、膻中	肺、胸中	肝、膈、胆	脾、胃	肾、膀胱、小肠	肾、大肠

从上表所列各家之说看，关于五脏诊脉部位基本上是一致的，较大分歧在于：①心包在右尺还是在左寸；②大小肠配于寸部还是尺部，《难经》以心包络属少阳相火而配于右尺，张景岳等以其为心之外围而附于左寸，各有道理。大小肠的配属亦如此，陈修园认为大小肠经无明训，各家之说俱有近理之处而不可拘，当与病证相参，为有得之说。李时珍更指出：“两手六部皆肺经之脉，特取此以候五脏六腑之气耳，非五脏六腑所居之处也。”这亦对理解三部脉配属脏腑这一理论有较大的启发意义。

2. 本难与《内经》的联系

本难所描述之三部九候诊脉法为寸口脉“寸、关、尺”三部分，和“浮、中、沉”九候。《素问·三部九候论》篇描述的三部九候则为全身遍诊法：“上部天，两额之动脉；上部地，两颊之动脉；上部人，耳前之动脉。中部天，手太阴也；中部地，手阳明也；中部人，手少阴也。下部天，足厥阴也；下部地，足少阴也；下部人，足太阴也。故下部之天以候肝，地以候肾，人以候脾胃之气。”

复习思考题

1. 本难如何把脏腑经脉配属于两手寸、关、尺三部？其理论根据是什么？
2. 何谓三部九候？
3. 内有积聚和外有痼疾的脉象有何异同？

十九难

【提要】

本难论男女不同的正常脉象，并以此判断病的太过、不及和部位。

【原文】

十九难曰：经言脉有逆顺，男女有常[1]，而反者，何谓也？

然，男子生于寅，寅为木，阳也。女子生于申，申为金，阴也。故男脉在关上，女脉在关下，是以男子尺脉恒弱，女子尺脉恒盛，是其常也。反者，男得女脉，女得男脉也。

其为病何如？

然，男得女脉为不足，病在内。左得之，病在左；右得之，病在右，随脉言之也。女得男脉为太过，病在四肢，左得之，病在左，右得之，病在右，随脉言之，此之谓也。

【注释】

［1］脉有逆顺，男女有常：“逆顺”即反常和正常。“有常”，有一定规律，即“男子尺脉恒弱，女子尺脉恒盛”。

【经文分析】

1. 男子生于寅，女子生于申

阴阳五行学说认为元气生于子，男阳女阴，男自子左行（阳）三十，女自子右行二十，都到“巳”而立，结为夫妇，怀孕十月而生，即男自“巳”左行十而至寅，女自“巳”右行十而至申。如图4。

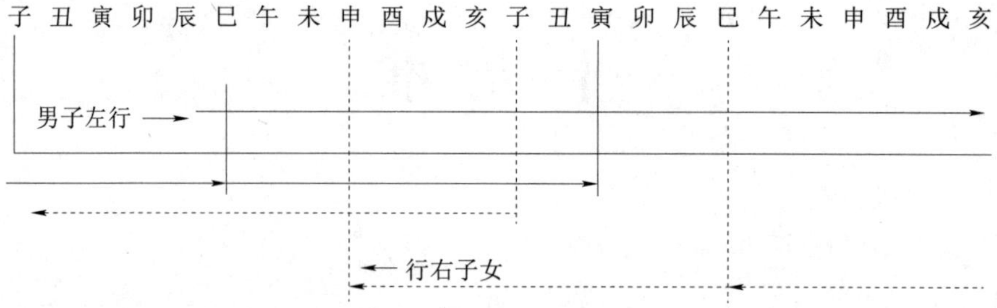

图4　男女阴阳差异

然而，生于寅，生于申历代医家有不同看法，如有的从八卦来解释，也有一定依据，但不能机械理解。本难的本意是说明男女脉象特征的差异，提示男女体质不同，脉象特征也有所区别，是临床诊断、治疗疾病过程中应该注意的问题。

2. 正常情况下，“男子尺脉恒弱，女子尺脉恒盛”

男子生于寅（木，阳），男脉在关上（寸部），故正常脉象的特征为寸盛尺弱。

女子生于申（金，阴），女脉在关下（尺部），故正常脉象的特征为寸弱尺盛。

3. 男女尺寸脉盛衰反常则为病

男得女脉（寸弱尺盛）为不足，病在内（阳虚于内）。

女得男脉（寸盛尺弱）为有余，病在四肢（阳盛于外）。

病变部位：随脉言之，左得之，病则在左；右得之，病则在右。

【意义与发挥】

（1）本难认为男女在生理、病理以至脉象上有所不同，这一见解很有道理，但这只是一种提示，由于脉象受多种因素的影响，故体质状况等不同，脉象都会有一些区别，需要到临床实践中体验。本难男女脉象的尺寸盛衰判断，也是一种方法学的提示，具体病之内外虚实，还需要参考四诊资料，综合判断。

（2）男子生于寅，女子生于申，系据五行术数推出，本难据此而说明“男子尺脉恒弱，女子尺脉恒盛”的道理。后世则有孕妇尺脉盛生女，尺脉弱（寸脉盛）生男之说，但实际上并不完全符合这个规律。

复习思考题》》》

为什么“男子尺脉恒弱，女子尺脉恒盛”？若反常则说明什么病况？

二十难

【提要】

本难从脉位和脉象论脉之阴阳相乘和阴阳伏匿及其病变。

【原文】

二十难曰：经言脉有伏匿[1]，伏匿于何脏而言伏匿耶？

然，谓阴阳更相乘[2]，更相伏也。脉居阴部[3]，而反阳脉[4]见者，为阳乘阴也。虽阳脉，时沉涩而短，谓阳中伏阴也。脉居阳部[3]，而反阴脉[4]见者，为阴乘阳也。虽阴脉，时浮滑而长，此谓阴中伏阳也。

重阳者狂，重阴者癫。脱阳者见鬼，脱阴者目盲。

【注释】

［1］伏匿：“伏”，隐伏。“匿”，藏匿。谓阳（阴）脉中隐藏阴（阳）脉，即下文所言的“阳中伏阴”、“阴中伏阳”。

［2］阴阳更相乘：脉位和脉象的阴阳互相干乘，如阳脉见于阴位，为阳乘阴；阴脉见于阳位，为阴乘阳。

［3］阴部、阳部：指脉位，尺脉为阴部，寸脉为阳部。

［4］阳脉、阴脉：指脉象，浮、滑、长为阳，沉、涩、短为阴。

【经文分析】

1. 脉象反映病情，疾病的阴阳乘袭或阴阳夹杂，可反映于脉象

阴阳相乘 { 阳乘阴：脉居阴部而反见阳脉（阴位见阳脉）
阴乘阳：脉居阳部而反见阴脉（阳位见阴脉） }

提示出现阴阳互相干乘的病情。

阴阳伏匿 { 阳中伏阴：阳脉时沉涩而短——阳位阳脉中时见阴脉
阴中伏阳：阴脉时浮滑而长——阴位阴脉中时见阳脉 }

提示出现阴阳夹杂的病情。

2. 重阳、重阴、脱阳、脱阴的病候

阴阳失调的极致状态就是重和脱，重是有余、邪盛，脱是不足、精亡。

重阳：尺寸部俱见阳脉——阳盛之甚——狂；

重阴：尺寸部俱见阴脉——阴盛之甚——癫。

脱阳：寸部脉不见——阳脱阴盛——见鬼（鬼为阴）；

脱阴：尺部脉不见——阴精脱失——目盲（阴血不营于目）。

【意义与发挥】

（1）本难所言脉之相乘、伏匿，主要从脉象和脉位的阴阳分划而言，一些注家把脉位的阴阳解释为浮取和沉取，亦通。

（2）脉为内在脏腑气血阴阳的外候，出现相乘、伏匿的脉象，提示体内阴阳失调，病情常比较复杂，须细心辨证，才能抓住疾病本质而正确施治。

复习思考题 》》》

1. 什么是脉之“阴阳更相乘”？什么是脉之“阴阳伏匿”？各说明什么病机？

2. 说明“重阳者狂，重阴者癫，脱阳者见鬼，脱阴者目盲”的病机。

二十一难

【提要】

本难论脉诊与形证（证候）互参以判断预后死生吉凶。

【原文】

二十一难曰：经言人形病脉不病，曰生；脉病形不病，曰死，何谓也？

然，人形病脉不病，非有不病者也，谓息数不应脉数[1]也，此大法。

【注释】

［1］息数不应脉数："息数"指呼吸次数；"脉数"指脉的搏动次数。

【经文分析】

1. 形病脉不病

形身出现病状，脉尚正常（胃、神、根正常）——内部脏腑气血尚未衰败——预后较好（生）。

当然，本难接着解释说，形病脉不病，并非没有病，例如：脉搏迟数尚在正常范围内，但"息数不应脉数"，即脉有一些变化，但尚在脏腑紊乱不甚的程度。

2. 脉病形不病

脉已现病态（胃、神、根失常），但形身病状不明显——脏腑气血已衰败于内——

预后不良（死）。

本难是《难经》脉法的最后一难，实际它强调了诊脉的重要性，即脉可以断生死吉凶，提示疾病预后。

【意义与发挥】

1. 本难意义

本难说明脉象反映内在脏腑气血（病的根本）情况，形病脉不病，说明气血调和，形虽罹病困弱，还有康复的希望；而脉病形不病，则说明气血已乱，生气乏源，形虽无病，然只是徒有不病之外貌、躯壳，预后不好。

2. 本难与《内经》的关系

《素问·脉要精微论》说："帝曰：有故病五脏发动，因伤脉色，各何以知其久暴至之病乎？岐伯曰：悉乎哉问也！征其脉小色不夺者，新病也；征其脉不夺，其色夺者，此久病也；征其脉与五色俱夺者，此久病也；征其脉与五色俱不夺者，新病也。肝与肾脉并至，其色苍赤，当病毁伤，不见血，已见血，湿若中水也。"脉、色对应与本难脉、形对应相似，通过脉与五色、身形的合参，在临床上确实是判断病情的有效方法。

复习思考题 》》》

为什么"形病脉不病者生，脉病形不病者死"？

第二章
经络

经络是运行气血、联系内外、协调阴阳的通道，也是病邪籍以传变的通路，当然，也是中医针灸诊断治疗疾病的重要窗口和途径。《难经》在《内经》论经络的基础上，首先提出是动、所生病的概念，然后，论述十二经脉的循行、长度及病变，论述络脉和奇经八脉的循行、生理病理，以及营卫运行等。《难经》对奇经八脉的论述较详细，说明它很重视通过奇经八脉调治经络的作用。

二十二难

【提要】

本难说明“是动”、“所生病”的不同病机及其先后病关系。

【原文】

二十二难曰：经言脉有是动，有所生病，一脉辄[1]变为二病者，何也？然，经言是动者，气也，所生病者，血也。邪在气，气为是动；邪在血，血为所生病。气主呴[2]之，血主濡[3]之。气留而不行者，为气先病也；血壅而不濡者，为血后病也，故先为是动，后所生病也。

【注释】

［1］辄：则。

［2］呴（xù 许）：同“煦”，温养之意。一说：同“嘘”，张口呵气以温润人或物为“呴”。

［3］濡：濡润，滋养。

【经文分析】

1. “是动”、“所生病”的病机

“是动”：病在气分。邪犯气分，气为邪所扰动，滞留不行，不能温煦脏腑经脉。

“所生病”：病在血分。邪入血分，血受病而壅滞，不能濡养脏腑经脉。

“是动”与“所生病”的先后关系：先为是动，后所生病也——气分先受邪而致病，气病及血，气留不行导致血壅滞而不濡。

2. 气主呴（煦）之，血主濡之

说明气血同有滋养人身脏腑经络、四肢百骸的功能，但又有温养与濡养的不同。

【意义与发挥】

本难系对《灵枢·经脉》篇“是动”、“所生病”二语的解释和补充，但所释意义与《经脉》篇原意不同，后世对本难及《经脉》篇的解释亦互有异见。实际上，《经脉》篇所言“是动”是指该经经气变动而出现的各种病变，原文是“是动则病……”。“所生病”的原文是“是主……所生病”，意谓针刺该经脉上的穴位，可以主治某类疾病。可以说，本难对《内经》原文的解释并不准确，但其“先为是动，后为所生病”之说，反映了气血之间的病理关系，对后世“气行则血行，气滞则血瘀”、“气为血帅”等理论有重要影响。

复习思考题 》》》

如何理解“气主呴（煦）之，血主濡之”？

二十三难

【提要】

本难论十二经脉及跷脉、任脉、督脉的起止和长度；指出十二经脉循行顺序及与十五别络的关系；说明人迎、气口诊断疾病及其预后的原理。

【原文】

二十三难曰：手足三阴三阳脉之度数，可晓以不？

然，手三阳之脉，从手至头，长五尺，五六合三丈。手三阴之脉，从手至胸中，长三尺五寸，三六合一丈八尺，五六三尺，合二丈一尺。足三阳之脉，从足至头，长八尺，六八四丈八尺，足三阴之脉，从足至胸，长六尺五寸，六六三丈六尺，五六三尺，合三丈九尺。人两足跷脉[1]，从足至目，长七尺五寸，二七一丈四尺，二五一尺，合一丈五尺。督脉、任脉，各长四尺五寸，二四八尺，二五一尺，合九尺。凡脉长一十六丈二尺，此所谓经脉长短之数也。

经脉十二，络脉十五[2]，何始何穷也？

然，经脉者，行血气，通阴阳，以荣于身者也。其始从中焦，注手太阴、阳明；阳明注足阳明、太阴；太阴注手少阴、太阳；太阳注足太阳、少阴；少阴注手心主、少阳；少阳注足少阳、厥阴；厥阴复还注手太阴。别络十五，皆因其原[3]，如环无端，转相灌溉，朝于寸口、人迎[4]，以处百病，而决死生也。

经曰：明知终始[5]，阴阳定矣，何谓也？

然，知终始者，脉之纪也。寸口、人迎，阴阳之气，通于朝使[6]，如环无端，故曰始也。终者，三阴三阳之绝，绝则死，死各有形[7]，故曰终也。

【注释】

［1］两足跷脉：跷脉有阴跷、阳跷，左右共四条，此处男子只计两条阳跷脉，女子只计两条阴跷脉。

［2］络脉十五：十二经脉，阴跷和阳跷脉各有一络脉，再加上脾之大络，合为十五络脉。

［3］皆因其原："因"，附属。"原"指各络脉所附属的经脉。

［4］人迎：古代切脉部位之一，位于喉结旁颈动脉搏动处，属足阳明胃经，主候阳分（六腑、外感）。

［5］终始："始"，指经脉之气循环周流，终而复始。"终"，指经脉之气衰竭终绝。

［6］朝使："朝"，朝会；"使"，出使。指经脉之气夜半朝会于手太阴，复又出行于诸经脉。

［7］死各有形：指各经经气终绝而死时，各有相应的病形。

【经文分析】

1. 十二经脉的起止及长度

手三阳经：从手至头，每条长 5 尺，总共 3 丈。

手三阴经：从手至胸中，每条 3.5 尺，总共 2.1 丈。

足三阳经：从足至头，每条长 8 尺，总共 4.8 丈。

足三阴经：从足至胸，每条长 6.5 尺，总共 3.9 丈。

两足跷脉：从足至目，每条长 7.5 尺，总共 1.5 丈。

督脉、任脉：每条长 4.5 尺，总共 0.9 丈。

全身经脉总共长 16 丈 2 尺。

2. 气血十二经脉的循行次序

气血在十二经中按其连接次序运行，如环无端，转相灌溉：

手太阴 → 手阳明 → 足阳明 → 足太阴 → 手少阴 → 手太阳
↑ ↓
足厥阴 ← 足少阳 ← 手少阳 ← 手心主 ← 足少阴 ← 足太阳

图5　十二经脉循行顺序

十五别络则附于所属经脉，一同接受气血的灌溉。

3. 寸口、人迎“以处百病而决死生”

十二经脉气血“如环无端，转相灌溉，朝于寸口、人迎”（寸口、人迎，阴阳之气，通于朝使，如环无端）。

寸口候阴（五脏、内伤）——全身阴阳气血朝使之处。

人迎候阳（六腑、外感）可知
- 终（阴阳经气终绝）
- 始（经气的正常循行）

按：有注家（如徐大椿等）认为人迎指左寸部位（左人迎，右气口）。

【意义与发挥】

1. 本难十二经长度的计量

（1）十二经脉的起止，只计其长度的起止，未言其走向的起止（手之三阳从手走头，足之三阳从头走足，足之三阴从足走胸，手之三阴从胸走手）。《灵枢·脉度》：“手之六阳，从手至头，长五尺，五六三丈。手之六阴，从手至胸中，三尺五寸，三六一丈八尺，五六三尺，合二丈一尺。足之六阳，从足上至头，八尺，六八四丈八尺。足之六阴，从足至胸中，六尺五寸，六六三丈六尺，五六三尺，合三丈九尺。跷脉从足至目，七尺五寸，二七一丈四尺，二五一尺，合一丈五尺。督脉任脉各四尺五寸，二四八尺，二五一尺，合九尺。凡都合一十六丈二尺，此气之大经隧也。”

（2）阴、阳跷脉左右共4条，《内经》、《难经》在计算长度时只计其中2条。《灵枢·脉度》：“跷脉有阴阳，何脉当其数？岐伯答曰：男子数其阳，女子数其阴。”

2. 本难与《内经》联系

本难根据《灵枢·脉度》、《灵枢·经脉》、《灵枢·经别》三篇对经络长度及循行进行探讨，其对经络“终始”的认识与《灵枢·终始》篇一致，即认为经脉流注如环无端，周而复始，阴阳气绝即为其终。

《灵枢·终始》对“终始”的讨论更为详细：“凡刺之道，毕于终始，明知终始，五脏为纪，阴阳定矣。”“太阳之脉，其终也，戴眼，反折，瘛疭，其色白，绝皮乃绝汗，绝汗则终矣。少阳终者，耳聋，百节尽纵，目系绝，目系绝一日半则死矣，其死也，色青白乃死。阳明终者，口目动作，喜惊，妄言，色黄，其上下之经盛而不行，则终矣。少阴终者，面黑齿长而垢，腹胀闭塞，上下不通而终矣。厥阴终者，中热嗌干，喜溺，心烦，甚则舌卷卵上缩而终矣。太阴终者，腹胀闭，不得息，气噫善呕，呕则逆，逆则面赤，不逆则上下不通，上下不通则面黑皮毛燋而终矣。”

复习思考题》》》

1. 试述十二经脉的起止及其连接次序。
2. 为什么气口、人迎脉可以“处百病，决死生”？

二十四难

【提要】

本难讨论手足阴阳经经气终绝的病候及预后。

【原文】

二十四难曰：手足三阴三阳气已绝，何以为候？可知其吉凶不？

然，足少阴气绝，即骨枯。少阴者，肾脉也，伏行而温于骨髓。故骨髓不温，即肉不著[1]骨，骨肉不相亲，即肉濡而却[2]。肉濡而却，故齿长而枯，发无润泽。无润泽者，骨先死[3]。戊日笃，己日死[4]。

足太阴气绝，则脉不荣其口唇。口唇者，肌肉之本也。脉不荣，则肌肉不滑泽。肌肉不滑泽，则肉满[5]。肉满则唇反，唇反则肉先死。甲日笃，乙日死。

足厥阴气绝，即筋缩引卵[6]与舌卷。厥阴者，肝脉也，肝者筋之合也。筋者，聚于阴器而络于舌本。故脉不荣，即筋缩急。筋缩急即引卵与舌，故舌卷卵缩，此筋先死。庚日笃，辛日死。

手太阴气绝，则皮毛焦。太阴者，肺脉也，行气温于皮毛者也。气弗荣，则皮毛焦。皮毛焦则津液去，津液去则皮节伤，皮节伤则皮枯毛折，毛折者则毛先死。丙日笃，丁日死。

手少阴气绝，则脉不通。脉不通则血不流，血不流则色泽去，故面黑如梨[7]，此血先死。壬日笃，癸日死。

三阴气俱绝者，则目眩转、目瞑[8]。目瞑者为失志[9]，失志者则志先死，死即目瞑也。

六阳气俱绝者，则阴与阳相离。阴阳相离则腠理[10]泄，绝汗[11]乃出，大如贯珠，转出不流[12]，即气先死。旦占[13]夕死，夕占旦死。

【注释】

[1] 著：附着。

[2] 肉濡而却："肉"指牙肉，即牙龈。"濡"，软。却：收缩。肉濡而却指牙龈萎缩。

[3] 骨先死：肾主骨，骨先死即肾气先绝。后文"肉先死"、"筋先死"等义同。

[4] 戊日笃，己日死：按十天干与五行配属关系，甲乙属木，丙丁属火，戊己属土，庚辛属金，壬癸属水。戊己属土，土克水，故足少阴气绝之病于戊己日病情加重以至死亡。后面各经气绝死亡日期的预测同此。

[5] 肉满：指鼻下人中部位的肌肉胀满肿起。

[6] 卵：睾丸。

[7] 梨：同"黧"，黄黑色。

[8] 目眩转、目瞑："眩"，眩晕。"转"，目睛上翻，即戴眼。"瞑"，闭眼，视物不见。

[9] 失志：丧失神志。

[10] 腠理：皮肤及肌肉之间隙处的结缔组织，此处尚包括皮肤毛孔而言。

[11] 绝汗：由阴阳离决而致的出汗，往往见于濒死期，故称绝汗。

[12] 大如贯珠，转出不流：指大颗的汗珠如连贯成串的珍珠一样，涌现于体表而不流散。

[13] 占：《方言》："占，视也。"即"见到"。

【经文分析】

1. 五阴经经气终绝的病候及预后

(1) 足少阴经经气终绝

生理：伏行（肌肉之下）而濡于骨髓，属冬（肾）脉。

经气终绝病候：骨枯（经气不能濡养骨髓），肉濡而却（肉不著骨，骨肉不相亲），齿长而枯，发无润泽。

预后：戊日笃，己日死（戊己属土，足少阴肾属水，戊己日土来克水）。

（2）足太阴经经气终绝

生理：足太阴脾主肌肉，口唇为其外华。

经气终绝病候：肌肉不滑泽（经气不能营养肌肉），人中满，唇反。

预后：甲日笃，乙日死（甲乙属木，足太阴脾属土）。

（3）足厥阴经经气终绝

生理：足厥阴属肝，肝主筋，筋聚于阴器而络于舌本。

经气终绝病候：筋缩急（经气不能养筋）引卵与舌，舌卷卵缩。

预后：庚日笃，辛日死（庚辛属金，足厥阴肝经属木）。

（4）手太阴经经气终绝

生理：手太阴经属肺，行气温于皮毛。

经气终绝病候：皮毛焦、皮枯毛折（经气不能温养皮毛），津液亏少。

预后：丙日笃，丁日死（丙丁属火，手太阴肺经属金）。

（5）手少阴经经气终绝

生理：手少阴经属心，心主血脉。

经气终绝病候：脉不通，血不流（血脉失主养），色泽去，面黑如黧。

预后：壬日笃，癸日死（壬癸属水，手少阴心经属火）。

（6）三阴经经气俱绝病候

失志（三阴经属五脏，五脏主藏神），目眩转，目瞑（五脏精气皆上注于目）。

2. 六阳经经气俱绝的病候和预后

病机：阳气竭绝，阴阳离决，腠理开泄。

病候：绝汗乃出，大如贯珠，转出不流。

预后：旦占夕死，夕占旦死。

【意义与发挥】

（1）五脏外合五体，五脏所属的三阴经经气终绝（实际上亦是五脏精气衰竭），则相应体表组织失养而出现相应病候，这些病候在临床上对诊断疾病，估测预后有重要意义。但本难中所预言死期，系按五行干支推算，必须灵活看待，不可拘定。

（2）五脏藏五神，五脏精气耗绝（三阴气俱绝）则神失所养，本难称为“失志”，其临床特征是“目眩转、目瞑”，这些体征亦有重要诊病意义，常是病人濒死的前兆。

（3）六阳经经气终绝即整体阳气已绝，绝汗是其重要征兆，其汗出情况为“大如贯珠，转出不流”，与一般热性病的出汗不同，应予鉴别。见到绝汗，预示阴阳离决，阳气将绝，病属危殆，死期在即。

（4）《内经》对经气终绝也有论述，如《灵枢·经脉》、《灵枢·终始》、《素问·诊要终经》，可相互参看。

复习思考题》》》

1. 说明五阴经经气终绝的证候征象。
2. 说明三（五）阴经经气俱绝的证候征象。
3. 说明六阳经经气俱绝的证候征象及预后。

二十五难

【提要】

本难说明手少阴与手心主各是不同的经脉，并指出心主（心包络）与三焦俱有名无形。

【原文】

二十五难曰：有十二经，五脏六腑十一耳，其一经者，何等经也？

然，一经者，手少阴与心主别脉[1]也。心主与三焦为表里，俱有名而无形，故言经有十二也。

【注释】

［1］别脉：不同经脉。心与心包络各有自己所属的经脉。

【经文分析】

手少阴与心主为不同的经脉，故经脉总共有十二条。

心主（心包络）与三焦相表里，俱有名无形。

【意义与发挥】

藏象学说原来是五脏六腑对应十一脉，马王堆汉墓出土的足臂十一脉灸经即是例证。然而，后来人们发现曾称为手少阴经者与心包经混淆，于是把原称为手少阴的经脉改称为手心主（后称手厥阴），并把心包络列为一脏，以配属手厥阴经，故本难谓其

“与三焦相表里，俱有名无形”。

复习思考题 》》》

为什么说“手少阴与心主别脉”？

二十六难

【提要】

本难论十五络脉。

【原文】

二十六难曰：经有十二，络有十五，余三络者，是何等络也？

然，有阳络，有阴络，有脾之大络[1]。阳络者，阳跷之络也；阴络者，阴跷之络也。故络有十五焉。

【注释】

［1］脾之大络：指脾除了所连属的足太阴经有一条络脉外，本脏另有一条络脉，称“脾之大络”。

【经文分析】

络脉共有十五条，称“十五别络”：十二经脉各有一条络脉，另有阳络（阳跷之络）、阴络（阴跷之络）和脾之大络，合共有十五络脉，称“十五别络”。

【意义与发挥】

本难与《内经》的联系

《灵枢·经脉》所言十五别络的名称：手太阴列缺，手少阴通里，手厥阴内关，手太阳支正，手阳明偏历，手少阳外关，足太阴公孙，足少阴大钟，足厥阴蠡沟，足太阳飞扬，足阳明丰隆，足少阳光明，任脉尾翳，督脉长强，脾之大络大包。

其中包括任、督两脉之大络，而不包括阴、阳跷之大络，是与本篇所言不同之处。

复习思考题》》》

《难经》的十五别络指哪些络脉？

二十七难

【提要】

本难论奇经八脉及其不拘于十二正经的生理特点。

【原文】

二十七难曰：脉有奇经[1]八脉者，不拘于十二经，何谓也？

然，有阳维，有阴维，有阳跷，有阴跷，有冲，有督，有任，有带之脉。凡此八脉者，皆不拘于经[2]，故曰奇经八脉也。

经有十二，络有十五，凡二十七气，相随上下，何独不拘于经也？

然，圣人图设沟渠，通利水道，以备不然[3]。天雨下降，沟渠满溢，当此之时，雱霈[4]妄行，圣人不能复图也，此络脉满溢，诸经不能复拘也。

【注释】

[1] 奇（jī基）经："奇"，特殊、异常。指不同于十二正经的一类特殊经脉。

[2] 不拘于经：不受十二正经所约束。

[3] 以备不然："不然"，意外。预防意外的情况。

[4] 雱霈（pāng pèi）：大水流动之貌。

【经文分析】

1. 奇经八脉

奇经八脉指阳维、阴维、阳跷、阴跷、冲、任、督、带八脉，因其具有"不拘于经”（不受十二经脉的约束，也不按十二经的规则循行），又无表里相合及脏腑络属，故称“奇经”。

奇经八脉的功能就像圣人所设沟渠一样，以通利水道，备不然，当天降大雨时，沟渠溢满，则奇经八脉起到调蓄水量的作用，以防经络过于满溢，不受控制。

2. 奇经八脉“不拘于经”

奇经的功能是蓄积十二正经满溢的气血，调节十二经的流量，如沟渠需要湖泊来调节水流一样，故它不受十二正经所节制（按时、按一定顺序流动）。

【意义与发挥】

把上述八脉作为经络学说中的一个相对独立系统，并冠以“奇经八脉”之名者，首见于本难和二十八、二十九难。本难指出了奇经八脉名称及其不同于十二经脉的生理特点，进一步完善了《内经》所确立的经络学说。

复习思考题 》》》

奇经指哪些经脉？为什么它们“皆不拘于（十二正）经”？

二十八难

【提要】

本难论述奇经八脉的循行路线及其起止部位。

【原文】

二十八难曰：其奇经八脉者，既不拘于十二经[1]，皆何起何继[2]也？

然，督脉者，起于下极之俞[3]，并脊里，上至风府[4]，入属脑。

任脉者，起于中极[5]之下，以上毛际[6]，循腹里，上关元[7]，至咽喉。

冲脉者，起于气冲[8]，并足阳明之经，挟脐上行，至胸中而散也。

带脉者，起于季胁[9]，迴身一周。

阳跷脉者，起于跟中，循外踝上行，入风池[10]。

阴跷脉者，亦起于跟中，循内踝上行，至咽喉，交贯冲脉。

阳维、阴维者，维络于身，溢蓄不能环流灌溉诸经者也[11]。故阳维起于诸阳会[12]，阴维起于诸阴交[13]也。

比于圣人图设沟渠，沟渠满溢，流于深湖，故圣人不能拘通也。而人脉隆盛，入于八脉而不环周，故十二经亦不能拘之。其受邪气，畜则肿热，砭射之也[14]。

【注释】

[1] 不拘于十二经："拘"，约束。指奇经八脉不受十二经脉所约束。

[2] 何起何继："起"，起始。"继"，继续。指各奇经从何处起始，沿何处部位继续循行。

[3] 下极之俞："下极"：躯干的最下部。"俞"，亦作"腧"，腧穴。"下极之俞"

指位于躯体最下部之会阴穴，为督脉出行体表之处。

［4］风府：腧穴名，属督脉，在枕骨粗隆直下，两侧斜方肌之间凹陷中。

［5］中极：腧穴名，属任脉，在前正中线脐下四寸处。

［6］毛际：前阴部阴毛之上缘。

［7］关元：腧穴名，属任脉，在前正中线脐下三寸处。

［8］气冲：腧穴名，属足阳明胃经，在脐下五寸，旁开两寸处。

［9］季胁：部位名，在侧胸部，相当于十一、十二肋软骨处。该部位在十一肋前端直下处有带脉穴（属足少阳胆经），为带脉所过处。

［10］风池：腧穴名，属足少阳胆经，在胸锁乳突肌与斜方肌之间，平风府穴处。

［11］溢蓄不能环流灌溉诸经者也：《难经本义》认为此句应在“故十二经亦不能拘之”句后，《难经汇注笺正》则认为此句为衍文。

［12］诸阳会：诸阳经交会之腧穴，指足太阳膀胱经的金门穴，在足外踝前下方。

［13］诸阴交：诸阴经交会之腧穴，指足少阴肾经的筑宾穴，在足内踝上方。

［14］砭射之：“砭”，砭石，古代针刺工具。“砭射之”，指用砭石射刺经脉以放血的治疗方法。

【经文分析】

1. 奇经八脉的循行路线和起止点

（1）督脉：起于下极的会阴穴，沿着脊柱里面上行至风府穴，进入脑部。

（2）任脉：起于中极穴的下面，向上经过阴毛毛际，沿着腹壁深处上行经过关元穴，继续沿前正中线到达咽喉部。

（3）冲脉：起于气冲穴，伴随足阳明胃经，挟脐两旁上行，到胸中而分散。

（4）带脉：起于侧胸的季胁部，环绕腰腹一周。

（5）阳跷脉：起于足跟之中，沿足外踝向大腿外侧上行，进入项上部的风池穴。

（6）阴跷脉：亦起于足跟之中，沿足内踝向大腿内侧上行，到咽喉部，交会贯通于冲脉。

（7）阳维脉：起于各阳经相会处的金门穴，向上经过外踝，沿足少阳经上行髋关节部，经胁、肘后侧，从腋后上至肩，至前额，再到项后，合于督脉。（阳维起于诸阳会，维络于身）

（8）阴维脉：起于小腿内侧之筑宾穴，沿大腿内侧上行到腹部，与足太阴经相合，过胸部，与任脉会于颈部。（阴维起于诸阴交，维络于身）

2. 奇经八脉的生理、病理

生理：人脉（气血）隆盛，入于八脉而不环周，故十二经亦不能拘之——对十二经脉气血起调节作用，当经脉气血充盛时，则溢入奇经八脉蓄积起来，需要时再流注入十二经脉，但不受十二经脉的约束，不参与十二经脉气血循环过程。

病理：奇经八脉受病邪侵犯，蓄积于内则出现红肿、发热的病证。治疗可用砭石射刺以出血（因不参与十二经脉循环过程，故不能通过针法以疏散，祛除邪气）。

【意义与发挥】

《内经》虽然对冲、任、督、带、阴阳跷、阴阳维等经脉有所论述，但内容零散。把上述八脉作为经络学说中的一个相对独立系统，并冠以“奇经八脉”之名者，首见于本难和二十七、二十九难。本难的有关论述，指出了奇经八脉在体表的起、止部位和循行路线，为后世所确认、引用和进一步发挥。

复习思考题》》》

1. 说明奇经八脉在体表的起止点和循行部位。
2. 说明奇经八脉总的生理、病理。

二十九难

【提要】

本难讨论奇经八脉发生病变时的证候表现。

【原文】

二十九难曰：奇经之为病何如？

然，阳维维于阳，阴维维于阴，阴阳不能自相维，则怅然失志[1]，溶溶不能自收持[2]。阳维为病苦寒热。阴维为病苦心痛。阴跷为病，阳缓而阴急[3]。阳跷为病，阴缓而阳急。冲之为病，逆气而里急[4]。督之为病，脊强而厥。任之为病，其内苦结[5]，男子为七疝[6]，女子为瘕聚[7]。带之为病，腹满，腰溶溶如坐水中。此奇经八脉之为病也。

【注释】

［1］怅然失志：“失志”，即失意。“怅然”，形容失意之态。“怅然失志”，形容心绪不宁、神思恍惚的状态。

［2］溶溶不能自收持：“溶溶”，倦怠乏力的样子。全句义为：全身疲乏，动作无力而不能自主把持。

［3］阳缓而阴急：“阴、阳”指肢体部位，四肢外侧、伸侧及背部为阳；内侧、屈侧及胸腹部为阴。“缓”，驰纵。“急”，拘急。

［4］逆气而里急：“逆气”，自觉胸腹中有气从下向上逆。“里急”，腹中拘急不舒。

［5］其内苦结：“内”，指腹内。“苦结”，因急结不舒而感到痛苦。

［6］七疝：“疝”，病名，指腹部有块状物凸起如山丘状。“七疝”，历代医家所指

具体内容各有出入，按《诸病源候论·疝病》所述，为厥疝、癥疝、寒疝、气疝、盘疝、胕疝、狼疝。亦有谓是：冲疝、孤疝、颓疝、溃疝、㿗疝者。

［7］瘕聚："瘕"指腹内结块，如《灵枢·水胀》篇所言的"石瘕"。"聚"：指气结于腹中而形成的时聚时散的结块。

【经文分析】

1. 阴阳维为病

（1）生理：阳维维系诸阳，阴维维系诸阴。

（2）病变：按阴、阳维共同受病或各自单独为病而有下述三种情况：

① 阴阳维不能互相维系：整体阴阳不相协调，阳气耗散，神失温养则怅然失志；阴液消亡，肢体失养而痿软无力，故表现出溶溶不能自收持的病态。

② 阳维单独为病：在表之阳气不和，出现恶寒发热的病候。

③ 阴维单独为病：在里之阴气不和，出现苦心痛的病候。

2. 阴阳跷为病

（1）生理：跷脉有维持肢体动作轻健矫捷的作用。

（2）病变：经气凝滞不通，该经脉所在部位拘急不舒，故：

① 阴跷为病：阳缓而阴急（肢体外侧弛缓而内侧拘急）。

② 阳跷为病：阴缓而阳急（肢体内侧弛缓而外侧拘急）。

3. 冲脉为病

（1）生理：冲脉由气冲穴起挟脐上行，至胸腹而散，冲脉为血海，与男女生殖等功能有关。

（2）病变：逆气里急（腹部胀急疼痛，气往上冲，胸满气逆）。

4. 督脉为病

（1）生理：督脉总督诸阳经，为阳经之海，行于脊里，上入于脑。

（2）病变：脊强而厥（腰脊强直，甚则角弓反张、昏厥）。

5. 任脉为病

（1）生理：任脉行于胸腹正中，上至舌下，为阴脉之海。

（2）病变：其内苦结（腹中急结不舒），男子内结七疝（里气聚结不行的各种疝病），女子瘕聚（气机结聚阻滞）。

6. 带脉为病

（1）生理：带脉环绕腰腹一周，有约束诸经的功能。

（2）病变：腹满（下腹部胀满、重坠），腰溶溶若坐水中（腰部弛弱，重着无力）。

【意义与发挥】

本难比较系统地指出奇经八脉为病的病候，其理论为后世经络辨证所继承和发展。但所言者仅为奇经八脉为病的主要病候，尚未能概括其全部病变情况，特别是冲任二脉与妇女经带胎产病变尤有密切关系，更应重视，可参考后世医家的有关论述。

复习思考题》》》

简述奇经八脉为病的主要病候。

三 十 难

【提要】

本难论荣卫气的生成与运行方式。

【原文】

三十难曰：荣气之行，常与卫气相随不？

然，经言人受气于谷，谷入于胃，乃传与五脏六腑，五脏六腑皆受于气，其清者为荣，浊者为卫，荣行脉中，卫行脉外，营周不息[1]，五十而复大会，阴阳相贯[2]，如环无端，故知荣卫相随也。

【注释】

［1］营周不息："营"，往来循行。"营周不息"：指荣卫气往来循环，周流不息。

［2］阴阳相贯："阴"、"阳"指阴经和阳经。手足三阴三阳经按顺序以次相接，互相贯通。

【经文分析】

1. 荣卫气的生成

"人受气于谷，谷入于胃，乃传与五脏六腑，五脏六腑皆受于气"——荣卫气皆由胃中水谷精微所化生。

2. 荣卫气的性质

荣气：清——精专、柔和。

卫气：浊——慓悍、滑疾。

3. 荣卫气的循行方式

荣气循行于脉中，卫气循行于脉外，两者相随，循着互相贯通的手足三阴三阳经如环无端地周流于全身，昼夜五十周次而复大会于手太阴肺经。

【意义与发挥】

本难与《内经》联系

本难系对《灵枢·营卫生会》篇理论的进一步阐发，学习时可与该篇互参。本难所言的“荣气”，《灵枢·营卫生会》篇称为“营气”，“营”有营运、围绕之义，亦有营养之义。《难经》和《素问》称之为“荣气”（《灵枢》则多称为“营气”），则主要从荣气的滋荣、荣养作用命名。“营”和“荣”在“营养”这一意义上古代通用，但“营运”、“围绕”这一意义则为“营”字所专有。

本难也是对经络篇的总结，以荣卫运行，荣卫的概念、功能来结尾，与《内经》理论一脉相承，并且进一步强调了经脉运行气血营卫的意义。

复习思考题》》》

荣、卫气的生成、性质及其在体内的循行方式如何？

第三章

脏腑

《难经》论脏腑尤有特点，在《内经》的基础上，作者提出三焦的概念、功能，在论述脏腑结构、解剖等的基础上，提出命门学说，将命门与三焦的概念联系起来，五脏上关七窍，五脏与声、色、臭、味、液的关系，脏腑形质与功能，这些都是《难经》对藏象的另一种解读，是对《内经》理论的重要补充与发挥。此外，本章还讨论了八会穴等内容。

三十一难

【提要】

本难论三焦的部位、功能及病变的主治腧穴。

【原文】

三十一难曰：三焦何禀何主[1]？何始何终？其治常在何许[2]？可晓以不？

然，三焦者，水谷之道路，气之所终始也。上焦者，在心下，下膈，当胃上口，主内[3]而不出。其治在膻中[4]，玉堂[5]下一寸六分，直两乳间陷者是。中焦者，在胃中脘[6]，不上不下，主腐熟水谷，其治在脐旁[7]。下焦者，在脐下，当膀胱上口，主分别清浊，出而不内，以传导也，其治在脐下一寸[8]。故名曰三焦，其府在气街[9]。

【注释】

［1］何禀何主：“禀”，接受。“主”，掌管。

［2］其治常在何许：“治”，管理。“何许”，何处，指治疗三焦病变的针刺部位而言。

［3］内：同“纳”。

［4］膻中：腧穴名，属任脉，在胸腹正中线与两乳头连线的相交点。

［5］玉堂：腧穴名，在胸腹正中线平第三肋间隙处。

［6］胃中脘：指胃脘的中部。

［7］其治在脐旁：“脐旁”此处指位于脐两侧，旁开二寸的天枢穴，属足阳明胃经。

［8］脐下一寸：指属任脉的阴交穴，在胸腹正中线脐下一寸处。

［9］其府在气街："府"，此处指三焦之气聚集之处，即上述膻中、天枢、阴交等穴。全句意为：三焦之气汇聚于气街。

【经文分析】

三焦的部位、功能和主治腧穴

本难在指出三焦的总功能是"水谷的道路，气之所终始"（认为三焦是水谷在体内运化的道路，主管人体气化过程）的基础上，分别说明上、中、下焦的部位、功能和三焦病变的主治腧穴。

表5　三焦部位、功能、主治腧穴

三焦	部　位	功　能	主治腧穴
上焦	在心下，下膈，在胃上口	主受纳水谷	膻中
中焦	在胃中脘	主腐熟水谷	天枢
下焦	在脐下，当膀胱上口	主分清别浊，传导水谷糟粕，出而不纳	阴交

【意义与发挥】

1. 本难意义

本难在继承《灵枢·营卫生会》篇有关三焦部位和功能论述的基础上，进一步指出三焦是"水谷之道路，气之所终始"，强调其在人体气化功能方面的重要作用，同时指出三焦病变的主治腧穴，丰富了针灸治疗方面的内容。

2. 关于三焦

《难经》除了继承《灵枢·营卫生会》篇有关三焦功能的说法外，并认为三焦是"元气之别使"、"主持诸气"，特别是其三焦"有名无形"（三十八难）之说，开启了后世学术争鸣的衅端。

自《难经》以后，历代关于三焦有形、无形、形状如何的问题，争鸣不已，学说迭出，兹举其要者如下：

（1）无形说：除《难经》外，其后的《中藏经》、《千金方》，以及李梴的《医学入门》、孙一奎的《医旨绪余》等，亦均引用《难经》的观点，同意三焦“有名无形”之说。

（2）有形说：持这一见解的人较多，他们从《内经》的有关论述出发，力倡三焦确有其形，反对《难经》等的无形说，但对三焦指解剖上的何脏器，则又见解各异：

① 腔子说：虞抟的《医学正传》认为，三焦是指整个胸腹腔腔体而言，张景岳《类经附翼》则认为是指胸腹腔内层（脏层）。

② 脂膜说：据张景岳《类经附翼》所载，徐遁、陈无择等认为三焦是指腹腔后壁的脂膜（即肾的脂肪囊）。

③ 网油说：唐容川《血证论》认为三焦是“人身上下内外相联之油膜”。

④ 胃部三焦说：清·罗美《内经博议》认为三焦是胃部上下的匡廓，即现在所说的上、中、下脘。

⑤ 三段三焦说：杨玄操、王好古等持此说。王好古谓：“头至心、心至脐、脐至足，呼为三焦”。温病之三焦辨证即引用此说（杂病辨证亦有用之者）。

⑥ 淋巴管说：清末民初之章太炎、陆渊雷等参考西医解剖学，认为三焦是指腔体中之淋巴管。现代亦有人持此说。

⑦ 其他学说：现代关于三焦形质的说法更多，有认为三焦是指神经系统，有认为指循环系统，甚至有认为指胰腺、乳糜池，还有认为与细胞信号传导有关等，莫衷一是，多数见解均执一隅之偏。

3. 认识三焦的临床意义

之所以历代医家对三焦有如此大的争议，就是因为三焦在脏腑功能活动中，具有非常重要而又不可替代的作用。本难提出三焦为“水谷之道路，气之所终始”，对临床许多疾病的辨治都有指导意义，因此，一方面，我们应该理解本难及三十八难等的含义，另一方面，应该联系后世医家的应用发挥，将这一理论在临证中应用好。

复习思考题 》》》

1. 说明上、中、下焦的部位、功能和主治腧穴。

2. 如何理解三焦是“水谷之道路，气之所终始”？

三十二难

【提要】

本难论心肺独在膈上的原因。

【原文】

三十二难曰：五脏俱等，而心肺独在膈上者，何也？

然，心者血，肺者气。血为荣，气为卫，相随上下，谓之荣卫，通行经络，营周于外，故令心肺在膈上也。

【经文分析】

五脏都同样属阴，肝脾肾居膈下，独心肺在膈上，其原因是，心主血，肺主气，营属血，卫属气。心肺主持营卫的运行，故只有居于膈上，才能使营卫通过经络以输布营养全身内外。

复习思考题 》》》

为什么心肺独在膈上？

三十三难

【提要】

本难解释肝沉肺浮的道理。

【原文】

三十三难曰：肝青象木，肺白象金。肝得水而沉，木得水而浮，肺得水而浮，金得水而沉，其意何也？

然，肝者，非为纯木也。乙角也，庚之柔[1]，大言阴与阳，小言夫与妇。释其微阳，而吸微阴之气[2]，其意乐金[3]，又行阴道多[4]，故令肝得水而沉也。肺者，非为纯金也。辛商也，丙之柔[1]，大言阴与阳，小言夫与妇。释其微阴，婚而就火[5]，其意乐火，又行阳道多，故令肺得水而浮也。

肺熟而复沉，肝熟而复浮者，何也？

故知辛当归庚，乙当归甲也。

【注释】

[1] 乙角也，庚之柔；辛商也，丙之柔：十天干分阴阳，配五行五音（见下表），甲乙属木，其音角；庚辛属金，其音商。金与木、火与金虽相克又相配，如被克的阴干“乙”（阴木），配克我的阳干“庚”（阳金），以夫妻比喻即为“乙”为“庚”之妻，从阴阳、刚柔角度比喻即“乙”为“庚”之“柔”，辛和丙也是同样道理。

[2] 释其微阳，而吸微阴之气：木为阳，但乙属阴，故乙角之木为阴木而带微阳，乙木嫁与庚金，则放弃其原所带之微阳，而吸收庚金所带之微阴（金为阴，但庚金为阳金而带微阴）。

［3］其意乐金：指乙木喜欢与庚金相配。

［4］行阴道多：肝为阴中之少阳，居膈下，故谓其行阴道多；肺为阳中之少阴，又居膈上，故谓其行阳道多。

［5］婚而就火：辛金与丙火相配合，如辛金嫁给丙火一样。

【经文分析】

1. 肝（木）肺（金）浮沉的特点

肝属木，肺属金。木浮水上，金沉水中，但何以肝脏沉肺脏浮？本难解释如下。

（1）五行配十天干，十天干分阴阳，配五行五音，且相克的两行有阴阳相配合的关系。

表 6　五行配十天干阴阳及五音、五脏

五行	木	火	土	金	水
天干	甲 乙 阳 阴	丙 丁 阳 阴	戊 己 阳 阴	庚 辛 阳 阴	壬 癸 阳 阴
五音	角	徵	宫	商	羽
五脏	肝	心	脾	肺	肾

（2）甲乙属木，其音角；庚辛属金，其音商。金木、火金虽相克又相配，被克之阴干（乙木、辛金）配克我之阳干（庚金、丙火）即为其“柔”（阴，妻）。故：

肝属木为阳，但居膈下，为阴中之少阳，且其为乙木（阴干），行阴道多，配与庚金之后，释其微阳（少阳），吸其微阴之气，其性质变为阴，故得水而沉。

肺属金为阴，但居膈上，为阳中之少阴，行阳道多，虽为辛金（阴干）而配与丙火，但释其微阴（少阴），吸其微阳之气，其性质变为阳，故得水而浮。

2. 肝肺功能的配合及病理特点

由于肝、肺在部位上的差异，它们的功能也不一样，《难经》认为肝居左而升，肺居右而降，这是肝、肺功能的体现，而且在生理上，肝与肺升降相承，彼此配合，因此，非常值得讨论二脏的形质与功能的相互关系。

所以，接着本难指出：肝熟复沉，肺熟复浮，它表述的道理是：辛当归庚，乙当归甲，即阴阳多少发生了改变，所以，形质的特征也是可变的。这恰恰是肝与肺病理特征的体现，它提示在临床论治肝、肺病证时，应该注意阴阳升降的变化。

【意义与发挥】

本难讨论肝沉肺浮的原因，有人认为系从五行术数角度以说明，故荒诞滑稽、牵强附会。但从中我们应该体会到，用阴阳五行类比事物具有普遍性和相对性，本难所论说明：阴阳五行可以互相包含，阴阳之中可包含五行，五行之中亦包含阴阳，而其提示的肝、肺生理病理特点，更值得我们学习。

三十四难

【提要】

本难通过五行学说以归纳说明五脏与五声、五色、五味、五臭、五液及七神的对应配属关系：

【原文】

三十四难曰：五脏各有声、色、臭[1]、味，液，可晓知以不？

然，《十变》[2]言肝色青，其臭臊，其味酸，其声呼，其液泣[3]。心色赤，其臭焦，其味苦，其声言，其液汗。脾色黄，其臭香，其味甘，其声歌，其液涎[4]。肺色白，其臭腥，其味辛，其声哭，其液涕。肾色黑，其臭腐，其味咸，其声呻，其液唾[5]，是五脏声、色、臭、味、液也。

五脏有七神，各何所藏耶？

然，脏者，人之神气所藏舍也。故肝藏魂[6]，肺藏魄[7]，心藏神，脾藏意与智[8]，肾藏精与志[9]也。

【注释】

［1］臭："嗅"的本字，指用鼻嗅到的各种气味。

［2］《十变》：古医书篇名，今已佚亡无考。

［3］泣：眼泪。

［4］涎：口腔分泌物之一种。涎溢于唇口，常自然流出口外。唇口属脾，故为脾之液。

［5］唾：亦为口腔分泌物之一种。唾生于牙齿间，须咯吐方出口外，齿属肾，故

唾为肾之液。

［6］魂：精神活动的一部分。如意识、知觉、梦幻等均为魂所主。《灵枢·本神》："随神往来者谓之魂"，又谓："肝藏血，血舍魂。"

［7］魄：精神活动的一部分。主管本能的感觉、动作、言语发声等。《灵枢·本神》："并精而入出者谓之魄"，又谓："肺藏气，气舍魄。"

［8］意与智：亦为精神活动的一部分。"意"，意念，是对事物的初步印象。"智"，即智慧，是经过思虑而得出的处理事物的方法。《灵枢·本神》："心有所忆谓之意"，"因虑而处物谓之智"。又谓："脾藏营，营舍意。"

［9］志：指对事物的记忆。《灵枢·本神》："意之所存谓之志。"又谓："肾藏精，精舍志。"

【经文分析】

1. 五脏与声、色、臭、味、液的对应关系

表7　五脏与声、色、臭、味、液的对应关系

五脏	五行	五色	五声	五臭	五味	五液	所藏七神
肝	木	青	呼	臊	酸	泣	魂
心	火	赤	言	焦	苦	汗	神
脾	土	黄	歌	香	甘	涎	意与智
肺	金	白	哭	腥	辛	涕	魄
肾	水	黑	呻	腐	咸	唾	精与志

五脏与声、色、臭、味、液的对应关系是诊断治疗五脏病证的重要依据。如：望五色，听五声以诊断五脏病；五液异常的病证，可以从调理五脏入手进行治疗；按五味入五脏的理论，可以确定药物归经等。

2. 五脏与七神的关系

体现了中医运用整体观认识人体精神活动的基本观点——心藏神，但整个精神活动

系由五脏分工协作共同完成；五脏失守则精神不能藏舍，因而表现为魂魄飞扬、失神乱智或志虑去身的病证。

五脏与七神的关系是临床治疗神志病的理论根据，如多梦、夜游症治肝，健忘症治肾，癫狂治心等。

【意义与发挥】

本难是藏象理论的重要组成，在古代医案中，有很多运用五脏与五声、五臭、五液对应关系，以诊断治疗疾病的案例，在临床实践中，应注意观察，善于应用。

复习思考题

1. 五脏与声、色、臭、味、液有何对应关系？这一理论有何临床意义？
2. 五脏与七神的关系如何？

三十五难

【提要】

本难论脏腑相配合的关系及六腑的生理功能。

【原文】

三十五难曰：五脏各有所，腑皆相近，而心、肺独去大肠、小肠远者，何谓也？

然，经言心营肺卫，通行阳气[1]，故居在上，大肠、小肠传阴气[2]而下，故居在下，所以相去而远也。

又诸腑者，皆阳也，清净之处。今大肠、小肠、胃与膀胱皆受不净，其义何也？

然，诸腑者谓是，非也。经言小肠者，受盛之腑[3]也；大肠者，传写行道之腑也；胆者，清净之腑也；胃者，水谷之腑也；膀胱者，津液之腑[4]也。一腑犹无两名[5]，故知非也。小肠者，心之腑；大肠者，肺之腑；胃者，脾之腑；胆者，肝之腑；膀胱者，肾之腑。

小肠谓赤肠，大肠谓白肠，胆者谓青肠，胃者谓黄肠，膀胱者谓黑肠，下焦所治也。

【注释】

［1］通行阳气：此处“阳气”指营卫之气。

［2］传阴气：“阴气”指饮食糟粕，即传导糟粕而下。

［3］受盛之腑：“盛”，容纳。指小肠承接、容纳胃中已经腐熟的饮食水谷，进一步消化吸收，故称“受盛之腑”。

［4］津液之腑：“津液”即水液。《素问·灵兰秘典论》：“膀胱者，州都之官，津

液藏焉。”

［5］一腑犹无两名：指胃、大肠、小肠、膀胱等不能既有水谷之腑等名，又称为“清净之腑”。

【经文分析】

1. “心肺独去大肠、小肠远”的原因

心肺主营卫，通行阳气（营卫为清阳），故居胸中（上）；

大、小肠传泻阴气（饮食糟粕为浊阴），故居腹中（下）。

心肺与大小肠虽为表里，但由于各自所施功能的不同，而不像脾胃、肝胆那样近距离的关系，所以，表里的意思并非距离的远近。

2. 脏腑相配及五腑的生理功能

表 8 脏腑相配及五腑的生理功能

五腑	配属五脏	生理功能	别名
小肠	心之腑	受盛之腑	赤肠
大肠	肺之腑	传泻行道之腑	白肠
胆	肝之腑	清净之腑	青肠
胃	脾之腑	水谷之腑	黄肠
膀胱	肾之腑	津液之腑	黑肠

赤肠、白肠、青肠、黄肠、黑肠正是五脏所对应的五色，即并不是说：小肠是红肠，大肠是白肠，胆是青肠，胃是黄肠，膀胱是黑肠，而是说明，表里脏腑具有对应和相通应的关系。

3. 六腑虽属阳，但并非都是清净之处

六腑与五脏（属里、属阴）相对而言属阳，系指其中空、实而不满、泻而不藏等性质而言，不是属阳即为清净之处。

【意义与发挥】

（1）脏腑相合理论，是藏象学说的基本内容。脏腑虽表里相配，但不一定互相靠近，其位置当依功能而定。

（2）阴阳是一相对概念，属阳者并非就是清净之处。

（3）称五腑为五肠，系按五行、五脏、五色配属关系立说，而“肠，畅也”，亦反映“六腑泻而不藏”的观点，“下焦所治”也是这个意思。

复习思考题》》

1. 为什么“腑皆相近，而心肺独去大肠、小肠远”？

2. 简述大肠、小肠、胆、胃、膀胱的主要生理功能及其与五脏的相合关系。

三十六难

【提要】

本难论命门的生理功能，提出“左者为肾，右者为命门”的观点。

【原文】

三十六难曰：脏各有一耳，肾独有两者，何也？

然，肾两者，非皆肾也，其左者为肾，右者为命门。命门者，诸神精之所舍，原气[1]之所系也，男子以藏精，女子以系胞[2]，故知肾有一也。

【注释】

［1］原气：亦称“元气”，包括元阴、元阳之气，由先天之精所化生，赖后天荣养而滋长，是脏腑器官组织生命活力的泉源。故称“原气”。

［2］胞：亦称“胞宫”，即子宫。

【经文分析】

1. 左者为肾，右者为命门

肾有两，但本难分其“左者为肾，右者为命门”。盖肾既主持水液代谢，更是先天之本，阴阳水火之根，故分其为二，一以主持水液代谢者为肾，一以藏精神元气，维系生命活动者为命门。左右不要机械看待，只能从其功能去划分。

2. 命门的重要生理功能

诸神精之所舍——精气和神明藏舍之处；
原气之所系——为生命原动力的根源所在；
男子以藏精，女子以系胞——是先天之本，生殖功能之所在；
正因其有如此重要之功能，故称其为“命门”——生命之门。

【意义与发挥】

《难经》首倡“命门学说”，本难的意义在于将命门的功能从肾里分离出来，实际是强调命门功能的重要性，这种藏象功能的合理分化，更有利于我们准确、全面地认识脏腑的各种功能关系。命门学说丰富了中医藏象学说之内容，在临床上成为命门学派——“补火派”的理论基础，补命门火的治疗方法为后世所重视并得到广泛应用。

本难应与三十九难、八难互参。

复习思考题》》》

命门有何重要生理功能？这一理论有何意义？

三十七难

【提要】

本难论述五脏与七窍的相关关系及气血阴阳失调所致的关格病证。

【原文】

三十七难曰：五脏之气，于何发起？通于何许？可晓以不？

然，五脏者，当上关于七窍也。故肺气通于鼻，鼻和则知香臭矣；肝气通于目，目和则知黑白矣；脾气通于口，口和则知谷味矣；心气通于舌，舌和则知五味矣，肾气通于耳，耳和则知五音矣。五脏不和则七窍不通，六腑不和则留结为痈。

经言邪在六腑，则阳脉不和；阳脉不和，则气留之，气留之则阳脉盛矣。邪在五脏，则阴脉不和；阴脉不和则血留之，血留之则阴脉盛矣。阴气太盛，则阳气不得相营[1]也，故曰关[2]。阳气太盛，则阴气不得相营也，故曰格[3]；阴阳俱盛，不得相营也，故曰关格，关格者，不得尽其命而死矣。

气独行于五脏，不荣于六腑者，何也？

然，夫气之行也，如水之流，不得息也，故阴脉营于五脏，阳脉营于六腑，如环无端，莫知其纪，终而复始。其不复溢[4]，人气内温于脏腑，外濡于腠理。

【注释】

［1］相营："营"，围绕。"相营"，指阴阳气互相维系，协调运行。

［2］关：关闭。指由于阴气过盛，闭阻阳气不得入内的病证。同《三难》之"外关内格"。

［3］格：格拒。指由于阳气过盛，格拒阴气不得外达的病证。同《三难》之"内

关外格”。

［4］复溢：“复”，倾复，“溢”，外溢。“复溢”，指阴阳经脉中之经气流失而不能正常营运于经脉中。与三难的“覆脉”、“溢脉”不同。

【经文分析】

1. 五脏上关于七窍

人体是一个表里通应、内外关联的整体，五脏与体表孔窍有如下的关联通应关系。

肺气通于鼻：肺气通利则鼻和而能闻香臭。

肝气通于目：肝气调和则目和而能知白黑（五色）。

脾气通于口：脾气调和则口和而能知谷味（食物味道）。

心气通于舌：心气调和则舌和而能知五味。

肾气通于耳：肾气调和则耳和而能知五音。

以上为正常生理，在病理状态下，则：五脏不和则七窍不通，六腑不和则（气血不通而）留结为痈。

这一理论的意义：诊法——由七窍不通知五脏不和；治疗——调五脏气机以治七窍不通之病。

2. 阴阳气血失调的病机

邪气在六腑——阳脉不和——气机郁滞——阳脉盛（阳盛）

邪气在五脏——阴脉不和——血滞留淤阻——阴脉盛（阴盛）

可见气血失调的病机与阴阳失调的病机密切相关，气血失调进一步可致阴阳失调，而关格的病机则在于：

阴气太盛——遏阻阳气，阳气不得入内与阴气相营行——关（外关内格）

阳气太盛——格阻阴气，阴气不能外出与阳气相营行——格（内关外格）

阴阳俱盛——阴阳气互相格拒而不得相营——关格（阴阳高度失调——“不得尽其命”）

经文在指出邪犯五脏六腑的基本病机是导致气血滞留、阴阳失调的基础上，进一步说明：如果病情发展到阴阳格阻、气血不行的“关格”阶段（既“关”且“格”），则病情严重，预后不良。

意义：对分析邪气侵犯脏腑的病机和证候、预后有指导意义。

3. 经脉之气内温脏腑，外濡腠理

气在经脉中运行不息，阴脉营行于五脏，阳脉营行于六腑，其运行终而复始，如环无端，若不流失耗亡，则在内温养脏腑，在外濡养肌肤腠理。（说明经气并非独行于五脏而不营于六腑。）

【意义与发挥】

通过五官辨识脏腑病证是中医诊断的基本方法，如鼻病治肺，目病治肝，纳谷不馨治脾，口味异常治心，耳病治肾，但临床也需结合患者的具体情况灵活运用，如目病与肝有关，但脾、肾失调也会导致目病；耳聋可以治肾，但有时需要治肝，有时需要治脾，或治心。

本难提出“五脏不和则七窍不通，六腑不和则留结为痈”既表明五脏藏精气而上关七窍，六腑疏泄气机，而使气血调和；另一方面也是对脏腑不同功能特点的注解。《灵枢·脉度》：“五脏常内阅于上七窍也，故肺气通于鼻，肺和则鼻能知臭香矣；心气通于舌，心和则舌能知五味矣；肝气通于目，肝和则目能辨五色矣；脾气通于口，脾和则口能知五谷矣；肾气通于耳，肾和则耳能闻五音矣。五脏不利则七窍不通，六腑不和则留结为痈。”

复习思考题 》》》

1. 五脏与七窍有何相关关系？这一理论有何指导意义？
2. 外邪侵犯脏腑后会引起五官、气血什么样的病理变化？

三十八难

【提要】

本难讨论脏五腑六的问题，提出三焦“有名无形”的观点。

【原文】

三十八难曰：脏唯有五，腑独有六者，何也？

然，所以腑有六者，谓三焦也。有元气之别[1]焉，主持诸气，有名而无形，其经属手少阳，此外腑[2]也，故言腑有六焉。

【注释】

［1］有元气之别：“有”，为。“别”字后当脱一“使”字，《六十六难》：“三焦者，元气之别使也。”三焦有引导元气，使其到达全身各部位的作用，故称其为元气之别使。

［2］外腑：谓三焦为五腑之外的一个特别之“腑”。

【经文分析】

1. 三焦为外腑，有名而无形

脏与腑互为表里，五脏本应配五腑：

心——小肠

肺——大肠

肝——胆

脾——胃

肾——膀胱

但除上五腑外，尚有“三焦”一腑，故“脏唯有五，腑独有六”。

三焦不配合于五脏中的任何一脏，但配属手少阳经，有名而无形，是其与前五腑不同之处，故谓其为“外腑”。

2. 三焦的功能

三焦的功能：是元气布达全身的道路，主持诸气。

【意义与发挥】

1. 本难意义

本难在《内经》学术的基础上，明确提出三焦的功能，并强调三焦是六腑之一，其功能作用尤特别，经脉上配属少阳。《难经》关于脏腑的论述，特别着重于三焦和命门，即强调它们的功能特点。其论三焦的内容，主要见于三十一难和本难，学习时可互相参照。此外，二十五难、三十九难、六十二难、六十六难亦有论及三焦之处，均可参考。

2. 三焦争鸣的起源与认识

由于本难提出三焦“有名而无形”之论，故开启后世近二千年的学术争鸣。

(1)《内经》把三焦作为六腑之一，与其他五腑并称。《素问·灵兰秘典论》把它列为“十二官”之一，指出其是“决渎之官，水道出焉”。按《内经》有关脏腑的概念，三焦当为一中空腔脏器，《素问·五脏别论》谓六腑“其气象天，故泻而不藏”，“实而不满”，故三焦也应该适用这个定义。

虽然，《灵枢·营卫生会》篇把三焦分为上、中、下三部分，且认为“上焦如雾，中焦如沤，下焦如渎”，亦可以认为三焦是一个能联系胸腹腔中诸脏腑，协助沟通各脏腑完成“如雾、如沤、如渎”这一消化、吸收、输布、排泄功能的器官。

此外，《内经》尚认为三焦配属肾，《灵枢·本藏》：“肾合三焦膀胱”，亦有认为三焦配属心包络（见《灵枢·经脉》篇）。

(2)《难经》除了继承《灵枢·营卫生会》篇有关三焦功能的说法外，并认为三焦是“元气之别使”、“主持诸气”，强调了三焦在运行元气中的重要作用，这是对《内经》理论的补充，这一理论对后世中医临床有重要指导意义。

(3) 自《难经》以后，历代关于三焦有形、无形、形状如何的问题，争鸣不已，但医家对三焦功能及病因病理分析的应用，并没有因为三焦形质的不确定而有偏废或混乱，说明《难经》在功能上认识三焦，认识脏腑的重要意义。

复习思考题》》》

三焦与其他五脏有何不同之处？

三十九难

【提要】

本难论腑五脏六，强调命门的重要生理功能。

【原文】

三十九难曰：经言腑有五，脏有六者，何也？

然，六腑者，正[1]有五腑也。然五脏亦有六脏者，谓肾有两脏也。其左为肾，右为命门。命门者，谓精神之所舍也，男子以藏精，女子以系胞，其气与肾通，故言脏有六也。

腑有五者，何也？

然，五脏各一腑，三焦亦是一腑，然不属于五脏，故言腑有五焉。

【注释】

［1］正：仅，只是。

【经文分析】

1. 腑五脏六说

腑五：这里只计算与五脏相表里的胆、胃、大肠、小肠、膀胱五腑，三焦不属于五脏，是“外腑”，“有名无形”，故腑只有五。

脏六：肾有两脏，左为肾，右为命门，五脏加上命门共为六脏，故“脏有六”。

2. 命门的重要生理功能

精神之所舍——精气和神明所藏舍之处。

男子以藏精，女子以系胞——为先天之本，主持生殖功能。

命门与肾的关系——其气与肾通（两者相通共用，密切相关）。

本难论命门的生理功能，对命门的重要性作了强调，是后世“肾为先天之本”这一理论的学术渊源，其所论与三十六难基本相同，可互参。

【意义与发挥】

1. 本难意义

“命门”一词，首见于《内经》，《灵枢·根结》篇谓：“太阳根于至阴，结于命门，命门者，目也。”命门指目（或谓眼旁之睛明穴）而言，并不列为一脏。《内经》在某些地方亦有六脏之说，如《素问·灵兰秘典论》即把膻中——心包络列为一脏而与其他脏腑合称为“十二官”。《内经》虽然没有命门这一脏，但对与命门有关的肾的功能是有明确认识的，《难经》将命门的功能从肾藏里分出来，是对元气及肾为先天之本的强调和重视。

本难与三十六难把命门列为一脏，认为脏有六，并提出左肾右命门之说，故命门学说实为《难经》所首创。这一学说为后世命门学派所继承、发挥，成为中医藏象学说的重要内容之一，并对临床上补肾温阳法的运用产生重要影响。

2. 命门学说的争鸣与认识

和三焦一样，命门并没有一个实质的形脏，所以，后世关于“命门”的实质也有不同见解，争鸣甚剧，兹介绍其要者如下。

（1）右肾命门说：此说为《难经》所首创，后世不少医家赞同此说，如《脉诀琮璜·脉赋》谓：“肾有两枚，分居两手尺部，左为肾，右为命门。”滑寿《难经本义》、李梴《医学入门》等均持此说。

（2）包络命门说：程知《医经理解》认为心包络不是指心的外围组织即“膻中”，而是指胞宫，胞宫“其络下联于两肾，而上属于心，故谓之心包络”，“命门为藏精系包之处，则命门之为包门无疑矣，又名子户，又名子宫，又名血室，道家谓之丹田，又谓之玉房……以其为生之门，死之门，故谓之命门，故命门即包门也”。

（3）肾间命门说：赵献可《医贯》、吴昆《黄帝内经素问吴注》、汪昂《素灵类纂约注》及张景岳《类经附翼》等均持此说。赵献可、吴昆等根据《内经》“七节之旁，中有小心”之说，认为命门即“小心”，位于脊椎自下向上倒数第七椎（自上而下第十四椎）处，正对两肾中间。张景岳更认为命门即子宫之门户，“为水火之府，为阴阳之宅，为精气之海，为死生之窦”。

（4）动气命门说：孙一奎《医旨绪余》认为“命门乃两肾中间之动气，非水非火，乃造化之枢机，阴阳之根蒂，即先天之太极，五行由此而生，脏腑继之以成”。

从以上各家关于命门的见解可见：虽然不少人不赞同《难经》“左肾右命门”之说，但对其所言命门为“诸精神之所舍，原气之所系，男子以藏精，女子以系胞”之重要生理功能，均已认可，并加以发挥，命门学说和临床上补肾温阳法亦因此得到充实、发扬和提高。

复习思考题》》》

为什么本难“腑五脏六”，而三十八难却说“腑六脏五”？

四十难

【提要】

本难从“金生于巳”、“水生于申”的理论说明“鼻知香臭，耳反闻声”的道理。

【原文】

四十难曰：经言肝主色，心主臭，脾主味，肺主声，肾主液。鼻者，肺之候[1]，而反知香臭；耳者肾之候，而反闻声，其意何也？

然，肺者，西方金也，金生于巳[2]，巳者南方火也。火者心，心主臭，故令鼻知香臭。肾者，北方水也。水生于申[2]，申者西方金，金者肺，肺主声，故令耳闻声。

【注释】

[1] 候：外候。五脏上关于七窍，故七窍为其外候。

[2] 金生于巳，水生于申：根据“地支三合”理论，申子辰合水，寅午戌合火，巳酉丑合金。五行对应十二地支有“长、旺、墓”三种状态，代表事物的盛衰变化，而最后都归“辰、戌、丑、未”代表归土，亦代表五行中四维围绕中土而运。如水长于申，旺于子，墓于辰；金长于巳，旺于酉，墓于丑。

【经文分析】

1. 金生于巳，水生于申

按五行术数理论，五行配十二地支（辰），各有“生（长）、壮（旺）、终（墓，死）”之时（见下图6），其中金生于巳，壮于酉，死于丑；水生于申，壮于子，死于辰。

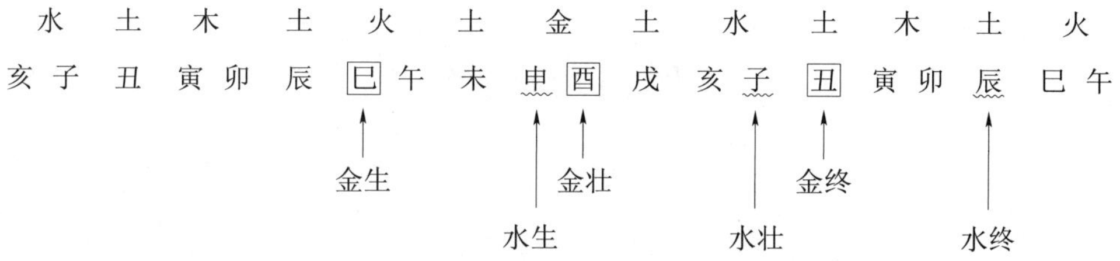

图6 金和水的生、壮、终时

本难认为，由于肺为西方金，但它生于巳，巳是南方火，火为心，心主臭，所以，令肺之所合鼻能闻香臭；肾为北方水，但它生于申，申是西方金，金为肺，肺主声，所以，令肾之所合耳能听声音。

2. “鼻闻耳听”的机制

鼻为肺窍，肺主声（四十九难），何以鼻不闻声反知香臭？耳为肾窍，肾主液（四十九难），何以耳能闻声？本难从五脏相生的功能关系说明，即明确五脏所主与其所感受的不同，如：

鼻为肺窍，肺属金，金生于巳，巳属南方火，于脏为心，心主臭，故鼻能闻香臭；

耳为肾窍，肾属水，水生于申，申属西方金，于脏为肺，肺主声，故耳能闻声。

【意义与发挥】

五脏主声、色、臭、味、液是其一方面功能，五脏与七窍的相关关系及七窍的生理功能，又是另一方面的问题，两者无必然联系，本难从五行术数角度作解释，固然反映其对疑难问题的探讨，但不免显得牵强附会。

四十一难

【提要】

本难从肝属东方木，于时为春的阴阳五行属性，说明其有两叶的原因。

【原文】

四十一难曰：肝独有两叶，以何应[1]也？

然，肝者，东方木也；木者，春也。万物始生，其尚幼小，意无所亲[2]，去太阴尚近，离太阳不远[3]，犹有两心[4]，故令有两叶，亦应木叶也。

【注释】

［1］以何应："以"，同"与"。意谓：与……相应。

［2］意无所亲：谓处于两可状态，对阴或阳尚无特别亲近者。

［3］去太阴尚近，离太阳不远："太阴"与"太阳"相对。"太阴"指阴气隆盛的冬季；"太阳"指阳气隆盛的夏季。

［4］犹有两心：指去隆冬尚近，离盛夏不远，既未完全脱离阴，亦未完全进入阳，处于阴阳之间，与前"意无所亲"同义。

【经文分析】

肝有两叶，其形态结构在五脏中有其特殊之处，本难认为其原因在于：

(1) 从五行角度来说，肝属木，配东方、春天，为万物始生而尚幼小之际，如树木种子萌芽之象，故有两叶。

（2）从四时阴阳角度来说，肝为阴中之少阳，于时为春，去冬天（阴中之太阴）尚近，离夏天（阳中之太阳）不远，既未全离阴，又未全入阳，徘徊其间，意无所亲，犹有两心，故有两叶。

【意义与发挥】

本难针对肝的形态结构特点，运用取象比类方法，从阴阳五行角度作出说明。类比法是古代常用的研究方法，它通过类比中介，以某一事物来推论说明另一事物，是一种特殊的研究方法。

复习思考题》》》

为什么肝独有两叶？

四十二难

【提要】

本难论人体脏腑的解剖及功能。

【原文】

四十二难曰：人肠胃长短，受水谷多少，各几何？

然，胃大一尺五寸，径五寸，长二尺六寸，横屈，受水谷三斗五升，其中常留谷二斗，水一斗五升。小肠大二寸半，径八分分之少半[1]，长三丈二尺，受谷二斗四升，水六升三合合之大半。回肠[2]大四寸，径一寸寸之少半，长二丈一尺，受谷一斗，水七升半。广肠[3]大八寸，径二寸半，长二尺八寸，受谷九升三合八分合之一。故肠胃凡长五丈八尺四寸，合受水谷九斗二升一合合之大半。此肠胃长短，受水谷之数也。

肝重四斤四两，左三叶，右四叶，凡七叶，主藏魂。心重十二两，中有七孔三毛，盛精汁三合，主藏神。脾重二斤三两，扁广三寸，长五寸，有散膏半斤，主裹血，温五脏，主藏意。肺重三斤三两，六叶两耳，凡八叶，主藏魄。肾有两枚，重一斤一两，主藏志。

胆在肝之短叶间，重三两三铢[4]，盛精汁三合。胃重二斤二两，纡曲屈伸，长二尺六寸，大一尺五寸，径五寸，盛谷二斗，水一斗五升。小肠二斤十四两，长三丈二尺，广二寸半，径八分分之少半，左回叠积十六曲，盛谷二斗四升，水六升三合合之大半。大肠重二斤十二两，长二丈一尺，广四寸，径一寸寸之少半，当脐右回十六曲，盛谷一斗，水七升半。膀胱重九两二铢，纵广九寸，盛溺九升九合。

口广二寸半，唇至齿长九分，齿以至会厌，深三寸半，大容五合。舌重十两，长七寸，广二寸半。咽门重十两，广二寸半，至胃长一尺六寸。喉咙重十二两，广二寸，长一尺二寸，九节。肛门重十二两，大八寸，径二寸大半，长二尺八寸，受谷九升三合八分合之一。

【注释】

［1］少半：即“小半”，三分之一为小半，三分之二为大半。

［2］回肠：即大肠，与现代所指的小肠下段为回肠不同。

［3］广肠：即大肠末段，即现代解剖学所称的乙状结肠和直肠。

［4］铢：古代重量单位，二十四铢为一两。

【经文分析】

本难记述了人体脏腑解剖的大小尺寸、重量、容积、形状及其主要生理功能，是中医及中国古代医学解剖的重要篇章。本难有关肠胃、口咽、脏腑解剖的内容也见于《灵枢·肠胃》、《灵枢·平人绝谷》等篇，因此，是对《内经》内容的进一步确认与强化。

本难之度量衡当为汉制，汉制（西汉末至东汉初）与现代度量衡的转换为：1 升 = 10 合≈200 毫升，1 斤 = 16 两≈250.3 克，1 尺 = 10 寸≈23～24 厘米。这里记载的消化系统各器官大小长度与现代解剖数据基本一致，对五脏某些特征的解剖记载也很客观和形象。

本难明确提出了五脏与精神活动的关系：肝藏魂，心藏神，脾藏意，肺藏魄，肾藏志。其目的是将解剖实体与藏象功能联系起来，而本难提出“脾主裹血”之说，也是后世“脾统血”的理论渊源。

【意义与发挥】

本难关于消化系统各器官大小长度的记载，虽然古今度量衡制度不同，但其比例与现代解剖数据基本一致，说明古人确实作过相当精确的解剖实验。但关于五脏的解剖记载则有些不甚准确，而脏腑形质与功能的联系也不可能像现在这样清楚、明确，这是古代认识水平的局限，不能因此否定中医对脏腑解剖或功能的认识。

复习思考题》》》

说明五脏所藏之五神。

四十三难

【提要】

本难说明人不食饮七日而死的道理。

【原文】

四十三难曰：人不食饮，七日而死者，何也？

然，人胃中常留谷二斗，水一斗五升。故平人日再至圊[1]，一行二升半，一日中五升，七日，五七三斗五升，而水谷尽矣。故平人不食饮七日而死者，水谷津液俱尽，即死矣。

【注释】

［1］圊：同“厕”。

【经文分析】

本难指出人不食、饮七日而死的原因，是胃中所存留的水谷津液已经消耗竭尽而得不到补充，即人水谷竭尽而死，这一观点也反映了人以胃气和水谷为本的思想。

【意义与发挥】

本难与《灵枢·平人绝谷》篇所论道理一致，但它更清晰地告诉读者，胃肠所留的水谷精微是有限的，一旦耗尽，而又得不到补充，人的生命就难以维持。因此，它也是脾胃后天之本思想的一个补充。

复习思考题》》》

为什么“人不食饮，七日而死”？

四十四难

【提要】

本难指出消化道中的七个冲要门户。

【原文】

四十四难曰：七冲门[1]何在？

然，唇为飞门[2]，齿为户门，会厌[3]为吸门，胃为贲门[4]，太仓[5]下口为幽门[6]，大肠、小肠会为阑门[7]，下极为魄门[8]，故曰七冲门也。

【注释】

［1］七冲门："冲"交通要道。"七冲门"，指消化系统中七个冲要的门户。

［2］飞门："飞"为"扉"的通假字，"扉"为外门之户扇，唇为口之最外层门户，故名。

［3］会厌：解剖部位，位于舌骨后、咽喉上方，形如树叶的组织，呼吸时盖于食道上口，进食吞咽时盖于气管上口，能隔阻食物或气体，使不误入气管或食道。

［4］贲门："贲"同"奔"，贲门位于胃上口，食物由此奔入胃中，故名。

［5］太仓：储藏粮食的国库称"太仓"，此处指胃。

［6］幽门：胃下口与十二指肠连接处，所处位置幽隐，故名。

［7］阑门："阑"为"栏"的通假字，即门栏。阑门为大小肠交界处，下有小盲管，即阑尾。阑门分隔大小肠，使大肠之糟粕不上涌至小肠。

［8］魄门："魄"为"粕"的通假字。魄门即肛门，糟粕化成粪便由此排出体外，故名。

【经文分析】

唇——飞门。为口腔之最外部位，能阻挡外物，不致内犯伤害口齿，咀嚼食物时又能约束饮食物，不致溢出口外。

齿——户门。既有咀嚼功能，亦能隔阻口腔与外界，保护口腔。

会厌——吸门。分隔气管（喉）与食道（咽），使气体、饮食物各循其道进入体内，不致混流。

胃上口——贲门。食物由此奔流入胃，胃消化食物时则关闭以约束食物，使不上逆于食道而致呕吐。

太仓（胃）下口——幽门。位于胃与十二指肠交界处，食物在胃中消化时则关闭以防未经胃消化的食物进入十二指肠，食糜进入十二指肠后，亦关闭以防返流至胃。

大小肠交会处——阑门。分隔大小肠，使未经小肠吸收之食物不致进入大肠，大肠中之糟粕亦不致上逆小肠。

下极——魄门（肛门）。按时启闭，使粪便糟粕能有规律地排出体外。

七冲门是消化的七个冲要之处，其功能正常是饮食物正常纳入、消化、吸收、糟粕和代谢产物正常排出体外的保证。

【意义与发挥】

本难从功能角度形象地命名消化道的七个重要解剖部位，其中不少命名，如贲门、幽门、会厌等，仍为现代解剖学所沿用。《难经》七冲门的记载，不只是解剖学的意义，如《素问·五脏别论》所说："魄门亦为五脏使"，即本难亦说明七冲门均与五脏功能有关，根据《内经》的思想，七冲门亦当为五脏使。

复习思考题》》》

何谓七冲门？各位于何处？

四十五难

【提要】

本难论八会穴的名称及主治功能。

【原文】

四十五难曰：经言八会者，何也？

然，腑会太仓[1]，脏会季胁[2]，筋会阳陵泉[3]，髓会绝骨[4]，血会膈俞[5]，骨会大杼[6]，脉会太渊[7]，气会三焦[8]。热病在内，取其会之气穴也。

【注释】

［1］太仓：胃之别称，此处特指中脘穴，在腹中线，脐上四寸，属任脉。

［2］季胁：章门穴之别名，在十一肋游离端稍下处，属足厥阴肝经。

［3］阳陵泉：腧穴名，在腓骨小头前下方凹陷中，属足少阳胆经。

［4］绝骨：悬钟穴别名，在外踝上三寸，腓骨后缘，属足少阳胆经。

［5］膈俞：腧穴名，在第七胸椎棘突下，左右旁开各 1.5 寸处，属足太阳膀胱经。

［6］大杼：腧穴名，在第一胸椎棘突下，左右旁开各 1.5 寸处，属足太阳膀胱经。

［7］太渊：腧穴名，在手掌侧腕横纹桡侧端，桡动脉侧凹陷中，属手太阴肺经。

［8］三焦：此处指三焦之气所聚会的膻中穴，在前正中线平两乳头连线处，属任脉。

【经文分析】

1. 八会穴的名称

八会穴为人体脏、腑、筋、骨、髓、脉、气、血之精气所汇聚之处，其相应的腧穴为：

腑会——太仓（中脘）
脏会——季胁（章门）
筋会——阳陵泉
髓会——绝骨（悬钟）
血会——膈俞
骨会——大杼
脉会——太渊
气会——三焦（膻中）

2. 八会穴的针刺治疗作用

治“热病在内”——主治相应脏腑气血骨髓筋脉之热病证。

【意义与发挥】

《难经》首次提出八会穴的概念，指出这些腧穴与相应脏腑组织的关系及其主治功能。这些穴位为针灸临床上所常用的特定穴，临床运用广泛，不止可以治疗相应脏腑气血的热证，即热病代指的是相应组织的各种病证，因此，对属于脏、腑、气、血、骨、髓、筋、脉的病证均可选用（如血证取膈俞、筋病取阳陵泉等等），对现代针灸临床仍有指导意义。

复习思考题》》

说明八会穴的名称及主治功能。

四十六难

【提要】

本难说明“老人卧而不寐，少壮寐而不寤”的道理。

【原文】

四十六难曰：老人卧而不寐[1]，少壮寐而不寤[2]者，何也？

然，经言少壮者，血气盛，肌肉滑，气道通，营卫之行不失其常，故昼日精[3]，夜不寤。老人血气衰，肌肉不滑，营卫之道涩，故昼日不能精，夜不能寐也，故知老人不得寐也。

【注释】

［1］寐：睡眠。

［2］寤：觉醒。

［3］精：精爽，精神充沛。

【经文分析】

本难承袭《内经》的思想，提出：

少壮之人：血气盛，肌肉滑，气道通，营卫之行不失其常——昼日精，夜不寤。

老年人：血气衰，肌肉不滑，营卫之道涩——昼日不能精，夜不得寐。

【意义与发挥】

本难与《灵枢·营卫生会》所论睡眠与营卫的关系一致，是对《内经》理论的继承，即认为，寤寐决定于营卫气血的盛衰和运行通利与否，因为这个理论很重要，故本难再次提出。通过《内经》、《难经》的认识，提示临床上治疗不寐病，或与睡眠有关的病证，可以运用调和营卫法，或需要考虑营卫运行的情况。

复习思考题》》》

说明寤寐与营卫气血的关系。

四十七难

【提要】

本难说明面部独能耐寒的机制。

【原文】

四十七难曰：人面独能耐寒者，何也？

然，人头者，诸阳之会[1]也，诸阴脉[2]皆至颈、胸中而还，独诸阳脉皆上至头耳，故令面耐寒也。

【注释】

［1］诸阳之会：诸阳经所交会、聚会之处。诸阳经指手足三阳经。

［2］诸阴脉：指手足三阴经。

【经文分析】

本难指出，人的面部之所以能耐寒，是因为头面部是手足三阳经交会、聚集之处。从经脉运行和分布部位看，“手之三阳，从手走头；足之三阳，从头走足”（《灵枢·逆顺肥瘦》），由于诸阳经皆会聚于头，故头面部之阳气最充盛，因此，能抵抗阴寒邪气的侵犯，而呈现“首面独耐寒”的生理特点。

【意义与发挥】

本难系秉承《内经》之说而立论，《灵枢·邪气脏腑病形》篇说“十二经脉，三百六十五络，其气血皆上于面而走空窍……其气之津液皆上熏于面，而皮又厚，其肉坚，故天气甚寒不能胜之也。”但本难主要从手足三阳经脉皆会集于头部，故面部能得阳气之充分温煦说明其机制，盖因阳气有温养机体，抗御寒邪的功能故也。但三阴经虽然至胸颈而还，其支脉别络亦上走头面，其气血对头面亦有温养作用，不能忽视。

现代生理学研究表明，人的头部是能量代谢最快的部位，如果在寒冬室外，头部散发的热量是人体全部散热的一半还多。因此，本难的意义在于提出“头为诸阳之会”的观点，这一理论对后世中医治疗头部疾病有很大的指导意义。

复习思考题》》》

为什么首面独能耐寒？

第四章
疾病

疾病辨识的重点在阴阳虚实，《难经》首论疾病虚实，然后，论述积聚、五脏积、伤寒、泄泻、头心痛、狂癫等，它以五脏、脉法等对这些病的证候进行梳理。《难经》还论述了病因病机分析方法，提出正经自病、五邪所伤、疾病传变，以及虚邪、实邪、正邪、微邪等重要病因分析的观点，并指出要四诊合参，以及全面认识疾病真相的方法。

四十八难

【提要】

本难从脉象、证候、诊候三方面说明疾病的虚实辨证。

【原文】

四十八难曰：人有三虚三实，何谓也？

然，有脉之虚实，有病[1]之虚实，有诊[2]之虚实也。脉之虚实者，濡者为虚，紧牢者为实。病之虚实者，出者为虚，入者为实[3]；言者为虚，不言者为实[4]；缓者为虚，急者为实[5]。诊之虚实者，濡者为虚，牢者为实[6]；痒者为虚，痛者为实[7]；外痛内快[8]，为外实内虚；内痛外快[9]，为内实外虚，故曰虚实也。

【注释】

［1］病：指病证，即疾病所表现出来的证候。

［2］诊：诊候，即医生通过一定的诊病手段和技巧而诊查到的病候。

［3］出者为虚，入者为实：出：指体内的精气外耗。入：指外来的邪气入侵体内。

［4］言者为虚，不言者为实：言者，絮絮多言，表明脏气虚，精气脱。不言，神志昏乱而不语，表明气闭邪实，外邪内攻，入郁于内。

［5］缓者为虚，急者为实：缓，指发病缓，病程久。急，指发病急，病程短。

［6］濡者为虚，牢者为实：濡，肌肤濡软；牢，肌肤坚紧。此处指医者用手触摩、按压病位时的感觉。

［7］痒者为虚，痛者为实：痒和痛在心理学里只是刺激程度（量）的区别，这里应理解为痒是指疼痛喜按，痛是指疼痛拒按。

［8］外痛内快：指按诊时病人觉得体表疼痛（轻按）但内部舒服（重按）。

［9］内痛外快：指按诊时病人觉得疼痛在体内（重按），外表没有疼痛感觉（轻按）。

【经文分析】

虚实是中医八纲（阴阳表里寒热虚实）辨证中的重要一环，由此确定治疗方法。本难从脉象、病证和诊候三个方面来论述，实际上是要求医者在辨证中要把病人的主诉症状、临床表现与切脉、查体等结合起来，综合分析后做出正确的判断，以决定或攻或补的治疗方针。

脉（象）之虚实：濡（软弱无力）者为虚，紧牢（坚紧牢实）者为实。

病（证）之虚实：出者（内伤，消耗）为虚，入者（外感，受邪）为实；

言者（反复多言，语声低微不清）为虚；不言者（神昏不语）为实；

缓者（发病缓、病程长）为虚；急者（起病急、病程短）为实。

诊（候）之虚实：濡（濡软）者为虚，牢（坚硬）者为实；

痒（喜按）者为虚，痛（拒按）者为实。

虚实的病位（表里）：外痛内快——外实内虚；内痛外快——内实外虚。

【意义与发挥】

1. 本难意义

（1）指出虚证、实证的辨证要点。

（2）提示四诊合参的重要性（脉、病、诊实际包括了四诊的内容）。

2. 临证运用

虚实证的表现是多方面的，病机亦常复杂多变。本难仅是举例而已，如表实里虚，里实表虚，或虚中夹实、实中夹虚、本虚标实、本实标虚，或由虚转实、由实转虚等，临床应全面分析，灵活应用。即医者在掌握这一辨证原则的基础上，应综合四诊资料，全面分析。如《医学心悟》说："一病之虚实，全在有汗与无汗，胸腹胀痛与否，胀之减与不减，痛之拒按与喜按，症之新久，禀之厚薄，脉之虚实以代分之。”

复习思考题》》》

如何从脉象、病证、诊候等方面诊断疾病之虚实？

四十九难

【提要】

本难论“正经自病”和“五邪所伤”的病因、病候。

【原文】

四十九难曰：有正经自病[1]，有五邪所伤[2]，何以别之？

然，经言忧愁思虑则伤心；形寒饮冷则伤肺；恚怒[3]气逆，上而不下则伤肝；饮食劳倦则伤脾；久坐湿地，强力入水[4]则伤肾。是正经自病也。

何谓五邪？

然，有中风[5]，有伤暑，有饮食劳倦，有伤寒，有中湿。此之谓五邪。

假令心病，何以知中风得之[6]？

然，其色当赤。何以言之？肝主色，自入[7]为青，入心为赤，入脾为黄，入肺为白，入肾为黑。肝邪入心，故知当赤色。其病身热，胁下满痛，其脉浮大而弦。

何以知伤暑得之？

然，当恶焦臭。何以言之？心主臭，自入为焦臭，入脾为香臭，入肝为臊臭，入肾为腐臭，入肺为腥臭。故知心病伤暑得之也，当恶焦臭。其病身热而烦，心痛，其脉浮大而散。

何以知饮食劳倦得之？

然，当喜苦味也。虚为不欲食，实为欲食。何以言之？脾主味，入肝为酸，入心为苦，入肺为辛，入肾为咸，自入为甘。故知脾邪入心，为喜苦味也。其病身热，嗜卧，四肢不收，其脉浮大而缓。

何以知伤寒得之？

然，当谵言妄语。何以言之？肺主声，入肝为呼，入心为言，入脾为歌，入肾为呻，自入为哭。故知肺邪入心，为谵言妄语也。其病身热，洒洒[8]恶寒，甚则喘咳，其脉浮大而涩。

何以知中湿得之？

然，当喜汗出不可止。何以言之？肾主液，入肝为泣，入心为汗，入脾为涎，入肺为涕，自入为唾。故知肾邪入心，为汗出不可止。其病身热而小腹痛，足胫寒而逆，其脉沉濡而大。此五邪之法也。

【注释】

［1］正经自病：《难经经释》："正经，本经也。正经，即十二经脉，与奇经相对而言。由于十二经脉内属于脏腑，本难"正经"特指五阴经各经及其所属的相应脏腑。自病：指病邪伤及某脏，某脏直接发病，并非由它脏受病后传变而来者。

［2］五邪所伤：五邪，指风、寒、暑、湿、饮食劳倦等五种致病因素（邪气）。该五种邪气通应于五脏中的一脏，五脏直接受其相通应之邪气所伤，称为"正经自病"或"自入"，五邪所伤则指五脏受该五种邪气的间接伤害（由他脏受病后传变而来或与他脏一同受病）。

［3］恚怒：恚，愤怒。恚怒为同义复词。

［4］强力入水：强力，力不胜任而勉强用力过度，如房事过度，或负持重物过重、过久等。强力入水，指勉强用力过度而入水沐浴或受雨湿淋渍。勉强用力过度则肾气浮动，此时易为水湿所伤（中湿）。

［5］中风：中，及伤及的意思。中风，指被风邪所伤。

［6］心病，何以知中风得之：按照五行学说，五邪与五脏相通，某邪主要侵犯同属性的某脏，如风邪伤肝，暑邪伤心，饮食劳倦伤脾，寒邪伤肺，湿邪伤肾。但五邪侵犯人体，既可侵犯相通之脏，又可侵犯他脏，表现为肝病主证，又伴有心病症状，这时可能是肝心同病或肝病传心，即探讨五藏邪气相互干犯所导致的病变。以下四节同。

［7］自入：与本脏相通应之邪气（如风气通于肝、暑气通于心等）侵犯本脏，称"自入"。

［8］洒洒：恶寒之状，同"洒淅"。

【经文分析】

1. 正经自病

所谓正经自病是指邪气内伤脏气，本脏精气受伤，气机失常而致病。包括：

忧愁思虑——伤心（七情内伤心神）

形寒饮冷——伤肺（肺恶寒）

恚怒气逆，上而不下——伤肝（怒则气逆，肝气上逆则木失疏泄）

饮食劳倦——伤脾（脾主运化水谷，脾主四肢肌肉）

久坐湿地，强力入水——伤肾（湿气通于肾；肾主骨，强力过度则骨气扰动而易为水湿所伤。）

2. 五邪所伤

风、寒、暑、湿及饮食劳倦五邪各伤本脏，本脏受病后传与他脏而致病者为“五邪所伤”。

辨别方法：按五行归类法（五脏与声、色、臭、味、液对应的关系）进行辨证分析。以心受邪为例：

中风（肝邪干心）：风气通于肝，肝主色（见四十难），自入为青，入心为赤，入脾为黄，入肺为白，入肾为黑。故心受风邪所伤可出现色赤（肝、心）、身热（心）、胁下满痛（肝）、其脉浮大（心）而弦（肝）等病候。

伤暑（自入）：暑气通于心，心主臭，自入为焦臭，入肝为臊臭，入脾为香臭，入肺为腥臭，入肾为腐臭。故心受暑邪所伤可出现恶焦臭、身热而烦、心痛、其脉浮大而散等病候（均为心经病候）。

饮食劳倦所伤（脾邪干心）：饮食劳倦伤脾，脾主味，入肝为酸，入心为苦，入肺为辛，入肾为咸，自入为甘。故心为饮食劳倦所伤可出现喜苦味（脾、心）、身热（心）而体重嗜卧（脾）、四肢不收（脾）、其脉浮大（心）而缓（脾）等病候。

伤寒（肺邪干心）：寒气通于肺，肺主声，入肝为呼，入心为言，入脾为歌，入肾为呻，自入为哭。故心为寒邪所伤可出现谵言妄语（肺、心）、身热（心）、洒洒恶寒（肺）、甚则喘咳（肺）、其脉浮大（心）而涩（肺）等病状。

中湿（肾邪干心）：湿气通于肾，肾主液，入肝为泣，入心为汗，入脾为涎，入肺为涕，自入为唾。故湿邪伤心可出现汗出不可止（肾、心）、身热（心）而小腹痛（肾）、足胫寒而逆（肾）、其脉沉濡（肾）而大（心）等病候。

【意义与发挥】

1. 本难意义

（1）说明病因与五脏的病理对应关系（正经自病）：五脏各有其生理、病理特点，故各类病因对不同脏腑有其特殊的易感性，因而亦提示脏腑辨证与病因辨证之间的关联关系。本难是对《灵枢·百病始生》“病生于阴”的补充完善，使这种脏腑—病因对应的发病关系，更能指导临床辨证论治。

（2）指出同一病因，可影响不同脏腑（如风邪可伤肝、心、脾、肺、肾各脏），不同病因，亦影响同一脏腑（如五邪均可伤心），提示必须用发展变化的观点灵活看待病因与脏腑之间的关系以及五脏之间的病理传变。

（3）运用五行学说以分析病机，归纳诊候。这一方法对疾病的诊断（特别是脏腑辨证），有一定参考价值，但要注意不可拘泥。

2. 色、臭、味、声、液与脉象及症状结合辨证

本难提出的色、臭、味、声、液（四十难）等异常变化和五脏病候脉象合参以辨别脏腑病证，是从肝主色，心主臭，脾主味，肺主声，肾主液来论证，但临床应灵活应用。如肝主色，故肝病从色辨，五邪伤肝，都要重辨色，但同样，若脾邪干心，是否也会有面色黄的改变呢？换作其他脏腑受病，其色、臭、味、声、液的改变又会怎样？这些都是临证需要把握的辨治信息。

复习思考题》》》

1. 什么叫正经自病？什么叫五邪所伤？两者的病机有何不同？
2. 根据本难，如何进行五脏辨证？

五十难

【提要】

本难用五行生克关系，说明五邪的名称及其为病。

【原文】

五十难曰：病有虚邪，有实邪，有贼邪，有微邪，有正邪，何以别之？

然，从后来者为虚邪[1]，从前来者为实邪[2]，从所不胜来者为贼邪[3]，从所胜来者为微邪[4]，自病者为正邪[5]。何以言之？假令心病，中风得之为虚邪，伤暑得之为正邪，饮食劳倦得之为实邪，伤寒得之为微邪，中湿得之为贼邪。

【注释】

[1] 从后来者为虚邪：按五行相生关系，“后”指生我者，故“从后来者”指从生我（我之母）之脏传来之病邪。“母能令子虚”，故称“从后来者为虚邪”。

[2] 从前来者为实邪：按五行相生关系，“前”指我所生者，故“从前来者”指从我所生（我之子）之脏所传来的病邪。“子能令母实”，故称其为“实邪”。

[3] 从所不胜来者为贼邪：“所不胜”指我所不胜，即克我者，从克我之脏传来之病邪，对我贼害较甚，故称其为“贼邪”。

[4] 从所胜来者为微邪：“所胜”指我所克之脏。我所能克胜之脏，其气受制于我，故从其脏所传来之病邪对我之危害亦较轻微，因而称其为“微邪”。

[5] 自病者为正邪：伤于与本脏相通应之邪气者为“自病”，即四十九难所称“自入”。伤于与本脏相通应的邪气，为正经自病，故称为“正邪”。

【经文分析】

1. 五脏受病有“五邪”之别

本难系按五行生克关系将五脏间病邪的不同传变方式称为虚邪、实邪、贼邪、微邪和正邪，是对四十九难所说五邪所伤的进一步分析，五邪由于其传变情况（顺序）的不同，而导致疾病预后不一样，因此，需要区分及在辨证治疗中把握。

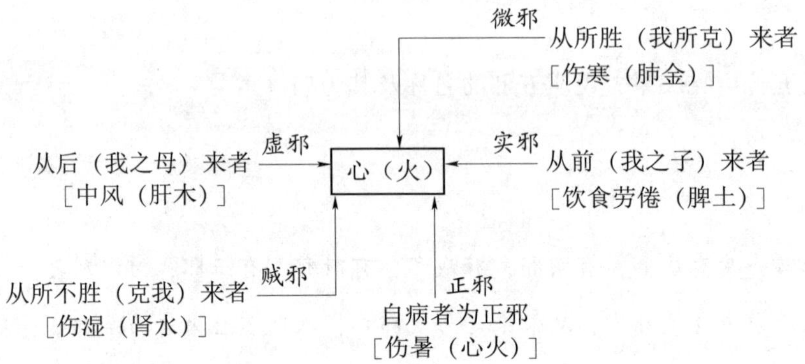

图7　五脏间病邪传变的不同名称

【意义与发挥】

1. 本难意义

说明不同病因对同一脏腑的致病作用及所致疾病的严重性不同。

2. 与《内经》区别

本难所言之“虚邪”（从后来者）与《内经》所言虚邪不同。《内经》所言“虚邪贼风”乃指乘虚袭人，致病作用强烈者，不可混同。

3. 五邪的名称及其为病

本难就四十九难提出的风、寒、暑、湿、饮食劳倦五邪进一步以五行生克的关系加以区别分为虚邪、实邪、贼邪、微邪、正邪。虽只言心病，仅是五脏之一举例，其他四脏可类推。

复习思考题》》》

如何区分病因上之“五邪”？

五十一难

【提要】

本难讨论如何从病人对环境的喜恶区别诊断脏病和腑病之阴阳虚实。

【原文】

五十一难曰：病有欲得温[1]者，有欲得寒者，有欲得见人[2]者，有不欲得见人者，而各不相同，病在何脏腑也？

然，病欲得寒，而欲见人者，病在腑也；病欲得温，而不欲见人者，病在脏也。何以言之？腑者阳也，阳病欲得寒，又欲见人；脏者阴也，阴病欲得温，又欲闭户独处，恶闻人声。故以别知脏腑之病也。

【注释】

［1］欲得温：即喜温恶凉。同样，欲得寒是指喜凉恶热。

［2］欲得见人：即外向、活跃、不安静，或伴躁扰、多言。

【经文分析】

腑属阳，阳病多实证、热证，故病在腑多为阳证、实证、热证，病人常表现为欲得寒，欲见人。如渴喜冷饮，弃衣揭被，伸展平卧，面朝外，多言呼叫等。

脏属阴，阴病多属虚证、寒证，故病在脏多为阴证、虚证、寒证，病人常表现为欲得温，不欲见人，即喜热饮，喜温按，屈曲踡卧，闭户独处，向隅而卧，恶闻人声等。

【意义与发挥】

1. 本难意义

从病人的喜恶来区别脏病、腑病，这和第四难以脉象迟数来区别脏病、腑病一样，都是以阴阳学说举例而言。腑属阳，脏属阴，故上述病人对环境喜恶表现是判断阴证、阳证的重要依据，本难的临床意义亦在此。

2. 关于“欲见人”、“不欲见人”

《素问·阳明脉解》篇曰：“足阳明之脉病，恶人与火。”足阳明之脉属阳、腑，恶火与本难病欲得寒，病在腑相一致，但恶人却与本难“欲得见人”相矛盾。《素问·阳明脉解》接着说：“帝曰：其恶人何也？岐伯曰：阳明厥则喘而惋，惋则恶人。帝曰：或喘而死者，或喘而生者，何也？岐伯曰：厥逆连脏则死，连经则生。”《素问悬解》注：“三阳以阳明为长，其血气最盛，风寒客之，闭其皮毛，则阳郁而发热，热甚则恶火，以其助热也。阳明以下行为顺，阳明厥逆，胃口填塞，肺气壅阻，则喘促烦乱，是以恶人，以其助烦也。惋，懊侬烦乱也。厥逆连脏，则气闭而死，连经则经闭而脏通，是以生也。”

复习思考题 》》》

如何从病人对环境的喜恶诊断病之在脏、在腑？

五十二难

【提要】

本难对体内积聚类疾病，以脏腑的阴阳属性和阴静阳动的特点，根据其病状不同，鉴别其在脏、在腑之不同，实即说明癥瘕积聚的病状及病机不同。

【原文】

五十二难曰：脏腑发病，根本[1]等不？

然，不等也。

其不等奈何？

然，脏病者，止而不移，其病不离其处；腑病者，仿佛贲响[2]，上下行流，居处无常。故以此知脏腑根本不同也。

【注释】

［1］根本：始末起止，此处指病变的内部情况。

［2］彷佛贲响：彷佛：同“仿佛”，似有似无，捉摸不定的意思。贲响：贲同“奔”，指气在腹中奔行而有响声。

【经文分析】

从脏腑发病不同，论述癥瘕积聚的病状与发病机制。

1. 脏腑阴阳动静各异，病症表现不同

脏属阴，腑属阳。阳动阴静，阳化气，阴成形。故体内结块类疾病，其属脏者，有

止而不移，其病不离其处（病位固定，肿块大小形状不变，移动性小）的特点。其属腑者，则有仿佛贲响，上下行流，居无常处（似有似无，捉摸不定，游移不居）的特点。

2. 后世对腹中结块的分类

后世将腹中结块疾病称为癥瘕或积聚，其中“癥”或“积”属脏病、血分病；“瘕”或“聚”属腑病、气分病。上述证候特点，是鉴别癥、积与瘕、聚的要点。

【意义与发挥】

文中称脏病腑病，实际上是指癥瘕积聚而言。癥和积都是固定而有形的肿块，瘕与聚有时按之似乎有形，但无固定的部位，时有时无，实际上是无形之气的聚集和消散。因脏属阴主静，故癥积为脏病；腑属阳主动，故瘕聚为腑病。本难与五十五难，均指出癥瘕积聚的不同病机特点及鉴别要点，应相互参考理解，此难为后世有关癥瘕积聚的辨证论治奠定了理论基础。

复习思考题 》》》

癥（积）与瘕（聚）的病变表现有何不同？与脏腑的关系如何？

五十三难

【提要】

本难从五行相生相克理论出发，论证五脏病“七（次）传”和“间脏”两种不同疾病传变情况和预后。

【原文】

五十三难曰：经言七传者死[1]，间脏者生[2]，何谓也？

然，七传者，传其所胜也。间脏者，传其子也。何以言之？假令心病传肺，肺传肝，肝传脾，脾传肾，肾传心，一脏不再伤，故言七传者死也。间脏者，传其所生。假令心病传脾，脾传肺，肺传肾，肾传肝，肝传心，是母子相传，竟[3]而复始，如环无端，故曰生也。

【注释】

［1］七传者死：“七传”当是“次传”之误，《说文·欠部》：“次读如漆。”又漆亦假作七，故古“七”、“次”相通。次传，即按相克次序依次相传，传其所克之脏。如肝传脾、脾传肾、肾传心、心传肺、肺传肝。

［2］间脏者生：间，即间隔的意思，指间乎相克二脏之间者，故“间脏”即传其子，为按相生次序传变。如肝传心、心传脾、脾传肺、肺传肾、肾传肝。

［3］竟：终了。

【经文分析】

1. 七传者死，间脏者生

七传：“七传” 当是 “次传”，即按相克次序传变。

间脏：即间乎相克二脏之间者，故 “间脏” 即传其子，为按相生次序传变。

七传、间脏传变情况（见图 8）。

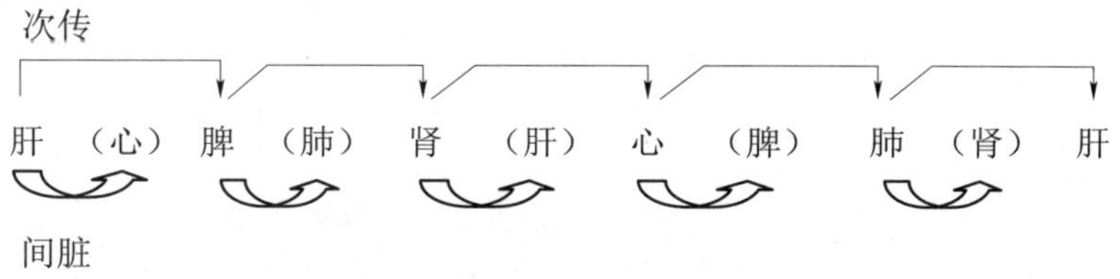

图 8　七传、间脏传变情况

2. 五脏病传变的两种情况

七（次）传：按五脏相胜（克）次序相传——正气大衰，预后不良（虚实兼挟，病情复杂，久治不愈，易恶化——七传者死。）

间脏：按五脏相生次序相传——正气尚存、预后较好（病情单纯，脏腑功能尚协调，易治，不易恶化——间脏者生。）

【意义与发挥】

1. 本难意义

本难把五十难中虚邪（相生传变）、贼邪（相克传变）（可参阅五十难）的意义作了进一步的发挥。按照五行相克的规律传变，有进无退，一般都比较严重，故本难云 “七传者死”，因为七传不是一脏相克，而是按其规律使五脏都受到病邪的侵袭，久而不愈，患者正气大衰，预后自然不良。

2. 正与邪是疾病转归的根本因素

本难说明五脏病的传变规律及其预后，有一定参考价值，但不可拘定，临床须注意疾病的动态变化过程。人体既病之后，其转归不外三个：一是正气胜邪，疾病向愈；二是正邪相持，维持现状；三是邪盛正衰，病情加重。认识邪正间的斗争消长关系，理解正气和邪气在疾病发生、发展过程中的作用，在临床上才能正确把握疾病的预后转归。

复习思考题》》》

1. 什么叫七（次）传？什么叫间脏？预后有何不同？
2. 怎样合理看待疾病的转归预后？

五十四难

【提要】

本难用五行生克理论说明脏病难治，腑病易治的原因。

【原文】

五十四难曰：脏病难治，腑病易治，何谓也？

然，脏病所以难治者，传其所胜[1]也；腑病易治者，传其子[2]也。与七传、间脏同法也。

【注释】

［1］传其所胜：所胜，我所胜（我所克）者，即按相克关系传变。

［2］传其子：传我所生者，即按相生关系传变。

【经文分析】

本难在前难的基础上，以五行生克关系来进一步说明脏病难治、腑病易治的原因。五脏病一般传其所胜（按相克关系传变，七传），虚实兼挟，病情复杂，易恶化，故病情一般比较严重；六腑病一般传其子（按相生关系传变，间脏），病情单纯，脏腑功能尚协调，易治，不易恶化，故病情相对较轻。

【意义与发挥】

1. 本难意义

一般而言，脏病难治，病情复杂；腑病易治，病情单纯。故本难最后一句话说：

“与七传、间脏同法也。”即并非脏病一定七传，腑病一定间脏，具体情况应具体分析。

2. 临证运用

五十三难曾云：“间脏者生……间脏者，传其子也”。可见五脏病固然以相克传变为多见，但亦有相生传变者；在第十难原文：“膀胱邪干小肠也”，膀胱属水，小肠属火，水克火，说明六腑病固然以相生传变为多见，亦有相克传变者。因此，本难所谓“脏病传其所胜也；腑病传其所生”的规律，不可绝对化。

五脏病病情一般比较严重，六腑病病情相对较轻，系因脏病属阴、属里，病位深入，且多有耗伤精气之病机，所以病情常较重，治疗较难；腑病属阳、属表，病位较浅，病机重点每在气机失常，故预后较好，比较易治。从这一角度理解脏病、腑病治疗难易，更能准确把握两者的不同病机特点。对疾病预后的估计，临床还应结合其他因素综合分析，才能作出具体判断。

复习思考题》》》

为什么脏病难治、腑病易治？这一理论对临床有何指导意义？

五十五难

【提要】

本难讨论积和聚的不同病机及证候鉴别。

【原文】

五十五难曰：病有积、有聚，何以别之？

然，积[1]者，阴气也；聚[2]者，阳气也。故阴沉而伏，阳浮而动。气之所积名曰积，气之所聚名曰聚。故积者，五脏所生；聚者，六腑所成也。积者，阴气[3]也，其始发有常处，其痛不离其部，上下有所终始，左右有所穷处[4]；聚者，阳气[3]也，其始发无根本，上下无所留止，其痛无常处，谓之聚。故以是别知积聚也。

【注释】

［1］积：病证名。累积，蓄积之意，病由气血痰瘀蓄积，积渐而成，故名积。

［2］聚：病证名。聚合、聚拢之意，病由气行阻滞，一时聚合而成，时聚时散，或走动无固定部位，故名聚。

［2］阴气、阳气：阴气指精、血、津液等有形质者。阳气指流行温养身体之气。

［4］穷处：边缘、境界。

【经文分析】

本难在五十二难的基础上，论述了积和聚的成因、病机和证候特点，指出了两者的鉴别要点。与五十二难可互相参阅。

表9 积、聚的病机和证候特点

症证	病机	证候特点
积	阴气（精血津液）积结而成，阴沉而伏，五脏所生（属脏病、阴证）	其始发有常处，其痛不离其部，上下有所终始，左右有所穷处（病位固定，肿块边缘清楚，疼痛部位与病位一致）
聚	阳气（气机）阻滞而成，阳浮而动，六腑所成（属腑病、阳证）	其始发无根本，上下无所留止，其痛无常处（时聚时散，病位游移不定，发无常处攻痛走窜）

【意义与发挥】

1. 本难意义

本难对积聚给出了十分明确的定义，较全面地阐明了积聚的病机和证候特点，其对积聚的鉴别方法至今于临床仍有指导意义。

2. 积聚与癥瘕

积聚是腹内结块，伴有胀痛为主要特征的病证，又称癖块、痃癖、痞块。一般积为脏病，属血分，病程长，病情重，且结块有形，痛有定处。聚为腑病，属气分，病程短，病情轻，腹中结块无形，时聚时散，痛无定处，有移动性。积病与聚病合称，见于《灵枢·五变》，后世常将积与癥、聚与瘕合称，但也有认为积聚应当与癥瘕相鉴别，积聚、癥瘕症状及病机相似，但积聚多滞于腹内，是中焦之病；癥瘕则多见于脐下，是下焦之病。《医学入门》等则以积聚为男子病，癥瘕为女子病立论。

复习思考题》》》

积与聚在病机上有何不同？临床上应该如何鉴别？

五十六难

【提要】

本难论述五脏积的名称、形成机制、证候特点和病症表现。

【原文】

五十六难曰：五脏之积，各有名乎？以何月何日得之？

然，肝之积，名曰肥气[1]，在左胁下，如覆杯[2]，有头足[3]。久不愈，令人发咳逆，痎[4]疟连岁不已。以季夏戊己日[5]得之。何以言之？肺病传肝，肝当传脾，脾季夏适王，王[6]者不受邪，肝复欲还肺，肺不肯受，故留结为积。故知肥气以季夏戊己日得之。

心之积，名曰伏梁[7]，起齐上，大如臂，上至心下。久不愈，令人病烦心。以秋庚辛日得之。何以言之？肾病传心，心当传肺，肺以秋适王，王者不受邪，心复欲还肾，肾不肯受，故留结为积。故知伏梁以秋庚辛日得之。

脾之积，名曰痞气[8]，在胃脘，覆大如盘。久不愈，令人四肢不收，发黄疸，饮食不为肌肤。以冬壬癸日得之。何以言之？肝病传脾，脾当传肾，肾以冬适王，王者不受邪，脾复欲还肝，肝不肯受，故留结为积。故知痞气以冬壬癸日得之。

肺之积，名曰息贲[9]，在右胁下，覆大如杯。久不已，令人洒淅寒热，喘咳，发肺壅[10]。以春甲乙日得之。何以言之？心病传肺，肺当传肝，肝以春适王，王者不受邪，肺复欲还心，心不肯受，故留结为积。故知息贲以春甲乙日得之。

肾之积，名曰贲豚[11]，发于少腹，上至心下，若豚状，或上或下无时。久不已，令人喘逆，骨痿，少气。以夏丙丁日得之。何以言之？脾病传肾，肾当传心，心以夏适王，王者不受邪，肾复欲还脾，脾不肯受，故留结为积。故知贲豚以夏丙丁日得之。

此五积之要法也。

【注释】

［1］肥气：病名，为肝之积，因其位于胁下，如肌肉肥盛之状，故名。

［2］如覆杯：覆杯是倒放的杯子，喻肥气突出之状。

［3］有头足：头足即起止，病形有界限，如有头足状，谓肥气的积块境界分明。

［4］痎（jiē）疟：老疟称"痎"，此处"痎疟"泛指疟病，久不愈。

［5］季夏戊己日：季夏即长夏，也指夏季的最后一个月，即农历六月，为脾土当令之时。戊己日指农历六月份之戊己日，其月、日皆为脾土当令之时。以下秋庚辛日、冬壬癸日等同此。

［6］王：通"旺"，旺盛。五脏各于主令之时其气最为旺盛。

［7］伏梁：病名，五积之一，为心之积。因其大如臂，伏于上腹部，好像房梁一样，故而得名。

［8］痞气：病名，五积之一，为脾之积。因其积在胃脘，中焦痞塞不通，故而得名。

［9］息贲：病名，五积之一，为肺之积。息是呼吸气息，贲指急促上逆。因其积在右胁下，使肺气不能下降，而致呼吸急促、喘息奔迫，故而得名。

［10］瘫：同"痈"。

［11］贲豚：病名，五积之一，为肾之积。"贲"与奔通。豚即小猪。因其病气从少腹上奔至心下，若小猪奔突之状，故名。

【经文分析】

1. 肥气（肝之积）

（1）证候：在左胁下有肿块（肝气行于左），状如覆杯，有头足（病变边缘清楚）。久不愈，令人发咳（木反侮金），痎疟连岁不已（肝气失调。故有称"肥气"为"疟母"者）。

（2）得病时间：季夏戊己日得之。

（3）机制：肺病传肝，肝当传与脾，适季夏戊己日脾气旺不受邪，而在肝之邪欲返传回肺，肺不肯受，遂留结于肝之行气部位而成积。

2. 伏梁（心之积）

（1）证候：起脐上，大如手臂，上至心下（心之行气部位）。久不愈，令人烦心（心气郁结）。

（2）得病时间：秋季庚辛日得之。

（3）机制：肾病传心，心欲传与肺，适秋季庚辛日肺气旺不受邪，而心欲返传回肾，肾亦不肯受，遂留结于心之行气部位而为积。

3. 痞气（脾之积）

（1）证候：在胃脘（脾胃相表里，胃脘为脾行气之部位），覆大如盘（如倒扣的盘子）。久不愈，令人四肢不收（脾气不营于四肢），发黄疸（脾气郁结，运化失职，湿浊积聚），饮食不为肌肤（脾气不能滋荣肌肉）。

（2）得病时间：冬季壬癸日得之。

（3）机制：肝病传脾，脾欲传与肾，适冬季壬癸日肾气旺不受邪，而脾欲将邪气返传回肝，肝又不肯受，故留结于脾的行气部位而成积。

4. 息贲（肺之积）

（1）证候：右胁下有肿块（肺行气于右），覆大如杯。久不已，令人洒淅寒热（肺主营卫，外合于皮毛），喘咳（肺失肃降），发肺壅（痈）。

（2）得病时间：春季甲乙日得之。

（3）机制：心病传肺，肺当传与肝，适春季甲乙日肝气旺不受邪，而肺欲将邪气返传回心，心又不肯受，故留结于肺的行气部位而为积。

5. 贲豚（肾之积）

（1）证候：气由少腹上逆，奔迫至于心下，若小猪奔突冲撞之状（肾水寒之气上逆凌心），或上或下无时。久不已，令人喘逆（水寒射肺），骨痿少气（肾主骨，肾气不营于骨）。

（2）得病时间：夏季丙丁日得之。

（3）机制：脾病传肾，肾当传与心，适夏季丙丁日心气旺不受邪，而肾欲将邪气返传回脾，脾亦不肯受，故留结于肾的行气部位而成积。

【意义与发挥】

1. 本难意义

本难规范了五脏积证的名称，归纳其证候特点，从病因病位、发病机制及发病部位和临床典型特征进行探讨，为临床辨治积证提供指导。

2. 关于五积的发病机制

本难关于五脏积证的得病时间及机制的论述，系从五行相克关系推论而得，不可拘定。关键在于五脏积证皆是相应之脏功能失调，气机失常，五脏之精气与邪气结聚，积渐而成。

3. 关于五积的部位

本难指出的五积发生部位，是按照五脏分属部位提出的。正如《素问·刺禁论》所言“肝生于左，肺藏于右，心部于表，肾治于里，脾为之使，胃为之市”。即人面朝南而立，左为东，属木，为肝所主；右为西，属金，为肺所主。故肝之积在左胁下，肺之积在右胁下。由此可见，本难这种肝左肺右之说，并不是指的五脏实体解剖部位，而是指各脏积证病变部位均是其脏之行气部位，须与西医同名脏器病变相区别，不能等同。

4. 本难与《内经》的关系

《内经》将积证按其病候进行五脏分证，《灵枢·邪气脏腑病形》等篇论述了五脏积之名称及病状：肝之积名为“肥气”，其病状为：“在胁下，若覆杯。”脾之积名为“疝（当为“痞”字之误）气”，其病状为：“腹里（裹）大脓血，在肠胃之外。”心之积名为“伏梁”，其病状为：“在心下，上下行，时唾血。”肺之积名为“息贲”，其病状为“上气”，即呼吸急迫喘促。肾之积名为“奔豚”，其病状为：“足不收，不得前后。”

可见，《难经》是在《灵枢·邪气脏腑病形》对积证的分证认识基础上的进一步发挥。此外，《素问·腹中论》也有伏梁病的记载，其病变表现为：髀股胻皆肿，环脐而痛，且少腹盛，《素问·腹中论》："此下则因阴，必下脓血，上则迫胃脘，生膈，侠胃脘内痈，此久病也，难治。居齐上为逆，居齐下为从，勿动亟夺，论在《刺法》中。"即内有痈肿，两篇对伏梁的认识有不同。对肺之积，除有"息贲"之症，《灵枢·经筋》尚谓其有"胁急吐血"、"胸痛"等病候。说明不同篇章里相同病名指的不是同一种病，但体现了古代对疾病命名一些规则，本难是根据积聚的形态、特征来命名。

关于奔豚一病，豚，小猪。因其病发时觉有物自少腹往上冲，若小猪奔突之状，故名。《伤寒论》、《金匮要略》亦有"奔豚气"病名，病状与《内经》、《难经》所述类同，但未明言为肾之积，且病状未述及腹中积块，有人认为与本论所言为不同病证，如《难经集注》杨注："此病状似豚而上冲心，又有奔豚之气，非此积病也，名同而疾异焉。"

5. 临床应用

本难所言五脏之积，其中肝之积肥气、心之积伏梁、脾之积痞气，既有形可征，发病部位亦固定，与五十五难所言积证的病候定义基本相同。但肺之积息贲、肾之积贲豚，从其名称及所述病状，则不能认定其形状、部位固定不移（甚至包括伏梁、痞气），即这些"积"病似更像聚。由此可见，《难经》虽然认为积聚是由气滞、血凝、津聚而成，并将肿块移与不移视为聚、积证的主要鉴别点，但于临床积聚的名称及病机、病候等，并不一定能那么严格区分，应灵活辨证论治。

复习思考题》》

说明五脏积证的名称、病变所在的部位及主要证候特点。

五十七难

【提要】

本难根据腹泻的证候特点，提出五泄的名称并进行辨证分型，分证论治。

【原文】

五十七难曰：泄凡有几？皆有名不？

然，泄凡有五，其名不同。有胃泄，有脾泄，有大肠泄，有小肠泄，有大瘕泄[1]，名曰后重。

胃泄者，饮食不化，色黄。

脾泄者，腹胀满，泄注[2]，食即呕吐逆。

大肠泄者，食已窘迫[3]，大便色白，肠鸣切痛。

小肠泄者，溲[4]而便脓血，少腹痛。

大瘕泄者，里急后重[5]，数至圊[6]而不能便，茎中痛。

此五泄之要法也。

【注释】

［1］大瘕泄：指泄泻时腹中流窜攻痛，有聚散不定的结块的一类腹泻，即后世中医称为“痢疾”的一类病证。

［2］泄注：形容腹泻时如水灌注下泄。

［3］窘迫：急迫。此处指便意急迫。

［4］溲：便，前溲指小便，后溲指大便。此处指大便而言。

［5］里急后重：腹中急迫欲便，肛门重坠不舒。

［6］圊（qīng）：同“厕”，可读“cè”。

【经文分析】

本难把腹泻分为胃泄、脾泄、大肠泄、小肠泄、大瘕泄五种类型，分别说明其证候特点：

1. 胃泄

（1）证候：大便挟有未消化食物，便稀而色黄。

（2）病机：胃气虚寒，消化功能低下，不能腐熟水谷。

胃热，热不杀谷（胃蠕动过快，未及腐熟已排至肠中）。

2. 脾泄

（1）证候：腹胀满，泻下水样便，进食后呕吐气逆。

（2）病机：脾失健运，不能运化水谷，水谷俱下而泻出水样便，水谷积滞，浊气不降，故腹满呕逆。

3. 大肠泄

（1）证候：进食后窘迫欲泻，大便色白，肠鸣，腹痛如刀割。

（2）病机：大肠因湿热积滞或虚寒（常以虚寒者为多见），而传化功能失常，故进食后窘迫作泻，肠鸣腹痛。

4. 小肠泄

（1）证候：便脓血，少腹痛。

（2）病机：小肠为火府，与心相表里，主分清别浊。湿热壅滞，泌别功能失常则便脓血（心主血，色赤），少腹痛（小肠气机不通）。

5. 大瘕泄

（1）证候：里急后重，便意频急，但排出不畅，腹部攻窜作痛，（便下黏液脓血），阴茎（会阴部）疼痛。

（2）病机：湿热积聚下焦（大、小肠），下焦气机阻滞，故里急后重，便意频急而排便不爽，腹部攻痛连及前阴。

【意义与发挥】

1. 本难意义

本难把腹泻分为胃泄、脾泄、大肠泄、小肠泄、大瘕泄五种类型，分别说明其证候特点，提示对腹泻必须根据其不同证候表现，进行辨证分型，分证论治。

2. 五泄的辨证意义

本难虽然没有论述泄泻的病因病机，但根据其证候特点可分虚实寒热。如后世认为，泄泻物色黄属湿，色白属寒；病程短、起病急为实，病程长，起病缓为虚；腹胀为气滞，夹脓血为热毒入血分等。

本难以脏腑及其功能来区分泄泻，说明它更注重辨疾病的病位，这对后世辨泄有重要指导价值。

3. 临证运用

本难论述五种泄泻的发病脏腑和发病特征，主要为现代临床消化道疾病。但引起泄泻的消化道疾病很多，或涉及上消化道，或下消化道，或全消化道，或感染性疾病，或功能性疾病，病势或急或缓等，临床应具体分析。

复习思考题》》》

1. 本难把泄泻分为几种证候型？各型的证候特点如何？
2. 本难对泄泻的辨证分型对后世有何临床意义？

五十八难

【提要】

本难论伤寒（外感热病）的分类及脉法，以及伤寒汗、下的治法原则。

【原文】

五十八难曰：伤寒[1]有几？其脉有变不？

然，伤寒有五，有中风[2]，有伤寒，有湿温，有热病，有温病，其所苦各不同。

中风之脉，阳浮而滑，阴濡而弱[3]；湿温之脉，阳濡而弱，阴小而急[4]；伤寒之脉，阴阳俱盛而紧涩[5]；热病之脉，阴阳俱浮，浮之滑，沉之散涩[6]，温病之脉。行在诸经，不知何经之动也，各随其经所在而取之[7]。

伤寒有汗[8]出而愈，下[8]之而死者；有汗出而死，下之而愈者，何也？

然，阳虚阴盛[9]，汗出而愈，下之而死；阳盛阴虚[10]，汗出而死，下之而愈。

寒热之病，候之如何也？

然，皮寒热者，皮不可近席，毛发焦，鼻藁[11]，不得汗。肤寒热者，皮肤痛[12]，唇舌藁，无汗。骨寒热者，病无所安，汗注不休，齿本藁痛[13]。

【注释】

［1］伤寒：有广义、狭义之分。广义之伤寒为外感热病之统称，即包括中风，伤寒（狭义）、湿温、热病、温病在内的“伤寒有五”。狭义之伤寒为伤于寒邪而致的外感病，为广义伤寒中的一种，即文中所言脉“阴阳俱盛而紧涩”的伤寒。

［2］中风：中，伤也。中风指被风邪所伤，即为外感中风。与突然晕倒的中风病不同。

［3］阳浮而滑，阴濡而弱：阳、阴指寸口脉的部位或浮沉。寸脉、浮取为阳，尺脉、沉取为阴。风邪在表，故寸脉（浮取）浮滑；风为阳邪，汗出营虚，故尺部脉（沉取）濡弱。

［4］阳濡而弱，阴小而急：小，细；急，疾。湿为阴邪，阻滞阳气，故寸脉濡弱；湿热内蕴，邪势方盛，故尺脉小急。

［5］阴阳俱盛而紧涩：盛，有力之脉。寒邪客于太阳，搏于肌肤，表实无汗，故寸脉、尺脉俱紧而有力；气血运行不畅，故脉涩。

［6］阴阳俱浮，浮之而滑，沉之散涩：热为阳邪，阳盛故寸脉、尺脉俱浮，阳盛于外，故浮取脉滑，阴伤于内，故沉取脉散涩。

［7］各随其经所在而取之：温病随经传变，所以说不知何经之动，取脉应依其温邪所在之经而取之。

［8］汗、下：发汗法和泻下法。

［9］阳虚阴盛：阳虚指病人表气虚，阴盛指外感之寒邪偏盛。

［10］阳盛阴虚：阳盛指阳热邪气盛于里（外邪入里化热），阴虚指在里的津液、精血亏虚不足（被热邪所耗散）。

［11］鼻藁：“藁”同“槁”，枯槁。鼻藁，即鼻腔干燥。

［12］皮肤痛：当作“肌肤痛”。

［13］齿本藁痛：齿本，牙根、牙龈。即牙龈枯萎疼痛。

【经文分析】

1. 伤寒有五（外感热病的分类）

广义的“伤寒”为外感热病的总称，即《素问·热论》所言：“今夫热病者，皆伤寒之类也。”具体又分为：

（1）中风：伤于风邪而致者。

（2）伤寒：伤于寒邪而致者。

（3）湿温：伤于湿热之邪而致者。

（4）热病：伤于热邪而致者。

（5）温病：伤于温邪而致者。

风、寒、湿、热、温为邪气之性质，与气候（气温、风力、风向、大气湿度）有关，但不仅指气候，尚包括在该种气候条件下容易滋生繁殖致病的微生物，以及病人对某种气候及某类致病微生物的易感性和反应状态。

2. 各种外感热病的脉象特征

（1）中风：寸脉（浮取）浮滑，尺脉（沉取）濡弱。

风为阳邪，风邪在表，故寸脉（浮取）浮滑。风性疏泄，风邪伤卫，卫阳不固，汗出营虚，故尺脉（沉取）濡弱。

（2）伤寒：尺、寸俱盛而紧涩。

寒为阴邪，寒邪客于太阳，搏于肌肤，遏阻营卫气机，表实无汗，故尺、寸脉俱紧而有力。寒性凝滞，气血运行不畅，故脉涩。

（3）湿温：寸脉（浮取）濡而弱，尺脉（沉取）小而急。

湿为阴邪，阻滞阳气，故寸脉（浮取）濡弱。湿热内蕴，故尺脉（沉取）小而急。

（4）热病：轻按时尺、寸脉俱浮滑，沉取则散涩。

热为阳邪，阳盛于外，故轻按则脉浮滑。热邪伤阴，阴伤于内，故沉取脉象散涩。

（5）温病：脉动（浮数）。随温邪所犯之经而在其相应的脉位显示动脉。

温亦为阳邪，但较热为次，故脉现浮数之象而不显出热病之浮滑洪大脉象。温邪传变迅速，故"不知何经之动"，应随其经之所在而取之。

3. 伤寒汗、下治则

（1）阳虚阴盛：汗出而愈，下之而死。表虚而寒邪盛，邪尚在表，属表寒证，故宜汗不宜下，下之则伤阳气，更使表邪乘虚入里。

（2）阳盛阴虚：下之而愈，汗出而死。邪已入里化热结实，热盛伤阴，阴津亏虚，故宜下法，以去在里结实之邪热。若用汗法，非惟在里之实热不能除去，且更伤津液而阴愈虚。（若邪盛于里而未结实则宜用清法。）

4. 伤寒病表里病位辨证

此处所言"寒热病"即伤寒，指有发热恶寒症状的外感疾病，最后一段论述伤寒病位辨证，以推断外感病邪的浅深、轻重。

（1）皮寒热：即邪气在皮毛。表现为皮肤烘热，不喜近席，毛发枯焦，鼻干槁，无汗。肺主皮毛（太阴、太阳），开窍于鼻，邪热在肺，故有是证。

(2) 肌寒热：即邪气在肌肉。表现为皮（肌）肤痛，唇舌槁，无汗。脾主肌肉(太阴、阳明)，开窍于口，邪热在脾，故有是证。

(3) 骨寒热：病无所安（骨节酸楚疼痛），出汗多，牙龈枯槁疼痛。肾主骨（少阴)，齿为骨之余，又主液，故有是证。

【意义与发挥】

1. 本难意义

本难关于外感热病的论述具有上承《内经》，下启后世伤寒、温病学说的重要学术意义。

(1) 提出“伤寒有五”的论点：对《素问·热论》：“今夫热病者，皆伤寒之类也”这一理论的进一步发挥。热病就是伤寒，是从病因和病候两个不同角度对具有发热症状的外感热病的命名。

本难“伤寒有五”之说，使伤寒和热病各有了广义、狭义之分，广义之伤寒和热病仍然是相同的概念，狭义的伤寒（感受寒邪）和热病（热邪引起的外感热病）又各是广义范畴的伤寒（热病）中的一种。了解其命名角度的不同，就不致混淆。这种关于外感热病的分类，为其后的《伤寒论》以至历代各家学说所继承和发挥。

(2) 论述各种热病的脉象，由于所论都比较客观地反映了外感热病的脉象特征及其病机本质，亦为《伤寒论》及后世温病学说所引用和发展。

(3) 说明伤寒汗、下的宜忌：表实宜用汗法以发其汗，使邪从汗解，倘若误用下法，就会导致里虚邪陷，造成不良后果。里实证宜用下法以泻热结，使邪从便泄，倘若误用汗法，就会导致阴液耗竭，也会引起不良后果。《伤寒例》引本难文，并续之曰：“桂枝下咽，阳盛则毙，承气入胃，阴盛则亡。”进一步阐明了“汗出而死”和“下之即死”的道理。

本难伤寒汗、下宜忌，也是对《热论》“未满三日者，可汗而已；已满三日者，可泄而已”的进一步充实和发展，汗、下二法成了后世治外感病的主要祛邪方法。

2. 论述了皮、肌、骨三种寒热证的主要证候特点

本难以论伤寒为要义，外感热病可见恶寒发热的症状，从“毛发焦、鼻藁、不得汗”到“唇舌藁，无汗、齿本藁痛”，是外感病邪由表入里，由浅入深的表现，且在热

病过程中出现伤阴的现象。若“汗注不休”，则阴损及阳，或已虚阳外脱，这些观点无疑指导了伤寒、温病的辨证论治。文中谈到皮、肌、骨三种寒热病，应理解为是说明其病位之深浅，病情之轻重，至于外感病的传变等本难未具体讨论。

复习思考题》》》

1. “伤寒有五”，各指哪些病证？其脉象特征如何？
2. 为什么伤寒“阳虚阴盛”宜汗不宜下，“阳盛阴虚”宜下不宜汗？
3. 本难提出“伤寒有五”的论点对后世《伤寒论》及温病学有何影响？

五十九难

【提要】

本难论述狂病与癫病的证候鉴别。癫和狂都是神志失常的疾病，本难指出其不同证候。

【原文】

五十九难曰：狂癫之病，何以别之？

然。狂之始发，少卧而不饥，自高贤[1]也，自辨智[2]也，自贵倨[3]也，妄笑，好歌乐，妄行不休是也。

癫疾始发，意不乐[4]，直视僵仆[5]。其脉三部阴阳[6]俱盛是也。

【注释】

［1］自高贤：贤，贤能。自以为高尚贤达。

［2］自辨智：辨通“辩”。辨智谓能言善辩，好像很有智慧一样。自以为善辩聪明。

［3］自贵倨：贵，尊贵；倨，傲慢。自以为尊贵而傲慢。

［4］意不乐：患者对人和事消极、淡漠，闷闷不乐。

［5］直视僵仆：直视，目睛发直，呆滞而不转动。僵，躯体强直。仆，身体倒地。突然两眼直视，僵直倒地，一般还会有四肢抽搐。

［6］三部阴阳：三部指寸、关、尺部。阴阳指脉法之轻按、重按。《四难》：“浮者阳也，沉者阴也。”癫病的脉象，在左右三部都搏动有力，多为弦滑、滑实的脉象，为痰浊壅阻。

【经文分析】

1. 狂

（1）证候特征：发病时少卧不饥，自以为高明贤能，自以为聪明善辩，自以为高贵倨傲，妄言妄笑，喜歌乐，行为失常，好动不休。（精神错乱而呈亢奋状态）

（2）病机：心火炽盛，熏灼神明，或痰火上扰，蒙阻心窍。（重阳者狂）

2. 癫

（1）证候特征：开始发作时神志呆滞抑郁，继则两眼直视，神识昏迷，躯体僵直倒地（常伴抽搐），三部之脉轻按重按均盛大有力。

（2）病机：痰浊或痰气（风痰）上攻，蒙阻心窍。（重阴者癫）

【意义与发挥】

1. 本难意义

本难论述了狂病和癫病发作的典型症状表现，从发作症状讨论二者的鉴别诊断。

2. 狂与癫的病机特点

狂与癫均有情志症状和躯体表现，但临床表现不同。第二十难有“重阳者狂，重阴者癫，脱阳者见鬼，脱阴者目盲”一段。

狂属阳，以动为特点，有的“狂言骂詈，不避亲疏”，《素问·阳明脉解》篇说：“病甚则弃衣而走，登高而歌，或至不数日，逾垣上屋，所上之处，皆非其素所能也。”精神错乱而呈亢奋状态。其病机是心火炽盛，熏灼神明，或痰火上扰，蒙阻心窍，阳气过亢，心神外越。（重阳者狂）

癫属阴，与狂证相对而言，以静为特点，常表现为精神抑郁，表情淡漠，还昏仆倒地，继而肢体抽搐，脉实有力。其病机是痰气郁结，或痰浊或痰气（风痰）上攻，蒙阻心窍。（重阴者癫）

3. 本难所论狂癫与西医学疾病

本难所言的狂，主要指精神失常的狂病，可见于西医学的狂躁型精神分裂症。文中所说癫疾从“僵仆直视”之症来看，也颇似癫痫或癔病性昏厥，而不是指与“狂”相对而言的另一类精神失常疾病（抑郁型精神分裂症、文痴者），应相当于中医内科学的“痫证（病）”。

狂和癫的治疗应按其不同病机辨证施治：狂证宜清心泻火涤痰安神，其代表方有生铁落饮、礞石滚痰丸、牛黄清心丸、牛黄承气汤等。癫病发作时应涤痰开窍熄风止痉为主，其代表方有涤痰汤、苏合香丸等。

复习思考题》》》

狂和癫的病机和证候表现有何不同?

六十难

【提要】

本难论头痛与心痛有厥痛和真痛之别，其病机、证候和预后不同。

【原文】

六十难曰：头心之痛，有厥痛[1]，有真痛[2]，何谓也？

然，手三阳之脉[3]，受风寒，伏留而不去者，则名厥头痛；入连脑者，名真头痛。其五脏气相干[4]，名厥心痛；其痛甚，但在心，手足青[5]者，即名真心痛。其真心痛者，旦发夕死，夕发旦死。

【注释】

［1］厥痛：厥，逆也。厥痛指因气机逆乱而引起的疼痛。

［2］真痛：指不是因气机逆乱，而是真正因邪气侵犯头、心而引起的疼痛。

［3］手三阳之脉：指手太阳、手阳明、手少阳三条经脉。

［4］五脏气相干：五脏经气逆乱而互相干犯以致心痛。

［5］青：通“清”，即“冷”的意思。“手足清”即四肢厥冷。《灵枢·厥病》：“真心痛，手足清至节，心痛甚。”《难经本义》：“手足青之青，当作清冷也。”

【经文分析】

本难指出头痛与心痛有厥痛和真痛之别，其病机、证候和预后不同。

1. 厥头痛

（1）病机：风寒邪气侵犯手三阳经脉，伏留不去。（手三阳经从手走头，邪气循经上扰而致头痛）

（2）证候：疼痛程度较轻，部位表浅，痛处按风寒邪气所犯之经脉而不同。

（3）预后：较好。（风寒邪气祛除则头痛可止）

2. 真头痛

（1）病机：风寒邪气直接侵犯脑部。

（2）证候：疼痛较剧，痛于脑内，常如锥刺刀劈，甚则昏厥，四肢逆冷。

（3）预后：不良。（脑为元神之府）

3. 厥心痛

（1）病机：五脏之气互相干犯。（他脏腑之气干犯于心胸部位）

（2）证候：疼痛部位较广（心胸、心胃、胸胁），或攻窜不定。

（3）预后：较好。（其他脏腑之气机调和，不再逆犯心胸，病即可除）

4. 真心痛

（1）病机：邪气直接犯心，心气阻绝。

（2）证候：心前区疼痛剧烈，部位固定。（“但在心”，且常放射至左肩、左前臂内侧）

（3）预后：不良，旦发夕死，夕发旦死。

【意义与发挥】

1. 本难意义

本难指出真头痛与厥头痛，真心痛与厥心痛的不同，强调真头痛和真心痛的病情危重，预后不良，对临床辨治这二类疾病有重要指导意义。

2. 本难与《内经》的关系

本难摘自《灵枢·厥病》,《内经》共列举头痛十种,其中厥头痛有九种:“厥头痛,面若肿起而烦心……厥头痛,头脉痛,心悲,善泣,视头动脉反盛者……厥头痛,贞贞头重而痛……厥头痛,意善忘,按之不得……厥头痛,项先痛,腰脊为应……厥头痛,头痛甚,耳前后脉涌有热……有所击堕,恶血在于内……大痹为恶,日作者……头半寒痛……”属于死不治的真头痛一种,“真头痛,头痛甚,脑尽痛,手足寒至节,死不治。”

此外,《灵枢·厥病》还列举了厥心痛五种,其证候机制与症状反应与肾、胃、脾、肺有关,该篇论述真心痛的症状为:手足清至节,心痛甚,旦发夕死,夕发旦死,与本难一致。《内经》论十六种头心厥痛、真痛均有典型的临床表现,并列举了主治腧穴。而本难还探讨了头心厥痛和真痛病机。

3. 厥痛和真痛的临床意义

(1)头痛

厥者,逆也。厥头痛乃因阴阳经气逆乱于头部而致的头痛。头为诸阳之会,手足三阳经皆上走交会于头部,故厥头痛与三阳经经气失常之关系最为密切,但“十二经脉,三百六十五络,其血气皆上于面而走空窍”(《灵枢·邪气脏腑病形》),故非惟手足三阳经,十二经脉的经气逆乱皆可引致头痛。《灵枢·厥病》篇即从经脉角度论述了头痛的辨证论治,可参。

真头痛乃相对于厥头痛而言,因真头痛则是因为头脑暴受邪气,大邪深入脑髓而致的真正头痛,与经脉气机逆乱,上干头部而致的厥头痛不同,为“死不治”的危重病证。《灵枢·厥病》指出:“真头痛,头痛甚,脑尽痛,手足寒至节,死不治。”

(2)心痛

厥心痛为其他脏腑病变引起心胸部位气机逆乱而致的心痛。心为君主之官,位居中央,故其他脏腑病变容易引起其行气部位(前胸及心窝部)疼痛,《内经》称此为厥心痛。《灵枢·厥病》及《灵枢·杂病》两篇对厥心痛较详论述,可参。

真心痛是本脏、本经直接受病而致的心痛,即《灵枢·五邪》所言的“邪在心则病心痛”、《灵枢·经脉》的“心手少阴之脉,是动则病嗌干心痛”者。《素问·灵兰秘典论》:“心为君主之官,神明出焉。”《灵枢·邪客》:邪气“容(客)之则心伤,心伤则神去，神去则死矣。”《内经》强调指出真心痛是预后不良的危重病证。

4. 临证运用

一般说，厥头痛（包括外感头痛或神经性头痛）病在经脉，病情较轻，预后良好；真头痛则邪气已入侵至脑（常见者如蛛网膜下腔出血、脑膜炎、脑瘤等颅内占位性或压迫性病变），脑为元神之府，邪气犯脑，病情严重，救治较难，不及时抢救易致死亡。厥心痛常是其他脏腑病变所致之疼痛放射心胸部，《灵枢·厥病》篇有肾心痛、胃心痛、脾心痛、肝心痛、肺心痛、心肠痛等之别（包括急性胃痛，胆绞痛，胰腺炎引致之上腹痛，肠或胆道蛔虫病疼痛等），病情相对较轻。真心痛则属心气阻绝（最典型者为急性心肌梗死），病情危重，不及时抢救危在旦夕。故本难对这两类疾病的论述具有重要临床意义，应细心体会，善加鉴别。

厥头痛病案举例：《柳选四家医案·评选静香楼医案》：“火升，头痛耳鸣，心下痞满，饭后即发，此阳明、少阳二经痰火交郁，得食气而滋甚，与阴虚火炎不同，先与清理，继以补降。竹茹、茯苓、橘红、炙草、半夏、羚羊角、嫩钩藤钩。”

按：本例有头痛耳鸣、心下（胃脘）痞满、饭后即发等见症，故尤在泾诊为阳明、少阳头痛，病机则为痰火交郁，故用二陈汤清阳明胃之痰火，羚羊角、钩藤清降少阳胆火。

真头痛病案举例：《续名医类案·卷十六头》：“吴孚先治一人患头痛，痛不可禁，脉短而涩。吴曰：头为诸阳之会，若外邪所乘，脉当浮紧而弦，今反短涩，短则阳脱于上，涩则阴衰于下，更加手足厥冷，名为真头痛，与真心痛无异，法在不治。为猛进参附，或冀挽回万一。如法治之，果愈。”

按：本例为真头痛死证，吴氏医知其不治，但重用参附回阳救逆，力挽狂澜，果能收功，堪称奇迹。

厥心痛病案举例：《临证指南医案·卷八心痛》：“谭，三五。心痛引背，口涌清涎，肢冷，气塞脘中，此为脾厥心痛，病在络脉，例用辛香。高良姜、片姜黄、生於术、公丁香柄、草果仁、厚朴。”

按：本例为寒气、痰浊凝阻脾经之厥心痛，故叶氏用辛温散寒，芳香化浊治法。

真心痛病案举例：《临证指南医案·卷七心痛》：“宋，脉左涩伏，心下痛甚，舌白不能食谷，下咽阻膈，痛极昏厥，此皆积劳损阳。前者曾下瘀血，延绵经月不止，此为难治。生鹿角、当归须、姜汁、官桂、桃仁、炒半夏。”

按：本例心下痛甚，痛极昏厥，虽未至真心痛必死之危急，但亦病情非浅而为难治。叶氏以其脉左涩伏，且前曾下瘀血经月，知其病机为心阳虚损，心血瘀阻，故用官桂、鹿角温通心阳，桃仁、当归须通络化瘀，半夏、姜汁行气降浊，虽不用参附，但亦重在温通心阳。

复习思考题》》》

1. 厥头痛与真头痛、厥心痛与真心痛在病机、证候和预后方面有何不同？
2. 厥痛和真痛的鉴别对临床有何指导意义？

六十一难

【提要】

本难讨论望、闻、问、切四诊的主要内容及其诊断意义。

【原文】

六十一难曰：经言望而知之谓之神[1]，闻而知之谓之圣[2]，问而知之谓之工[3]，切脉而知之谓之巧[4]。何谓也？

然，望而知之者，望见其五色，以知其病。闻而知之者，闻其五音[5]，以别其病。问而知之者，问其所欲五味[6]，以知其病所起所在也。切脉而知之者，诊其寸口，视[7]其虚实，以知其病，病在何脏腑也[8]。经言以外知之曰圣，以内知之曰神[9]。此之谓也。

【注释】

［1］神：出神入化，超乎寻常。形容诊病技术特别神妙高超。

［2］圣：事理通达，形容诊病技术非常高明。

［3］工：功夫纯熟，形容诊病技术十分熟练。

［4］巧：灵巧，形容诊病技术精巧。

［5］五音：古代乐律把音阶分为角、徵（zhǐ）、宫、商、羽五音，分别配属木（肝）、火（心）、土（脾）、金（肺）、水（肾）五行。此指闻诊的内容，但不限于闻五音。还应包括三十四难、四十九难等所言之五声。听病人所发出的呼、言、歌、哭、呻五种声音变化。

［6］所欲五味：酸、苦、甘、辛、咸五味的不同嗜好。

［7］视：审察。

［8］以知其病，病在何脏腑也：《难经经释》作“以知其病在何脏腑也”，为是。

［9］以外知之曰圣，以内知之曰神：见到表现于外的疾病症状，就能了解病情，作出诊断，叫做“圣”；病发于内，尚未表现出明显的外部症状，就能判断病情，叫做“神”。

【经文分析】

本难论述望、闻、问、切四种诊法的主要内容及其诊病意义：

1. 望、闻、问、切的内容

望而知之：通过观察病人的五色（青、赤、黄、白、黑）以了解疾病——谓之神。(望色为望诊的主要内容，但望诊不仅限于望色)

闻而知之：通过察听五音（五音：角徵宫商羽；五声：呼言歌哭呻）以辨别疾病——谓之圣。(后世闻诊尚包括嗅气味)。

问而知之：问其病中五味之所欲及平时五味偏嗜的情况，以知病之所起（病因）、所在（脏腑）——谓之工。(问诊尚包括多方面内容)

切而知之：切寸口脉，审察脉象的虚实，以知病所在之脏腑及其虚实——谓之巧。(察脉尚可知病之表里寒热。另：切诊除切脉外，尚包括其他部位的按诊)

2. 四诊的重要价值

以外知之曰圣——能从病人表现于外部的病变情况正确诊断疾病，则诊病技能可算高明。

以内知之曰神——在病虽已发于内，但外在症状尚未显著时，就能见微知著，准确地诊断出内在的疾病，则诊病技术更为高超神妙。

【意义与发挥】

1. 本难意义

望、闻、问、切是中医传统的诊病方法，本难首次将四诊并称，是对古代医家诊病经验的高度概括，此后，四诊遂作为中医的基本诊病手段而沿用至今。张景岳《景岳全书·传忠录·十问歌》："一问寒热二问汗，三问头身四问便，五问饮食六问胸，七聋八渴俱当辨，九因脉色察阴阳，十从气味章神见。"陈修园《医学实在易》改末两句为"九问旧病十问因，再兼服药参机变"，并补充"妇人尤必问经期，迟速闭崩皆可见。再添片语告儿科，天花麻疹全占验，"更为全面、具体。

2. 望、闻、问、切与《内经》相关论述

（1）望而知之谓之神：望诊亦是《内经》最重视的诊病方法，位居四诊之首。《灵枢·邪气脏腑病形》篇有"见其色，知其病，命曰明"之说。《灵枢·九针十二原》："粗守形，上守神者"。人之神气，在有意无意之间，流露最真。神是机体生命活力的表现，能够从整体角度反映疾病状况，因此，是判断病情吉凶顺逆的重要依据，故望诊首重望神。

（2）闻而知之谓之圣：《内经》把角、徵、宫、商、羽五音，分别配属木（肝）、火（心）、土（脾）、金（肺）、水（肾）五行。但本难所言闻诊的内容，不限于闻五音，在于听病人所发出的呼、言、歌、哭、呻五种声音的变化。叶霖《难经正义》"故有音声，语言不清者，当责之心肝，能语言，而无声音者，当责之脾肺，能言语有音声，而气不接续者，当责之两肾，此音声之原委也。"有助理解经文意义。

（3）问而知之谓之工：询问病人五味偏嗜的情况，以知病变产生的病因、病变所在脏腑。《素问·宣明五气篇》指出"五味所入：酸入肝、辛入肺、苦入心、咸入肾、甘入脾，是为五入。"生理上，五脏各有所喜，病理上，可以酸苦甘辛咸五味的不同嗜好辨别疾病所在。

但临床上问诊的内容不限于五味，《杨氏黄帝八十一难经注》："问病人云好辛味者，则知肺病也；好食冷者，则知内热。"叶霖《难经正义》更是详细论述了问诊的内容，"平昔有无宿疾，有无恚怒忧思，食喜淡喜浓喜燥喜润，嗜茶嗜酒。再问其病初起何因，前见何证，后变何证。恶寒恶热，孰重孰轻。有汗无汗，汗多汗少，汗起何处，汗止何处。头痛身痛，痛在何时，痛在何处。口淡口苦，渴与不渴，思饮不思饮，饮多饮少，喜热喜凉，思食不思食，能食不能食，食多食少，化速化迟。胸心胁腹，有无胀痛。二便通涩，大便为燥为溏，小便为清为浊，色黄色淡。妇人则问其有无胎产，月事先期后期，有无胀痛，可有带下，是赤是白，或多或少。种种详诘，就其见证，审其病因，方得治病求本之旨也。"（《难经正义》）

（4）切脉而知之谓之巧：《内经》论脉诊的内容甚多，所论包括脉诊的原理、方法以至脉象主病等内容，奠定了中医脉学的基础，诊脉亦因之成为中医独特的诊病方法。《难经》在《内经》的基础上传承和发展了脉学理论。在《内经》切脉又称按脉，属于广义按诊的范畴。按诊作为四诊之一，《内经》除了按脉之外，还论及尺肤诊和虚里诊法。

3. 四诊合参的重要性

本难关于四诊的诊法内容，仅是作一些有代表性举例，如望诊并非仅望色一项，切诊亦包括尺肤诊，其他部位的按诊等多方面内容。从理论上说，望闻问切四诊都可以各自构成单独诊法系统，都具有独立诊病意义，本难以神、圣、工、巧说明四诊的诊病价值，实质在于要求医生全面、熟练地掌握这些诊法，达到神、圣、工、巧俱备的境界，并非有厚此薄彼之分。

《灵枢·邪气脏腑病形》言："见其色，知其病，命曰明；按其脉，知其病，命曰神；问其病，知其处，命曰工……故知一则为工，知二则为神，知三则神且明矣……色脉形肉不得相失也。故知一则为工，知二则为神，知三则神且明矣。"亦强调诊病必须综合运用四诊方法。《素问·举痛论》言："今余问于夫子，令言而可知，视而可见，扪而可得，令验于己，而发蒙解惑。"以痛证为例，强调必须把望诊、问诊和切诊三者结合起来方可对疾病进行正确的辨证与鉴别，只有进行综合分析，方可确定病位与病性。可见，《内经》、《难经》之意，均强调诊病必须综合运用四诊方法，全面诊察，并在此基础上对各种诊候进行"参伍"（不齐之谓参，剖其异而析之；相类之谓伍，比其同而合之），通过四诊合参以全面、准确把握疾病性质。

复习思考题》》》

1. 望、闻、问、切四诊各有何诊病意义？
2. 请谈谈四诊合参的临床意义。

第五章

腧穴

腧穴又称气穴，是经气流注之所，是人体经气的孔道，《难经》尤其强调原气与经络腧穴的关系，提出原穴的概念及应用。《难经》重点论述了五输穴，包括五输穴的五行属性，五输穴的主治应用，《难经》还论述了背俞穴和募穴。

六十二难

【提要】

本难讨论手足三阴经各有五输穴，但手足三阳经除各有五输穴外，还有一个原穴的原因。

【原文】

六十二难曰：脏井荥[1]有五，腑独有六者，何谓也？

然，腑者，阳也。三焦行于诸阳，故置一俞[2]，名曰原[3]。腑有六者，亦与三焦共一气也。

【注释】

［1］井荥：在此代表十二经脉的井、荥、输、经、合五输穴。

［2］俞（shù）：同“输”、“腧”，穴位的总称。

［3］原：原穴。

【经文分析】

十二经脉在四肢肘、膝关节之下，各有五个重要的腧穴，称为井、荥、输（《难经》作“俞”，下同）、经、合穴，但六腑所属的手足三阳经，除了该五输穴之外，还有一个“原穴”，本难认为手足三阳经之所以多了一个原穴，是因为三焦虽然为六腑之一，但“为元气之别使”，“主持诸气”，故行气于诸阳经，因此，在诸阳经中三焦之气所过之处设置一个腧穴，称为原穴，使三焦之气与诸阳经贯通共为一气。

【意义与发挥】

1. 本难意义

以手足三阳经之所以多一个原穴（实际手足三阴经也有原穴），强调三焦为“元气之别使”，“主持诸气”，对经脉之气运行的重要意义。即元气经三焦通行于十二经，这一理论对后世针灸临床有重要指导意义。

2. 五输穴和原穴

井、荥、输、经、合五输穴是手足阴阳经脉中的五个特定穴位，合称五输（《难经》作“俞”，下同）穴，《灵枢·九针十二原》和六十八难有具体描述。原穴是脏腑经气输入于腕踝关节附近的穴位，在六十六难有详细讨论。虽然本难只说明属六腑的手足三阳经有原穴而“脏井荥有五，腑独有六”，但实际上五脏亦有原穴，不过五脏所属的手足三阴经“以输为原”、“输原合一”，而不专门另立一穴而已。

复习思考题》》》

为什么“脏井荥有五，腑独有六”？

六十三难

【提要】

本难说明十二经脉皆以井穴为始的道理和意义。

【原文】

六十三难曰：《十变》[1]言，五脏六腑荥合[2]，皆以井为始者，何也？

然，井者，东方春也，万物之始生。诸蚑行喘息，蜎飞蠕动[3]，当生之物，莫不以春生。故岁数[4]始于春，日数始于甲[5]，故以井为始也。

【注释】

［1］《十变》：古医经，现已佚亡。

［2］荥合：此处泛指五脏六腑的井、荥、输、经、合等穴位。

［3］蚑（qī）行喘息，蜎（xuān）飞蠕动：蚑，虫行之状貌；蚑行喘息，指虫类开始行动呼吸。蜎，飞行；蜎飞蠕动，指昆虫开始飞走爬行。全句意谓春天一到，生物恢复生机，开始活动。

［4］岁数：岁，年岁。数，历数、时序。

［5］甲：古代纪年、月、日、时的符号是天干、地支。甲，纪日的次序开始于甲。

【经文分析】

本难说明十二经脉五输穴皆以井穴为始的道理：

五输穴配五行，井穴属甲木、东方、春天，天气始于东，一年（岁数）始于春，日数（十天干）始于甲，故“所出为井”，井穴就好像日出的东方和生机发陈的春天，是万物开始发萌、生长的象征，因此，十二经脉经气皆以井穴作为经气起始的部位。

【意义与发挥】

1. 本难意义

本难从五行学说角度说明十二经脉皆以井穴为始的道理。之所以命名其为井穴，系以地中之水从井中涌出，类比于人体内经脉之气由井穴开始出于体表。明·张景岳：“脉气由此而出，如井泉之发，其气正深也。”五输穴由井开始，如自然界泉溪之流的出、溜、注、行、合（入），井穴就是水流之所出。

2. 对后世的影响

本难专论井穴，对后世有很大影响。明·杨继洲《针灸大成·卷五》，就详细论述了井穴的名称、部位、主治病症和针灸方法。井穴现代临床常用于急救和放血治疗。

复习思考题》》》

1. 为什么“五脏六腑荥合，皆以井为始”？
2. 井穴在临床上常用于治疗哪些疾病？

六十四难

【提要】

本难以五行及天干的阴阳刚柔配合关系说明阴阳经五输穴的不同。

【原文】

六十四难曰：《十变》又言，阴井[1]木，阳井[2]金；阴荥火，阳荥水；阴俞土，阳俞木；阴经金，阳经火；阴合水，阳合土。阴阳皆不同，其意何也？

然，是刚柔[3]之事也。阴井乙木，阳井庚金。阳井庚，庚者，乙之刚也；阴井乙，乙者，庚之柔也。乙为木，故言阴井木也；庚为金，故言阳井金也。余皆放[4]此。

【注释】

［1］阴井：阴经的井穴。以下“阴荥”等义同。

［2］阳井：阳经的井穴。以下“阳荥”等同义。

［3］刚柔：指阴阳的属性，阳刚阴柔。亦用以代表阴阳。

［4］放：“仿”的通假字。

【经文分析】

阴经和阳经五输穴的五行属性有如下的不同：

阴经：井——木；荥——火；俞——土；经——金；合——水。

阳经：井——金；荥——水；俞——木；经——火；合——土。

按十天干的五行属性及其阴阳刚柔关系，上述配属的道理是：

阴经井穴为乙木，乙为阴（柔）干，配属阳（刚）干庚，庚属金，故阳经之井穴属金。同理：丁（火）配壬（水）、己（土）配甲（木）、辛（金）配丙（火）、癸（水）配戊（土），其中丁、己、辛、癸为阴干，壬、甲、丙、戊为阳干，故阴荥火，阳荥水；阴俞土，阳俞木；阴经金，阳经火；阴合水，阳合土。

【意义与发挥】

1. 本难意义

本难以五行天干阴阳刚柔的配合关系，解释十二经脉中阴经和阳经的井、荥、俞、经、合各穴的五行属性。

表 10　五输穴的五行属性

五输穴	井	荥	俞	经	合
阴经	乙（木）	丁（火）	己（土）	辛（金）	癸（水）
阳经	庚（金）	壬（水）	甲（木）	丙（火）	戊（土）

根据五行相生的关系，阴经井穴配以阴干乙和五行木，依次相生，因此，阴经五输穴的五行属性依次是木火土金水。为了阴阳配合，再结合五行刚柔的关系，阳经的井穴配以阳干庚和五行金，阳井金克阴井木，阳经五输与阴经五输依次相克，因此，阳经的五输穴的五行属性依次是金水木火土。而阴干乙与阳干庚是阴合阳，阳刚济柔阴，即“庚者乙之刚”、“乙者庚之柔”，在相克之中寓于相济，其余类推。阴经阳经五输穴各自依次相生，而阳经五输对阴经五输克中互济。其意义在于说明，经脉和腧穴的正常关系，应阴阳相合、刚柔相济。

2. 临证运用

阳井金、阴井木，阳荥水、阴荥火，其余类推，可以作为五输穴针治五脏六腑疾病的穴位配伍依据。如肝经的荥火穴行间，火为木之子；肝经的合水穴曲泉，木为水所生，根据“虚则补其母”、“实则泻其子”的原则，肝经火盛，可泻行间，肝经虚者，可补曲泉。又如，肺经实证，金生水，取本经之合穴（水）尺泽，用泻法。肺经虚证，土生金，可取本经之输穴（土）太渊，用补法。

3. 十二经脉所属五输穴的名称及其阴阳属性

本难未说明十二经五输穴的名称，根据《灵枢·本输》和六十六难，并结合六十二难阴经“以俞代原”的原则，将五输穴与原穴列表如下：

表 11　十二经五输穴与原穴

	五输穴	井	荥	俞	（原）	经	合
手足三阴经	五行属性	木	火	土		金	水
	手太阴经	少商	鱼际	太渊	太渊	经渠	尺泽
	足太阴经	隐白	大都	太白	太白	商丘	阴陵泉
	手少阴经	少冲	少府	神门	神门	灵道	少海
	足少阴经	涌泉	然谷	太溪	太溪	复溜	阴谷
	手厥阴经	中冲	劳宫	大陵	大陵	间使	曲泽
	足厥阴经	大敦	行间	太冲	太冲	中封	曲泉
手足三阳经	五输穴	井	荥	俞	（原）	经	合
	五行属性	金	水	木		火	土
	手阳明经	商阳	二间	三间	合谷	阳溪	曲池
	足阳明经	厉兑	内庭	陷谷	冲阳	解溪	足三里
	手太阳经	少泽	前谷	后溪	腕骨	阳谷	小海
	足太阳经	至阴	通谷	束骨	京骨	昆仑	委中
	手少阳经	关冲	液门	中渚	阳池	支沟	天井
	足少阳经	窍阴	侠溪	临泣	丘墟	阳辅	阳陵泉

复习思考题

1. 说明手足三阴经和手足三阳经井荥俞经合的不同五行属性。
2. “阳井金”、“阴井木”有何临床意义？

六十五难

【提要】

本难运用五行学说，把腧穴与天地自然相类比的方法，论述五输穴“所出为井”、“所入为合”的道理。

【原文】

六十五难曰：经言所出为井[1]，所入为合[2]。其法奈何？

然，所出为井，井者，东方春也，万物之始生，故言所出为井也。所入为合，合者，北方冬也，阳气入藏，故言所入为合也。

【注释】

[1] 所出为井：所出，指各经经气之所流出。井，井穴。十二经经气都从井穴开始发出（流出），故谓“所出为井”。

[2] 所入为合：所入，指各经经气由浅表入行于深部。合，指合穴。合穴是十二经经气由浅表入行于深部之处，故谓“所入为合”。

【经文分析】

本难运用五行学说，通过把腧穴与天地自然相类比的方法，说明“所出为井”、“所入为合”的道理：

（阴经）井穴属木，类比于自然界春天和东方，春天和东方是万物始生的季节和地方，故井穴为经气所出之处。

（阴经）合穴属水，类比于自然界冬天和北方，冬天和北方是阳气入藏的季节和地方，故合穴为经气所入之处。

【意义与发挥】

1. 本难意义

本难以自然界春天和冬天、东方和北方类比，说明“所出为井”“所入为合”的道理。本难所提出的“所出为井”和六十三难“以井为始”的意义一样。“所入为合”的意义在于强调“阳气入藏”的观点，值得重视。

2. 本难用阴阳五行学说解释五输穴中井与合的含义

把腧穴与天地自然相类比的方法，对手足三阴经井与合作出正确说明，而手足三阳经五输穴的五行属性与阴经不同，因此，并不符合木（春）、水（冬）的理论。但从五输穴的命名来看，井穴位于手足指端，是各经经气开始发出之处，故谓“所出为井”；合穴位于四肢近肘膝关节之处，位置较深，为经气由浅表入行深部之处，故谓“所入为合”，这种命名思想是很有道理的。

复习思考题》》》

说明“所出为井”、“所入为合”的道理。

六十六难

【提要】

本难论十二经原穴的名称，及其与三焦、肾间动气的关系。重点论述了原穴在治疗脏腑疾病中的作用。

【原文】

六十六难曰：经言肺之原[1]出于太渊；心之原出于太陵[2]；肝之原出于太冲；脾之原出于太白；肾之原出于太溪；少阴之原出于兑骨[3]；胆之原出于丘墟；胃之原出于冲阳；三焦之原出于阳池；膀胱之原出于京骨；大肠之原出于合谷；小肠之原出于腕骨。十二经皆以俞为原者，何也？

然，五脏俞者[4]，三焦之所行，气之所留止也。

三焦所行之俞为原者，何也？

然，齐下肾间动气者，人之生命也，十二经之根本也，故名曰原。三焦者，原气之别使[5]也，主通行三气[6]，经历于五脏六腑。原者，三焦之尊号也，故所止辄为原。五脏六腑之有病者，皆取其原也。

【注释】

［1］原：原穴。是脏腑的原气经过和留止的部位。十二经脉在腕、踝关节附近各有一个原穴，合为十二个原穴。

［2］心之原出于太陵：此处心指手厥阴心包络，太陵，即大陵穴，在腕掌横纹的中点处，当掌长肌腱与桡侧腕屈肌腱之间。

［3］少阴之原出于兑骨：少阴，指手少阴心经。“兑”通“锐”。兑（锐）骨即掌

后尺骨小头，此指神门穴，位于腕横纹上，尺侧腕屈肌腱的桡侧缘。

[4] 五脏俞者：俞为腧和输的本字。在《内经》、《难经》“俞”既泛指一切穴位的总称，又指五输穴和五输穴中的输穴，还指背俞穴。本难即是指五脏各经脉的腧穴。现今用“腧”泛指一切穴位的总称，如《腧穴学》的命名。“输”特指五输穴及五输穴中的第三个穴位输穴。而“俞”指背俞穴，如肺俞、脾俞等。

[5] 元气之别使：三焦是将元气运行到全身的特别使者。

[6] 三气：指上、中、下焦三部之气。

【经文分析】

1. 十二经原穴的名称

表 12　十二经原穴

	手足三阴经						手足三阳经					
	肺经	心经	肝经	脾经	肾经	心包经	大肠经	小肠经	胆经	胃经	膀胱经	三焦经
原穴	太渊	兑骨（神门）	太冲	太白	太溪	太（大）陵	合谷	腕骨	丘墟	冲阳	京骨	阳池

2. 十二经皆以输为原

实际上是指六阴经皆以输为原（六阳经另设一个穴位为原穴），其原因是五脏输穴是三焦之所行，气之所留止，故以输为原。

3. 三焦所行之俞（腧）为原

肾间动气在于脐下，为生命的原动力，十二经的根本，又称为元（原）气。三焦为原气的别使，能够把原气运行、布达于全身上、中、下焦及五脏六腑（十二经）。因此，将三焦行气于十二经的部位尊称为“原”，即三焦之气所运行停留的穴位称为原穴。

原穴的治疗作用：治疗五脏六腑疾病，即原穴是五脏六腑（十二经）常用治疗穴位（“五脏六腑之有病者，皆取其原也。”）。

【意义与发挥】

1. 本难意义

本难指出十二经原穴的名称，说明其取名为“原穴”的意义及在脏腑病治疗中的作用。其中关于“原”的意义的说明，既是对原穴重要性的强调，亦再一次指出三焦及肾间动气的重要生理功能，可与第二章有关三焦及命门的内容互参，深入体会《难经》命门学说的意义。

2. 阴经“以俞代原”

本难说“十二经皆以俞为原”，其实是手足三阴经五输穴中的输穴与原穴是同一个穴位，阴经才“以俞为原”，现常称为“以输代原”。而六阳经（六腑）则专有原穴，其输、原各一穴。

文中先提出“五脏俞者，三焦之所行，气之所留止”，后在下文又提出“三焦者，原气之别使也，主通行三气，经历于五脏六腑。原者，三焦之尊号也，故所止辄为原。”说明三焦所行之气，其留止之处，不仅为五脏俞，而且也包括六腑阳经之穴——原穴，因此，十二经之原穴皆为原气留止之处。

3. 与《内经》的关系

本难以五脏六腑所属十二经脉各一原穴为十二原，但《灵枢·九针十二原》则以五脏所属经脉左右两侧各有穴，合计十穴，再加“膏之原出于鸠尾”、“肓之原出于脖胦”，合称十二原。《灵枢·本输》亦述及六腑所属六阳经的原穴，内容与本难相同。

4. 原穴的针灸治疗作用

原穴为三焦之气所运行和留止之处，三焦为原气之别使，原气是脐下肾间动气，它是人体维持生命的动力，也是十二经脉的根本。三焦通行原气以达周身五脏六腑，促进脏腑功能的发挥，所以刺激原穴可以激发脏腑功能，以达到治疗疾病的目的。《灵枢·九针十二原》说：“五脏有疾也，应出十二原，而原各有所出，明知其原，睹其应，而知五脏之害矣。”

（1）原穴诊断：根据原穴的反应变化，可推断脏腑功能的盛衰，以诊断脏腑疾病。

望诊：一望原穴区域有无出现红晕、苍白、青紫等色泽变化；二望原穴有无瘀斑、丘疹、凹陷等形态异常反映，以诊断疾病的病位、病性。如：太渊见点状红赤，或伴有丘疹，乃为肺热咳嗽等。

按诊：用指腹按压原穴测知异常感觉和形态变化。如：按压穴区出现胀痛、灼热、针刺、触电样感觉等，一般有急性或炎性病变，酸麻感多属慢性病，麻木则为顽固性疾病，形态异常如条索状、结节状等一般多属慢性病。

（2）原穴治疗：原穴有祛邪和扶正补虚的功能，用来治疗脏腑疾病，特别是五脏的病变。如阴虚肝旺的高血压、头晕目眩或郁怒伤肝的手足拘挛证，可取肝经原穴太冲，配阳明经原穴合谷，二穴结合，阴阳上下，刚柔相济，同气相求，称为“四关”，颇具养血理气，平肝熄风、通经除湿之功。肾虚之证取太溪、脾虚之证取太白、失眠健忘配神门等都是针灸辨证处方的规则。

复习思考题》》》

1. 指出十二原穴的名称。
2. 说明十二原穴与三焦、肾间动气的生理关系。
3. “五脏六腑之有病者，皆取其原也”对临床有何指导意义？

六十七难

【提要】

本难论五脏俞穴和募穴在部位上的阴阳属性及其治疗作用。

【原文】

六十七难曰：五脏募[1]皆在阴[2]，而俞[3]皆在阳[4]者，何谓也？

然，阴病行阳，阳病行阴。故令募在阴，俞在阳。

【注释】

［1］募：募穴。五脏的募穴位于胸腹部，是五脏所属经脉经气聚集之处。

［2］阴：在此指胸腹部。

［3］俞：指五脏位于腰背部的背俞穴。俞，同“输”，有转输之义，五脏俞是五脏经气由腰背部转输出入之处。

［4］阳：在此指腰背部。

【经文分析】

本难论五脏俞穴和募穴及其治疗作用：

1. 五脏的募穴和背俞穴

五脏在胸腹部皆有一募穴，该穴是五脏经气聚集之处。五脏募穴为：

表 13 五脏募穴名称

五脏	肝	心	脾	肺	肾
募穴	期门	巨阙	章门	中府	京门

五脏在腰背部膀胱经上亦各有一背俞穴，该穴是五脏经气出入之处。五脏背俞穴是：

表 14 五脏俞穴名称

五脏	肝	心	脾	肺	肾
俞穴	肝俞	心俞	脾俞	肺俞	肾俞

2. 五脏俞、募穴的生理、病理及治疗作用

俞穴和募穴是脏腑经脉之气转输和聚集之处，亦是病邪出表入里的地方。生理上，经气可以通过俞、募穴由阴出阳，由阳入阴，阴阳交通而维持内外协调平衡。病理上，“阴病行阳，阳病行阴”，俞、募穴亦是病邪由里出表，由表入里之处。因此，治疗内部脏腑的病变，可以针刺腰背部的俞穴，以透达邪气；治疗体表部位的病变亦可以针刺胸腹部的募穴，以引导内脏之气出于体表。此即“阴病治阳，阳病治阴”。

【意义与发挥】

1. 本难意义

本难讨论了五脏腹募和背俞穴的阴阳部位区别，即“五脏募皆在阴”和“五脏俞皆在阳”。并从阴病行阳、阳病行阴说明募穴和俞穴的生理、病理及治疗作用。

2. 六腑俞、募穴

本难虽言五脏的俞、募穴，但未论述具体穴位名称，也未提六腑的俞、募穴，但六腑的俞、募穴也和五脏一样。而《针灸甲乙经》和《千金翼方》、《铜人针灸图经》均记载有脏和腑的背俞和募穴的名称及部位。六腑俞穴和募穴的生理、病理亦与五脏的

俞、募穴相同，六腑的俞、募穴为：

表 15　六腑俞、募穴名称

六腑	胆	小肠	胃	大肠	膀胱	三焦
俞穴	胆俞	小肠俞	胃俞	大肠俞	膀胱俞	三焦俞
募穴	日月	关元	中脘	天枢	中极	石门

3. 临证运用

俞、募穴是五脏六腑之气输注、聚集于背胸部的特定穴。募穴是五脏所属经脉之气聚集于胸腹之处；俞穴是五脏六腑经气转输于腰背部的腧穴。生理上俞、募穴是脏腑之气所输注、结聚的部位，经气可以通过俞、募穴由阴出阳、由阳入阴，阴阳交通而维持内外协调平衡。病理上俞、募穴最能反映脏腑功能的盛衰，故可用于诊治相应脏腑的疾病。俞、募穴局部出现的各种异常反映如敏感、压痛、结节、凹陷、出血点、丘疹及温度、电阻变化等，常被用来诊查相应脏腑的病症。

如肺癌患者肺俞穴常有压痛；气管炎患者膻中穴多有压痛；肾俞穴出现结节、压痛者，常可辅助诊断泌尿系统疾病。治疗上由于阴阳经络，气相交贯，脏腑腹背，气相通应，阴病行阳，阳病行阴，因此，在治疗时应遵从“善用针者，从阴引阳，从阳引阴”（《素问·阴阳应象大论》）。属阴的病证（脏病、寒证、虚证），可以取治位于阳分（背部）的背俞穴；属于阳的病证（腑病，热病，实证），可以取治位于阴分（胸腹部）的募穴。

复习思考题》》》

1. 说明五脏背俞穴和募穴的名称。
2. 说明五脏俞、募穴的生理、病理及其治疗作用。

六十八难

【提要】

本难论五输穴井、荥、俞、经、合穴取名之义及其主治病证。

【原文】

六十八难曰：五脏六腑，皆有井、荥、俞、经、合[1]，皆何所主？

然，经言所出为井[2]，所流为荥[3]，所注为俞[4]，所行为经[5]，所入为合[6]。井主心下满，荥主身热，俞主体重节痛，经主喘咳寒热，合主逆气而泄。此五脏六腑井、荥、俞、经、合所主病也。

【注释】

［1］井、荥、俞、经、合：五输穴的名称，皆位于十二经脉在四肢远端处，为针灸治疗常用穴位。

［2］所出为井：井为水之源泉，比喻井穴乃经气开始发出之处。

［3］所流为荥：荥为小水流，比喻流过荥穴的经气尚较微弱。

［4］所注为俞：注，流入；俞同输，转输之意，比喻输穴的经气渐盛，如水流所灌注转输到他处。

［5］所行为经：行，流通；经同径，较大的水流，比喻经穴的经气旺盛，流径较大，如河水一样流通向前。

［6］所入为合：由浅入深为入；合，汇合。比喻经气从合穴深入，足以灌注深远部位，可进入体内脏腑，如百川汇合于大海。

【经文分析】

本难论五输穴取名之义及其主治病证。

1. 五输穴取名之义

五输穴位于四肢远端，其取名之义体现了各经经气由始生到渐盛，运行部位由表浅到深部的情况，把气血在经脉中运行的情况，用自然界的水流现象作比喻：

“井”：如地下泉水初出，微注而浅，经气所出。

“荥”：小水成流，经气流过之处。

“输”：小流渐大可输送、灌注，经气由浅入深。

“经”：水在通畅的河中流过，经气所行径的部位。

“合”：水流汇合而深入，经气汇合深入。

表明经气从远端至近端渐次由小而大、由浅而深。根据气血的浅出、成流、灌注、通行、深入的不同特点，而取名。

2. 五输穴主治病证

五输穴因其性质不同，故主治病证亦不同：

井主心下满：井属木，针刺井穴能助肝木之疏泄，故可治气机郁滞而致的心下满。井穴可治心下痞满是因为：阴“井”木，内应肝，可抑木扶土；阳“井”金，内应大肠腑，传导之官，以通为用，均可治痞满。

荥主身热：荥属火，针刺荥穴有清热泻火作用，故可治身热。如劳宫为手厥阴心包之荥穴，泻之以清心泄热治疗中风；内庭为足阳明胃经荥穴，可清泻阳明积热，治疗胃火牙痛、食滞肠胃等病。

输主体重节痛：输属土，脾土主肌肉四肢，故针刺输穴可治体重节痛。因为阴“输”土，应脾，主运化水谷精微及水湿；阳“输”木，应肝胆，主疏泄，调畅气机。二者均可治体重节痛。

经主喘咳寒热：经穴可治喘咳寒热类疾病，阴“经”金，应肺，主皮毛司呼吸；阳“经”火，应心，火克金，火邪易犯肺。故针刺经穴可治邪犯皮毛所致之寒热及肺气失常所致之喘咳。

合主气逆而泄：合属水，阴“合”水，应肾，下焦虚寒，下元不固，可见气逆滑泄；肾阴不足，肾气上逆，也可见气逆烦热等症。阳“合”土，应脾胃，胃以降为和，胃气不降，见上逆；脾以升为健，脾不健运，见飧泄。均可治逆气而泄。故针刺合穴可治气逆而泄。

【意义与发挥】

1. 本难意义

（1）十二经脉井、荥、俞（输）、经、合穴，由四肢末端向肘、膝部分布，其命名体现了经气由微而盛，由浅表而渐深的变化情况。即将经气类比于江河不同阶段的流势，可参阅《灵枢·九针十二原》和六十五难。

（2）本难五输穴的主治作用及其与五脏病证的关系，是以阴阳五行，再配合五脏功能来加以说明。正如《难经集注》中所言：“井者木，木者肝，肝主满也；荥者火，火者心，心主身热也；输者土，土者脾，脾主体重也；经者金，金主肺，肺主寒热也；合者水，水主肾，肾主泄也。”

2. 临证运用

本难所言五输穴主治病证，主要着眼于各类穴位的五行属性及与五脏的关系，临床上五输穴的治疗作用甚广。如《素问·水热穴论》有“取俞以泻阴邪”，“取合以虚阳邪”、“取井以下阴逆”、“取荥以实阳气”之说。《灵枢·顺气一日分为四时》：“病在藏者，取之井。病变于色者，取之荥。病时间时甚者，取之俞。病变于音者，取之经……病在胃及以饮食得病者，取之合。”《灵枢·邪气脏腑病形》篇言：“荥输治外经，合治内府。”

五输穴主治病症各有特点：如井穴可开窍醒神，临床多用于治疗发热、昏迷、胸中烦闷和急救等。荥穴清热泄火，可用于治疗热病。输穴可用于治疗发作性病症、关节痛等。经穴可用于治疗喘咳和咽喉病症。合穴可用于治疗肠胃等六腑病症。

复习思考题

1. 何谓五输穴？其取名意义是什么？
2. 简述五输穴的主治病证。
3. 本难提出五输穴的治疗特点和《内经》有何异同？

第六章
治法

《难经》所论治则治法主要是针刺方法，在《内经》针灸治法的基础上，《难经》治法尤其强调了针刺虚实补泻的道理，以及基本针刺方法、母子补泻等具体的针刺方法，同时也论述了配穴治疗等补泻的灵活运用方法及候气调气方法，此外，还论述了四时针法、五输穴针刺应用，以及治未病的思想。其中，尤其以泻南补北治法，以及各种补泻治疗方法，对后世影响较大。

六十九难

【提要】

本难运用五行母子相生关系提出补虚泻实的针刺治疗方法。

【原文】

六十九难曰：经言虚者补之，实者泻之，不实不虚，以经取之。何谓也？

然，虚者补其母，实者泻其子[1]，当先补之，然后泻之。不实不虚，以经取之者，是正经自生病[2]，不中他邪也，当自取其经，故言以经取之。

【注释】

[1] 虚者补其母，实者泻其子：母、子指五行相生的子母关系，生我者为母，我生者为子。虚者补其母谓本经、本脏之虚可以用补五行相生关系上属母之经上的腧穴，或补本经中属母的腧穴治疗。实则泻其子谓本经或本脏之实，治疗时可用泻属子之经的腧穴，或泻本经上属子之腧穴治疗。

[2] 正经自生病：本经（本脏）的原发病，而不是受他经传来或他经虚实影响所致的病变。可参阅四十九难。

【经文分析】

本难论运用五行相生关系补虚泻实的治疗方法：

1. 虚者补其母

生我者为母，母能令子实，故对某一经（脏）的虚证，可于针刺治疗时采用补母经（母脏）或母穴的治疗方法。如：肺经（属金）虚，针刺时可取脾经（属土、为母）的输穴（亦属土）太白，用补法（异经补母）。或取本经之输穴（属土）太渊，用补法（本经补母）。

2. 实者泻其子

我所生者为子，子能令母虚，故对某一经（脏）的实证，可于针刺治疗时采用泻子经（子脏）或子穴的治疗方法。如肺经（属金）实，针刺时可取肾经（属水、为子）的合穴（亦属水）阴谷，用泻法（异经泻子）。或取本经之合穴（属水）尺泽，用泻法（本经泻子）。

3. 不实不虚，以经取之

病无明显虚实（邪）征象，乃本经经气失调，非由他经经气虚实影响所致（正经自生病，不中他邪），治疗当于本经上选取适当穴位，调理经气，不必行子母补泻之法针刺治疗。

【意义与发挥】

1. 本难意义

本难提出针灸补虚泻实的配穴处方原则，即根据五行学说采用“虚者补其母，实者泻其子”的治疗方法，针刺治疗上五脏子母补泻的选穴必须根据五脏（手足三阴经）及每经上的五输穴的五行属性进行选择，即用异经子母补泻和本经子母补泻，是为针灸治病时所应遵循的基本法则。

2. 对药物疗法的指导意义

如脾胃虚弱，不能滋养肺，而致肺虚脾弱者，可以用“培土生金”法。肾阴亏损而导致的肝阴不足证，可以用滋水涵木法。肺虚不能输布津液以滋肾，或肾阴不足，精气不能上滋于肺，而致肺肾阴虚者，可以用金水相生法。肝气亢逆而致的呕血，可以用泻心火的方法治疗等。都体现了这一治疗法则。

3. 不实不虚，以经取之

《灵枢·经脉》及《灵枢·禁服》都提到“不盛不虚，以经取之”，对虚实（邪）征象不明显的病症，宜取本经腧穴灸刺，以调理经气，不必行子母补泻之法。《素问·调经论》将血气未并，气血无明显偏盛偏衰的状况称为“微病”，即病变在肌表毫毛、骨等，但未入脏腑经络，故有“神之微”、“气之微”、“血之微”、“形之微”、“志之微”的论述，并提出心肺肝脾肾五脏之微病的症状特征，治疗手法则平补平泻，或用平和药物调之，也称“以经取之”。但这和本难的“不实不虚，以经取之”不同，本难重点说明脏腑间病邪的传变，临床往往是虚实夹杂，病变较复杂。

复习思考题》》》

1. 简述“虚者补其母，实者泻其子”的含义，临床如何运用？
2. 结合《内经》谈谈你对“不实不虚，以经取之”的理解和应用。

七十难

【提要】

本难论按四时季节确定针刺部位浅深及运针的手法。

【原文】

七十难曰：春夏刺浅，秋冬刺深者，何谓也？

然，春夏者，阳气在上，人气[1]亦在上，故当浅取之。秋冬者，阳气在下，人气亦在下，故当深取之。

春夏必致一阴，秋冬必致一阳[2]者，何谓也？

然，春夏温，必致一阴者，初下针，沉之至肾肝之部[3]，得气，引持之阳[4]也。秋冬寒，必致一阳者，初内[5]针，浅而浮之，至心肺之部[6]，得气，推内之阴[7]也。是谓春夏必致一阴，秋冬必致一阳。

【注释】

［1］人气：《难经正义》：“阳气者，谓天地之气也。人气者，谓营卫之气也。”人气指人体经络营卫之气，即经气。

［2］春夏必致一阴，秋冬必致一阳：致，同“至”；一，立刻达到；阴、阳，指针刺的深浅部位，深部为阴，浅部为阳。即春夏针刺需直达深部，秋冬针刺需直取浅部。

［3］肾肝之部：肝主筋，肾主骨，肾肝之部相当于筋骨部位，即深部（阴）。

［4］引持之阳：引，引导；持，持起。即把阴（肝肾，深）部之气引到阳（浅）部。

［5］内：通纳，指进针。

［6］心肺之部：心主血脉，肺主皮毛，心肺之部相当于皮毛、血脉部位，即浅部（阳）。

［7］推内之阴：内，同“纳”。即把浅部之气推纳入阴分（深部）。

【经文分析】

本难论按季节确定针刺部位的浅深及运针手法：

1. 春夏浅刺，秋冬深刺

按时令季节确定针刺浅深的原则。（见表16）

表16　依据季节确定针刺深浅的原则

季节	自然界	人体	针刺浅深
春夏	阳气在上	人气亦在上（表浅）	当浅取之
秋冬	阳气在下	人气亦在下（深入）	当深取之

2. 春夏必致一阴，秋冬必致一阳

春夏温（阳盛于表），必致一阴（引在里的经气达表）。手法：初下针，沉之至肾肝之部，得气引持之阳。即春夏气候温暖，针刺时必须致一阴，在开始下针时，深刺至肝肾所主的筋骨部，待得气后，再将针提举以引肝肾的经气上达阳分。

秋冬寒（阳藏于里），必致一阳（纳在表之人气于里）。手法：初纳针，浅而浮之至心肺之部，得气推纳之阴。即秋冬气候寒冷，针刺时必须致一阳，在开始进针时，要浅刺到心肺所主的血脉皮肤部，得气后，再将针推进以送入心肺的经气深达阴分。

【意义与发挥】

1. 本难意义

本难讨论了四时不同的针刺方法，并结合阴阳属性，按经气升浮潜藏说明病有浮沉、刺有浅深的道理。

2. 与《内经》的关系

本难所论春夏浅刺、秋冬深刺的理论，在《内经》多篇均有相关论述。如《灵枢·终始》言："春气在毛，夏气在皮肤，秋气在分肉，冬气在筋骨，刺此者，各以其时为齐（剂）。"这是生气通天的道理，人体的经气随着自然界的气候有升降、出（表）入（里）的变化，人与天地四时相参而形成一定的生命节律，故针刺亦要顺应这些节律。春夏人之经气随自然界阳气升浮故应浅刺，秋冬人之经气随自然界阳气潜藏故应深刺。

这种手法与《素问·四气调神大论》的"春夏养阳、秋冬养阴"及《素问·阴阳应象大论》中的"从阴引阳、从阳引阴"的精神一致，是《内经》"人与天地相参"的整体观在针刺手法上的具体体现，也是《难经》刺法对《内经》"因时制宜"思想的补充和进一步发挥。"致一阴"、"致一阳"体现的就是既照顾到季节阴阳运行的特点，又沟通表里，协调阴阳的治法思想。

复习思考题》》》

1. 结合《内经》，说明为什么针刺要"春夏浅刺，秋冬深刺"？
2. 说明"春夏必致一阴，秋冬必致一阳"的具体运针手法。

七十一难

【提要】

本难论“刺荣无伤卫，刺卫无伤荣”的具体手法。

【原文】

七十一难曰：经言刺荣无伤卫，刺卫无伤荣，何谓也？

然，针阳[1]者，卧针[2]而刺之；刺阴[1]者，先以左手摄按所针荥俞[3]之处，气散乃内针。是谓刺荣无伤卫，刺卫无伤荣也。

【注释】

［1］针阳、刺阴：阴、阳指针刺部位的深浅，浅为卫分，属阳；深为荣分，属阴。

［2］卧针：进针角度小，针具若卧于皮肤上，故称卧针。即现代针灸学之“平刺”。

［3］摄按所针荥俞：摄，持起，牵引。按，按揉；荥俞，原为五输穴（井荥输经合）之二穴，但此处泛指腧穴。

【经文分析】

本难论“刺荣无伤卫，刺卫无伤荣”的具体手法：

（1）刺卫无伤营：卫属阳，刺卫即针刺阳分（治属阳的病变或调治阳气），应浅刺肌表，采用卧针平刺（进针角度约为15°）以免伤及深层荣分。

（2）刺荣无伤卫：荣属阴，刺荣即针刺阴分（治属阴病变或调治阴气），进针前要先用左手揉按将要针刺的腧穴部位，使在表的卫阳之气散开后才进针，以免伤及浅层卫分。

【意义与发挥】

1. 本难意义

本难主要通过针刺营卫病变的手法，说明了进针的深浅，必须根据疾病的具体情况而定，卫属阳，部位浅，治属阳的病变或调治阳气应浅刺，以免伤及营气；营属阴，部位深，治属阴病变或调治阴气应深刺，以免伤及卫气。其次讨论了浅刺、深刺的施针手法。

2. 与《内经》的关系

（1）针刺深浅有别：《素问·刺齐论》："刺骨无伤筋，刺筋无伤肉，刺肉无伤脉，刺脉无伤皮，刺皮无伤肉，刺肉无伤筋，刺筋无伤骨。"所论与本难"刺荣无伤卫，刺卫无伤荣"意义相同。针刺候气时对深浅度要做到心中有数，有的放矢。如当深反浅，则未及于营而反伤卫；当浅反深，则诛伐太过而损及于营。

（2）针刺手法：本难"卧针而刺之"即《灵枢·官针》的"浮刺"之法。"刺阴者，先以左手摄按所针荥俞之处，气散乃内针。"针刺时要先摄按应针的穴位，使卫气散开，然后深刺，以免伤及卫气。这种手法亦见于《内经》诸篇。如《灵枢·刺节真邪》言："用针者，必先察其经络之虚实，切而循之，按而弹之，视其应动者，乃后取之而下"，《素问·离合真邪论》言："不足者补之，奈何？岐伯曰：必先扪而循之，切而散之，推而按之，弹而怒之，抓而下之，通而取之，外引其门，以闭其神。"这些均属催动经气的辅助手法，在临床上是有实际意义的。

3. 临证运用

（1）卧针而刺之：现又称横刺、沿皮刺、平刺。针身与皮肤表面呈15°角刺入，适于皮肉浅薄处穴位，如头面部、胸部正中线穴，也适用于针刺透穴时使用。

（2）针刺强调双手配合：针刺操作必须双手施术，这是在《内经》已确定的原则，本难"刺阴者，先以左手摄按所针荥俞之处，气散乃内针。"和《七十八难》指出"知为针者，信其左，不知为针者，信其右"，说明《难经》特别强调左手（压手）的作用。

复习思考题》》》

1. 针刺时如何做到“刺荣无伤卫，刺卫无伤荣”？
2. 请结合《内经》谈谈“左手摄按所针荣俞之处，气散乃内针“的意义。

七十二难

【提要】

本难介绍了针刺迎随补泻调经气的手法。

【原文】

七十二难曰：经言能知迎随[1]之气，可令调之；调气之方，必在阴阳。何谓也？

然，所谓迎随者，知荣卫之流行，经脉之往来也。随其逆顺而取之，故曰迎随。调气之方，必在阴阳者，知其内外表里，随其阴阳而调之，故曰调气之方[2]，必在阴阳。

【注释】

［1］能知迎随：迎，即逆；随，即顺。迎随为针刺补泻手法，针尖逆经气运行方向进针者为迎，针尖顺经气运行方向进针者为随。迎为泻法，随为补法。

［2］调气之方：方，法也。指调治经气的方法。

【经文分析】

本难论针刺的迎随补泻手法：

针刺必须知道阴阳经经气的运行走向（营卫之流行；经脉之往来），即《灵枢·逆顺肥瘦》："手之三阴从藏走手，手之三阳从手走头，足之三阳从头走足，足之三阴从足走腹。"描述了十二经脉的走行方向。按病之阴阳（内外表里）正确施以迎随补泻手法，才能通过调治经气以治愈疾病。

迎：针尖与经气运行方向相逆，迎经气运行方向而进针——泻法。

随：针尖与经气运行方向相顺，随经气运行方向而进针——补法。

【意义与发挥】

1. 本难意义

从营卫气血的运行和分布情况来分析迎随逆顺的意义。气血的运行有顺有逆，分布部位有浅有深，功能变化有盛有衰，根据不同情况采用或顺（随）或逆（迎）的方法，即可达到补虚泻实的作用。迎随补泻是现代针刺七种基本补泻手法之一。

2. 与《内经》的关系

“迎随”其名始见于《内经》，《灵枢·九针十二原》指出：“往者为逆，来者为顺，明知逆顺，正行无问。迎而夺之，恶得无虚？追（随）而济之，恶得无实？迎之随之，以意和之，针道毕矣。”《灵枢·小针解》对此解释说：“迎而夺之者，泻也；追而济之者，补也。”《灵枢·终始》也说：“泻者迎之，补者随之，知迎知随，气可令和。”由此可看出，人体的气血往来有逆有顺，针刺时可逆其经气以泻其邪，顺其经气以补其正，从而达到补虚泻实的治疗作用。

3. 迎随的具体手法

后世医家对于迎随补泻针法的具体应用，大概包括以下几种。

表17　迎随补泻针法的具体应用

迎（泻）	随（补）
针尖逆经脉走向	针尖顺经脉走向
吸气时进针，呼气时出针	呼气时进针，吸气时出针
泻其子为迎	补其母为随
逆时针方向捻转	顺时针方向捻转
疾进针，徐出针	徐进针，疾出针

复习思考题 》》》

1. 按本难内容，说明针刺的迎随手法。

2. 结合《内经》，谈谈你对迎随补泻手法的理解。

七十三难

【提要】

本难通过刺荥泻井法，讨论了针刺时五输穴可以相互替代配合的道理。

【原文】

七十三难曰：诸井者，肌肉浅薄，气少，不足使[1]也，刺之奈何？

然，诸井者，木也；荥者，火也。火者，木之子，当刺井者，以荥泻之。故经言补者不可以为泻，泻者不可以为补。此之谓也。

【注释】

[1] 不足使：使，用。谓井穴处于手足指（趾）端，肌肉浅薄，经气微少，不足以施用补泻手法。

【经文分析】

（1）本难论针刺时可以用泻荥穴代替泻井穴的道理：由于五输穴井、荥、俞、经、合对应配属木、火、土、金、水，火为木之子，故当需要泻井穴（木）时，由于井穴处于指端，肌肉浅薄，经气微少，不足以用泻法，则可“实则泻其子”，用泻荥穴（火，木之子）代替之。

（2）针刺时应根据证候虚实，正确使用补泻方法——补者不可以为泻，泻者不可以为补。

【意义与发挥】

1. 本难意义

本难论针刺时可以用泻荥穴代替泻井穴，同样，当需要针刺五输穴里其他腧穴行补泻手法时，也可以根据母子关系，相互替代（虚者补其母，实者泻其子），达到补泻的目的。

2. “刺井以泻荥，补井当补合”

本难讨论了可以用泻荥穴代替泻井穴。而元·滑伯仁《难经本义》则提出“若当补井，则必补其合”。《难经集注》引宋代医家丁德用之说，对刺井以泻荥，补井当补合，作了进一步说明：“井为木，是火之母，荥为火，是木之子。故肝木实，泻其荥，肝木气虚不足多补其合。”

井穴处于指端，肌肉浅薄，经气微少，不足以用补泻之法，临床需要泻井时可泻其荥穴，需要补井时则补其合穴。其法则无论对阴经还是阳经都可以适用，如阳井属金，阳荥属水，阳合属土。阳荥为阳井之子，“实则泻其子”，泻井可以泻荥；阳合为阳井之母，“虚则补其母’，补井当可补合。

3. 与《内经》的关系

关于按子母补泻的取穴原则，根据五脏经脉的五行属性或每经上五输穴的五行属性进行选择，这在六十九难已详细论述。但《内经》针刺井穴治疗疾病也不乏例证。如《灵枢·热病》：“气满胸中喘息，取足太阴大趾之端，去爪甲如薤叶，寒则留之，热则疾之，气下乃止。”即为哮喘实证泻足太阴隐白穴。又云“喉痹舌卷，口中干，烦心，心痛，臂内廉痛，不可及头，取手小指次指爪甲下，去端如韭叶。”热病入心经而泻手太阳井穴少泽。井穴虽处于指端，肌肉浅薄，而且针刺时痛感较明显，根据临床情况，可以用荥、合穴代替井穴施针。但治疗热病、中风闭证及中暑急救等，常用刺井穴出血以泻热之法，疗效较好，临证不可拘泥。

复习思考题》》》

1. 为什么针刺治疗时可以用泻荥穴来代替泻井穴?

2. 结合《内经》谈谈“刺井以泻荥”有什么临床意义?

七十四难

【提要】

本难论不同季节针刺五输穴中不同腧穴的道理，并列举肝病说明五脏病变在声、色、臭、味、液的表现。

【原文】

七十四难曰；经言春刺井，夏刺荥，季夏刺俞，秋刺经，冬刺合者，何谓也?

然，春刺井者，邪在肝；夏刺荥者，邪在心；季夏刺俞者，邪在脾；秋刺经者，邪在肺；冬刺合者，邪在肾。

其肝、心、脾、肺、肾，而系于春、夏、秋、冬者，何也?

然，五脏一病辄有五[1]也。假令肝病，色青者肝也，臊臭者肝也，喜酸者肝也，喜呼者肝也，喜泣者肝也。其病众多，不可尽言也。四时有数[2]，而并系于春夏秋冬者也。针之妙要，在于秋毫[3]者也。

【注释】

［1］五脏一病辄有五：五脏中任何一脏有病，都可以出现五种（多种）证候。五，指五脏各有声、色、臭、味、液五类不同症状。(参见三十四难、四十九难)

［2］四时有数：数，规律。指四季各有其气候变化及与五脏相对应的规律。

［3］秋毫：细微。野兽秋天长出的毫毛最细。

【经文分析】

本难论不同季节针刺不同五输穴的道理，及五脏病变在声、色、臭、味、液的表现：

1. 不同季节针刺不同腧穴

春：肝、井；邪在肝，春刺井。

夏：心、荥；邪在心，夏刺荥。

季（长）夏：脾、俞（输）；邪在脾，季夏刺俞（输）。

秋：肺、经；邪在肺，秋刺经。

冬：肾、合；邪在肾，冬刺合。

四时合五脏，四时之病与五脏相应，故可针刺五输穴中与各脏相应的腧穴。

2. 五脏一病辄有五

五脏各有声、色、臭、味、液，故一脏有病可以表现为多种症状。以肝为例：

五色：青、赤、黄、白、黑。故肝病色青。

五臭：臊、焦、香、腥、腐。故肝病臊臭。

五味：酸、苦、甘、辛、咸。故肝病喜酸。

五声：呼、笑、歌、哭、呻。故肝病喜呼。

五液：泣、汗、涎、涕、唾。故肝病喜泣。

声、色、臭、味、液亦与四时有关，如肝病春天色青，冬天迎风流泪（喜泣）等。

【意义与发挥】

1. 本难意义

（1）本难按五行理论，阐明了五输穴井、荥、输、经、合与春、夏、长夏、秋、冬相对应，进而主治五脏之病。

（2）列举肝病说明五脏病变在声、色、臭、味、液的表现。应与三十四难、四十九难合参。

2. 临证运用

本难认为五脏、五输合四时，四时之病与五脏相应，故可针刺与各脏相应的腧穴，为一种针刺选穴的方法。本难与七十难均讨论不同时令采用不同针刺方法的问题，七十难论针刺浅深的不同，本难则从五脏应四时及与五输穴相配角度论取穴不同，虽然具体方法不同，但“因时治宜”的基本思想一致。

复习思考题

1. 针刺时如何根据不同季节选取五输穴？

2. 根据五脏与声、色、臭、味、液对应关系，说明肝、心、脾、肺、肾病的相应证候表现。

七十五难

【提要】

本难针对肝实肺虚证，提出“泻南（火）补北（水）”的治疗方法，并阐明其治疗机制。

【原文】

七十五难曰：经言东方实，西方虚；泻南方，补北方，何谓也？

然，金木水火土，当更相平[1]。东方木也，西方金也。木欲实，金当平之；火欲实，水当平之；土欲实，木当平之；金欲实，火当平之；水欲实，土当平之。东方肝也，则知肝实；西方肺也，则知肺虚。泻南方火，补北方水[2]。南方火，火者木之子也；北方水，水者木之母也。水胜火，子能令母实，母能令子虚[3]，故泻火补水，欲令金不[4]得平木也。经曰：不能治其虚，何问其余。此之谓也。

【注释】

［1］当更相平：更，更递，互相。平，去其有余，补其不足。当更相平，谓五行之间应当互相资生，互相制约，以保持平衡协调的状态。

［2］泻南方火，补北方水：心属火配位于南方，肾属水配位于北方。即泻心经、补肾经。

［3］子能令母实，母能令子虚：此二句特指心、肝、肺、肾之间的特殊关系而言。子能令母实，指病理上心火（子）过亢能令肝木（母）之气盛实；治疗上，滋肾水（子）能补益肺金（母）之阴津。母能令子虚，指滋肾水（母）能制肝木（子）之亢阳，且肾水（木之母）能制心火（木之子）。

[4] 不：《难经本义》："不字疑衍。"

【经文分析】

本难针对肝实肺虚证，提出"泻南（火）补北（水）"的治疗方法，并阐明其治疗机制。

1. 肝实肺虚证病机

在正常生理情况下，五脏之间按五行生克关系互相资生，互相制约，保持协调平衡的状态。

在病理情况下，肝（东方）实则肝阳亢旺，化火刑金（肺），即出现木火刑金的病理状态。而肺（西方）虚则不能克制肝木，反为亢实之肝木所反侮。（肺虚——主要是肺阴亏虚，可因肾水不足所致，亦可能是肝木侮金，肝火熏灼的结果）

2. "泻南方（火），补北方（水）"的治疗机制

泻南方火：心（火）为肝（木）之子，病理上"子能令母实"，故"实则泻其子"，泻心火以减除肝阳之亢实。另外，泻心火亦能制亢阳，灭火势，解除心肝合邪、木火刑金之为害。所以，泻南方（火）可使肺金不受肝木反侮，亦不受心肝之火所熏灼。

补北方水：肾水为肝木之母，"母能令子虚"，补肾水可滋肝阴以涵肝阳，使肝阳不致亢旺化火而刑金（因肝肾同源，肝阴源于肾阴）。另外，肾水还能抑制心火，使心肝之火不旺；亦能滋肺阴，使肺阴不亏，解除因木火刑金而致肺阴亏耗之病理状态。

基本原理在于：① 肾阴（北方水）为五脏阴精之本，既能滋肝阴以涵肝阳，又能制心肝亢旺之火，且能滋养肺阴以治其虚，一物三用，各得其宜。② 肝阳亢旺则化火，心（子）肝（母）合邪则木火刑金，泻心火既抑制本经亢旺之火气，又解决"子能令母实"的问题。故"补北方（水）"为固本，"泻南方（火）"为治标，标本同治而奏效。

【意义与发挥】

1. 本难意义

本难按五行生克的关系，探讨了五脏虚实的治疗规律，并针对木火刑金之肝实肺虚

证，提出了“泻南方（火），补北方（水）”的治疗原则。

2. 与《内经》的关系

《素问·六微旨大论》云：“亢则害，承乃制。”阴阳或五行，其中的一方偏胜或不足，则会破坏事物的相对稳定，从而出现“亢则害”的失常状态。纠正失常状态而达到新的动态平衡和稳定的调节机制须“承乃制”。

当人体五脏之间太过或不足时，就会使人体生理的整体平衡被打乱而出现疾病状态。采用“虚则补之，实则泻之”的方法，并利用五行生克规律，可间接通过对其他经或脏进行补泻以调理整体平衡。本难以肝实肺虚证为例，确立泻心火补肾水的治疗方法，实为对“木火刑金”之“害”最为有效的“承制”。故与王太仆“壮水之主，以制阳光；益火之源，以消阴翳”的论述，在治疗法则上有异曲同工之妙。

3. 临证运用

《古今名医汇粹》记载：“丹溪先生曰：诸痿起于肺热，只此一句，便见治法大意。盖肺金体燥而居上，主气，畏火者也……火性炎上，若嗜欲无节，则水失所养，火寡于畏而侮所胜，肺得火邪而热矣。木性刚急，肺受热则金失所养，木寡于畏而侮所胜，脾得木邪而伤矣，肺热则不能管摄一身，脾伤则四肢不能为用，而诸痿之病作。经曰：东方实，西方虚，泻南方，补北方。夫泻南方则肺金清而东方不实，何脾伤之有？补北方则心火降而四方不虚，何肺热之有?”

《素问·痿论》言，痿因“肺热叶焦”，丹溪从五脏的生克关系论述了东方实西方虚致肺热的机制，因而丹溪治痿倡“泻南方，补北方”，创立了补肾清热的虎潜丸，对临床颇有指导意义。

4. 难点

注意本难与六十九难的不同，六十九难“虚者补其母，实者泻其子”，系根据治疗机制上五行之间有“母能令子实，子能令母虚”而言，为五行之间的一般关系，如肺气虚者，亦当补其母（培土生金）。

本难所言“母能令子虚”系指心、肝、肾之间的特殊病理关系——滋肾阴可以益肝阴以涵肝阳，补肾水（肝木之母）能制心火（肝木之子）而言，“子能令母实”亦是指滋肾阴可益肺阴（治疗上），心火能助肝阳之亢实（病理上）的特殊情况而言。要之，六十九难言其常（生理），本难言其变（特殊情况，病理），二者并不矛盾。

根据本难的思想，我们还应该学会灵活运用，即通过五行五脏的滋生、制约关系，来协调五脏间的相互关系，达到平调五脏的目的，因此，本难的治疗思想和方法，对其他五脏相互影响而形成的虚实证治疗，亦有重要指导意义。

复习思考题 》》》

1. 何谓泻南补北法？适用于什么病证？其治疗机制如何？
2. 结合《内经》，谈谈你对泻南补北法的理解。

七十六难

【提要】

本难论述了“从卫取气，从荣置气”的营卫补泻手法和补泻先后的原则。

【原文】

七十六难曰：何谓补泻？当补之时，何所取气？当泻之时，何所置气？

然，当补之时，从卫取气[1]；当泻之时，从荣置气[2]。其阳气[3]不足，阴气[3]有余，当先补其阳，而后泻其阴；阴气不足，阳气有余，当先补其阴，而后泻其阳。荣卫通行，此其要也。

【注释】

［1］当补之时，从卫取气：卫，卫分，指表浅部位；取，取得，收取；气，泛指经气。针刺时初始浅刺卫分，得气后再推向深处，以收取流散的经气，是为补法。

［2］当泻之时，从荣置气：荣，营分，指深层部位；置，弃置，放散。针刺时初始即深刺，得气后立即提捻引向浅部，以放散积滞之气，是为泻法。

［3］阳气、阴气：此处指阳经之气和阴经之气。

【经文分析】

本难论“从卫取气，从荣置气”的营卫补泻手法和补泻先后的基本原则。

1. 荣卫补泻手法

补法：从卫取气。初针时浅刺（卧针）卫分（表浅），得气，推纳于深部，以收取流散于表浅之经气。

泻法：从荣置气。初针即直刺深层荣分，得气即引持至表浅卫分，以放散滞积于深部（经脉中）之经气（邪气）。

荣卫补泻法实际就是施针的浅深、先后，以收纳和宣散经气的针刺手法。

2. 针刺补泻先后原则

阳（经）（表）气不足，阴（经）（里）气有余：当先补其阳（经），后泻其阴（经）。

阴（经）（里）气不足，阳（经）（表）气有余：当先补其阴（经），后泻其阳（经）。

【意义与发挥】

1. 本难意义

本难讨论了营卫补泻手法和阴阳经（表里）之气有余或不足时，应先补后泻的治疗原则。

2. 与《内经》的关系

《灵枢·终始》："阴盛而阳虚，先补其阳，后泻其阴而和之。阴虚而阳盛，先补其阴，后泻其阳而和之。"与本难阴阳虚实补泻的原则基本一致。

疾病的产生是由于阴阳偏盛偏衰引起，调整阴阳的相对平衡，补虚泻实是针灸治病的重要法则。至于补泻的先后，应当根据具体情况，分清标本主次，先扶正后祛邪、先祛邪后扶正，或扶正与祛邪同时进行，应灵活掌握和运用，不可执一而论。

3. 营卫补泻手法对后世的影响

在针刺得气基础上，将针推进下插，引导卫气纳入深层，为补法；将针从深层动而上提，引导营阴之邪气向外发散，是泻法。"从卫取气，从荣置气"的补泻手法在针刺补泻中应用相当普遍，为后世确立的提插补泻、烧山火、透天凉、阳中隐阴、阴中隐阳、苍龟探穴等补泻手法的发展和应用提供了理论基础。

复习思考题》》》

1. 说明“从卫取气，从荣置气”的补泻手法和意义。
2. 如何理解虚实补泻先后原则？

七十七难

【提要】

本难提出“上工治未病”的预防医学思想及治病应掌握疾病的传变规律。

【原文】

七十七难曰：经言上工治未病[1]，中工治已病[2]，何谓也？

然，所谓治未病者，见肝之病，则知肝当传之与脾，故先实其脾气，无令得受肝之邪，故曰治未病焉。中工者，见肝之病，不晓相传，但[3]一心治肝，故曰治已病也。

【注释】

［1］上工治未病：上工，指医术高明的医生。治未病，指在疾病还没发生或尚未恶化时即积极采取措施预防其发生或恶化。

［2］中工治已病：中工，指医术一般的医生。治已病，指等到疾病发生，或已传变时，才采取治疗措施。

［3］但：只，只是。

【经文分析】

1. “治未病”的涵义

治未病是采取预防，或先手治疗的措施，防止疾病发生或发展（即阻断疾病传变加重）。这种治疗方法是在阴阳标本的前提下，所采取的积极主动的治疗方法。

2. “治未病”的意义

“上工治未病，中工治已病”说明治未病是一种高明的医疗技术。《十三难》说：“上工者十全九，中工者十全八，下工者十全六”，即言治未病能提高治疗效果。

3. 本难所言“治未病”的方法

“见肝之病，则知肝当传之与脾，故先实其脾气，无令得受肝之邪”，是运用整体联系，发展变化的观点，掌握疾病的发展规律，把握疾病变化趋势，“先安其未受邪之地”，防止疾病发展、蔓延。

【意义与发挥】

1. 本难意义

已病防变是本难从治疗的角度提出“治未病”的治疗原则，是对《内经》从预防角度提出的“治未病”理论的发展和补充。这一理论成了后世中医治疗学说的重要思想和指导原则，如张仲景即明确提出：“见肝之病，知肝传脾，当先实脾。”的观点，无疑是直接继承了本难的思想。此外，如温病学说重救阴，伤寒学说重救阳等，也都是治未病思想的具体贯彻。

2. 与《内经》的关系

《素问·四气调神大论》提出“不治已病治未病”的“未病先防”思想，而本难提出的是“已病防变”的治未病思想，两者不同，构成了中医养生学和预防医学的基本原则。

“治未病”一词最早见于《内经》，除《素问·四气调神大论》外，《素问·刺热》和《灵枢·逆顺》篇也提及“治未病”。《素问·刺热》言：“病虽未发，见赤色者刺之，名曰治未病。”此处所谓“未发”，实际上是已经有病变先兆存在，即疾病处于症状轻微，病邪轻浅的阶段，类似于唐代孙思邈所说的“欲病”，在这种情况下，及时发现，早期诊断治疗无疑起着决定性作用。

《灵枢·逆顺》篇谓：“上工刺其未生者也；其次，刺其未盛者也……上工治未病，不治已病，此之谓也。”强调了在疾病发作之先，要把握时机，予以先手治疗，从而达到“治未病”的目的。

总结《内经》、《难经》，治未病包含三种含义：一是防病于未然，强调摄生，预防疾病的发生；二是既病之后防其传变，强调早期诊断和早期治疗，及时控制疾病的发展演变（包括治微病）；三是后世医家归纳提出愈后防止疾病复发及治愈后遗症的观点（实际也在《内经》、《难经》未病思想指导下提出）。

3. 临证运用

“治肝补脾”的方法临床有广泛运用。在中医防治疾病、养生保健的很多领域都运用了这一谋略，它也是至今为止我国卫生事业所遵循的“预防为主”战略思想的基础。它包括未病先防、已病防变（防微杜渐）和愈后防复等多个方面的内容，这就要求我们不但要治病，而且要防病，不但要防病，而且要注意阻挡病变发生的趋势、并在病变未产生之前就想好能够采用的救急方法，这样才能掌握治疗疾病的主动权，达到“治病十全”的“上工之术”。

复习思考题》》》

1. 本难提出“治未病”原则的涵义是什么？如何理解和运用这一原则？
2. 结合《内经》，谈谈你对中医“治未病”思想的理解和运用。

七十八难

【提要】

本难论呼吸针刺补泻手法及双手配合候气补泻的针刺方法。

【原文】

七十八难曰：针有补泻，何谓也？

然，补泻之法，非必呼吸出内针[1]也。知为针者，信其左[2]；不知为针者，信其右[2]。当刺之时，先以左手厌[3]按所针荥俞[4]之处，弹而努之[5]，爪而下之[6]，其气之来，如动脉之状，顺针而刺之，得气，因推而内之，是谓补；动而伸之[7]，是谓泻。不得气，乃与男外女内[8]；不得气，是为十死不治也。

【注释】

［1］呼吸出内针：呼气或吸气时出针或纳针，为针刺补泻方法之一，患者呼气时进针，吸气时出针，为补法，反之为泻法。

［2］信其左，信其右：信，相信，依靠、使用；左右，指医者施术的左手或右手。针刺时一般是右手持针，左手压按弹抓针刺部位。

［3］厌：同“压”。

［4］荥俞：代表一般腧穴，非特指荥穴、输穴。

［5］弹而努之：医者用指轻轻弹击针刺部位，使该处气血努起（促进其流动）。

［6］爪而下之：医者先用指甲切按针刺部位，然后进针。可以促进经气聚集于局部。

［7］动而伸之：左手轻轻弹动针孔周围；伸，引出。得气后捻动针柄，引导经气外出。

[8] 男外女内：外，持针稍向外；内，纳针稍向内。

【经文分析】

本难论针刺补泻手法：

1. 针刺补泻手法

针刺补泻效果主要通过手法来达到，补泻手法有多种，除了呼吸补泻外，还有：

补法：进针前先以左手压按所针穴位之处，轻弹之以激动经气，以指甲切按之以敛聚经气，然后趁经气之动而进针，得气后推针于深部以引纳经气入内。

泻法：将出针时，以左手轻轻弹动所针穴位周围，捻动并引针外出。

2. 不得气，乃与男外女内

不得气：上述手法仍未能达到“得气”的效果。

男外：把针稍向上提。男子属阳，阳主外，气行较浅。

女内：把针稍向深刺。女子属阴，阴主内，气行较深。

再三导引仍不得气：经气已绝——十死不治。

【意义与发挥】

1. 本难意义

本难阐述了除“迎随补泻”和“呼吸补泻”外，左右手配合的一种针刺补泻手法，特别强调针刺前左手手法的重要性。

2. 押手的意义

运用按压、弹努、爪切、动伸等加强得气效应的手法，《内经》、《难经》甚为强调，后世临床亦经常运用。本难所言左右手配合，与《灵枢·九针十二原》“右手推之，左持而御之”具有类似意义。

古人所指的“左右”并非拘泥于习惯哪只手，而是指针刺操作的“刺手”和直接作用于人体的“押手”。押手是针刺得气的辅助手法，对提高针刺疗效有十分重要的意义。

在针刺前，运用押手辅助，可暴露揣按穴位、缓解紧张情绪、减轻疼痛、激发经气、分散卫气、协助进针、准确把握进针方向。

在行针过程中，押手可催气或加强针感、控制针感方向使气至病所；出针时可扪按针孔完成补泻或防止不必要的出血、解除滞针，同时可固定针处薄弱皮肤减轻疼痛和皮下瘀血，消除不良针感，帮助患者肢体活动。

《素问·调经论》在论针刺方法时，多次提到押手，如“视其虚络，按而致之”、“按摩勿释，着针勿斥，移气于不足”、“按摩勿释，出针视之，曰我将深之，适人必革”等，这样就可以达到“精气自伏，邪气散乱，无所休息，气泄腠理，真气乃相得”的针刺治疗目的。

通过刺手和押手的配合，还可以加强医生和患者的沟通、交流，充分调动和发挥医、患双方的神气，以取得最佳的治疗效果，这也是《灵枢·本神》：“凡刺之法，先必本于神”的具体体现。关于《难经》针刺手法运用的内容，可与七十、七十一、七十二、七十九及八十诸难合参。

3. 不得气与不治

得气一词出自《素问·离合真邪论》，针刺“以得气为故”。《灵枢·刺节真邪》也说“用针之类在于调气”。得气又称针感，是在针刺穴位后，经过手法操作或较长时间的留针，使病人出现酸、麻、胀、重等感觉，行针者则会感觉到针下有沉紧、重滞感。

得气是针刺疗效与预后的标准，使用手法需以得气为基础。针刺得气说明针后效果良好，若不得气，就未必能发挥疗效，或者说明预后差。如《灵枢·九针十二原》说：“刺之要，气至而有效”，“气至而有效，效之信，若风吹云，明乎若见苍天。”

本难云针刺时再三引导仍不得气，说明经气已绝，病人为不治。因为针刺作为一种外治法，通过对穴位的刺激，可双向良性地调节经络气血、脏腑功能。当五脏衰竭、气血亏耗、经气已绝时，机体是不可能对针刺的刺激产生感应的，则无从达到治疗效果（神不使）。《灵枢·本神》也说“五者已伤，针不可治也”，即当五脏的精气和神气俱已耗伤时，针刺将不能发挥治疗作用。

当然，临床上具体问题应具体分析，有些体质虚弱、年老体衰的病人，机体反应性差，不易得气，在针刺时要加强“行针催气”和“留针候气”，促进得气，或可以选用灸法加以辅助，往往就能取得效果。

复习思考题》》》

1. 针刺时如何左右手互相配合取得补泻效果?
2. 怎样理解“不得气”是为“不治”?

七十九难

【提要】

本难论母子迎随补泻法，并以“虚实得失”说明其针感特点。

【原文】

七十九难曰：经言迎而夺之[1]，安得无虚？随而济之[2]，安得无实？虚之与实，若得若失[3]；实之与虚，若有若无[4]。何谓也？

然，迎而夺之者，泻其子也；随而济之者，补其母也。假令心病，泻手心主俞，是谓迎而夺之者也；补手心主井，是谓随而济之者也。所谓实之与虚者，牢濡之意[5]也。气来实牢者为得，濡虚者为失，故曰若得若失也。

【注释】

［1］迎而夺之：迎，逆，即逆经脉之气。夺，夺走、强取，即泻经气之实。

［2］随而济之：随，顺，即顺经脉之气。济，援助、增益，即补经气之虚。

［3］虚之与实，若得若失：得，得到（气），为实；失，失去（气），为虚。虚证用补法来补其不足，为若有所得；实证用泻法来泻其有余，为若有所失。

［4］若有若无：气来为“有”，为实；气去为“无”，为虚。“虚之与实，若得若失”与“实之与虚，若有若无”为强调语气之同义复句。

［5］牢濡之意：牢，紧实；濡，虚软。针刺得气时，气来凝聚，针下有紧实之感，为“牢”；经气散去时，针下有虚软之感，为“濡”。

【经文分析】

本难论母子迎随补泻法及“虚实得失”的针感特征：

1. 母子迎随补泻法

迎而夺之：泻其子（穴）。治经气实（虚其实）。

随而济之：补其母（穴）。治经气虚（实其虚）。

例如：心病，实证：泻手心主（手厥阴经）之输穴（大陵，属土）。

虚证：补手心主（手厥阴经）之井穴（中冲，属木）。

2. 经气得失虚实的针感特征

针刺时得气与否，补泻时经气的聚散（得失虚实），都有其针感特征，本难指出：

气来牢实者为得：通过针刺诱导，经气聚集于针下，故持针者感到针下有牢实感，这就是得、有，可令经气实，收到补的效果。

气来濡虚者为失：得气后用泻的手法，使经气从针下散去，持针者感到针感由牢实变为虚软，这就是失、无，可令经气虚，收到泻的效果。

掌握上述特征，就可以正确实施补泻手法，获得预期效果。

【意义与发挥】

1. 本难意义

本难所言迎随补泻方法，与七十二难逆顺经气运行方向进针的迎随补泻不一样，本难为母子补泻法。即本经虚证，则虚者补其母，可在五输穴中取其母穴；本经实证，则实者泻其子，可在五输穴中取其子穴治疗。本难还描述了补虚泻实的针刺感应，对临床应用有指导意义。

2. 心病针刺手厥阴经而不刺手少阴的原因

本难承袭《内经》思想，认为心包代心受邪，因此，心经有病可刺心包经。如《灵枢·邪客》说：“诸邪之在心者，皆在于心之包络”，“手少阴独无腧者”。现代针刺亦常以手厥阴经治心经病变。

复习思考题》》》

1. 说明针刺取穴上的迎随补泻方法。
2. 针刺补泻时经气的得失虚实有何针感特征？

八 十 难

【提要】

本难论针刺时必须候气以进出针。

【原文】

八十难曰：经言有见如入，有见如出[1]者，何谓也？

然，所谓有见如入、有见如出者，谓左手见气来至，乃内针，针入见气尽，乃出针。是谓有见如入，有见如出也。

【注释】

［1］有见如入，有见如出：见，此处指经气来去时的感觉。如，同“而”。入，纳针。出，出针。

【经文分析】

1. 本难论针刺时必须候气以进出针

有见如入，左手见气来乃纳针：先用左手压穴，待指下感到经气到来时将针刺入，与七十八难“其气之来如动脉之状”意思相同。即左手掐切穴位，指下有动脉搏动的感觉谓气来到，此时顺势将针刺入。

2. 针刺的出针时机必须根据得气感来决定

有见如出，针入见气尽乃出针：气尽谓邪气消除的意思。进针得气后，运用各种手法，达到祛除邪气的目的，然后出针。如七十九难言“濡虚者为失”，得气后用泻的手法，使经气从针下散去，持针者感到针感由牢实变为虚软，此时出针。

【意义与发挥】

1. 本难意义

本难讨论了候气和进针、出针的关系，目的是更好地调动经气，达到或补或泻的针刺治疗效果，本难强调了候气入、出针的重要性。

2. 临证应用

针刺的基本步骤包括进针、行针、出针，每个环节的正常操作是保证针感，并取得疗效的关键。《难经》非常重视通过左右手的配合完成针刺的整个过程。七十一难、七十八难及本难都强调了进针时押手辅助候气的作用，本难还强调了出针的时机要根据气感的变化来决定。这种以候气为主的进针、出针方法，一直为后世所重视，对现代针灸临床也有重要指导意义，对当今出现“扎针如插秧，拔针如拔草”的针刺状态，无疑是最好的更正和指导。

复习思考题》》》

1. 针刺时如何根据经气的来去以确定进出针的时机？
2. 结合《内》、《难》经，谈谈你对候气进出针方法的理解。

八十一难

【提要】

本难告诫医者“无实实，无虚虚”，不要造成“损不足而益有余”的治疗错误。

【原文】

八十一难曰：经言无实实虚虚[1]，损不足而益有余，是寸口脉耶？将病自有虚实[2]耶？其损益[1]奈何？

然，是病，非谓寸口脉也，谓病自有虚实也。假令肝实而肺虚。肝者木也，肺者金也，金木当更相平，当知金平木。假令肺实而肝虚微少气，用针不补其肝，而反重实其肺，故曰实实虚虚，损不足而益有余。此者中工之所害也。

【注释】

［1］无实实虚虚：无，同毋。不要对实证再用补法，不要对虚证再用泻法。

［2］虚实：不是寸口脉的虚实，而是病证的虚实。(寸口脉的虚实只是病情的反映)

［3］损益：即补泻。

【经文分析】

1. 本难提出“无实实，无虚虚”的针刺治疗禁戒

实证用补法，虚证用泻法，就是实实虚虚，结果将损不足，益有余，令虚者更虚，实者更实，为治疗上的失误。为中工之所害，是平庸医生之所为。

例：肺金能克肝木，对于肝实肺虚证，当知金能平木，即使补肺亦不能太过，以免肺金过实克肝木；对于肺实肝虚证，若不补其肝，反实其肺，则犯实实虚虚之误。

2. 治病应遵循“无实实虚虚，损不足益有余”之戒

针刺必须辨清病情（脏腑之虚实、生克关系），恰当运用补泻方法。

【意义与发挥】

1. 本难意义

本难列举了肝实肺虚和肺实肝虚的治疗，告诫医者，应遵循“无实实虚虚，损不足益有余”之戒。

2. 补泻毋误

“实实虚虚，损不足益有余”为中工之害，《灵枢·邪气脏腑病形》篇特别指出“补泻反则病益笃”，这是对临床上违规治疗后出现不良后果的禁戒之言。清代名医郑钦安曾言：“病之当服，附子、大黄、砒霜是至宝；病之不当服，参芪、鹿茸、枸杞皆是砒霜”。临床治疗，当审证求机、辨清虚实，当补则补，当泻则泻。“无实实，无虚虚”是《难经》提出的临床戒律，适合于针灸、中药等各种治疗方法，对临床有重要指导意义。

复习思考题》》》

治病如何避免犯“实实虚虚”之诫？

学习参考书目

[1]《难经校释》，人民卫生出版社，1979 年 11 月，第 1 版.

[2] 明·王惟一，《难经集注》，人民卫生出版社，1956 年 8 月，第 1 版.

[3] 元·滑寿，《难经本义》，人民卫生出版社，1995 年 10 月，第 1 版.

[4] 清·徐大椿，《难经经释》，中国书店，1985 年 12 月，第 1 版.

[5] 清·叶霖，《难经正义》，上海科学技术出版社，1987 年 12 月，第 1 版.

[6] 凌耀星，《难经校注》，人民卫生出版社，1991 年 2 月，第 1 版.

[7] 郭霭春，《八十一难经集解》，天津科学技术出版社，1984 年 9 月，第 1 版.

[8] 宋·李駉，《黄帝八十一难经纂图句解》，人民卫生出版社，1997 年 5 月，第 1 版.

[9] 清·黄元御，《黄元御医书十一种》，人民卫生出版社，1990 年 8 月，第 1 版.

全国普通高等专科教育药学类规划教材

药用植物学

第三版

主编◎李　钦

中国医药科技出版社

内容提要

本书是全国普通高等专科教育药学类规划教材之一，除绪论外分为三篇十四章和附录，第一篇为药用植物的形态和解剖，第二篇为药用植物的分类，第三篇为药用植物生物技术及其应用，附录主要为被子植物门分科检索表。本书介绍了药用植物学的基础理论、基本知识和鉴定药用植物的基本方法，还着重介绍了药用种子植物，其中裸子植物5个科，被子植物55个科，全书插图246幅。收载药用植物以《中国药典》2010年版为主，并在上版基础上增加了药典收载品种，删除了部分药典未收载品种，增加了中药材GAP知识，充实了药用植物组织和细胞培养和基因工程的最新知识和技术。本书可供全国高等医药院校药学专业的高职高专师生使用，也可供相关专业的人员参考。

图书在版编目（CIP）数据

药用植物学/李钦主编．—3版．—北京：中国医药科技出版社，2012.7
全国普通高等专科教育药学类规划教材
ISBN 978-7-5067-5444-6

Ⅰ.①药…　Ⅱ.①李…　Ⅲ.①药用植物学-高等学校-教材　Ⅳ.①Q949.95

中国版本图书馆CIP数据核字（2012）第059280号

美术编辑　陈君杞
版式设计　郭小平

出版　中国医药科技出版社
地址　北京市海淀区文慧园北路甲22号
邮编　100082
电话　发行：010-62227427　邮购：010-62236938
网址　www.cmstp.com
规格　787×1092mm 1/16
印张　14¾
字数　308千字
初版　1996年12月第1版
版次　2012年7月第3版
印次　2021年6月第7次印刷
印刷　北京市密东印刷有限公司
经销　全国各地新华书店
书号　ISBN 978-7-5067-5444-6
定价　29.00元

全国普通高等专科教育药学类规划教材建设委员会

本书编委会

主　编　李　钦

副主编　袁王俊　孙立彦　李　明

编　者（以姓氏笔画为序）

孙立彦（泰山医学院）

李　明（广东药学院）

李　钦（河南大学）

吴立人（长春医学高等专科学校）

张翠利（黄河科技学院）

袁王俊（河南大学）

编写说明

PREPARATION OF NOTES

《全国普通高等专科教育药学类规划教材》是由原国家医药管理局科技教育司根据国家教委（1991）25号文的要求组织、规划的建国以来第一套普通高等专科教育药学类规划教材。本套教材是国家教委“八五”教材建设的一个组成部分。从当时高等药学专科教育的现实情况考虑，统筹规划、全面组织教材建设活动，为优化教材编审队伍、确保教材质量起到了至关重要的作用。也正因为此，这套规划教材受到了药学专科教育的大多数院校的推崇及广大师生的喜爱，多次再版印刷，其使用情况也一直作为全国高等药学专科教育教学质量评估的基本依据之一。

随着近几年来我国高等教育的重大改革，药学领域的不断进步，尤其是2010版《中华人民共和国药典》和新的《药品生产质量管理规范》（GMP）的相继颁布与实施，这套教材已不能满足现在的教学要求，亟需修订。但由于许多高等药学专科学校已经合并到其他院校，原教材建设委员会已不能履行修订计划，因此，成立了新的普通高等专科教育药学类教材建设委员会，组织本套教材修订工作。在修订过程中，充分考虑高等专科教育全日制教育、函授教育、成人教育、自学考试等多种办学形式的需要，在维护学科系统完整性的前提下，增加学习目标、知识链接、案例导入等模块，利于目前教育形势下教材应反映知识的系统性及教材内容与职业标准深度对接的要求。使本套教材在继承和发展原有学科体系优势的同时，又增加了自身的实用性和通用性，更符合目前教育改革的形式。

教材建设是一项长期而严谨的系统工程，它还需要接受教学实践的检验。本套教材修订出版以后，欢迎使用教材的广大院校师生提出宝贵的意见，以便日后进一步修订完善。

全国普通高等专科教育
药学类规划教材建设委员会
2012年5月

前 言

PREFACE

本书是根据“全国普通高等专科教育药学类规划教材（第3版）会议”精神，在教材编审委员会指导下编写的，主要读者对象为全国高等医药院校药学专业的专科师生，也可作为有关专业成人教育或自学教材。

《药用植物学（第3版）》根据药学专业培养目标的要求，力求体现教材应具备科学性、实用性和启发性，根据前述会议精神，对上版教材进行了删改和补充，增补了近年来国内外药用植物学研究新成果，充实和介绍了药用植物学的组织培养、生物技术等内容，增加了中药材GAP种植，增加了《中国药典》2010年版一部收载的部分药用植物，删除了部分《中国药典》2010年版一部未收载的药用植物，附录部分增加了药用植物腊叶标本的采集与制作。书中的术语和概念主要参考中国科学院植物研究所有关专著和《中国药典》2010年版一部。本书除绪论外共分三篇。第一篇为药用植物的形态和解剖，第二篇为药用植物分类，第三篇为药用植物生物技术及其应用。全书主要介绍了基础理论、基本知识及鉴定药用植物的基本方法。附录为药用植物腊叶标本的采集与制作、被子植物门分科检索表。着重介绍药用种子植物，其中裸子植物5个科，被子植物55个科，插图246幅。各校可根据实际情况安排教学。

本书初稿的编写分工是：绪论、第一篇第一章、第二章、第三章第一节、第二节由河南大学李钦编写；第三章第三节到第六节由黄河科技学院张翠利编写；第二篇第四章到第十章、第十一章第一节至第二节豆科由河南大学袁王俊编写；第十一章第二节芸香科至萝藦科由广东药学院李明编写；第十一章第二节旋花科至玄参科由长春医学高等专科学校吴立人编写；第十一章第二节爵床科至兰科、第三篇第十二章、第十三章、第十四章由泰山医学院孙立彦编写。全书由主编统稿。

在本书编写过程中，得到了各编者所在院校的大力支持，河南大学许文渊教授为本书的编写给予了精心的指导，在此一并致谢。

限于编者水平有限，加之编写时间仓促，疏漏、不妥之处在所难免，敬请兄弟院校师生和广大读者提出宝贵意见，以便修订完善。

编　者

2011年12月

目录

CONTENTS

第二篇◎药用植物的分类

绪　论

学习目标

1. 掌握药用植物学的基本概念。
2. 熟悉药用植物学的主要任务。
3. 了解药用植物学的发展简史。

一、药用植物学的概念和任务

自然界中的部分植物，含有能够防病治病的物质，具有一定的生理活性，这部分植物称为药用植物。药用植物学（pharmaceutical botany）是用植物学的知识和方法来研究药用植物的一门科学。

中医中药为中华民族的繁衍生息作出了无可替代的贡献。中药种类众多，据最近一次历时5年（1983年开始）的全国中药资源普查结果，我国有药用植物、动物和矿物共计12 807种，其中药用植物11 146种，约占总数的87%。也就是说，中药及天然药物的绝大部分来源于植物。所以药用植物学和中药的品种、品质评价及临床效用，甚至于中药的资源开发研究密切相关。

药用植物学讲述有关植物形态、解剖、分类、化学成分的种类及其与植物亲缘关系的相关性，药用植物与自然环境的关系，以及有关中药资源学的基本理论知识和技能。其主要任务是：

（一）研究中药的原植物种类，确保中药来源的准确性

我国幅员辽阔，自然条件复杂，植物种类繁多，加之各地用药历史、用药习惯不同，植物和药材名称不统一，造成同名异物、同物异名现象十分严重。如中药贯众，在全国称贯众的植物至少有9科，17属，50种蕨类植物。柴胡属多种植物，可作中药柴胡用，但大叶柴胡 *Bupleurum longiradiatum* Turcz. 含有毒性成分，不可代替柴胡入药。防己来源于防己科植物，含生物碱，不含马兜铃酸。市场上出现多种马兜铃科植物的根或茎与防己混用。如异叶马兜铃 *Aristolochia hetreophylua* Hemsl 的干燥根，大叶马兜铃 *A. kaempferi* Will 的干燥茎。大多马兜铃科植物药材均含有马兜铃酸，由于其对肾脏的毒副作用，已引起国内外有关部门的高度重视，国家食品药品监督管理局下发通知，取消广防己、青木香药用标准；暂停受理含马兜铃、寻骨风、天仙藤和朱砂莲中药材的成药注册与新药的申报。即使是常用中药材，也存在误采、误用、误种情况，如天麻常见的伪品有：紫茉莉科植物紫茉莉 *Mirabilis jalapa* L. 的干燥根、菊科植物大丽菊 *Dahlia pinnata* Cav. 的干燥块根、茄科植物马铃薯 *Solanum tuberosum* L. 的干燥块茎。此外，同一种植物，在不同地区的名称也可能不同，造成同物异名现象，如益母草 *Leonurus heterophyllus* Sweet 四川称月母草，东北称益母蒿，青海称坤草，陕西称旋母草，湖南称野油麻。运用植物解剖学和分类学的知识准确鉴定药材的原植物来源，分清真伪，对临床用药的安全有效，具有重要意义。

（二）调查研究、合理利用药用植物资源

建国以来，我国开展了三次大规模的中药资源普查，基本摸清了我国中药资源情况，也发掘了一些过去本草著作没有记载的药用植物，如红豆杉、长春花、喜树等。

我国古代大量的本草著作是研究和发掘新药的巨大宝库，如从本草记载治疗疟疾的青蒿（黄花蒿 *Artemisia annua* L.）中已分离得到高效抗疟成分青蒿素（arteannuin）；从民族药发掘出治疗中风瘫痪有良效的灯盏细辛［短葶飞蓬 *Erigeron breviscapus*（Vant.）Hand. -Mazz.］等。

通过资源普查，20 世纪 50 年代我国医药工作者在云南、广西、海南找到了降压药萝芙木 *Rauwolfia verticillata*（Lour.）Baill. 及其多种同属植物，取代了进口的印度产蛇根木 *R. serpentina* Benth.，生产降压灵。近年来，在广西、云南找到了可供生产血竭的剑叶龙血树 *Dracaena cochinchinensis*（Lour.）S. C. Chen，填补了国内生产血竭的空白。

（三）利用植物生物技术，生产活性成分高的物种、转基因物种和濒危物种

利用植物细胞全能性的特点，可将植物体的一部分组织或细胞，在试管内繁殖试管苗和保存种质，利用细胞工程使植物体培养物产生高含量的次生代谢产物。如利用长春花 *Catharanthus roseus*（Linn.）G. Don 培养细胞生产蛇根碱，利用人参 *Panax ginseng* C. A. Meyer 培养细胞生产人参皂苷。利用 DNA 重组技术可从生物体内分离出特定的基因，将这些基因导入药用植物体内，可产生优良性状的转基因植物。

（四）为中药材规范化种植服务

实现中药现代化是历史赋予我们的任务。中药标准化是中药现代化、国际化的基础和保证，而中药材的标准化是中药研究、开发和临床应用的源头。为保证中药材或天然药物的标准化，我国正在积极探索中药材生产质量管理规范（good agricultural practice，GAP），以保障中药材质量，为中药材质量标准的制定奠定基础。要做到这些，就要掌握丰富的药用植物引种栽培等知识，熟悉中药材产地生态环境、种质和繁殖材料、栽培、采收和产地加工等相关知识和技能，为中药材生产的标准化打下一定的专业基础。

二、我国古代重要本草著作简介

我国古代记载药物知识的著作称为“本草”，本草在甲骨文中分别代表植物的地下部分和地上部分，即指植物。本草著作是我国劳动人民利用药物防治疾病的经验总结，是世界传统医学的宝贵遗产。现将我国历代主要本草著作列于表绪 - 1。

三、我国近代药用植物学发展简史

我国介绍西方近代植物科学的第一部书籍，是 1857 年在上海出版的李善兰先生和英国人 A. Williamson 合作编译的《植物学》，全书共八卷，插图 200 余幅。李善兰创立了许多现代植物学名词和名称。20 世纪 40 年代，有胡先骕、钱崇澍、张景钺、严楚江等植物学家，用近代植物学的理论和方法，发表了一些植物分类和植物形态解剖论著。1934 年，《中国植物学杂志》创刊，1948 年李承祜教授出版了我国第一部《药用植物学》大学教科书。新中国成立后，党和国家非常重视对中医药的研究和人才培养，在全国各地先后设立了多个中医学院中药学院（系）和药用植物的研究机构，培养了大批药用植物的研究人才，开展药用植物和中药鉴定的研究工作，为我国中药和天然药物的研究，作出了许多重要的贡献。主要体现在：开展了三次（1959～1962年，1970～1972年，1983～1986年）全国中药资源的大规模普查及品种整理工作。基本摸清了我国20世纪80年代天然药物的种类、分布和民间应用情况，发现了许多新药源；编写了《中国植物志》、《中国药用植物志》、《中华人民共和国药典》、《中国高等植物图鉴》、《中药志》、《中国药用植物图鉴》、《中药大辞典》、《全国中草药汇编》、《原色中国本草图鉴》、《中国中药资源》、《常用中药材品种整理和质量研究》、《中华本草》、《中国常用中药材》、《中国药材地图集》等；此外，还出版了不少药用植物类群、资源学专著和地方性药用植物志，如《中国药用真菌》、《中国药用地衣》、《中国药用孢子植物》、《中药资源学》、《浙江药用植物志》、《东北药用植物》、《新疆药用植物志》、《中国民族药志》等；创刊了大量药用植物和中药研究的期刊，如《中国中药杂志》、《中草药》、《中药材》等。

表绪-1　我国历代主要本草列表简介

书名	作者	年代	说明
神农本草经	不详	东汉末年（公元1～2世纪）	全书三卷，收载动、植、矿三类药物365种，其中植物药237种。每药项下载有性味、功能与主治，另有序例简要记述用药基本理论，如有毒无毒、四气五味、配伍法度、服药方法及丸、散、膏、酒等剂型。是现知我国最早的药物学专著，可以说是汉以前我国医药知识的总结
本草经集注	陶弘景（452～536年）	南北朝梁代（502～549年）	将《神农本草经》和《名医别录》合并加注而成，载药730种。对原有的性味、功能与主治有所补充，并增加了产地、采集时间和加工方法等
新修本草（唐本草）	李勣、苏敬等22人	唐显庆四年（659年）	以政府名义编修、颁布，可算是我国也是世界上最早的一部药典，载药844种，并附有药图，开创了我国本草著作图文对照的先例。新增了不少来自印度、波斯、南洋的药物。对我国药物学的发展影响很大，不久便流传至国外，更对世界医药的发展作出了重要贡献
本草拾遗	陈藏器	唐开元27年（739年）	新增药物692种，收载了不少前人著作尤其是《新修本草》中遗漏的药物
证类本草（经史证类备急本草）	唐慎微	宋代（1082年）	将《嘉佑补注本草》与《图经本草》合并，增药500多种，并收集了医家和民间的许多单方验方，补充了经史文献中得来的大量药物资料，使得此书内容更加充实，体例也较完备。曾由政府派人修订三次，加上了“大观”、“政和”、“绍兴”的年号，作为官方刊行
本草纲目	李时珍（1518～1593）	明万历24年（1596年）	全书共52卷，200余万字，载药1892种，附方11 000多个，该书全面整理和总结了16世纪以前我国人民的药物知识。他改绘药图，订正错误，并按药物的自然属性，分为十六纲，六十类，每药之下，分释名、集解、修治、主治、发明、附方及有关药物等项，体例详明，用字严谨，是我国本草史上最伟大的著作。李时珍长期亲自上山采药，遍询土俗，足迹踏遍大江南北，对药物进行实地考查和整理研究，使该书达到了前代本草未有的水平。该书曾多次刻印并被译成多种文字，对世界医药学作出了巨大的贡献
本草纲目拾遗	赵学敏	清（1765年）	对《本草纲目》作了一些正误和补充。共收载药物921种，其中716种为《本草纲目》中未收载药物。
植物名实图考、植物名实图考长编	吴其浚	清（1848年）	共记载植物2552种，对每种植物的形色、性味、用途和产地、生长环境叙述颇详，并附有精确绘图，尤其着重植物的药用价值与同名异物的考证。为后人研究和鉴定药用植物，提供了宝贵的资料

四、学习药用植物学的方法

药用植物学是药学专业的一门基础课。它与生药学、中药学、中药资源学、天然药物化学等课程密切相关，又是一门理论性、实践性、直观性很强的课程。

学习本学科要十分重视实验操作和野外教学，无论是宏观观察还是微观观察，都要通过实验掌握一些设备的使用和实验技能，如熟练使用解剖镜、显微镜，掌握腊叶标本制作技术、显微技术等。应充分利用随处可见的药用植物，通过认真细致地观察，了解药用植物的形态构造和生活习性，正确运用植物学术语加以描述和记录，然后进行整理和概括。

通过对不同药用植物宏观或微观的系统比较，才能鉴别它们的异同，从而能更深入地分析和识别，并得出一般规律。植物学中各分类单位的归纳，就是由比较而获得的。

最后，还要运用所学知识综合分析，联系实际，训练解决实际问题的能力，这样就能学好有关专业课，并为今后工作奠定坚实基础。

目标检验

1. 学习药用植物学的目的是什么？
2. 怎样才能学好药用植物学？
3. 哪部书是我国最早的药物学专著，该著作收录药物多少种？
4. 哪部书被认为是我国第一部药典？

第一篇
药用植物的形态和解剖

第一章　植物的细胞

学习目标

1. 掌握植物细胞的概念；植物细胞的基本构造；植物细胞后含物中草酸钙晶体、淀粉粒、菊糖、碳酸钙晶体的主要特征及类型；植物细胞壁的结构、特化形式；纹孔的特点和类型。

2. 了解植物细胞形状和大小。

第一节　植物细胞的形状和大小

植物细胞（cell）是构成植物体的基本单位，也是其生命活动的基本单位。单细胞植物是由一个细胞构成的个体，其一切生命活动都是在这一细胞内完成的。高等植物的个体是由许多形态与功能不同的细胞构成的，在整体中各细胞相互依存，彼此协作，共同完成复杂的生命活动。科学家相继用根韧皮部细胞（胡萝卜等），花粉细胞（烟草、人参、小麦等），胚乳细胞（枸杞等），原生质体（半夏、曼陀罗、颠茄等）培养出再生植株。这说明植物细胞是一个具有相对独立性的单位。

植物细胞的形状随植物种类和在植物体内的存在部位与机能不同而不同，游离的或排列疏松的细胞多呈类球状体；排列紧密的细胞多呈多面体形或其他形状；执行支持作用的细胞，细胞壁常增厚，呈纺锤形、圆柱形等；执行输导作用的细胞则多呈长管状。

植物细胞的大小差异很大，一般细胞直径在 10 ~ 100μm 之间，必须借助显微镜才能看到；有的植物细胞很小，如细菌的细胞直径 1 ~ 2μm；有的植物细胞相当大，如贮藏组织细胞的直径可达 1mm，这时用肉眼就能观察到。最长的细胞是无节乳管，长达数米至数十米。

第二节　植物细胞的基本构造

各种植物细胞的形状和构造不同，同一个细胞在不同的发育阶段其构造也有变化，所以不可能在一个细胞里看到细胞的全部构造。为了便于学习和掌握细胞的构造，现将各种植物细胞的主要构造都集中在一个细胞里加以说明，这个细胞叫做典型的植物细胞或模式植物细胞。（图 1 – 1）

植物细胞可以分为三个部分：细胞壁、原生质体和后含物。（图 1 – 1）

一、细胞壁

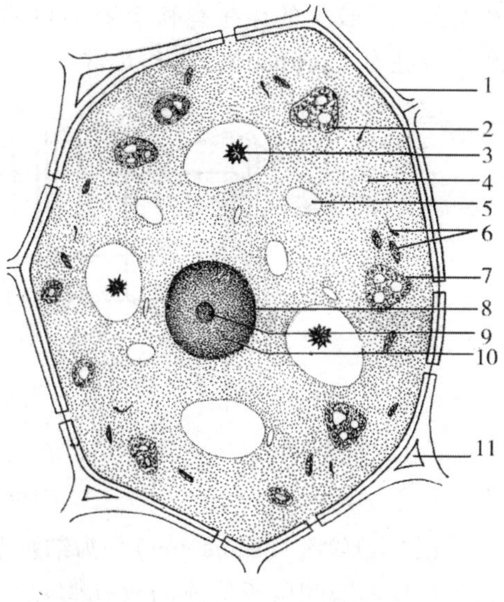

图1－1 典型的植物细胞构造

1. 细胞壁； 2. 具同化淀粉的叶绿体；
3. 晶体； 4. 细胞质； 5. 液泡；
6. 线粒体； 7. 纹孔； 8. 细胞核；
9. 核仁； 10. 核质； 11. 细胞间隙

绝大多数植物细胞的最外层是具有一定硬度和弹性的细胞壁（cell wall）。细胞壁是植物细胞特有的结构，与液泡、质体一起构成了植物细胞与动物细胞不同的三大结构特征。通常认为细胞壁是由原生质体分泌的非生活物质构成的。但现已证明，在细胞壁（主要是初生壁）中也含有少量具生理活性的蛋白质，它们可能参与细胞壁的生长以及细胞分化时壁的分解过程。

（一）细胞壁的分层

细胞壁可分为胞间层、初生壁和次生壁三层。（图1－2）

1. 胞间层（intercellular layer） 又称中层（middle lamella），是相邻的两个细胞所共有的薄层，它是由果胶（pectin）类物质所组成，将相邻细胞粘连在一起。胞间层很容易被酸和酶等溶解，导致细胞彼此分离。如桃、梨等果实在成熟后逐渐变软就是这个原因。在药材鉴定上，常用硝酸和氯酸钾的混合液、氢氧化钾等解离剂，把植物组织制成解离组织，进行观察鉴定。

2. 初生壁（primary wall） 在植物细胞生长过程中，由原生质体分泌的纤维素（cellulose）、半纤维素（hemicellulose）和果胶类物质增加在胞间层的内侧，形成了初生壁。它一般比较薄而有弹性。许多植物细胞终生只具初生壁。

3. 次生壁（secondary wall） 有些植物在细胞停止生长后，原生质体的分泌物（纤维素、半纤维素和少量木质素等）逐渐在初生壁的内侧层层积累，使细胞壁加厚，形成了次生壁。它使壁变得厚而坚韧，增强了细胞壁的机械强度。植物细胞一般都有初生壁，但不一定都有次生壁。在较厚的次生壁中，一般又可分为内、中、外三层，并以中间的次生壁层较厚。

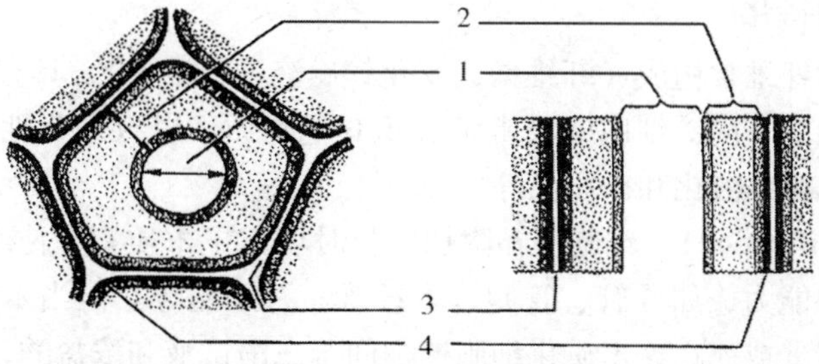

图1－2 细胞壁的构造图

1. 细胞腔；2. 三层次生壁；3. 胞间层；4. 初生壁

（二）纹孔和胞间连丝

1. 纹孔（pit） 次生壁在加厚过程中并非均匀地增厚，在很多地方留有没有增厚的部分，称为纹孔。纹孔的存在有利于细胞间的物质交换。相邻的细胞壁其纹孔常成对的相互衔接，称为纹孔对（pit pair）。纹孔对常见的有两种类型，即单纹孔和具缘纹孔。（图1－3）

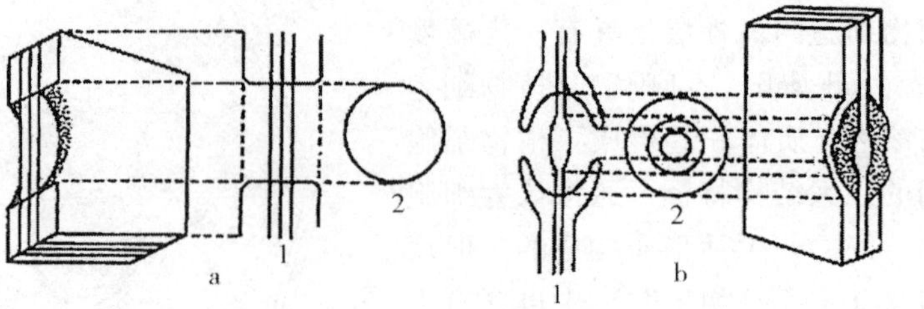

图1－3 纹孔的图解

a. 单纹孔 1. 切面观；2. 表面观

b. 具缘纹孔 1. 切面观；2. 表面观

（1）单纹孔（simple pit） 为细胞壁上未加厚的部分，呈圆孔形或扁圆形，纹孔对的中间由初生壁和胞间层所构成的纹孔膜隔离。单纹孔多存在于薄壁组织、韧皮纤维和石细胞中。当次生壁很厚时，单纹孔的纹孔腔就很深，状如一条长的狭窄的孔道或沟。

（2）具缘纹孔（bordered pit） 纹孔周围的次生壁向细胞腔内呈架拱状隆起，形成一个圆形的纹孔腔，纹孔腔有一圆形或扁圆形的纹孔口，这种纹孔称具缘纹孔。因此，有些具缘纹孔在显微镜下正面观是三个同心圆，外圈是纹孔腔的边缘，中间的一圈是纹孔塞的边缘，内圈是纹孔口的边缘。松科和柏科植物管胞的具缘纹孔，在纹孔膜中央增厚成纹孔塞。纹孔塞在具缘纹孔上起活塞的作用。如果不具纹孔塞则正面观呈两个同心圆。

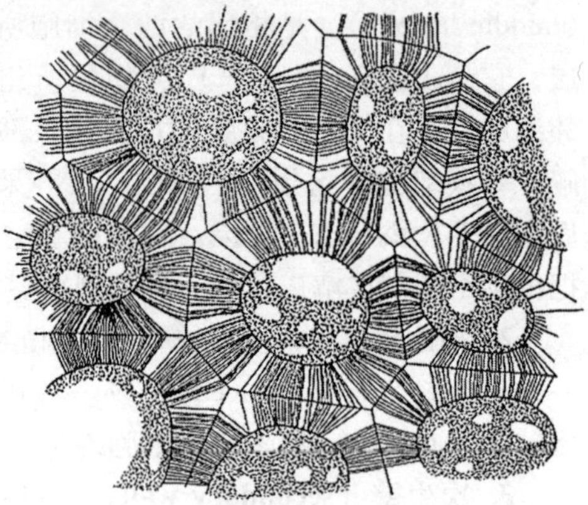

图1－4 胞间联丝（柿核）

2. 胞间连丝（plasmodesmata） 细胞间有许多纤细的原生质丝，穿过初生壁上的微细孔眼彼此联系着，这种原生质丝称胞间连丝。细胞间因胞间连丝保持有机联系。柿核、马钱子种子的胚乳细胞中均可见到。（图1－4）

（三）细胞壁的特化

细胞壁主要是由纤维素构成（纤维素遇氯化锌碘液呈蓝紫色），具有韧性和弹性，由于环境的影响与生理机能的不同，细胞壁上常常沉积其他物质，以致理化性质发生变化，如木质化、木栓化、角质化、黏液化和矿质化等。

1. 木质化（lignification） 细胞壁在附加生长时填充了木质素，使细胞壁变得坚硬牢固，增加了植物体的支持能力，如导管、管胞、木纤维、石细胞等。但当木质化细胞壁变得很厚时，其细胞多趋于衰老或死亡，木质化细胞壁加间苯三酚试液和浓盐酸，即显红色或紫红色。

2. 木栓化（suberification） 细胞壁中增加了脂肪性木栓质，木栓化的细胞不易透水和空气，使细胞内原生质体与周围环境隔绝而成为死细胞。此种细胞对植物体有保护作用，如树干外边的粗皮就是木栓化细胞形成的木栓组织。木栓化细胞壁遇苏丹Ⅲ试液显红色。

3. 角质化（cutinization） 细胞产生的脂肪性角质除填充到细胞壁本身外，还常在茎、叶或果实的表皮形成一层无色透明的角质层。它防止水分过度蒸发和微生物的侵害。角质化细胞壁遇苏丹Ⅲ试液显橘红色。

4. 黏液质化（mucilagization） 细胞壁中的纤维素和果胶质发生变化可引起黏液质化，黏液在细胞表面常呈固态，吸水膨胀后则成黏滞状态，如车前子、白芥子等。黏液化细胞壁遇钌红试液显红色。

5. 矿质化（mineralization） 有些植物细胞壁中含有硅质（二氧化硅）或钙质等，如木贼茎和硅藻的细胞壁含有大量的硅质，增加了细胞壁的硬度。二氧化硅能溶于氟化氢，但不溶于醋酸或浓硫酸（可区别于碳酸钙和草酸钙）。

二、原生质体

原生质体（protoplast）是细胞内有生命物质的总称，包括细胞质、细胞核、质体、线粒体、高尔基体等，是细胞的主要部分，细胞的一切代谢活动都在这里进行。构成原生质体的物质基础是原生质（protoplasm），原生质是生命物质的基础，它的化学成分很复杂，最主要的成分是蛋白质与核酸（nucleic acid）为主的复合物。核酸有两类，一类是去氧核糖核酸（deoxyribonucleic acid，DNA），另一类是核糖核酸（ribonucleic acid，RNA）。DNA是遗传物质，决定生物的遗传和变异；RNA则是把遗传信息传送到细胞质中去的中间体，在细胞质中它直接影响着蛋白质的产生。

按照原生质体内物质在形态、作用及组分上的差异，分为细胞质、细胞核和细胞器三部分。

（一）细胞质

细胞质（cytoplasm）充满在细胞壁和细胞核之间，是原生质体的基本组成部分，为半透明、半流动的基质。它的外边包被着一层薄膜，称作质膜，通常紧贴细胞壁。质膜对各种物质的通过具有选择性，既能阻止细胞内许多有机物（如糖和可溶性蛋白）由细胞内渗出，又能调节水、无机盐和其他营养物质进入细胞。因此，如果将细胞放在高渗溶液中，在显微镜下可以看到质壁分离现象。一旦细胞死亡，质膜的调节功能随之消失。

在幼年的植物细胞里，细胞质充满整个细胞，无液泡或液泡不明显。随着细胞的长大成熟，液泡逐渐合并增大成中央大液泡，将细胞质挤压到细胞的周围，紧贴着细胞壁。细胞质与液泡相接触的膜称作液泡膜，它们控制细胞内外水分和物质的交换。液泡膜是有生命的，属于原生质体的一个组成部分，它把液泡里的细胞液和细胞质分开。细胞液是细胞代谢过程中产生的多种物质的混合液，是无生命的。

（二）细胞核

在高等植物的细胞中，通常一个细胞只具有一个细胞核（nucleus），但一些低等植物如藻类、菌类和种子植物的乳管细胞也有双核或多核的。细胞核一般呈圆球形，一般直径在10～20μm之间。细胞核位于细胞质中，它在细胞中的形状、大小和位置随着细胞的生长而变化。在幼小的细胞中，细胞核位于细胞中央，随着细胞的长大和中央液泡的形成，细胞核也随之被挤压到细胞的一侧，形状也常呈扁圆形。但在有的成熟细胞中，细胞核也可借助于几条线状的细胞质四面牵引而保持在细胞的中央。

细胞核具有一定的结构。可分为核膜、核液、核仁和染色质四部分。

1. 核膜（nuclear membrane） 是分隔细胞质和细胞核的界膜。核膜在光学显微镜下观察只有一层膜，在电镜下可看到它是内外双层膜融合而成。膜上还有许多小孔，称为核孔。实验证明，冬小麦在生长活跃的分蘖期核孔张大，进入冬季核孔随之关闭，而春小麦的核孔仍然张开，故不抗旱。核孔的开启或关闭，对控制细胞核和细胞质之间的物质交换和调节细胞代谢具有十分重要的作用。

2. 核液（nuclear sap） 是细胞核中呈液体状态的物质，主要成分是蛋白质、RNA 和多种酶，这些物质保证了 DNA 的复制和 RNA 的转录。核仁和染色质就分布在其中。

3. 核仁（nucleolus） 是细胞核中折光率更强的小球体，有一个或几个。核仁主要由蛋白质和 RNA 所组成。核仁是核内 RNA 和蛋白质合成的主要场所，与核糖核蛋白体的形成密切相关。

4. 染色质（chromatin） 核内易被碱性染料染色的物质称为染色质。在不分裂的细胞核中染色质不明显，当细胞核进行分裂繁殖时，染色质聚集成为染色体。染色质主要由脱氧核糖核酸（DNA）和蛋白质所组成，与植物的遗传有着重要的关系。

细胞核的主要功能是控制植物遗传、生长发育、调节细胞内的物质代谢。细胞失去细胞核将不能正常生长和分裂，一切生命活动将停顿下来，导致细胞死亡。同样，细胞核也不能脱离细胞质而孤立地生存。

（三）细胞器

细胞器（organelle）是细胞中具有一定形态结构、成分和特定功能的微器官，也称拟器官。一般认为，细胞器包括质体、线粒体、液泡系、内质网、高尔基体、核糖体和溶酶体等。前三者可以在光学显微镜下观察到，其他则只能在电镜下才能看到。

1. 质体（plastid） 是植物细胞特有的细胞器。在细胞中数目不一，主要成分是蛋白质和脂类。含有色素。由于质体内所含色素和生理功能不同分为三类。（图 1－5）

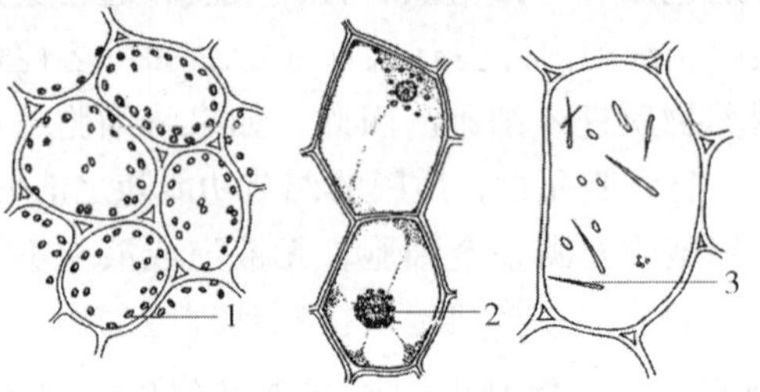

图 1－5 质体的种类

1. 叶绿体（天竺葵叶）；2. 白色体（紫鸭跖草）；
3. 有色体（胡萝卜根）

（1）叶绿体（chloroplast） 高等植物的叶绿体多呈球形或扁球形，直径为 4～10μm，厚度为 1～2μm。叶绿体主要由蛋白质、脂类、核酸和色素所组成。叶绿体含有的色素主要有叶绿素、胡萝卜素和叶黄素，因为含叶绿素较多，所以呈绿色。主要分布在绿色植物的叶和曝光中的幼茎、幼果中。它是进行光合作用和合成同化淀粉的场所。

（2）有色体（chromoplast） 又称杂色体，在细胞中通常呈针形、圆形、杆状、多角形或不规则形，其所含色素主要是胡萝卜素和叶黄素，使植物呈现黄色、橙红色或橙色。主要存在于花、果实和根中。如红辣椒、番茄的果实或胡萝卜的根里均可看到有色体。

（3）白色体（leucoplast） 是不含色素的微小质体，多呈球形。多见于不曝光的贮藏组织中，常围绕细胞核而存在。白色体与积累贮藏物质有关，它包括合成淀粉的造粉体、合成蛋白质的蛋白质体、合成脂肪和脂肪油的造油体。

以上三种质体在一定条件下可以相互转化。如胡萝卜的根露在地面经日光照射会变成绿色，这是有色体转化为叶绿体的缘故；发育中的番茄，最初含有白色体，见光后，白色体转变成叶绿体，故幼果呈绿色，果实在成熟过程中又由绿色变为红色，是因为叶绿体转变成有色体的结果。

2. 线粒体（mitochondrion） 是细胞质内的丝状或颗粒状的细胞器，比质体小，一般长1～2μm，直径为0.5～1.0μm。它是多种酶的集中点。线粒体是细胞中物质氧化（呼吸作用）的中心，在氧化过程中进行能量的转换，因此线粒体被称为细胞的"动力工厂"，它能供应细胞各种生理活动的能量，线粒体除与细胞的呼吸作用有关外，还对物质合成、盐类的积累等起着很大的作用。

此外，在电镜下尚可看到植物的细胞器有：内质网（endoplasmic reticulum），是细胞质中由膜构成的网状管道，与细胞内蛋白质、脂类和多糖合成、运输和贮藏有关；高尔基体（golgi body）是由膜构成的平行排列的扁平囊泡或管状结构，主要与合成多糖和运输多糖有关；核糖体（ribosome）又称核糖核蛋白体，是细胞中呈球形或长圆形的超微颗粒，是蛋白质合成的场所；溶酶体（lysosome）与颗粒状线粒体的大小和外形相类似，含有各种不同的酶，主要功能是分解大分子，起到消化和消除残余物的作用。

三、植物细胞的后含物

细胞中除含有生命的原生质体外，尚有许多非生命的物质，它们都是细胞代谢过程的产物。一类是后含物，它贮藏物质或废弃物质，以成形的或不成形的形式分布在细胞质或液泡内；另一类称之为生理活性物质，它们对细胞内生物化学反应和生理活动起着调节作用，它们的含量虽少，但效能很高。

植物细胞在新陈代谢过程中产生的各种非生命物质统称为后含物（ergastic substance）。其种类很多，有些在医疗上具有重要的价值；有些是生物体内具有重要生理作用的活性物质，有些是具有营养价值的贮藏物，是人类食物的主要来源；有些是细胞的废物。后含物的形态和性质是生药鉴定的重要依据。常见的植物细胞后含物如下。

1. 淀粉（starch） 由多分子葡萄糖脱水缩合而成，其分子式为（$C_6H_{12}O_5$）$_n$。以淀粉粒的形式贮存在植物的根、地下茎及种子的薄壁细胞中。淀粉在造粉体中积累时，先形成淀粉粒的核心即脐点，然后环绕脐点由直链淀粉和支链淀粉相互交替分层积累；由于两种淀粉对水的亲和性不同，二者遇水膨胀不一，从而显出了折光上的差异，所以形成了许多亮暗相间的层纹，如果用酒精处理，这时淀粉脱水，层纹就随之消失。

淀粉粒多呈圆球形、卵圆形或多角形等；脐点的形状有点状、线状、裂隙状、分叉状、星状等。有的在中央，有的偏于一端。淀粉粒有单粒、复粒、半复粒三种类型：一个淀粉粒只有一个脐点，环绕着脐点有无数层纹的称为单粒淀粉（simple starch grain）；具有2个以上脐点，每个脐点有各自层纹的一种称为复粒淀粉（compound starch grain）；具有2个以上脐点，每个脐点除有各自的层纹外，在外面还包围着共同的层纹的称为半复粒淀粉（half compound starch grain）。淀粉粒的类型、形状、大小、层纹和脐点等，可作为鉴定药材的重要依据。淀粉粒不溶于水，在热水中膨胀而糊化，直链淀粉遇稀碘液显蓝紫色，支链淀粉则显紫红色，一般植物的淀粉同时含有以上两种淀粉粒，加碘试液显蓝色或紫色。（图1－6）

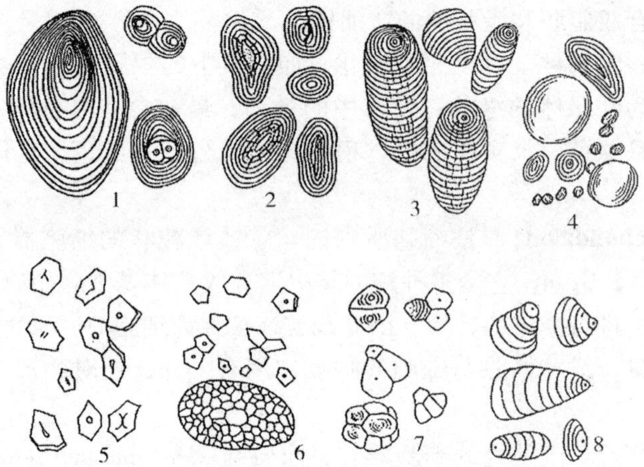

图1－6 各种淀粉粒

1. 马铃薯（左为单粒，右上为复粒，右下为半复粒）；2. 豌豆；
3. 藕；4. 小麦；5. 玉米；6. 大米；7. 半夏；8. 姜

2. 菊糖（inulin） 由果糖分子聚合而成。多含在菊科和桔梗科植物的细胞中，山茱萸果皮中亦有。由于菊糖能溶于水，不溶于乙醇，所以新鲜的植物细胞中看不到菊糖。可将含菊糖的材料浸入乙醇中，一星期以后做成切片置显微镜下观察，细胞中可见球状、半球状或扇状的菊糖结晶。菊糖加25%α－萘酚溶液再加浓硫酸溶液，显紫红色，并很快溶解（图1－7a）。

3. 蛋白质（protein） 是细胞内的一种营养物质。贮藏蛋白质是化学性质稳定的无生命的物质，它与构成原生质体的活性蛋白质不同，不可混淆。在种子的胚乳和子叶细胞内多含有丰富的蛋白质。它们多以糊粉粒（aleurone grain）的状态存在于细胞质或液泡里，体积很小，常呈无定形的小颗粒或结晶体。但有些植物如蓖麻的糊粉粒较大，并有一定的结构，外面有一层蛋白质膜，在里面无定形的蛋白质基质中分布有多角形的蛋白质结晶体和环己六醇磷脂的钙或镁盐结晶的球晶体（图1－7b）；在茴香胚乳的糊粉粒中还包含细小的草酸钙簇晶。蛋白质遇碘试液显暗黄色；遇硫酸铜加碱溶液则显紫红色。

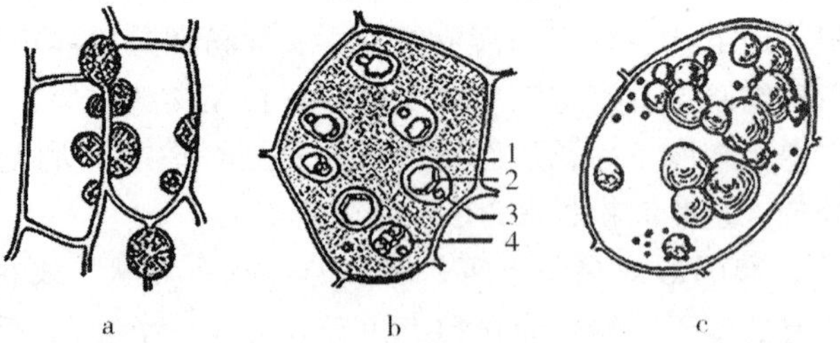

图1－7 菊糖、糊粉粒和脂肪油

a. 菊糖结晶（桔梗根）；b. 蓖麻的胚乳细胞；c. 脂肪油（椰子胚乳细胞）
1. 糊粉粒；2. 蛋白质晶体；3. 球晶体；4. 基质

4. 脂肪（fat）和脂肪油（fatty oil） 是由脂肪酸和甘油结合而成的酯，也是植物贮藏的一种营养物质。在常温下呈固态或半固态的称为脂肪，如可可豆脂；呈液态的称为脂肪油，如大风子油、芝麻油等（图1－7c）。脂肪和脂肪油通常呈小滴状分散在细胞质里，在植物的种子中含量丰富。它们均不溶于水，易溶于有机溶剂，遇苏丹Ⅲ试液显橙红色或紫红色。

5. 晶体（crystal） 一般认为晶体是植物细胞的代谢产物，常见的有两种类型。

（1）草酸钙结晶（calcium oxalate crystal） 植物体内草酸钙晶体的形成，能减少过多的草酸对植物所产生的毒害，而具有解毒作用。草酸钙结晶在显微镜下呈无色透明或浅灰色，并以不同的形态分布于细胞液中，一种植物一般只具有一种形状，也有两种或多种形状的，如曼陀罗叶含有砂晶、方晶和簇晶。常见的草酸钙结晶有以下几种形状：①单晶（solitary crystal）：又称方晶或块晶，常单独存在于细胞中，呈正方形、长方形、斜方形等，如甘草、黄柏中。②针晶（acicular crystal）：呈两端尖锐的针状，多成束存在于黏液细胞中，如半夏、黄精。③簇晶（cluster crystal，rosette aggregate）：由许多菱状晶体聚集而成，通常呈球状或多角形星状，如人参、大黄等。④砂晶（microcrystal；crystal sand）：呈细小的三角形、箭头状或不规则形，常密集于细胞中，如牛膝、颠茄、地骨皮等。⑤柱晶（columnar crystal，styliod）：呈长柱形，长度为直径的4倍以上，如射干、淫羊藿等。（图1-8）

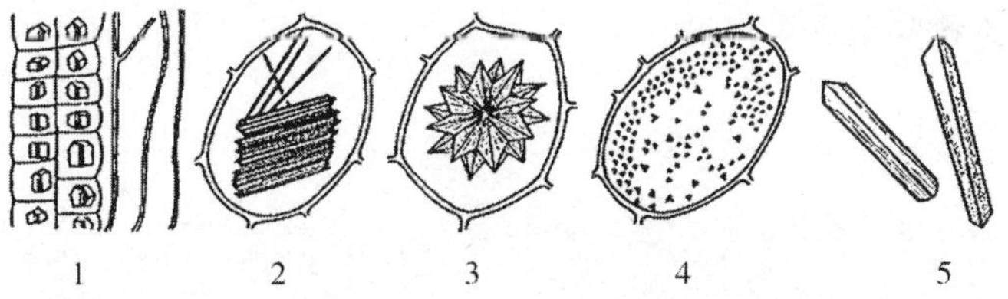

图1-8 各种草酸钙结晶

1. 方晶（甘草根）；2. 针晶（半夏块茎）；3. 簇晶（大黄根状茎）；
4. 砂晶（牛膝根）；5. 柱晶（射干根茎）

植物体中有无草酸钙晶体，晶体的形状和大小等，可作为鉴定植物药材的依据。草酸钙晶体不溶于稀醋酸，加稀盐酸溶解而无气泡产生；遇20%硫酸则溶解，并形成硫酸钙针状晶体析出。

（2）碳酸钙晶体（calcium carbonate crystal） 常呈石钟乳状，所以又称钟乳体。多存在于桑科、爵床科、荨麻科等植物叶的表层细胞中，如无花果、穿心莲等。遇醋酸或稀盐酸溶解，并放出CO_2气泡，可与草酸钙结晶相区别。（图1-9）

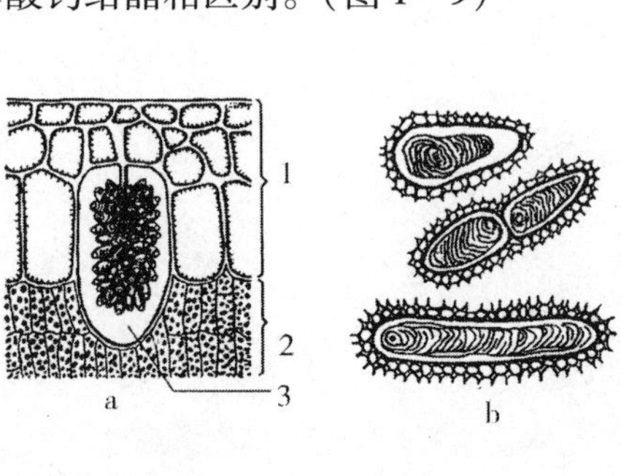

图1-9 碳酸钙晶体

a. 无花果叶内钟乳体切面观；b. 穿心莲叶内钟乳体表面观
1. 表皮和皮下层；2. 栅栏组织（栅状组织）；3. 钟乳体和细胞腔

植物细胞中还含有糖类、盐类、有机酸、鞣质、色素、挥发油、树脂等后含物，以及对细胞的生化反应和生理活动起调节作用的酶、维生素、植物激素和抗生素等生理活性物质。

目标检验

1. 什么是植物细胞，植物细胞的基本结构有哪些？
2. 什么是纹孔，有哪些类型？
3. 淀粉有哪些类型，如何鉴别？
4. 如何区分草酸钙晶体和碳酸钙晶体，草酸钙晶体有哪些类型？
5. 如何鉴别不同特化形式的细胞壁？
6. 植物细胞与动物细胞相比有哪些特有结构？

知识拓展

细胞后含物在药材鉴定中的作用。

第二章　植物的组织

学习目标

1. 掌握植物组织的概念和类型及各种组织的特征和类型；维管束的组成及类型。
2. 熟悉各种组织在植物体的分布及生理功能。

第一节　植物组织的种类

植物在长期发展过程中，其细胞逐渐按功能需要分化成不同形态和构造的细胞群。这些来源相同、形态结构相似、功能相同，而且彼此联系的细胞群称为组织（tissue）。植物的组织，按其形态和功能的不同，一般分为分生组织、基本组织、保护组织、分泌组织、机械组织和输导组织等六类。后五类都是由分生组织分化而来的，所以统称为成熟组织（mature tissue）或永久组织（permanent tissue）。

一、分生组织

分生组织（meristem）是一群具有分生能力的细胞，能进行细胞分裂、分化，增加细胞数目，使植物不断生长。其特征是细胞体积小，排列紧密，无细胞间隙，细胞壁薄，细胞核大，细胞质浓，无明显的液泡和质体的分化。按分生组织的来源不同可分为三种：

1. 原分生组织（promeristem）　来源于种子胚的原始细胞，位于根、茎的先端（即生长点），又称顶端分生组织。原分生组织分生的结果，使根、茎不断伸长和长高。（图 2-1）

2. 初生分生组织（primary meristem）　是由原分生组织分化出来仍保持分生能力的细胞所组成，如原表皮层、基本分生组织和原形成层。初生分生组织分生的结果，形成根、茎的初生构造。

在麻黄、木贼及稻、麦和竹等禾本科植物茎节间的基部均具有分生组织，称为居间分生组织。由于它分生的结果，使茎、叶伸长。居间分生组织是从顶端分生组织中保留下来的一部分分生组织，从来源看仍属于初生分生组织，所以仍属于初生构造。

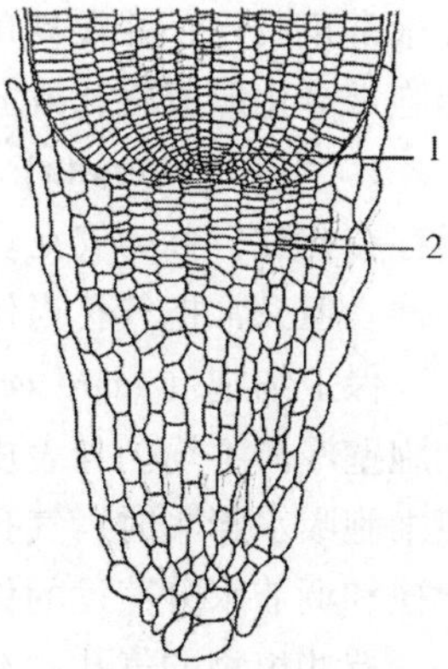

图 2-1　根尖分生组织

1. 生长点；2. 根冠的分生组织

3. 次生分生组织（secondary meristem）　是成熟组织的某些薄壁组织（如皮层、中柱鞘中的部分细胞）重新恢复分生能力而形成的。如木栓形成层、根的形成层、茎的束间形成层等。存在于裸子植物及双子叶植物的根和茎内，一般排成环状，并与轴向平行，故又称侧生分生组织。

次生分生组织分生的结果，产生次生构造，使根、茎不断加粗。

二、基本组织

基本组织（ground tissue）又称薄壁组织（parenchyma），在植物体内分布很广，并占有相当大的体积，是组成植物体的基础。它主要由起代谢作用的薄壁细胞所组成。它的特征是细胞壁薄，细胞壁由纤维素和果胶构成，为生活细胞。其形态常呈圆球体、圆柱体、多面体等，有明显的细胞间隙。依其结构和功能可分五种：

1. 一般薄壁组织（ordinary parenchyma） 通常存在于根、茎的皮层和髓部。这类薄壁组织主要起填充和联系其他组织的作用并具有转化为次生分生组织的可能。对植物体的切枝、嫁接和创伤的修复均起重要作用。

2. 同化薄壁组织（assimilation parenchyma） 又称绿色组织（chlorenchyma），多存在于植物体的叶肉和茎的周皮内层（绿皮层）等部分。组织细胞中含有叶绿体，能进行光合作用，制造营养物质。

3. 贮藏薄壁组织（storage parenchyma） 多存在于植物的地下部分及果实、种子中。其中含有大量淀粉、蛋白质、脂肪和糖类等营养物质。

4. 输导薄壁组织（conducting parenchyma） 多存在于植物的木质部和髓部。细胞较长，有输导水分和养料的作用，如髓射线。

5. 通气薄壁组织（aerenchyma parenchyma） 多存在于水生植物和沼泽植物中，细胞间隙特别发达，常形成大的空隙和通道，具有贮藏空气的作用，如灯心草的茎髓、莲的叶柄等。

三、保护组织

保护组织（protective tissue）分布在植物的体表，对植物起保护作用，并有控制和进行气体交换的作用。根据来源和形态的不同，又可分为初生保护组织（表皮）和次生保护组织（周皮）。

（一）表皮

表皮（epidermal）分布在幼茎及叶、花、果实和种子的表面。常为一层扁平的长方形、多角形或不规则形细胞，彼此嵌合，排列紧密，没有细胞间隙的细胞组成。一般不含叶绿体，外壁常角质化，并常具角质层。有的角质层上还有蜡被，有防止水分散失的作用。有些表皮细胞常分化形成气孔或向外突出形成毛茸。

1. 气孔（stomata） 植物表皮上可见一些由两个半月形的保卫细胞以凹面相对而成，中间存在孔隙，称为气孔。狭义的气孔即是指这个孔隙，也有把气孔和两个保卫细胞合称为气孔器。但又常把气孔当作气孔器的同义语。多分布于叶的下表皮。（图 2-2）

保卫细胞（guard cell）比其周围的表皮细胞小，细胞质浓，细胞核大，并含有叶绿体。细胞壁厚薄不均。与表皮细胞相邻的细胞壁比较薄，其余各方的细胞壁比较厚。因此，当保卫细胞吸水膨胀时，气孔张开；当其失水时，气孔关闭。所以气孔的张开和关闭有控制气体交换和调节水分蒸发的作用。

有些植物的气孔，在保卫细胞周围还有两个或多个和表皮细胞形状不同的细胞，称副卫细胞（subsidiary cell）。保卫细胞与副卫细胞的排列方式称为气孔轴式或类型，是鉴别叶类、全草类生药的依据之一。双子叶植物的气孔轴式常见的有以下 5 种。（图 2-3）

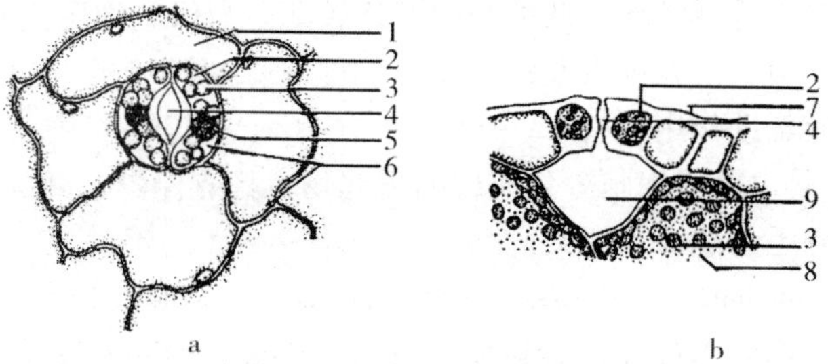

图2-2　叶的表皮与气孔

a. 表面观；b. 切面观

1. 表皮细胞；2. 保卫细胞；3. 叶绿体；4. 气孔；5. 细胞核；
6. 细胞质；7. 角质层；8. 栅栏组织细胞；9. 气室

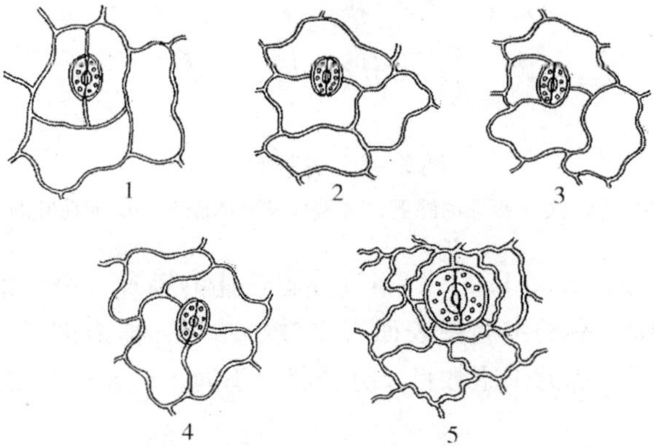

图2-3　双子叶植物的气孔轴式类型

1. 平轴式；2. 直轴式；3. 不等式；4. 不定式；5. 环式

（1）平轴式（paracytic type）　气孔周围的副卫细胞为2个，其长轴与保卫细胞和气孔的长轴平行。如番泻、茜草、补骨脂等植物。

（2）直轴式（diacytic type）　气孔周围的副卫细胞为2个，其长轴与保卫细胞和气孔的长轴垂直。如薄荷、紫苏、穿心莲、石竹、瞿麦等植物。

（3）不等式（anisocytic type）　气孔周围的副卫细胞为3～4个，但大小不等，其中一个特别小。如菘蓝、曼陀罗、烟草等植物。

（4）不定式（anomocytic type）　气孔周围的副卫细胞数目不定，其大小基本相同，并与其他表皮细胞形状相似。如艾、地黄、枇杷、洋地黄等植物。

（5）环式（actinocytic type）　气孔周围的副卫细胞数目不定，其形状比其他表皮细胞狭窄，围绕气孔排列成环状。如茶、桉等植物。

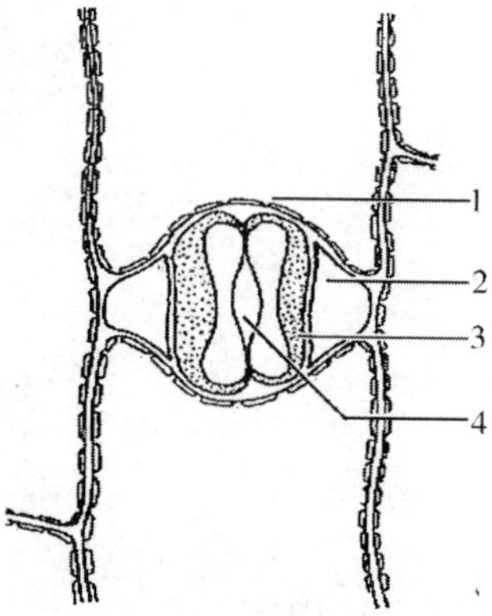

图2-4　禾本科型气孔

1. 表皮细胞；2. 辅助细胞；
3. 保卫细胞；4. 气孔缝

单子叶植物气孔的类型也很多，如禾本科型气孔的保卫细胞呈哑铃形，中间部分细胞壁较厚，两端细胞壁比较薄。当保卫细胞充水膨大时，两端膨胀，气孔开启。当水分减少时，气孔即缩小或关闭，同时在保卫细胞的两边有两个三角形的副卫细胞，对气孔的开闭有辅助作用。（图2－4）

2. 毛茸（pile） 是由表皮细胞分化而成的突起物，具有保护、减少水分蒸发、分泌物质等作用。毛茸常分为腺毛和非腺毛两类。

（1）腺毛（glandular hair） 由腺头和腺柄两部分组成。腺头膨大，具分泌作用，由一个或几个分泌细胞组成，能分泌挥发油、树脂、黏液等。腺柄也有单细胞和多细胞之分。薄荷等唇形科植物的叶上，还有一种短柄或无柄的腺毛，其头部常由6～8个细胞组成，略呈扁球形，排列在一个平面上，特称为腺鳞。（图2－5）

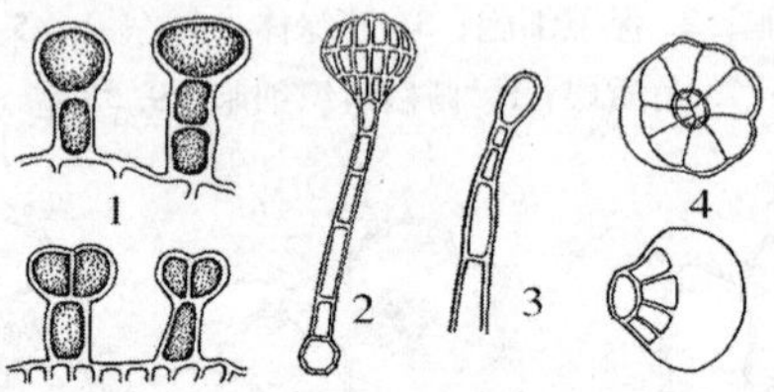

图2－5 各种腺毛

1. 洋地黄叶的腺毛；2. 金银花的腺毛；3. 曼陀罗叶的腺毛；4. 薄荷叶的腺毛（腺鳞）

（2）非腺毛（non－glandular hair） 不具分泌功能的毛茸，由单细胞或多细胞构成，无头、柄之分，顶端常狭尖。有的细胞壁表面有多数小凸起，称为疣点。有的细胞内壁常硅质化增厚，变得坚硬。由于组成的细胞数目及分枝状况不同，有多种类型的非腺毛。（图2－6）

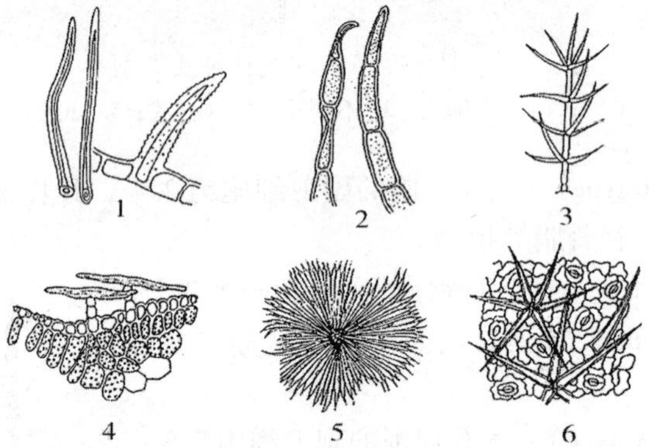

图2－6 各种非腺毛

1. 单细胞非腺毛；2. 多细胞非腺毛（洋地黄叶）；
3. 分枝状毛（毛蕊花叶）；4. 丁字毛（艾叶）；
5. 鳞毛（胡颓子叶）；6. 星状毛（蜀葵叶）

（二）周皮

周皮（periderm）是次生构造中取代表皮的次生保护组织。木本植物的茎和根在加粗过程中表皮被破坏。这时，来源于表皮、皮层或韧皮部的薄壁细胞恢复分生能力，转变为木栓形成层（phellogen，cork cambium）。木栓形成层向外分生出细胞扁平、排列紧密整齐、细胞壁栓质化的木栓层（cork），向内分生薄壁的栓内层（phelloderm），茎的栓内层中常含叶绿体，所以又称绿皮层。木栓层、木栓形成层、栓内层三部分合称为周皮。（图2－7）

皮孔（lenticel）是植物的枝条上一些颜色较浅而凸起或凹下的点状物。当周皮形成时，原来位于气孔下面的木栓形成层向外分生许多非木化的薄壁细胞－填充细胞（complementary cell）由于填充细胞增多，结果将表皮突破，形成圆形或椭圆形的裂口。这种裂口即为皮孔，可作为气体交换的通道。（图2－8）

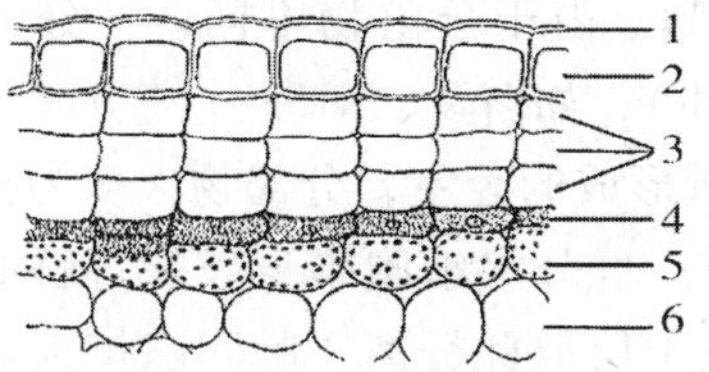

图2－7　周皮

1. 角质层；2. 表皮层；3. 木栓层；
4. 木栓形成层；5. 栓内层；6. 皮层

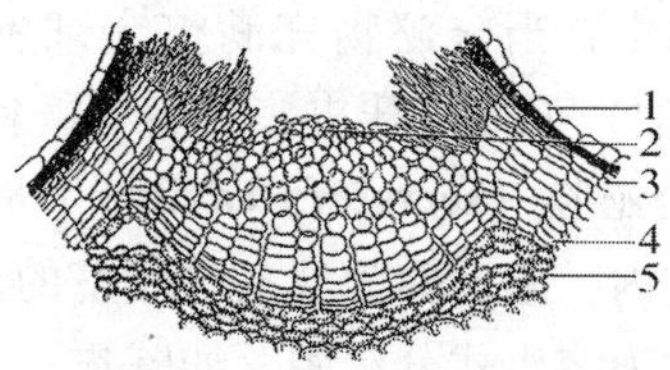

图2－8　皮孔的横切面

1. 表皮层；2. 填充细胞；
3. 木栓层；4. 木栓形成层；5. 栓内层

四、分泌组织

分泌组织（secretory tissue）具有分泌作用能分泌挥发油、乳汁、黏液、树脂和蜜液等的细胞所组成。根据分泌组织分布的位置，可分为外部分泌组织和内部分泌组织两大类。（图2－9）

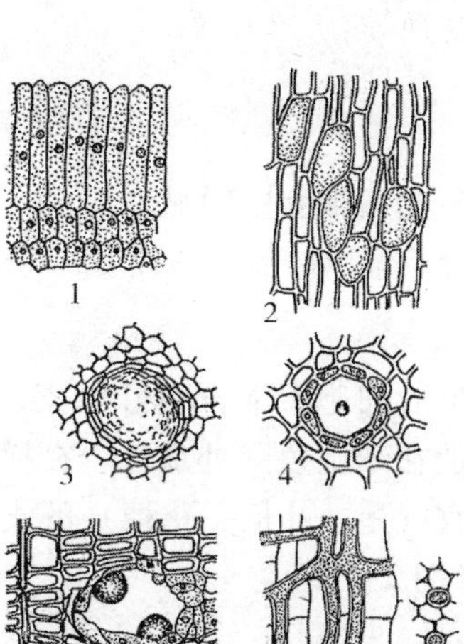

图2－9　分泌组织

1. 蜜腺；2. 分泌细胞；3. 溶生式分泌腔；
4. 离生型分泌腔；5. 树脂道；6. 乳管

（一）外部的分泌组织

外部的分泌组织位于植物体表，其分泌物排出体外，如腺毛、腺鳞、蜜腺等。

1. 腺毛和腺鳞　腺毛是具有分泌作用的表皮毛（见保护组织）。腺头的细胞覆盖着较厚的角质层，其分泌物积聚在细胞壁与角质层之间。

2. 蜜腺（nectary） 能分泌蜜汁的腺体，由一层表皮细胞及其下面数层细胞分化而成。腺体细胞的细胞壁薄，细胞质浓厚，细胞质产生蜜汁。蜜汁通过角质层扩散或经腺体上表皮的气孔排出。蜜腺常存在于虫媒花植物的花瓣基部或花托上，如油菜花。

（二）内部分泌组织

内部分泌组织位于植物体内，分泌物也积存在体内。根据其形态和分泌物的不同，可分为：

1. 分泌细胞（secretory cell） 是植物体内单个散在的具有分泌能力的细胞，分泌物积聚在该细胞中，当分泌物充满整个细胞时，即成为死细胞。由于分泌物不同，又分为油细胞（含挥发油）如姜、桂皮、菖蒲等；黏液细胞（含黏液质），如白及、知母。

2. 分泌腔（secretory cavity） 是由多数分泌细胞所形成的腔室，分泌物大多为挥发油贮存在腔室内，故又称为油室。腔室的形成，一种是由于一群分泌细胞本身破裂溶解而形成的腔室，称为溶生式分泌腔，如陈皮；另一种是分泌细胞中层彼此分离，胞间隙扩大而形成的腔室，称为裂生式分泌腔，如当归。

3. 分泌道（secretory canal） 是由多个分泌细胞形成的管道，其分泌物贮存在管道中。分泌道顺轴分布于器官中，故横切面观呈类圆形，纵切面观呈管状。分泌道中的分泌物有的是挥发油，称为油管（vittate），如茴香；有的是树脂，称为树脂道（resin canal），如松树茎。

4. 乳汁管（laticifer） 是由一个或多个细长分枝状的乳细胞（latex cell）形成，乳细胞为生活细胞，具有分泌作用。分泌的乳汁贮存在细胞中。乳汁管可分为两种：一种为无节乳汁管（nonarticulate laticifer），即每一乳汁管为一个细胞，细胞分枝，长度常达数米，如大戟、夹竹桃等。另一种为有节乳汁管（articulate laticifer），是由多细胞连接而成的管道系统，连接处细胞壁溶化贯通，如蒲公英、桔梗等。

五、机械组织

机械组织（mechanical tissue）是指细胞壁明显增厚的一群细胞，在植物体内起着支持和巩固作用，根据细胞壁增厚的成分、增厚的部位和程度，可分为厚角组织和厚壁组织。

（一）厚角组织

厚角组织（collenchyma）是生活细胞，常含有叶绿素，细胞壁由纤维素和果胶质组成，不木质化，呈不均匀的增厚，一般在细胞角隅处加厚，在横切面上细胞常呈多角形。厚角组织是双子叶植物地上部分幼嫩器官（茎、叶柄、花梗）的支持组织，常集中分布于具有棱角的嫩茎的角隅处，如薄荷茎等。（图 2－10）

（二）厚壁组织

厚壁组织（sclerenchyma）的特征是它的细胞有全面增厚的次生壁，常有层纹和纹孔，大都木质化，细胞腔很小，成熟后细胞腔变小，成为死细胞。根据细胞形状的不同，可分为纤维和石细胞。

1. 纤维（fiber） 是细胞壁为纤维素或木质素加厚两端尖的细长细胞，壁厚，胞腔狭窄，具纹孔。纤维末端彼此嵌插成束，加强机械支持作用。根据在植物体内的位置不同，分为：①韧皮纤维（phloem fiber）多分布于韧皮部，细胞多呈长纺锤形，两端尖，细胞壁厚，横切面上细胞常呈圆形、多角形、长圆形等，细胞壁常呈现出同心纹层。壁上增厚的物质主要是纤维素，如肉桂、亚麻等。（图 2－11）②木纤维（wood fiber）多分布在被子植物的木质部中，细胞长纺锤形比韧皮纤维短，细胞壁均木质化，细胞腔小，壁上具有纹孔，如川木通、椴树等。

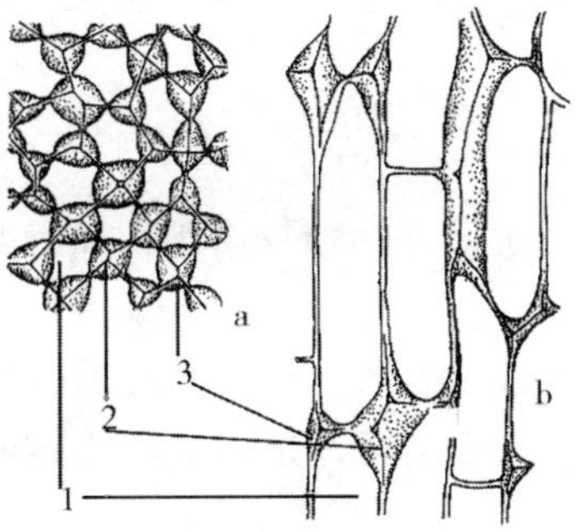

图 2－10　厚角组织

a. 横切面；b. 纵切面

1. 细胞腔；2. 胞间层；3. 增厚的壁

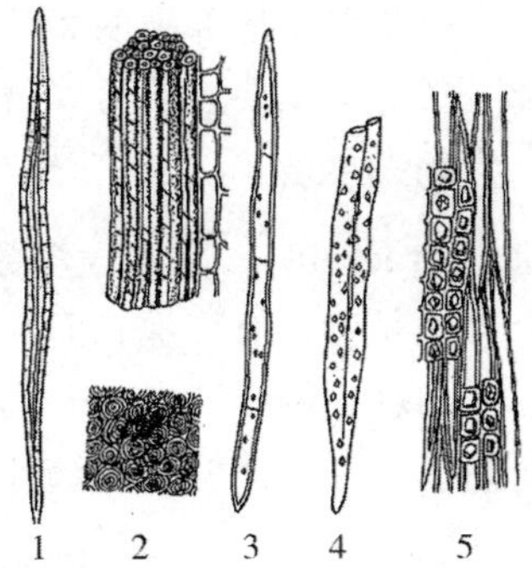

图 2－11　各种纤维

1. 单纤维；2. 纤维束；3. 分隔纤维（姜）；

4. 嵌晶纤维（南五味子根）；5. 晶鞘纤维（甘草）

此外，有些纤维的细胞腔中有菲薄的横隔膜，称为分隔纤维（scptate fiber），如姜；有些纤维束周围薄壁细胞中含有许多草酸钙晶体，称为晶鞘纤维（crystal fiber），如甘草、黄柏等。

2. 石细胞（stone cell） 是细胞壁强烈增厚且木质化，并渐次死亡的细胞。纹孔呈细管状或分枝状，细胞壁渐次增厚所形成的纹理则称为层纹。石细胞多数为近球形或多面体形，也有短棒状或分枝状等。呈分枝状的又称为畸形石细胞。单个或成群分布在根皮、茎皮、果皮、种皮和叶中，如党参、黄柏、八角茴香、杏仁和茶叶等。(图 2－12)

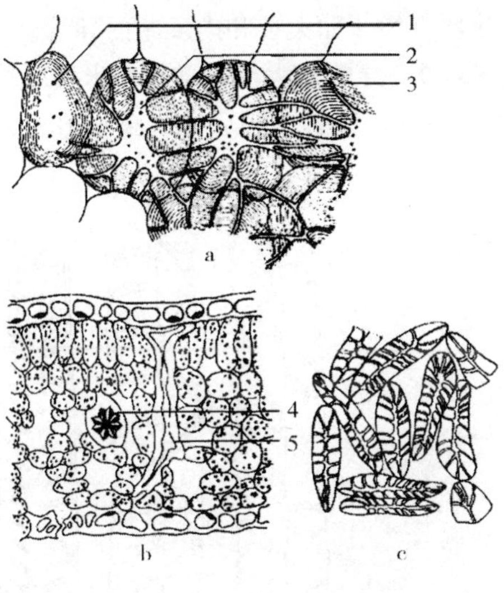

图 2－12　几种不同形状的石细胞

a. 梨的石细胞；b. 茶叶横切面；c. 椰子果皮内的石细胞

1. 纹孔；2. 细胞腔；3. 层纹；4. 草酸钙结晶；5. 畸形石细胞

六、输导组织

输导组织（conducting tissue）是植物体内运输水分、无机盐和营养物质的组织。其共同点是细胞呈长形，上下相接，形成适于输导的管道。根据输导组织的构造和运输物质的不同，可分为两类。一类是木质部中的管胞和导管，主要运输水分和无机盐；另一类是韧皮部中的筛管、伴胞和筛胞，主要运输营养物质。

（一）管胞和导管

1. 管胞（tracheid） 是绝大多数蕨类植物和裸子植物木质部的输导组织，同时兼有支持作用。有些被子植物也有管胞，但不是主要输导组织。

管胞呈长管状，两端斜尖，末端壁上不形成穿孔，细胞无生命。管胞的次生壁增厚形成孔纹。相邻的管胞通过侧壁上的纹孔运输水分，所以液流速度缓慢，是一类较原始的输导组织。（图 2－13）

2. 导管（vessel） 是被子植物主要的输水组织，少数裸子植物（如麻黄等）也有导管。导管是由多数纵长管状的死细胞（导管分子）连接而成，横壁溶解形成穿孔，其运输水分的能力远比管胞快。细胞壁一般木质化增厚，按形成的纹理或纹孔的不同，可分成下列几种类型。（图 2－14）

（1）环纹导管（annular vessel） 增厚部分呈环状，导管直径较小，存在于植物的幼嫩器官中，如玉蜀黍和风仙花的幼茎中的导管。

（2）螺纹导管（spiral vessel） 增厚部分呈螺旋状，导管直径较小，存在于植物的幼嫩器官中，如藕和半夏等。

（3）梯纹导管（scalariform vessel） 增厚部分（连续部分）与未增厚部分（间断部分）间隔呈梯形，多存在于成熟器官中，如葡萄茎的导管。

（4）网纹导管（reticulate vessel） 增厚部分密集交织形成网状，网孔是未增厚的细胞壁，导管直径较大，多存在于成熟器官中，如大黄和南瓜茎的导管。

（5）孔纹导管（pitted vessel） 导管壁大部分增厚，未增厚部分为单纹孔或具缘纹孔，分别称为单纹孔导管和具缘纹孔导管，导管直径较大，多存在于成熟器官中，如甘草、蓖麻、向日葵等茎内的导管。

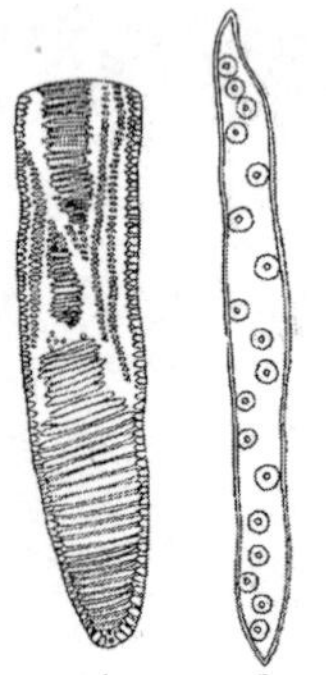

1 2

图 2－13 管胞

1. 梯纹管胞；2. 具缘纹管胞

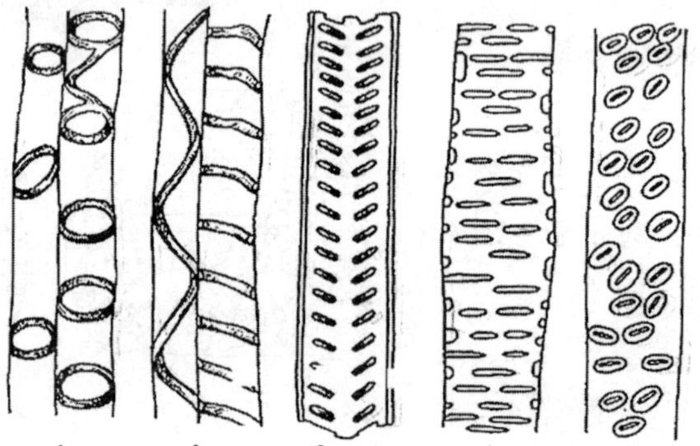

1 2 3 4 5

图 2－14 导管类型

1. 环纹导管；2. 螺纹导管；3. 梯纹导管；4. 网纹导管；5. 孔纹导管

（二）筛管与伴胞

筛管与伴胞是输送光合作用制造的有机营养物质到植物其他部分的输导组织，存在于植物的韧皮部中。

1. 筛管（sieve tube） 是由一系列纵向的长管状活细胞构成的，其每一个细胞称为筛管分子（sieve element）。它的上下两端的横壁上由于不均匀的增厚而形成筛板（sieve plate），筛板上有许多小孔，称为筛孔（sieve pore）。筛板两边相邻筛管分子中的细胞质，通过筛板彼此相连，形成上下相通的通道。（图 2－15）

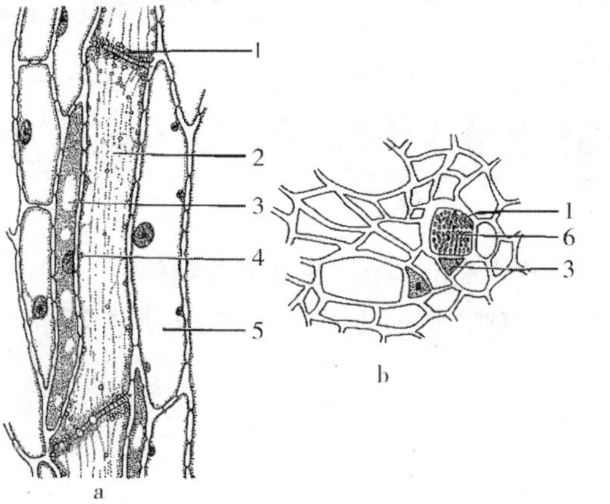

图 2－15　烟草韧皮部（示筛管及伴胞）

a. 纵切面；b. 横切面

1. 筛板；2. 筛管；3. 伴胞；4. 白色体；5. 韧皮薄壁细胞；6. 筛孔

2. 伴胞（companion cell） 位于筛管分子旁侧的一个近等长、直径较小的薄壁细胞，与筛管分子相伴，称之为伴胞。伴胞的细胞质浓，细胞核较大，并含有多种酶类物质，生理上很活跃。筛管的运输功能和伴胞的代谢密切相关。伴胞为被子植物所特有，蕨类和裸子植物中不存在。

第二节　维管束及其类型

维管束（vascular bundle）是在植物进化到较高级的阶段即蕨类植物、裸子植物和种子植物时才出现的组织，它是一种束状结构，贯穿于植物体的各种器官内，彼此相连形成一个完整的输导系统，同时对植物器官起着支持作用。维管束主要由韧皮部（phloem）与木质部（xylem）组成。韧皮部主要由筛管、伴胞、韧皮薄壁细胞与韧皮纤维构成，其质地较柔韧，故称韧皮部。木质部主要由导管、管胞、木薄壁细胞与木纤维构成，其质地较坚硬，故称木质部。

根据维管束中韧皮部与木质部排列方式的不同，以及形成层的有无，将维管束分为以下 6 种类型。（图 2－16）

1. 有限外韧维管束（closed collateral vascular bundle） 韧皮部位于外侧，木质部位于内侧，中间无形成层，如单子叶植物茎的维管束。

2. 无限外韧维管束（open collateral vascular bundle） 与有限外韧维管束的主要不同点是韧皮部与木质部之间有形成层，可增粗生长，如裸子植物和双子叶植物茎中的维管束。

3. 双韧维管束（bicollateral vascular bundle） 木质部内外两侧都有韧皮部，常见于茄科、葫芦科、夹竹桃科、萝藦科、旋花科、桃金娘科等植物茎中的维管束。

4. 周韧维管束（amphicribral vascular bundle） 木质部位于中间，韧皮部围绕在木质部的四周，常见于百合科、禾本科、棕榈科、蓼科及某些蕨类植物。

5. 周木维管束（amphivasal vascular bundle）　韧皮部位于中间，木质部围绕在韧皮部的四周，常见于百合科、鸢尾科、天南星科、莎草科、仙茅科等某些植物的茎中。

6. 辐射维管束（radial vascular bundle）　韧皮部和木质部相互间隔成辐射状排列，并形成一圈，总称为辐射维管束。存在于被子植物根的初生构造中。

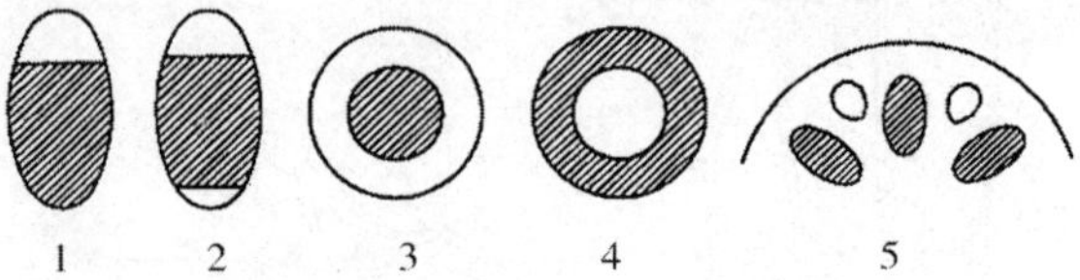

图 2－16　维管束类型图解

1. 外韧维管束；2. 双韧维管束；3. 周韧维管束；4. 周木维管束；5. 辐射维管束

目标检验

1. 植物组织按其形态和功能可分为哪些类型？哪些是成熟组织？
2. 分生组织的特点及类型？哪些植物存在居间分生组织？
3. 简述保护组织的特点和类型，如何区分各类型？
4. 简述维管组织的特点和类型，如何区分各类型？
5. 简述分泌组织的特点和类型。
6. 导管的类型有哪些？
7. 如何区分腺毛和非腺毛？
8. 气孔有哪些类型？表皮上哪些细胞内有叶绿体？
9. 维管束有哪些类型？

第三章　植物的器官

学习目标

1. 掌握根、茎、叶、花、果实和种子的形态特征、解剖结构及类型。

2. 熟悉根、茎、叶的变态类型。

器官（organ）　是由多种组织构成，具有一定的外部形态和内部结构，并执行一定生理机能的植物体的组成部分。不同器官在生理和结构上有明显的差异，但彼此之间又密切联系，相互协调，构成一个完整的植物体。

在高等植物中，能够开花结果形成种子，并以种子进行繁殖的植物，称为种子植物。其植物体由根、茎、叶、花、果实和种子六个部分组成。种子植物器官依据它们的生理功能可分为两大类：一类是分化程度比较轻的营养器官（vegetative organ），包括根、茎和叶，它们构成植物体的主要组成部分，共同起着吸收、制造、输送和贮藏营养物质的作用，使植物体得以生长、发育。另一类是分化程度比较高的繁殖器官（reproductive organ），包括花、果实和种子，它们主要起着繁殖后代延续种族的作用。

第一节　根

根（root）通常呈近圆柱形，生长在土壤中，向四周分枝，形成复杂的根系。不分节和节间，不具芽、叶和花，细胞中不含叶绿体。具有向地性、向湿性和背光性。根主要有吸收、输导、固着、支持、贮藏和繁殖等功能。植物体所需要的水分和无机盐，靠根从土壤中吸收，根的吸收作用主要靠根毛或根的幼嫩部分。有些植物的根还具有合成氨基酸、生物碱、生物激素及橡胶的功能。许多植物的根，如人参、党参、三七、黄芪、百部等，可供药用。

一、根的类型和根系

（一）主根和侧根

植物最初由种子的胚根直接发育成的根，称主根（main root）；当主根生长到一定程度，就从其侧面生长出许多分枝，称为侧根（lateral root）；侧根又能生出次一级侧根，如此多次反复分枝，形成整株植物的根系。

（二）定根和不定根

根就其发生起源可分为定根和不定根两类。凡是直接或间接由胚根发育而成的主根及其各级分枝称为定根（normal root），它有固定的生长部位，如桔梗、人参、棉花的根。凡不是直接或间接由胚根所形成的根都称为不定根（adventitious root），如玉蜀黍接近地面茎节的四周长出的。在植物栽培上常利用此特性进行扦插、压条繁殖。

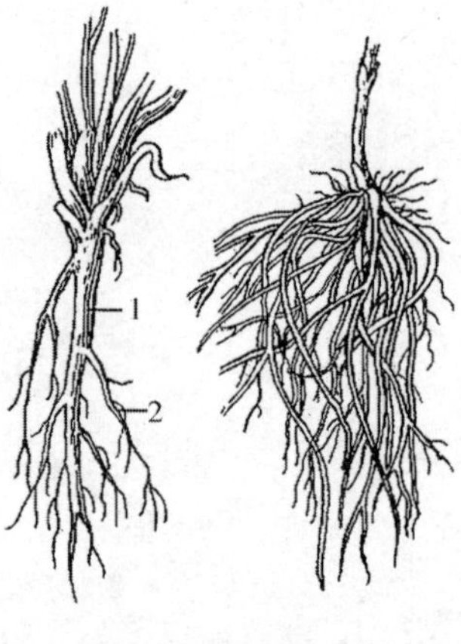

图 3－1 直根系和须根系

a. 直根系；b. 须根系

1. 主根；2. 侧根

（三）直根系和须根系

一株植物地下部分所有根的总称为根系。按其形态和生长特性，可分为两种类型：一种是主根发达，主根和侧根的界限非常明显的根系称直根系（tap root system），是一般双子叶植物和裸子植物根系的特征，如甘草、沙参、人参和蒲公英的根系；另一种是主根不发达或早期死亡，而从茎的基部节上生长出许多大小、长短相似的不定根组成的根系称为须根系（fibrous root system），多数单子叶植物具有须根系，如大蒜、龙胆、百合、麦等。（图 3－1）

二、根的变态

根在长期的历史发展过程中，由于适应生活环境的变化，形态构造产生了一些变态，而且这些变态特性形成后可代代遗传下去，成为遗传性状。常见的变态根主要有下列几种：（图 3－2，图 3－3）

1. 贮藏根（storage root） 根的一部分或全部因贮藏营养物质形成肥大肉质的，称为贮藏根。如是主根特别肥大而形成的称为肉质直根（fleshy tap root），其上部具有胚轴和节间很短的茎，其中，肥大成圆锥形，如白芷、桔梗；肥大呈圆柱形，如甘草、丹参；肥大成圆球形，如芜青的根。如是由不定根或侧根肥大而成的称为块根（root tuber），一株上可形成多个块根，它的组成没有胚轴和茎的部分；其呈纺锤形的，如天门冬、麦冬；呈块状的，如何首乌、甘薯。

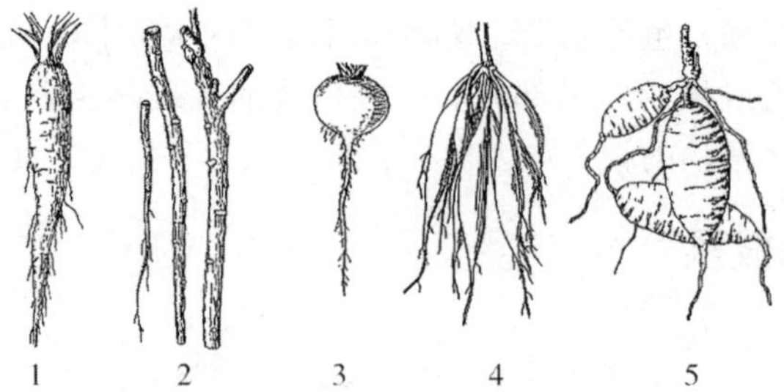

图 3－2 根的变态（地下部分）

1. 圆锥根；2. 圆柱根；3. 圆球根；4. 块根（纺锤状）；5. 块根（块状）

2. 支持根（prop root） 自靠近泥土的茎节上产生的不定根伸入土中，以增强茎支持作用，亦有吸收作用，称支持根，如玉蜀黍、薏苡等。

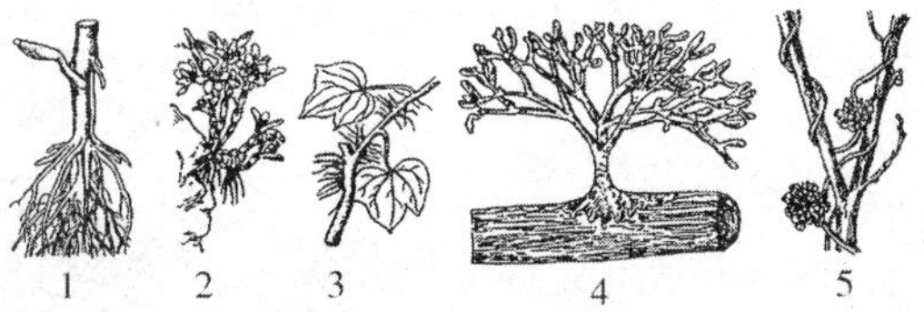

图3－3　根的变态（地上部分）

1. 支持根（玉蜀黍）；2. 攀援根（常春藤）；3. 气生根（石斛）；
4. 寄生根（槲寄生）；5. 寄生根（菟丝子）

3. 攀援根（climbing root）　由茎上生出不定根，先端有吸盘，以使植物能攀附于石壁、墙垣、树干或其他物体上，这种根称为攀援根，如络石、常春藤等。

4. 气生根（aerial root）　由茎产生的不伸入土中而暴露在空气中的不定根称气生根。它具有在潮湿空气中吸收和贮藏水分的能力，如石斛、榕树等。

5. 水生根（water root）　水生植物的根呈须状漂浮在水中，称水生根，如浮萍等。

6. 寄生根（parasitic root）　寄生植物或半寄生植物的根插入寄主体内吸取水分和营养物质，这种根称为寄生根。如菟丝子、列当等植物体内不含叶绿素，不能自制养料，完全依靠吸收寄主体内的养分维持生活的，称全寄生植物；而桑寄生、槲寄生等植物，一方面由寄生根吸收寄主养分，同时自身含叶绿素，可以制造一部分养料，称半寄生植物。

三、根的组织构造

（一）根尖的构造

根尖（root tip）是指根的最先端到着生根毛的部分，是根生命活动最活跃的部分。根的伸长、水分和养料的吸收、组织的形成与分化都在此进行，根据外部构造和内部组织分化的不同，分为四部分（图3－4）。

1. 根冠（root cap）　是根尖最顶端的帽套状部分，包被在生长锥的外围，由多层不规则排列的薄壁细胞组成，有保护作用。当根不断向下延伸生长时，根冠与土壤发生摩擦，常引起外层细胞的破碎、死亡和脱落，同时，根冠外层细胞被损坏后，形成黏液，有助于根向前延伸生长。绝大多数植物的根尖都有根冠，但寄生植物和菌根无根冠存在。

2. 分生区（meristematic zone）　位于根冠的上方或内方，呈圆锥状，为顶端分生组织所在部位；是细胞分裂最旺盛的部分，故又称生长锥。分生区的细胞可不断地进行细胞分裂增加细胞数目，经过生长和分化，逐步形成根的各种组织。

3. 伸长区（elongation zone）　位于生长锥上方，到出现根毛的地方，此处细胞已逐渐停止分裂，细胞沿根的长轴方向迅速伸长，使根尖不断伸入土壤中。同时，细胞开始分化。

4. 成熟区（maturation zone）　位于伸长区的上方，细胞分化成熟，并形成了各种初生组织。本区的最大特点是表皮的一部分细胞的外壁向外突出形成根毛（root hair），故又称根毛区，根毛能增加吸收面积，并不断更新。

（二）根的初生构造

通过根尖的成熟区作一横切面，可看到根的初生构造，从外到内可分为表皮、皮层和维管柱三部分（图3－5）。

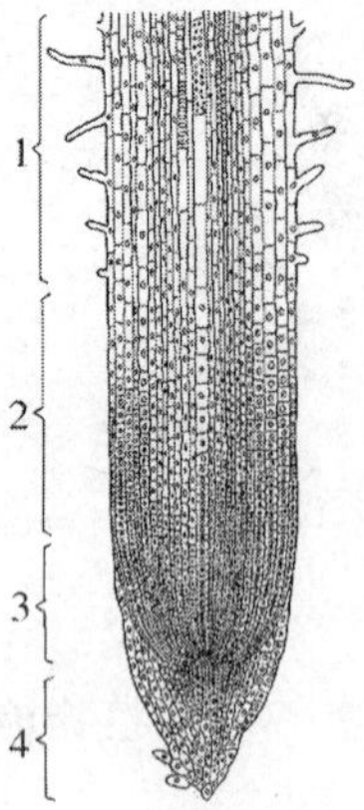

图 3-4 根尖的构造

1. 根毛区；2. 伸长区；3. 生长区；4. 根冠

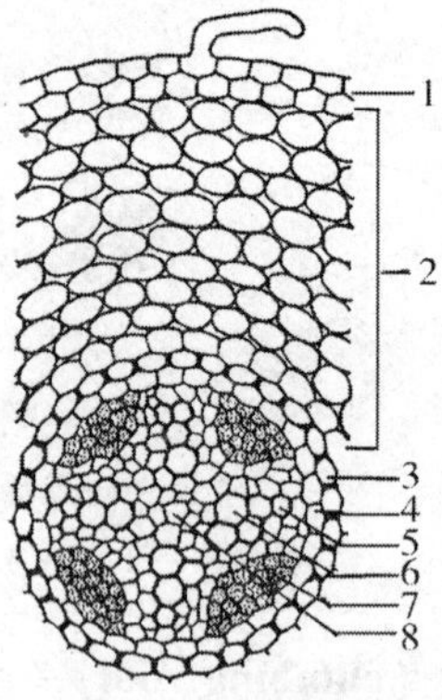

图 3-5 双子叶植物幼根的初生构造

1. 表皮；2. 皮层；3. 内皮层；
4. 中柱鞘；5. 原生木质部；6. 后生木质部；
7. 初生韧皮部；8. 尚未成熟的后生木质部

1. 表皮（epidermis） 为根最外围的一层细胞，是由原表皮发育而成，细胞排列整齐、紧密，无细胞间隙，细胞壁薄，不角质化，富有通透性，没有气孔。部分表皮细胞向外突出，延伸而形成根毛，这些特征与其他器官的表皮不同，而与根的吸收功能密切相适应，故有"吸收表皮"之称。有的根表皮为多层细胞，称为根被，其壁木栓化后成为死组织，如麦冬。

2. 皮层（cortex） 位于表皮内侧，由基本薄壁细胞所组成，细胞排列疏松，有明显的细胞间隙，占有根相当大的部分。通常分为三部分：

（1）外皮层（exodermis） 为皮层最外方紧邻表皮的一层细胞，排列紧密，无细胞间隙。当表皮脱落后，外皮层细胞的细胞壁常增厚并栓质化，以增强保护作用。

（2）皮层薄壁组织 为外皮层内侧的多层细胞，细胞壁薄，排列疏松，有细胞间隙，具有将根毛吸收的溶液转送到根的维管柱中，又可将维管柱内的养料转送出来的作用，有的还有贮藏作用。所以皮层实际为兼有吸收、运输和贮藏作用的基本组织。

（3）内皮层（endodermis） 为皮层最内方的一层细胞，细胞排列紧密整齐，无细胞间隙。内皮层细胞壁增厚情况特殊，一种是内皮层细胞的径向壁（侧壁）和上下壁（横壁）局部增厚（木质化或木栓化），增厚部分呈带状，环绕径向壁和上下壁而成一整圈，称凯氏带（casparian strip）。其宽度不一，但常远比其所在的细胞壁狭窄，故从横切面观，增厚的部分成点状，故又称凯氏点（casparian dots）；另一种是内皮层细胞进一步发育，其径向壁、上下壁以及内切向壁（内壁）显著增厚，只有外切向壁（外壁）比较薄，因此，横切面观时内皮层细胞壁增厚部分呈马蹄形。也有的内皮层细胞壁全部木栓化加厚。在内皮层细胞壁增厚的过程中，有少数正对初生木质部角的内皮层细胞的胞壁不增厚，这些细胞称为通道细胞（passage cell），起着皮层和维管束间物质内外流通的作用。（图 3-6，图 3-7）

3. 维管柱（vascular cylinder） 根的内皮层以内的所有组织构造统称为维管柱，包括中柱鞘和维管束，有的植物还具有髓部（pith）。

（1）中柱鞘（pericycle） 也称维管柱鞘，紧贴着内皮层，为维管柱最外方的组织，它是由原形成层的细胞发育而成，保持着潜在的分生能力，通常由一层薄壁细胞构成，如多数双子叶植物；少数由二层至多层的细胞构成，也有的中柱鞘为厚壁细胞组成。根的中柱鞘细胞具有潜在的分生能力，在一定时期可以产生侧根、不定根、不定芽、一部分形成层和木栓形成层等。

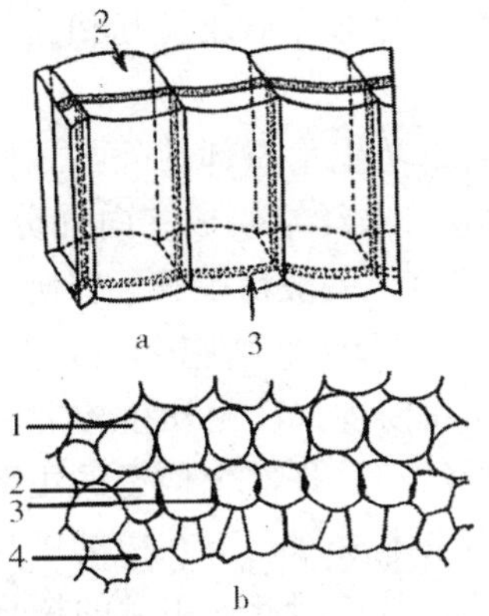

图 3-6　内皮层及凯氏带

a. 皮层细胞立体观（示凯氏带）；
b. 内皮层细胞横切面观（示凯氏点）
1. 皮层细胞；2. 内皮层；3. 凯氏带（点）；4. 中柱鞘

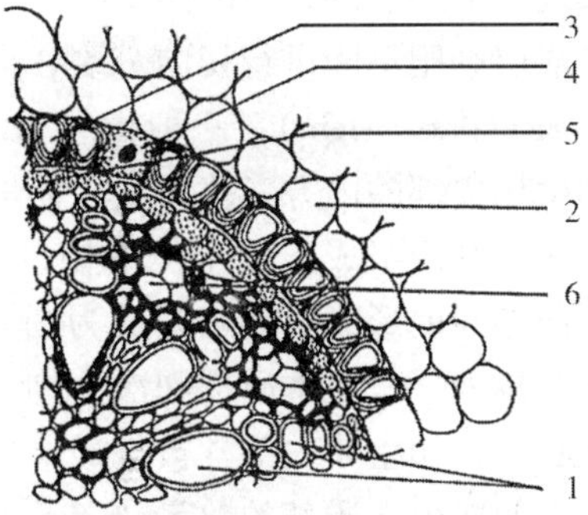

图 3-7　鸢尾属植物幼根横切面的一部分

1. 木质部；2. 皮层薄壁组织；3. 内皮层；
4. 通道细胞；5. 中柱鞘；6. 韧皮部

（2）维管束（vascular bundle）　位于根的最内方，在根的初生构造中的辐射维管束由初生木质部（primary xylem）和初生韧皮部（primary phloem）组成。一般初生木质部分为几束，呈星角状，与初生韧皮部相间排列成“辐射维管束”，是根的初生构造的特点。初生木质部分化成熟的顺序是自外向内逐渐发育成熟的，故称为外始式（exarch），先分化的初生木质部称原生木质部（protoxylem），其导管直径较小，多呈环纹或螺纹，位于木质部的角隅处；后分化的初生木质部，称后生木质部（metaxylem），其导管直径较大，多呈梯纹、网纹或孔纹。

根的初生木质部分为几束，其束的数目随植物种类而异，如十字花科、伞形科的一些植物根中，只有两束，称二原型（diarch）；毛茛科的唐松草属有三束，称三原型（triarch）；一般双子叶植物束数少，为二至六原型。而单子叶植物至少是六束，即六原型（hexarch），常为多束，即多原型（七原型以上）（polyarch），初生木质部的组成简单，被子植物的初生木质部由导管和管胞、木薄壁细胞和木纤维组成；裸子植物的初生木质部只有管胞。

初生韧皮部分化成熟的方式也是外始式，即原生韧皮部（protophloem）在外方，后生韧皮部（metaphloem）在内方。被子植物的初生韧皮部一般有筛管和伴胞、韧皮薄壁细胞，偶有韧皮纤维，裸子植物的初生韧皮部只有筛胞。

一般双子叶植物的根初生木质部一直分化到维管柱的中央，故不具髓部（pith）。多数单子叶植物的根有发达的髓部。也有髓部细胞增厚木化而成厚壁组织的，如鸢尾。

（三）根的次生构造

绝大多数蕨类植物和单子叶植物的根，在整个生活期中，一直保持着初生构造。而多数双子叶植物和裸子植物的根，其次生分生组织（形成层和木栓形成层）细胞可分裂、分化，发生次生增粗生长，形成次生构造。

1. 形成层的产生及其活动　当根进行次生生长时，在初生木质部和初生韧皮部之间的一些薄壁细胞恢复分裂功能，转变成为形成层（cambium），继之这些呈弧形

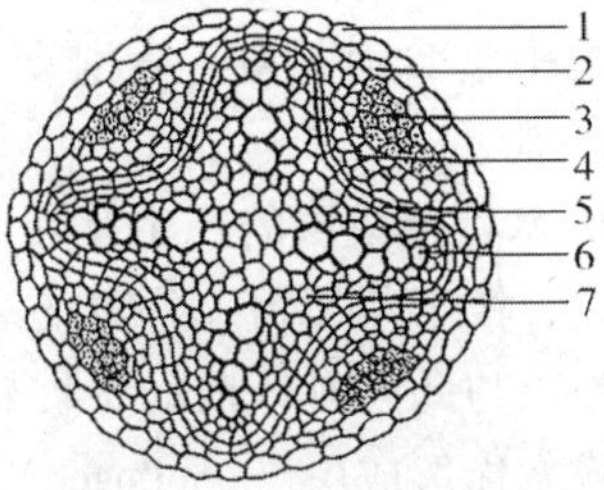

图 3-8　形成层发生过程（模式）

1. 内皮层；2. 中柱鞘；3. 初生韧皮部；
4. 次生韧皮部；5. 形成层；
6. 初生木质部；7. 次生木质部

段落的形成层与由初生木质部角隅顶端维管柱鞘细胞所产生的部分形成层互相连接，形成一个波浪式的形成层环。（图3－8）

形成层细胞不断进行切向分裂，向内分裂的细胞，加于初生木质部的外方，称为次生木质部（secondary xylem），一般由导管、管胞、木薄壁细胞和木纤维组成；向外分裂的细胞，加于初生韧皮部的内方，称为次生韧皮部（secondary phloem），一般由筛管、伴胞、韧皮薄壁细胞和韧皮纤维组成。由于位于韧皮部内方的形成层分生的木质部细胞多，分裂的速度快，于是凹凸相间的形成层环逐渐成为圆环状。此时，木质部和韧皮部已由初生构造的间隔排列转为内外排列。次生木质部和次生韧皮部合称为次生维管组织，是次生构造的主要部分。在次生生长时，初生韧皮部常被挤破，成为颓废组织。而初生木质部仍留在根的中央。由于形成层产生的次生木质部的数量较多，并添加在初生木质部之外，因此，粗大的树根主要是木质部，非常坚固。（图3－9）

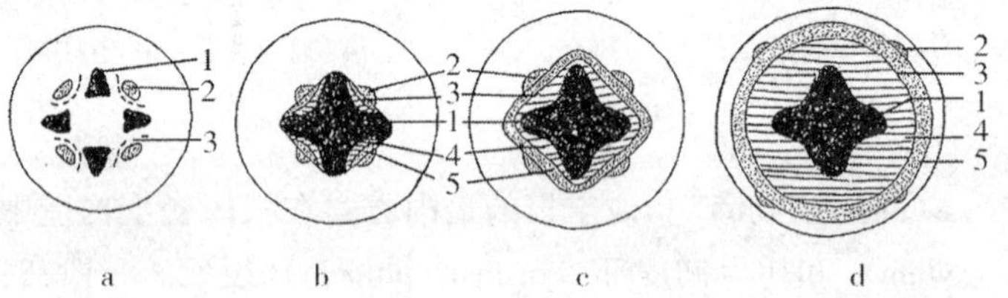

图3－9 根的次生生长图解（横剖面示形成层的产生与发展）

a. 幼根的情况，初生木质部在成熟中，点线示形成层起始的地方；b. 形成层已成连续组织，初生部分已产生次生结构，初生韧皮部已受挤压；c. 形成层全部产生次生结构，但仍为凹凸不平的形象，初生韧皮部挤压更甚；d. 形成层已成完整的圆环

1. 初生木质部；2. 初生韧皮部；3. 形成层；4. 次生木质部；5. 次生韧皮部

形成层细胞活动时，在一定部位也分生一些沿径向延长的薄壁细胞，呈辐射状排列，贯穿在次生维管组织中，位于木质部的称木射线（xylem ray），位于韧皮部的称韧皮射线（phloem ray），两者合称维管射线（vascular ray）。这些射线具有横向运输水分养料的功能。

某些植物根的次生韧皮部中，还分布有油细胞、树脂道、油室和乳汁管等分泌组织。有的薄壁细胞中常含有淀粉、晶体、糖类、生物碱等。（图3－10）

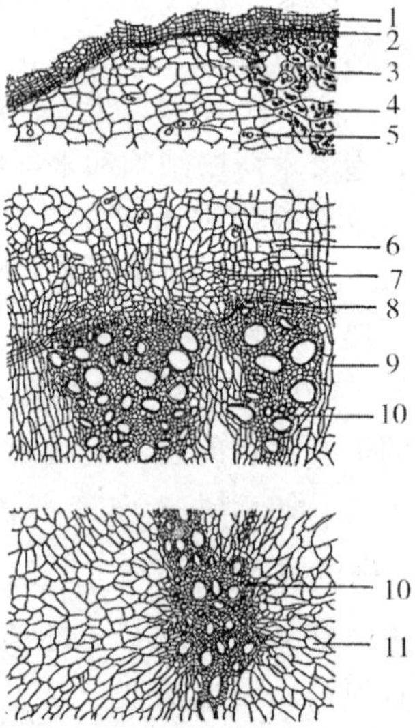

图3－10 马兜铃根的横切面

1. 木栓层；2. 木栓形成层；3. 皮层；4. 淀粉粒；5. 分泌细胞；6. 韧皮部；7. 筛管群；8. 形成层；9. 射线；10. 木质部；11. 射线

2. 木栓形成层的产生及其活动 由于形成层的活动，根不断加粗，外方的表皮及部分皮层因此破裂。与此同时，根的中柱鞘细胞恢复分生能力形成木栓形成层（phellogen），它向外分生木栓层（phellem），向内分生栓内层（phelloderm），栓内层为数层薄壁细胞，排列较疏松。有的栓内层比较发达，有“次生皮层（secondary cortex）”之称。木栓层由多层木栓细胞组成，木栓细胞多

呈扁平状，排列整齐，细胞壁木栓化，呈褐色，由于木栓细胞不透水、不透气，故可代替外皮层起保护作用。木栓层、木栓形成层、栓内层三者合称周皮（periderm）。在周皮外方的各种组织（表皮和皮层）由于内部失去水分和营养供给而全部枯死，所以一般根的次生构造中没有表皮和皮层，而为周皮所代替。

最初的木栓形成层通常是由中柱鞘分化而成。随着根的不断增粗，到一定时候，木栓形成层便终止了活动。在其内方的薄壁细胞（皮层和韧皮部内），又能恢复分生能力产生新的木栓形成层，而形成新的周皮。

应注意的是：植物学上的根皮是指周皮这一部分，而生药学中的根皮类药材是指形成层以外的部分，主要包括韧皮部和周皮，如牡丹皮、地骨皮等。

单子叶植物的根无形成层，不能加粗，无木栓形成层，不能形成周皮，而由表皮或外皮层行使保护功能。也有一些单子叶植物，如百部、麦冬等，表皮分裂成多层细胞，细胞壁木栓化，形成一种称“根被”的保护组织。

（四）根的异常构造

某些双子叶植物的根，除正常的次生构造外，还产生一些特有的维管束，称异型维管束，并形成根的异常构造（anomalous structure），与初生构造、次生构造相对应，也有称其三生构造（tertiary structure）。常见的有以下两种类型。（图3－11）

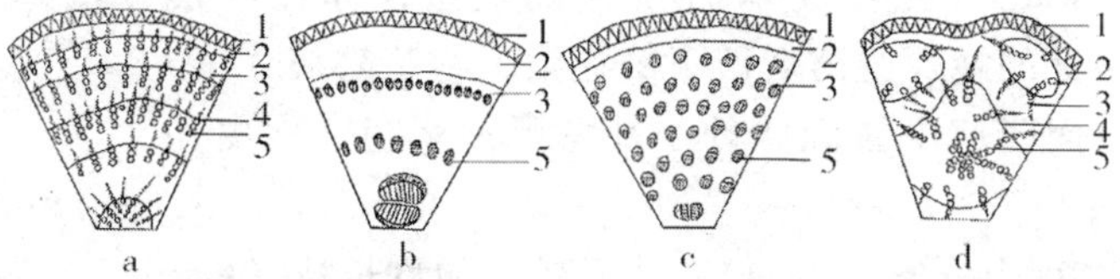

图3－11　根的异常构造横切面简图（模式）

a. 商陆根；b. 牛膝根；c. 川牛膝根；d. 何首乌根

1. 木栓层；2. 皮层；3. 韧皮部；4. 形成层；5. 木质部

1. 根的正常维管束形成不久，而相当于维管柱鞘部位的薄壁细胞恢复分生能力，形成新的形成层，向外分生大量薄壁细胞和一圈异型的无限外韧维管束，如此反复多次，形成多圈异型维管束，并有薄壁细胞相间隔，一圈套住一圈，呈同心状排列。属于这种类型的又可分为两种情况：

（1）不断产生的新形成层环自始至终保持分生能力，并使层层同心性排列的异常维管束不断长大，呈年轮状，如商陆根。

（2）不断产生的新形成层环仅最外一层保持分生能力，而内面各同心性形成层环于异常维管束形成后即停止活动，如牛膝根。

2. 有些种类正常维管束形成后，皮层中部分薄壁细胞恢复分生能力，形成多个新的形成层环，产生许多单独的和复合的大小不等的异型维管束，对于原来的形成层环而言是异心性的，形成另一种类型的异常构造，故在横切面上可看到一些大小不等的圆圈状的花状纹理，如何首乌的块根。

第二节　茎

茎（stem）是由胚芽发育而来，其顶端不断向上生长，下面重复产生分枝，形成了植物体整个地上部分。茎是重要的营养器官，多生于地上，少生于地下，有节和节间，节上生有芽、叶、花。具有输导、支持、贮藏和繁殖的功能。许多植物的茎（或茎皮）可作药材，如麻黄、桂枝、杜仲、黄连、沉香等。

一、茎的形态

（一）茎的外形

茎一般呈圆柱形，也有呈方柱形（如薄荷、紫苏）、三角柱形（如莎草）、扁平形（如仙人掌）。茎的中心常为实心，也有空心的（如芹菜、南瓜）。禾本科植物的茎中空，且有明显的节，称为秆。

茎上着生叶和腋芽的部位称为节（node），节与节之间称节间（internode）。茎具节与节间，并在节上长芽和叶；而根无节、节间、芽、叶，这是根和茎在外形上的主要区别。在叶着生处，叶柄和茎之间的夹角处称叶腋，茎枝的顶端和叶腋均生有芽。木本植物的叶子脱落后茎节上留下的痕迹，称叶痕（leaf scar）、叶痕内的点线状突起，是叶柄和茎间的维管束断离后留下的痕迹，称维管束痕（bundle scar）。托叶脱落后留下的痕迹，称托叶痕（stipule scar）。包被芽的鳞片脱落后留下的疤痕，称芽鳞痕（bud scale scar）。茎枝表面隆起呈裂隙状的小孔常呈浅褐色，称皮孔（lenticel）。（图3－12）

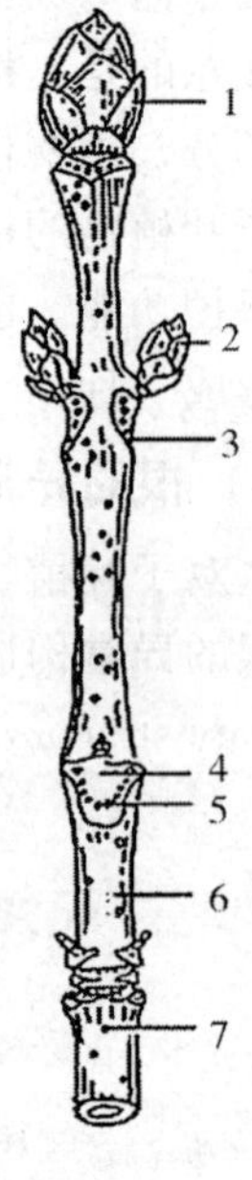

图3－12　茎的外形

1. 顶芽；2. 侧芽；3. 节；4. 叶痕；5. 束痕；6. 节间；7. 皮孔

着生叶和芽的茎称为枝条（shoot），节间较长的称长枝（long shoot），节间很短的称短枝（dwarf shoot）。一般短枝着生在长枝上，能开花结果，所以又称果枝，如苹果、梨和银杏等。

（二）芽及其类型

芽（bud）是尚未发育的枝、花和花序，即它们的原始体。芽的类型主要有以下几种。

1. 依芽的生长位置分　①定芽（normal bud），在茎上生长有一定的位置的芽。包括生于茎枝顶端的芽称顶芽（terminal bud）；生于叶腋的芽称腋芽（axillary bud），腋芽因生在枝的侧面，亦称侧芽（lateral bud）。某些植物顶芽或腋芽旁边又生出1、2个较小的芽称副芽（accessory bud）。②不定芽（adventitious bud），在茎上生长无一定的位置的芽。

2. 依芽的发展性质分　①叶芽（leaf bud），发育成枝与叶的芽，又称枝芽。②花芽（flower bud），发育成花和花序的芽。③混合芽（mixed bud），能同时发育成枝叶和花或花序的芽。

3. 依芽鳞的有无分　①鳞芽（scaly bud），芽的外面有鳞片包被，又称被芽（protected bud），如杨、柳、玉兰等多数木本植物的越冬芽。②裸芽（naked bud），芽的外面无鳞片包被，多见于草本植物和少数木本植物，如薄荷、吴茱萸等。

4. 依芽的活动能力分　①活动芽（active bud），正常发育且在生长季节活动的芽，即能在当年萌发或第二年春天萌发的芽。②休眠芽（dormant bud），又称潜伏芽（latent bud），长期保持休眠状态而不萌发的芽。但休眠期是相对的，在一定的条件下可以萌发，如树木砍伐后，树桩上往往由休眠芽萌发出许多新枝条。

二、正常茎的类型

1. 按茎的质地分　①木质茎（woody stem），茎质地坚硬，木质部发达称木质茎。具木质茎的植物称木本植物。其中植株高大，主干明显，下部不分枝或少分枝的称乔木（tree），如厚朴、黄柏；植株矮小，主干不明显，下部多分枝的称灌木（shrub），如小檗、连翘；茎长而柔韧，常缠绕或攀附他物的称木质藤本（woody vine），如木通。②草质茎（herbaceous stem），茎质地柔软，木质部不发达称草质茎。具草质茎的植物称草本植物。其中在一年内完成其生长发育过程，开花结果后枯死的称一年生草本（annual herb），如水稻、红花；至第二年才能完成其生长发育过程的称二年生草本（biennial herb），如益母草、萝卜等；超过二年仍能长期生存的称多年生草本（perennial herb），如人参、薄荷、麦冬。③肉质茎（succulent stem），茎的质地柔软多汁，肉质肥厚的称肉质茎，如芦荟、仙人掌。

2. 按茎的生长习性分　①直立茎（erect stem），茎直立地面生长，如紫苏、黄柏。②缠绕茎（twining stem），茎细长，依靠缠绕他物作螺旋状上升的茎，如五味子、忍冬由下向上呈顺时针方向缠绕；牵牛、马兜铃由下向上呈逆时针方向缠绕；何首乌则无一定规律。③攀援茎（climbing stem），茎细长，靠卷须、吸盘、不定根攀援结构依附他物上升的茎，如葡萄、爬山虎、常春藤。④匍匐茎（stolon），茎细长平卧地面，节上生有不定根，如积雪草、甘薯；节上不产生不定根则称平卧茎，如蒺藜、马齿苋。（图3－13）

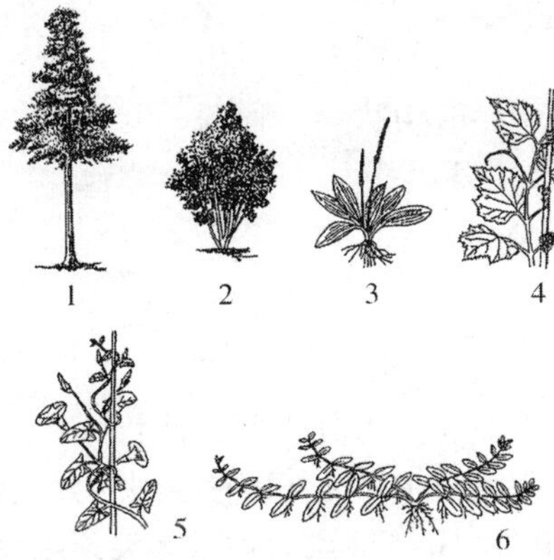

图3－13　茎的种类

1. 乔木；2. 灌木；3. 草本；4. 攀援藤本；5. 缠绕藤本；6. 匍匐茎

三、茎的变态

有些植物由于长期适应不同的生活环境，其茎产生了一些变态。茎的变态种类很多，可分为地上茎（aerial stem）的变态和地下茎（subterraneous stem）的变态两大类型。地下茎仍具有茎的一般特征，有节和节间，并具退化的鳞片及顶芽、侧芽等，可与根区别。

（一）地下茎的变态

1. 根茎（根状茎）（rhizome）　常横卧地下，肉质膨大呈根状，节和节间明显，节上有退化的鳞片叶，具顶芽和腋芽。常生有不定根。如白茅、姜、川芎、黄精等。

2. 块茎（tuber）　肉质肥大呈不规则块状，节间很短，节上具芽，叶退化成小鳞片或早期枯萎脱落。如天麻、半夏、马铃薯等。

3. 球茎（corm） 肉质肥大呈球状或扁球状，节和节间明显；节上叶片常退化成鳞片状，如慈姑、荸荠等。

4. 鳞茎（bulb） 球形或扁球状，茎极度缩短称鳞茎盘，盘上生有肉质肥厚的鳞叶，顶端有顶芽，叶腋有腋芽，基部具不定根。鳞片狭，呈覆瓦状排列，外面无被覆盖的称无被鳞茎；如百合、贝母；鳞片阔，内层被外层完全覆盖，称有被鳞茎，如洋葱。（图 3－14）

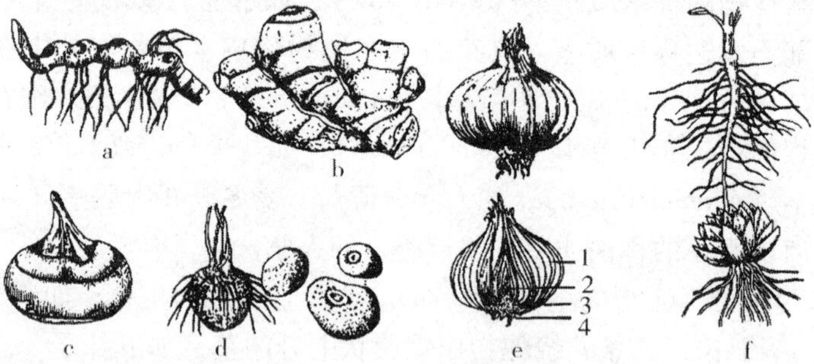

图 3－14　地下茎的变态

a. 根茎（玉竹）；b. 根茎（姜）；c. 球茎（荸荠）；d. 块茎（半夏，左新鲜品，右除外皮的药材）；e. 鳞茎（洋葱）；f. 鳞茎（百合）

1. 鳞片叶；2. 顶芽；3. 鳞茎盘；4. 不定根

（二）地上茎的变态

如：皂荚、枸橘的刺状茎，钩藤的钩状茎，葡萄的卷须茎，天门冬的叶状茎，山药的零余子（珠芽），卷丹腋芽形成的小鳞茎。

四、茎的组织构造

（一）茎尖的构造

茎尖是指茎或枝的顶端，自上而下分为分生区、伸长区和成熟区三部分。分生区在茎尖的先端，呈圆锥形，为顶端分生组织所在部位，具有强烈的分生能力，故又称生长锥（growth cone）。茎尖的构造与根尖基本相似。其不同点为：①茎尖顶端没有类似根冠的构造，而是由幼小的叶片包围着；②在生长锥四周能形成叶原基或腋芽原基的小突起，后发育成叶或腋芽，腋芽再发育成枝；③成熟区的表皮不形成根毛，但常有气孔和毛茸。（图 3－15）

（二）双子叶植物茎的初生构造

通过茎尖的成熟区作一横切面，可观察到茎的初生构造。从外到内分为表皮、皮层和维管柱三部分（图 3－16）。

1. 表皮（epidermis） 为一层长方扁平、排列整齐无细胞间隙的细胞组成。一般不具叶绿体，少数植物茎的表皮细胞含有花青素，如蓖麻的茎呈紫红色，有的还有气孔或毛茸。表皮细胞外壁较厚，通常有角质层和蜡被。

2. 皮层（cortex） 位于表皮内方，是表皮和维管柱之间的部分。由多层生活细胞构成，一般不如根的皮层发达。皮层细胞壁薄而大，排列疏松，有细胞间隙。靠近表皮的细胞常含有叶绿体，故嫩茎呈绿色。

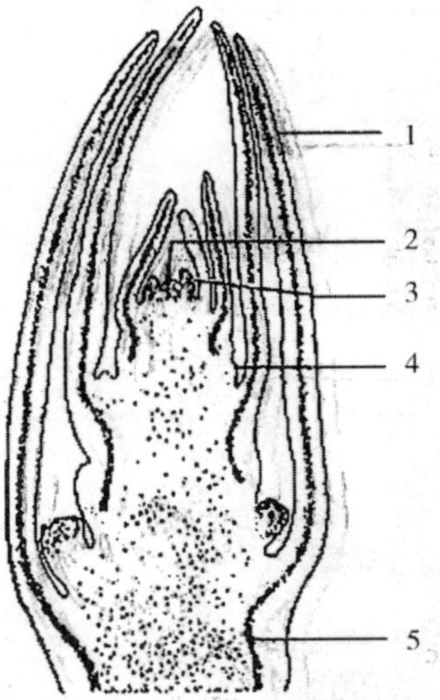

图3－15 忍冬芽的纵切面

1. 幼叶；2. 生长点；3. 叶原基；
4. 腋芽原基；5. 原形成层

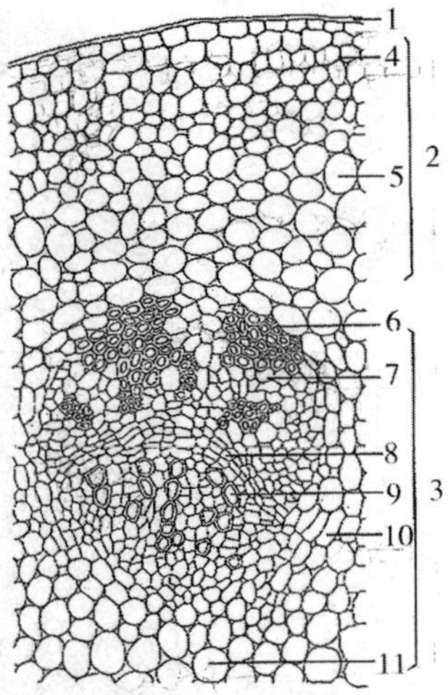

图3－16 双子叶植物茎的初生构造（横切面）

1. 表皮；2. 皮层；3. 维管束；4. 厚角组织；
5. 薄壁组织；6. 韧皮纤维；7. 初生韧皮部；
8. 束中形成层；9. 初生木质部；10. 髓射线；11. 髓

皮层主要由薄壁组织构成。常具有厚角组织，以加强茎的韧性。通常分布在茎的棱角处，如芹菜、薄荷。有的皮层中还可有纤维、石细胞或分泌组织。

茎的皮层不像根具有可辨的内皮层，故皮层与维管区域之间无明显分界。少数植物茎皮层最内一层细胞含有大量淀粉粒，称淀粉鞘（starch sheath），如蓖麻。

3. 维管柱（vascular cylinder） 为皮层以内组织组成的柱状结构，包括呈环状排列的维管束、髓部和髓射线等，过去称为中柱（stele）。

（1）初生维管束 双子叶植物的初生维管束包括初生韧皮部（primary phloem），初生木质部（primary xylem）和束中形成层（fascicular cambium）。其中初生韧皮部位于维管束外方，由筛管、伴胞、韧皮薄壁细胞和韧皮纤维组成；初生木质部位于维管束的内侧，由导管、管胞、木薄壁细胞和木纤维组成，束中形成层位于初生韧皮部和初生木质部之间，由1～2层具有分生能力的细胞组成，可使茎不断加粗。

（2）髓（pith） 位于茎的中央部分，由薄壁细胞组成，草本植物茎的髓部较大，木本植物茎的髓部一般较小，有些植物茎的髓部周围有一层排列紧密、细胞壁较厚的小细胞围绕着大型的薄壁细胞，这种周围区称环髓带（perimedullary region）。

（3）髓射线（medullary ray） 位于初生维管束之间，由径向延长的薄壁组织组成，内通髓部，外达皮层。有横向运输和贮藏作用。一般草本植物髓射线较宽，木本植物的髓射线很窄。（图3－16）

（三）双子叶植物茎的次生构造

双子叶植物茎在初生构造形成后，接着进行次生生长，即形成层和木栓形成层进行分裂活动，形成次生构造，使茎不断加粗。木本植物的次生生长可持续多年，故次生构造发达。

1. 双子叶植物木质茎的次生构造 如图3－17所示，分为以下几个部分。

（1）维管形成层及其活动 当茎进行次生生长时，髓射线里邻接束中形成层的细胞恢复分生能力，转变为束间形成层，与束中形成层连接成环。

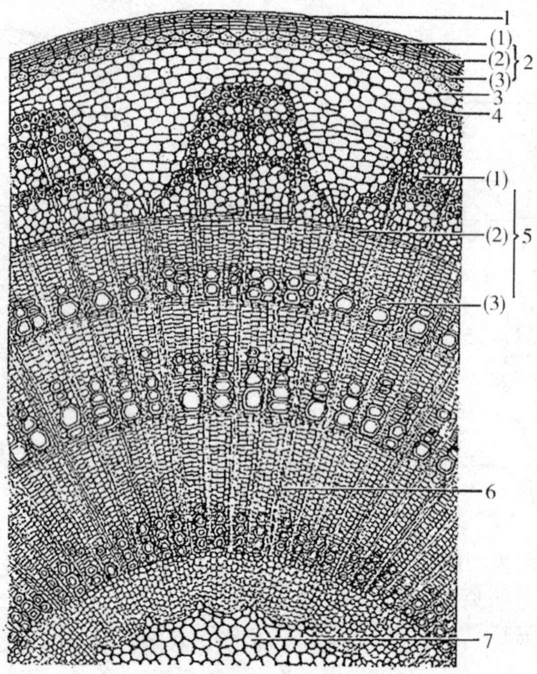

图3-17 双子叶植物茎的次生构造（横切面）

1. 表皮层；2. 周皮（1）木栓层；（2）木栓形成层；（3）栓内层；
3. 皮层；4. 韧皮纤维；5. 维管束（1）韧皮部；（2）形成层；
（3）木质部；6. 髓射线；7. 髓

形成层环向内分裂产生次生木质部，增加于初生木质部外方；向外分裂产生次生韧皮部，增加于初生韧皮部内侧，初生韧皮部受到茎加粗的挤压而成为颓废组织，并被推向外侧。通常次生木质部数量比次生韧皮部大得多。同时部分形成层不断分裂产生次生射线，贯穿次生韧皮部和次生木质部，位于次生韧皮部的部分称韧皮射线，位于次生木质部的部分称木射线。次生韧皮部常由筛管、伴胞、韧皮纤维、韧皮薄壁细胞和韧皮射线组成，次生木质部常由导管、管胞、木薄壁细胞、木纤维和木射线组成。在皮层、韧皮部常有石细胞、纤维或分泌组织。薄壁细胞中常有淀粉粒和草酸钙晶体等。形成层在春天活动旺盛，所形成的细胞径大壁薄，质地较疏松，色泽较淡，称早材（early wood）或春材（spring wood）；夏末秋初，形成层活动逐渐减弱，所形成的细胞径小壁厚，质地紧密、色泽较深，称晚材（late wood）或秋材（autumn wood）。在一年中早材和晚材是逐渐转变的，没有明显的界限，但当年的秋材与第二年的春材界限分明，形成一同心环层，称年轮（annual ring）或生长轮（growth ring）。年轮通常一年一轮，但有的植物（如柑橘）一年可以形成3轮，这些年轮称假年轮。

在木质茎横切面上，靠近形成层的部分颜色较浅，质地较松软，称边材（sap wood）。边材具输导作用。而中心部分，颜色较深，质地较坚硬，称心材（heart wood），心材中一些细胞常积累代谢产物，如挥发油、单宁、树胶、色素等，取心材入药的茎木类药材有沉香、苏木、檀香、降香等。

要充分地理解茎的次生构造及鉴定木类药材，通常采用三种切面即横切面、径向切面、切向切面进行比较观察。（图3-18）

横切面（transverse section）：是与茎的纵轴垂直所作的切面。可见同心性的年轮和辐射状射线。在横切面上可见导管、管胞、木纤维和木薄壁细胞等以及横切面的形状、直径的大小和细胞壁厚薄。

径向切面（radial section）：是通过茎的中心所作的纵切面。在径向切面上可见导管、管胞、木纤维和木薄壁细胞等以及纵向切面的长度、宽度、纹孔和细胞两端的形状。射线细胞为长方形，排成整齐为多列，与纵轴垂直，显示了射线在这个切面上的高度和长度。

切向切面（tangential section）：是不经过茎的中心而垂直于茎的半径所作的纵切面。在切向切面上见到的导管、管胞、木纤维和木薄壁细胞等与径向切面相似。射线细胞为横切面，细胞群呈纺锤状，显示了射线的高度、宽度和细胞列数。

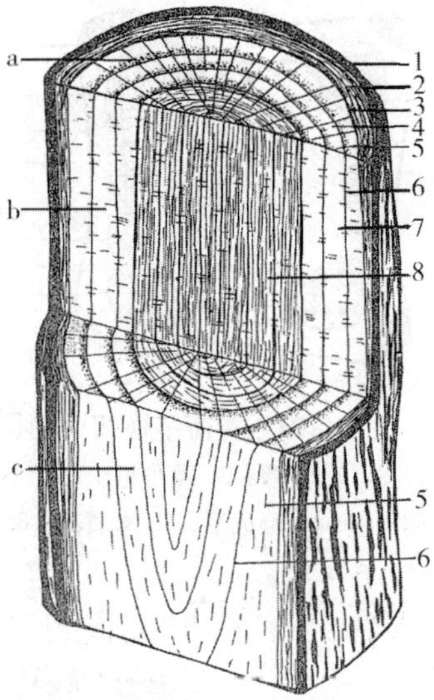

图 3－18　木材的三种切面及显示的年轮
a. 横切面；b. 径向切面；c. 切向切面
1. 外树皮；2. 内树皮；3. 形成层；4. 次生木质部；5. 射线；6. 年轮；7. 边材；8. 心材

（2）木栓形成层及其活动　多数植物茎可由表皮内侧皮层薄壁组织细胞恢复分生能力，形成木栓形成层，进而产生周皮，代替表皮行使保护作用。一般木栓形成层的活动只不过数月，多数树木又可依次在其内方产生新的木栓形成层，形成新的周皮。新周皮形成后，其外方所有组织，由于水分和营养供给的终止，相继全部死亡，这些新周皮及其被隔离的死亡组织的综合体，因常剥落，称为落皮层（rhytidome），如白皮松、榆、悬铃木。但也有的周皮不脱落，如黄柏、杜仲。落皮层也称外树皮。“树皮”有两种概念，狭义的树皮即落皮层，广义的树皮指维管形成层以外所有组织，包括韧皮部。如多数皮类药材厚朴、杜仲、肉桂、黄柏、秦皮、合欢皮的药用部分均指广义树皮。

2. 双子叶植物草质茎的次生构造　草质茎大部分为初生构造，只有少量的次生构造。其特点是：生长期短，形成层活动较弱，只有少量次生组织，木质部的量较少，直径加粗有限，质地较柔软。通常不产生木栓形成层，故没有周皮。表皮行使保护作用，表皮上常有毛茸、气孔、角质层、蜡被等附属物。髓部发达，有时髓部中央破裂成空洞状，髓射线一般较宽，如薄荷。（图 3－19）

3. 双子叶植物根茎的构造　双子叶植物根状茎一般系指草本双子叶植物根状茎，构造与地上茎类似，其特点是：①根茎表面通常具木栓组织，少数具表皮或鳞叶。②皮层中常有根迹维管束和叶迹维管束。③皮层内侧有时具纤维或石细胞。维管束为外韧型，成环状排列。④机械组织多不发达，贮藏薄壁细胞发达，如黄连。（图 3－20）

4. 双子叶植物根茎的异常构造　某些双子叶植物的根茎除了形成一般正常构造外，通常有部分薄壁细胞，能恢复分生能力，转化成形成层，产生多数异型维管束，形成了异常构造。如大黄根茎的横切面上除正常构造外，髓部有多数星点状的异型维管束，它们是特殊的周木式维管束，外方为木质部，内方为韧皮部，其中常可见黏液腔，其形成层呈环状，射线为深棕色，作星状射出，因此，习称星点或锦纹。（图 3－21）

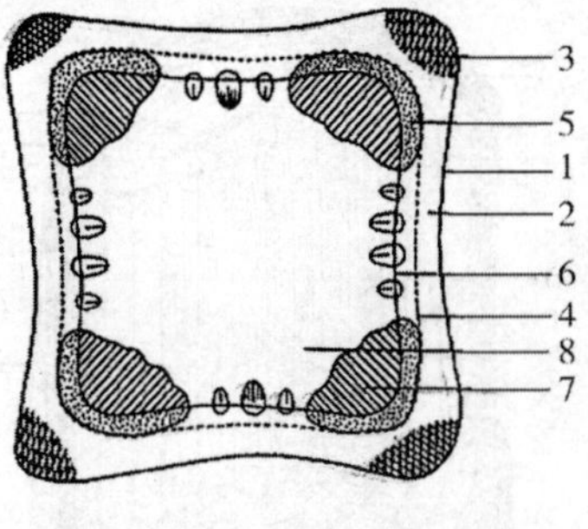

图 3 – 19 薄荷茎横切面简图

1. 表皮；2. 皮层；3. 厚角组织；4. 内皮层；
5. 韧皮部；6. 形成层；7. 木质部；8. 髓

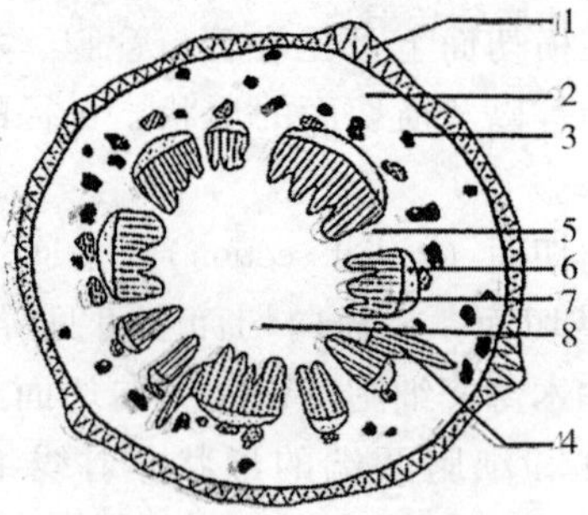

图 3 – 20 黄连根状茎横切面简图

1. 木栓层；2. 皮层；3. 石细胞群；4. 根迹；
5. 射线；6. 韧皮部；7. 木质部；8. 髓

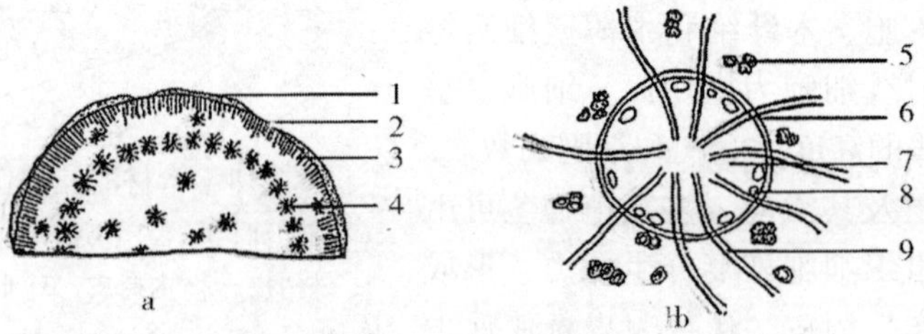

图 3 – 21 大黄根茎横切面简图

a. 大黄；b. 星点简图（放大）
1. 韧皮部；2. 形成层；3. 木质部射线；4. 星点；
5. 导管；6. 形成层；7. 韧皮部；8. 黏液腔；9. 射线

（四）单子叶植物茎和根状茎的构造

1. 单子叶植物茎的构造特征 单子叶植物茎一般无形成层和木栓形成层，一般不形成次生构造；茎的最外层为一列表皮细胞构成的表皮，通常不产生周皮。禾本科植物茎秆的表皮下方，往往有数层厚壁细胞分布，以增强支持作用；表皮以内为基本薄壁组织和散布在其中的多数维管束，因此无皮层和髓及髓射线之分，维管束为有限外韧型，如石斛（图 3 – 22）。

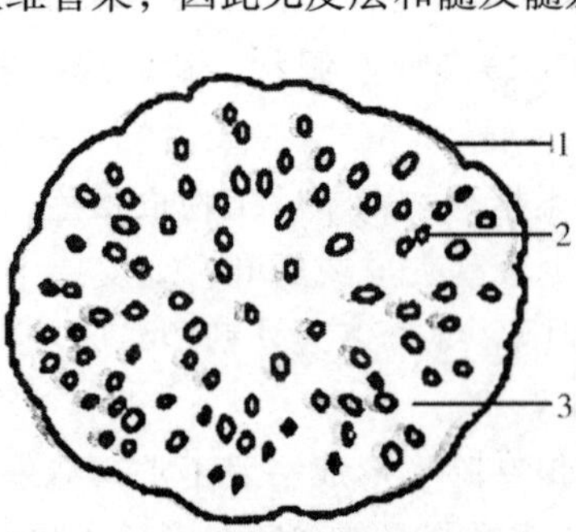

图 3 – 22 石斛茎横切面简图

1. 表皮；2. 维管束；
3. 基本组织（薄壁组织）

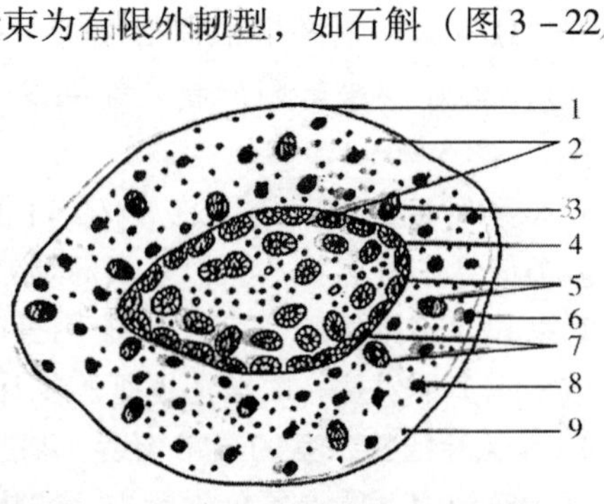

图 3 – 23 石菖蒲根茎横切面简图

1. 表皮；2. 薄壁组织；3. 叶迹维管束；
4. 内皮层；5. 木质部；6. 纤维束；7. 韧皮部；
8. 草酸钙结晶；9. 油细胞

2. 单子叶植物根状茎的构造特征　茎表面常不产生周皮，多为表皮或木栓化的皮层细胞。皮层常占较大体积，常分布有叶迹维管束，内皮层因具凯氏点而多明显，维管束数目众多，常分散存在，多为有限外韧型，少为周木型，如香附。有的则两种兼有，如石菖蒲。（图3－23）

（五）裸子植物茎的构造特征

裸子植物茎均为木质，它的构造与木本双子叶植物茎相似，不同点为：①次生木质部主要由管胞、木薄壁细胞、射线组成，无典型的木纤维，一般无导管（少数如麻黄属、买麻藤属植物，木质部具导管），管胞兼有输送水分和支持作用。②次生韧皮部是由筛胞、韧皮薄壁细胞和射线组成；无筛管、伴胞和韧皮纤维。③有些裸子植物（如松柏类植物）茎的皮层、维管束中，常有树脂道。

第三节　叶

叶着生在茎节上，一般为绿色扁平体，含有大量叶绿体，具有向光性，是进行光合作用、蒸腾作用和气体交换的主要器官。有些植物的叶还具有贮藏作用和繁殖作用，药用的叶有大青叶、银杏叶、番泻叶、桑叶、紫苏叶等。

一、叶的组成和形态

叶的形态虽然多种多样，但其组成基本是一致的，通常由叶片（blade）、叶柄（petiole）和托叶（stipule）三部分组成，这三部分俱全的叶称完全叶（complete leaf），如月季、桃、梨的叶。有的植物的叶只有其中的一个或两个组成部分的叶，称不完全叶（incomplete leaf）。（图3－24）

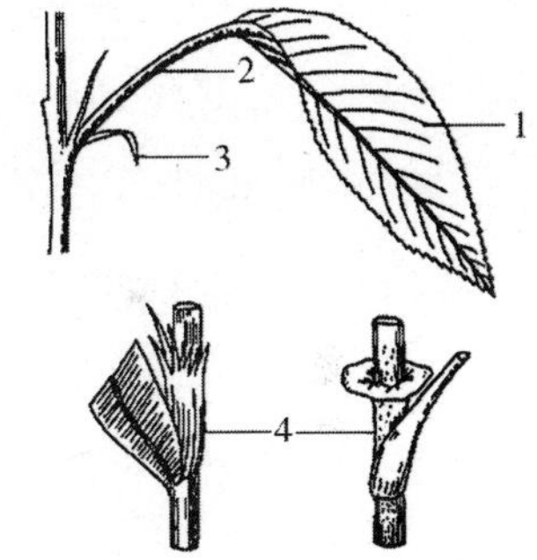

图3－24　叶的组成部分
1. 叶片；2. 叶柄；
3. 托叶；4. 托叶鞘

（一）叶片

叶片是叶的主要部分，常为绿色的扁平体。有上表面（腹面）和下表面（背面）之分。

1. 叶片的全形　叶片的形状、大小随植物种类而异，甚至在同一植株上，其形状也不一样。但一般同一种植物叶的形状是比较稳定的。叶片的形状主要是根据叶片长宽之比及最宽处的位置来确定。常见的叶片形状有针形（acicular）、条形（线形）（linear）、披针形（lanceolate）、椭圆形（elliptical）、卵形（ovate）、心形（cordate）、肾形（reniform）、圆形（orbicular）、剑形（ensiform）、盾形（peltate）、箭形（sagittate）、戟形（hastate）等。（图3－25，图3－26）

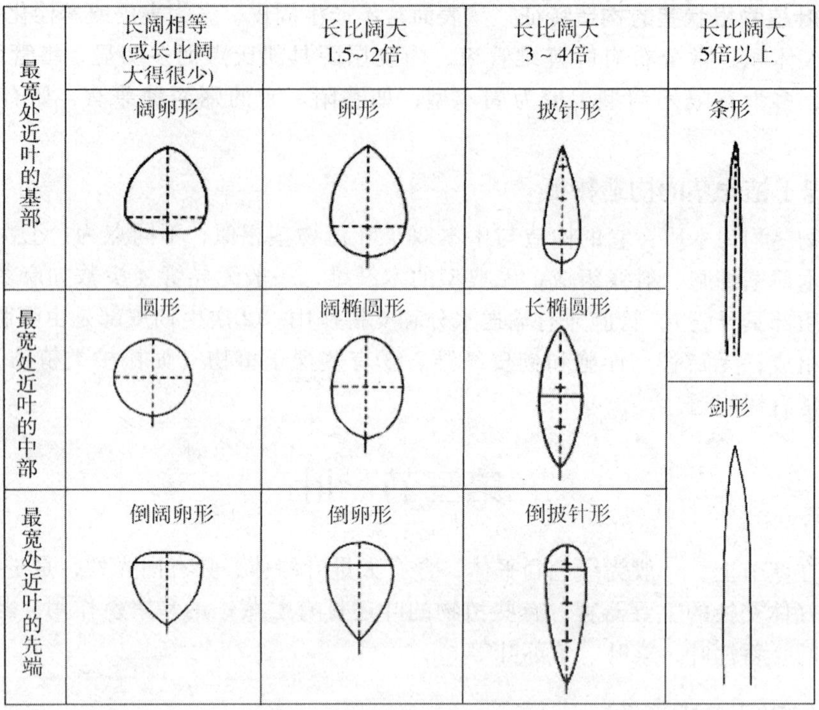

图 3－25　叶片形状图解

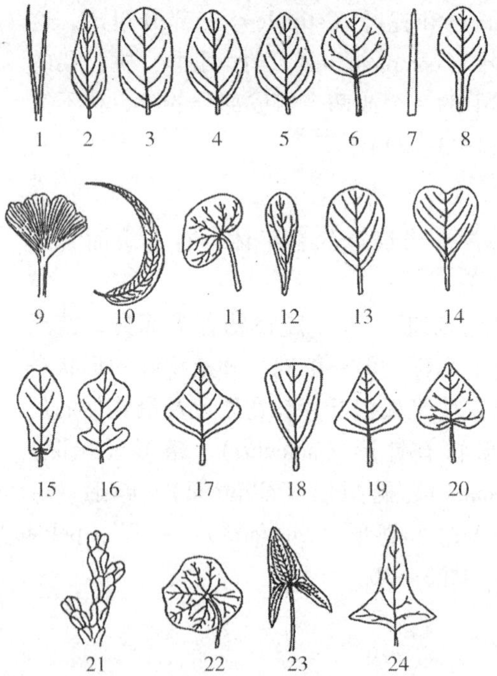

图 3－26　叶片的形状

1. 针形；2. 披针形；3. 矩圆形；4. 椭圆形；5. 卵形；6. 圆形；7. 条形；8. 匙形；
9. 扇形；10. 镰形；11. 肾形；12. 倒披针形；13. 倒卵形；14. 倒心形；15、16. 提琴形；
17. 菱形；18. 楔形；19. 三角形；20. 心形；21. 鳞形；22. 盾形；23. 箭形；24. 戟形

叶片的顶端称叶端（leaf apex）或叶尖，常见的叶端形状有：圆形、尾状、渐尖、急尖、钝形、微凸、微凹、微缺、倒心形，此外还有芒尖、截形等。（图 3－27）

叶片的基部称叶基（leaf base），常见的叶基形状有：圆形、心形、耳形、剑形、楔形、戟形、盾形、歪斜、穿茎、抱茎、截形等。（图 3－28）叶片的边缘称叶缘（eaf margin），常见的叶缘形状有：全缘、波状、锯齿状、重锯齿状、牙齿状、圆齿状等。（图 3－29）

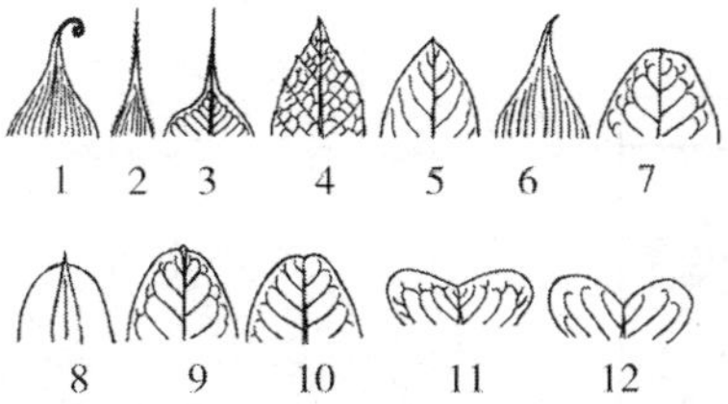

图 3－27　叶端的形状

1. 卷须状；2. 芒尖；3. 尾状；4. 渐尖；5. 急尖；6. 骤尖；
7. 钝形；8. 凸尖；9. 微凸；10. 微凹；11. 微缺；12. 倒心形

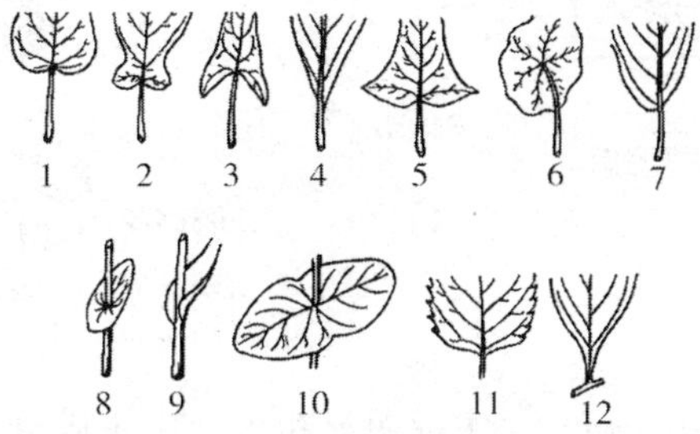

图 3－28　叶基的形状

1. 心形；2. 耳形；3. 箭形；4. 楔形；5. 戟形；6. 盾形；7. 歪斜；
8. 穿茎；9. 抱茎；10. 合生穿茎；11. 截形；12. 渐狭

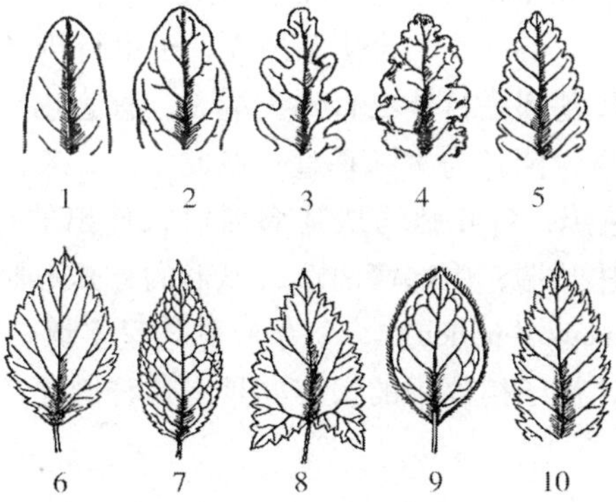

图 3－29　叶缘的形态

1. 全缘；2. 浅波状；3. 深波状；4. 皱波状；5. 圆齿状；6. 锯齿状；
7. 细锯齿状；8. 牙齿状；9. 睫毛状；10. 重锯齿状

2. 叶片的分裂　叶片边缘裂开成缺口，称叶裂，根据裂口的深度划分有：全裂、深裂、浅裂等。（图 3－30）

3. 叶片的质地　常见的有：膜质（membranaceous），叶片薄而半透明，如麻黄、天麻的鳞片叶；纸质（chartaceous），叶片较薄而柔韧，似纸张样，如大叶糙苏；草质（herbaceous），叶片薄而柔软，如薄荷、藿香叶；革质（coriaceous），质地坚韧而较厚，略似皮革，如枇杷、夹竹桃叶；肉质（succulent），叶片肥厚多汁，如芦荟、景天叶。

4. 叶脉及脉序 叶脉（vein）是贯穿在叶肉内的维管束，是叶内的输导组织与支持结构。其中最粗大的叶脉称主脉，主脉的分枝称侧脉，侧脉的分枝为细脉。叶脉在叶片中的分布形式称脉序（venation），脉序主要有以下三种类型。（图 3－31）

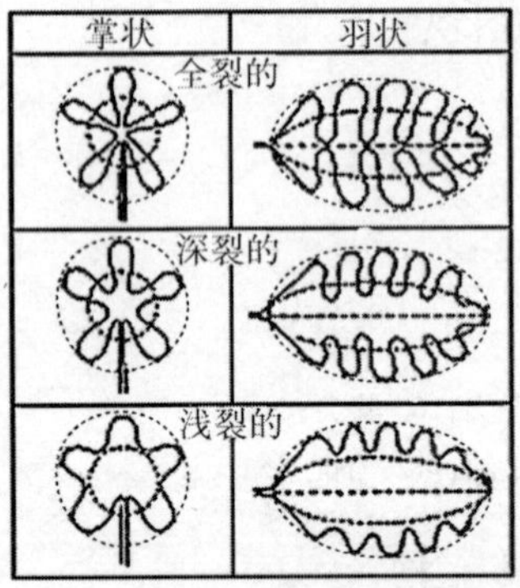

图 3－30 叶片的分裂图解

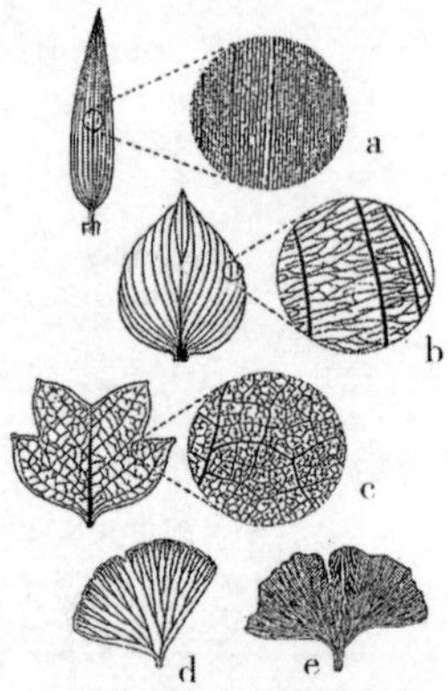

图 3－31 脉序的类型

a. 平行脉序；b. 弧形脉序；c. 网状脉序；
d. 叉状脉序；e. 银杏，示叉状脉序；
a～c 的放大部分，示细脉的分布（注意脉序的区别）

（1）网状脉序（netted venation） 主脉明显粗大，由主脉分出许多侧脉，侧脉再分出细脉，互相连接成网状，是双子叶植物的脉序类型。其中有一条明显的主脉，两侧分出许多大小几乎相等呈羽状排列的侧脉，侧脉再分出细脉交织成网状的称羽状网脉（pinnate venation），如桂花、枇杷等；有的叶的主脉数条，由叶基辐射状发出伸向叶缘，并由侧脉及细脉交织成网状的称掌状网脉（palmate venation），如薯蓣、天南星等。

（2）平行脉序（parallel venation） 叶脉平行或近于平行排列，是多数单子叶植物的脉序类型。其中主脉和侧脉从叶片基部平行伸出直到尖端者，称直出平行脉（straight parallel venation），如麦冬；中央主脉明显，侧脉与主脉垂直，彼此平行，直达叶缘的称横出平行脉（pinnately parallel venation），如芭蕉；各叶脉均从基部辐射状伸出的称辐射脉（radiate venation），如棕榈。叶脉从叶片基部直达叶端，中部弯曲形成弧形的称弧形脉（arc venation），如车前。

（3）二叉脉序（dichotomous venation） 每条叶脉均呈多级二叉状分枝，是比较原始的脉序，在蕨类植物中普遍存在，裸子植物中的银杏亦具有这种脉序。

（二）叶柄

叶柄是叶片和茎枝连接的部分，常呈圆柱形、半圆柱形或稍扁平。上表面（腹面）多有沟槽。有些植物的叶柄上具膨胀的气囊以利浮水，如水浮莲、菱；有些植物的叶柄基部或叶片全部扩大成鞘状包住茎节，称叶鞘（leaf sheath），如当归。

有些植物的叶不具叶柄，叶片基部包围在茎上，称抱茎叶，如苦荬菜；若无柄叶的基部或对生无柄叶的基部彼此愈合，被茎所贯穿，称贯穿叶或穿茎叶，如元宝草。

（三）托叶

是叶柄基部的附属物，常成对着生于叶柄基部的两侧，托叶的形状多种多样。有的小而呈线状，如桑、梨；有的大而呈叶片状，如豌豆、贴梗海棠；有的与叶柄愈合成翅状，如金樱子、月季；有的成卷须状，如菝葜；有的联合成鞘状，并包围于茎节的基部，称托叶鞘（ocrea），为何首乌、虎杖等蓼科植物的主要特征。（图 3－32）

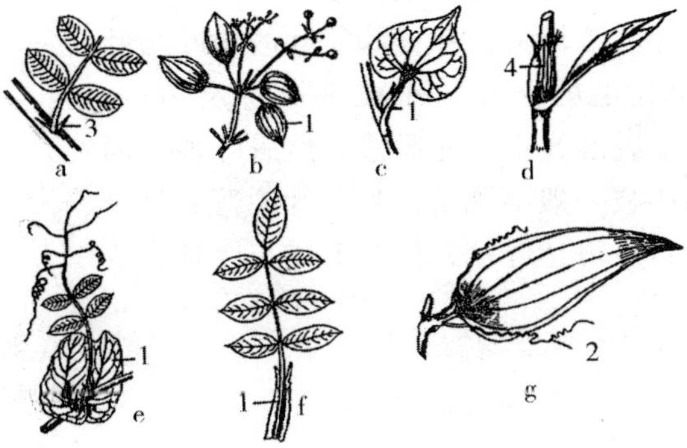

图 3－32　托叶的变态

a. 刺槐；b. 茜草；c. 鱼腥草；d. 辣蓼；e. 豌豆；f. 蔷薇；g. 菝葜

1. 托叶；2. 托叶卷须；3. 托叶刺；4. 托叶鞘

二、单叶和复叶

（一）单叶

在一个叶柄上只着生 1 片叶片，称单叶（simple leaf），如厚朴、女贞、枇杷。

（二）复叶

一个叶柄上生有 2 个以上叶片的叶，称复叶（compound leaf）。复叶的叶柄称总叶柄（common petiole），总叶柄上着生叶片的轴状部分称叶轴（rachis），复叶上的每片叶称小叶（leaflet），小叶的柄称小叶柄（petiolule）。从来源来看，复叶是由单叶的叶片分裂而成的，即当叶片的裂片深达主脉或叶基并具小叶柄时，便形成了复叶。根据小叶的数目和在叶轴上排列的方式不同，复叶又可分为以下几种（图 3－33）：

（1）三出复叶（ternately compound leaf）　叶轴上着生有 3 片小叶的复叶。若顶生小叶具有柄的，称羽状三出复叶，如大豆。若顶生小叶无柄的，称掌状三出复叶，如半夏。

（2）掌状复叶（palmately compound leaf）　叶轴缩短，在其顶端着生 3 片以上的呈掌状展开的小叶，如人参。

（3）羽状复叶（pinnately compound leaf）　叶轴长，小叶片在叶轴两侧排成羽毛状。若叶轴顶端只着生 1 片小叶的称单（奇）数羽状复叶（odd－pinnately compound leaf），如苦参；若叶轴顶端着生 2 片小叶的称双（偶）数羽状复叶（even－pinnately compound leaf），如决明；若叶轴作一次羽状分枝，在每一分枝上又形成羽状复叶的称二回羽状复叶（bipinnate leaf），如合欢；若羽状复叶的叶轴作二次羽状分枝，在最后一次分枝上又形成羽状复叶的称三回羽状复叶（tripinnate leaf），如苦楝。最末一次的羽片称小羽片（pinnule）。

（4）单身复叶（unifoliate compound leaf）　叶轴上只具 1 个叶片，是一种特殊形态的复叶；可能是由三出复叶两侧的小叶退化成翼状形成，其顶生小叶与叶轴连接处有一明显的关节，如柑橘等芸香科柑橘属植物的叶。

具单叶小枝和羽状复叶有时易混淆，在识别时首先要弄清叶轴和小枝的区别：①叶轴的先端没有顶芽，而小枝的先端具顶芽；②小叶叶腋无腋芽，仅在总叶柄腋内有腋芽，而小枝上每一单叶叶腋均具腋芽；③复叶的小叶与叶轴常呈一平面，而小枝上的单叶与小枝常成一定角度；④复叶脱落时，是整个脱落或小叶先脱落，然后叶轴连同总叶柄一起脱落，而小枝一般不脱落，只有叶脱落。具全裂叶片的单叶，其裂口虽可达叶柄，但不形成小叶柄，故易与复叶区分。

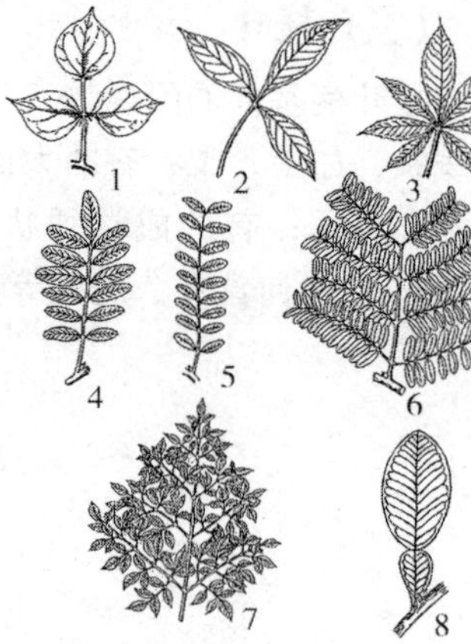

图 3－33 复叶的类型

1. 羽状三出复叶；2. 掌状三出复叶；3. 掌状复叶；4. 单数羽状复叶；5. 双数羽状复叶；6. 二回羽状复叶；

三、叶序

叶在茎枝上排列的方式叫叶序（phyllotaxy）。常见的有下列四种。（图 3－34）

（1）互生叶序（alternate phyllotaxy） 在茎枝的每一节上只生 1 片叶子，各叶交互而生，常沿茎枝作螺旋状排列，如桃、柳。

（2）对生叶序（opposite phyllotaxy） 在茎枝的每一节上着生相对 2 片叶子，如薄荷、忍冬、女贞。

（3）轮生叶序（verticillate phyllotaxy） 在每一茎节上轮生 3 或 3 片以上的叶，如夹竹桃、轮叶沙参。

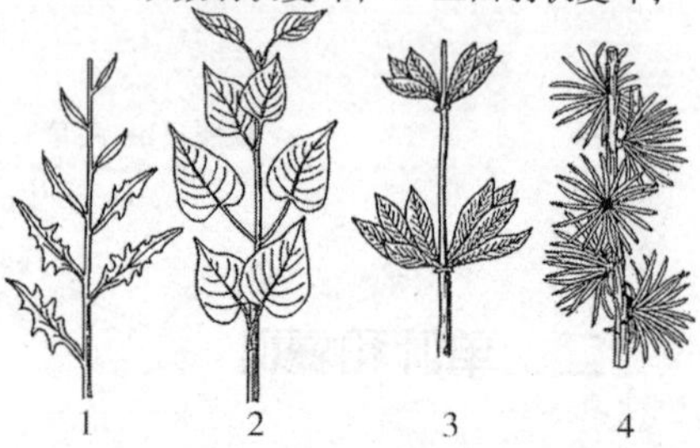

图 3－34 叶序

1. 互生；2. 对生；3. 轮生；4. 簇生

（4）簇生（fascicled phyllotaxy） 2 片或 2 片以上的叶子着生在极为缩短的侧生短枝上成簇状，如银杏、枸杞。

四、异形叶性及叶的变态

（一）异形叶性

一般情况下，每种植物具有一定形状的叶。但有的植物，在同一植株上却有不同形状的叶，这种现象称为异形叶性（heterophylly）。异形叶性的发生有两种情况，一种是由于植株发育年龄的不同，所形成的叶形各异，如人参，一年生的只有 1 枚由 3 片小叶组成的复叶，二年生的为 1 枚掌状复叶（5 小叶），三年生的为 2 枚掌状复叶，四年生的为 3 枚掌状复叶，以后每年递增 1 复叶，最多可达 6 枚复叶；另一种是由于外界环境的影响，引起叶的形态变化，如慈姑的气生叶呈箭形，漂浮叶呈椭圆形，沉水叶是线形。（图 3－35，图 3－36）

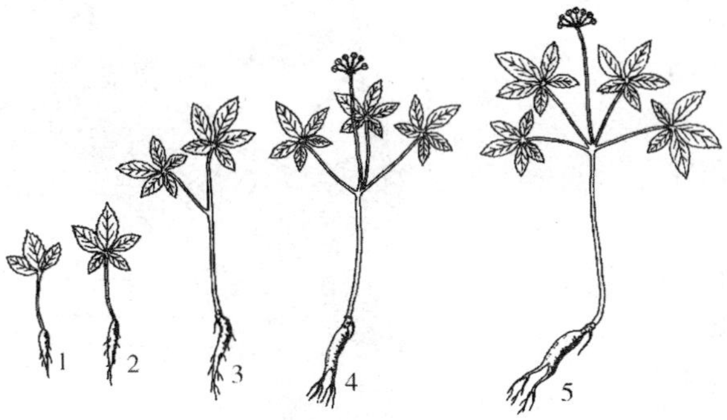

图 3－35　不同年龄人参的形态

1. 一年生；2. 二年生；3. 三年生；4. 四年生；5. 五年生

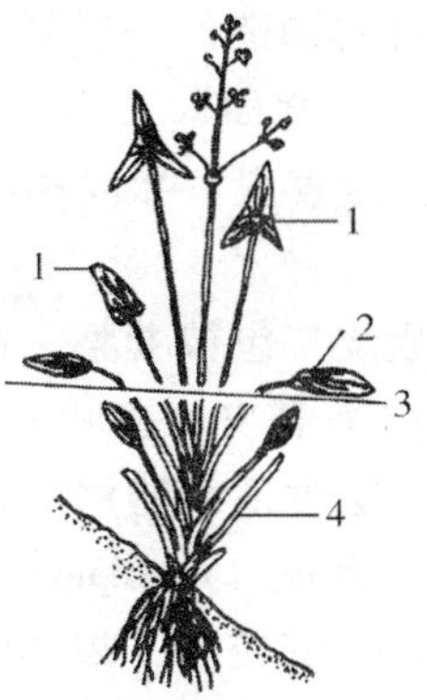

图 3－36　慈姑的异形叶

1. 气生叶；2. 漂浮叶；3. 沉水叶

（二）叶的变态

叶与根、茎一样，受环境条件的影响和生理功能的改变而有各种变态，常见的变态类型有：

（1）苞片（bract）　生于花或花序下面的变态叶称苞片。着生在花序周围或下面的苞片称总苞片（involucre）；花序中每朵小花花柄上或花萼下较小的苞片称小苞片（bractlet）。苞片的形状多与普通叶不同，常较小，绿色，也有形大而呈各种颜色的。如向日葵等菊科植物的头状花序基部则由多数绿色总苞片组成总苞；鱼腥草花序下的总苞是由四片白色的花瓣状总苞片组成；半夏等天南星科植物的花序外面常有 1 片大形的总苞片，称佛焰苞（spathe）。

（2）鳞叶（scale leaf）　特化或退化成鳞片状的叶称鳞叶。可分为膜质和肉质 2 种，膜质鳞叶菲薄，一般不呈绿色，如麻黄的叶、慈姑、荸荠球茎上的鳞叶，以及木本植物冬芽（鳞芽）外的褐色膜质鳞片叶，起保护作用。肉质鳞叶肥厚，能贮藏营养物质，如贝母、百合等鳞茎上的肥厚鳞叶。

（3）刺状叶（acicular leaf）　叶片或托叶变态成刺状，起保护作用或适应干旱环境，如小檗、仙人掌的刺，是叶退化而成；刺槐、酸枣的刺是由托叶变态而成。

（4）叶卷须（leaf tendril）　叶的全部或一部分变成卷须，借以攀援他物，如豌豆的卷须是由顶端的小叶变态而成；菝葜的卷须是由托叶变态而成。

五、叶的组织构造

叶的各部分，在芽开放以前早已形成。叶通过叶柄与茎直接相连，叶柄的构造和茎的构造很相似，但叶片是一个较薄的平体，在构造上与茎有显著不同。

（一）双子叶植物叶的构造

1. 叶柄的构造　叶柄的横切面一般呈半月形、圆形、三角形等。叶柄与茎构造相似，最外层为表皮，表皮内方为皮层，皮层中具厚角组织，有时也具厚壁组织。在皮层中有若干个大小不同的维管束，每个维管束的结构和幼茎中的维管束相似，木质部位于上方（腹面），韧皮部位于下方（背面），木质部与韧皮部间常有一层形成层，但只有短时期的活动能力。由于维管束的数目和排列变化极大，其结构也较复杂。

2. 叶片的构造 一般双子叶植物叶片有上（腹面）、下（背面）之分，将叶片作横切面，从外到内分为表皮、叶肉和叶脉 3 部分。（图 3 - 37）

(1) 表皮 包被着整个叶片的表面，在叶片腹面的称上表皮，在叶片背面的称下表皮。表皮常由 1 层生活细胞组成，也有多层细胞构成的，称复表皮（multiple epidermis），一般不具叶绿体。外壁较厚，常具角质层，有的还具有蜡被、毛茸等附属物。一般下表皮气孔多于上表皮。

(2) 叶肉（mesophyll） 位于上、下表皮之间，由含叶绿体的薄壁细胞组成，是绿色植物进行光合作用的主要场所。叶肉通常分为栅栏组织和海绵组织两部分。

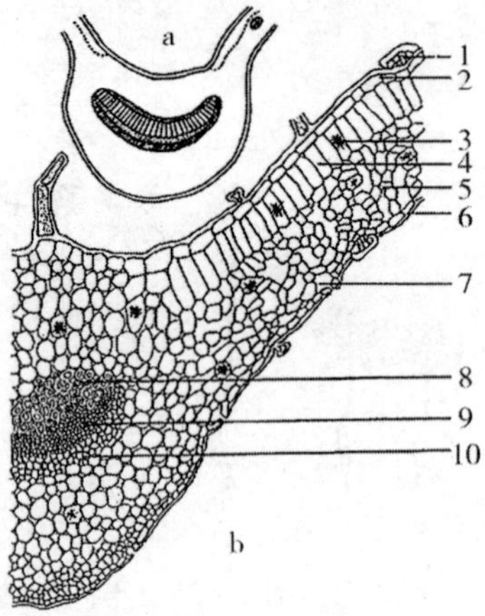

图 3 - 37 薄荷叶横切面简图（a）及详图（b）
1. 腺毛；2. 上表皮；3. 橙皮苷结晶；4. 栅栏组织；5. 海绵组织；6. 下表皮；7. 气孔；8. 木质部；9. 韧皮部；10. 厚角组织

①栅栏组织（palisade tissue） 位于上表皮之下，由 1 列或数列排列整齐紧密的长圆柱形细胞组成，其长轴与上表皮垂直，形如栅栏。细胞内含有大量叶绿体，故叶片的上表面呈深绿色。

②海绵组织（spongy tissue） 位于栅栏组织与下表皮之间，由一些近圆形或不规则形的薄壁细胞构成，细胞间隙大，排列疏松如海绵状，细胞内含的叶绿体一般较栅栏组织少，故叶片的下表面呈浅绿色。叶片的内部构造中，有栅栏组织和海绵组织显著区分的叶片称两面叶（bifacial leaf）。有些植物没有明显的栅栏组织和海绵组织的分化，或叶上、下表皮都同样具有栅栏组织，称等面叶（isolateral leaf），如番泻叶。

(3) 叶脉（vein） 为叶片中的维管束，主脉和各级侧脉的构造不完全相同。主脉和较大的侧脉是由维管束和机械组织组成。维管束的构造和茎的相同，由木质部和韧皮部组成，木质部位于向茎面，韧皮部位于背茎面。在木质部和韧皮部之间还常有少量的次生组织。在维管束的上下方，常有厚壁或厚角组织包围，这些机械组织在叶的背面最为发达，因此可见主脉和大的侧脉在叶片背面形成显著突起。侧脉越分越细，构造也越趋简化，最初消失的是形成层和机械组织，其次是韧皮部组成分子，木质部的构造也逐渐简单，组成它们的分子数目也减少。到了叶脉的末端，木质部中只留下 1 ~ 2 个短的螺纹管胞，韧皮部中则只有短而狭的筛管分子和增大的伴胞。

（二）单子叶植物叶的构造

单子叶植物叶的形态构造比较复杂，以禾本科植物为例，其叶片与一般叶一样，由表皮、叶肉和叶脉三部分组成。表皮细胞形状较规则，常为长方形，其长径沿叶的纵轴方向排列。外壁角质化，并含有硅质。在表皮上常有乳头状突起、刺或毛茸，故叶片表面较坚硬而粗糙。在上表皮中有一些特殊大型的薄壁细胞，称泡状细胞（bulliform cell），这些细胞具有大型液泡，在横切面上排列略呈扇形。表皮上下两面都分布有气孔。气孔是由 2 个狭长或哑铃状的保卫细胞构成，两端头状部分的细胞壁较薄，中部柄状部分细胞壁较厚，每个保卫细胞外侧各有 1 个略呈三角形的副卫细胞。禾本科植物的叶片多呈直立状态，叶片两面受光近似，因此，叶肉没有栅栏组织和海绵组织的明显分化，属于等面叶类型。

禾本科植物叶脉内的维管束为有限外韧型。主脉维管束的上下表皮之间有厚壁组织分布。在维管束外围常有1至多层薄壁细胞或厚壁细胞包围，构成维管束鞘（vascular bundle sheath）。维管束鞘的存在可作为禾本科植物分类上的特征。（图3-38）

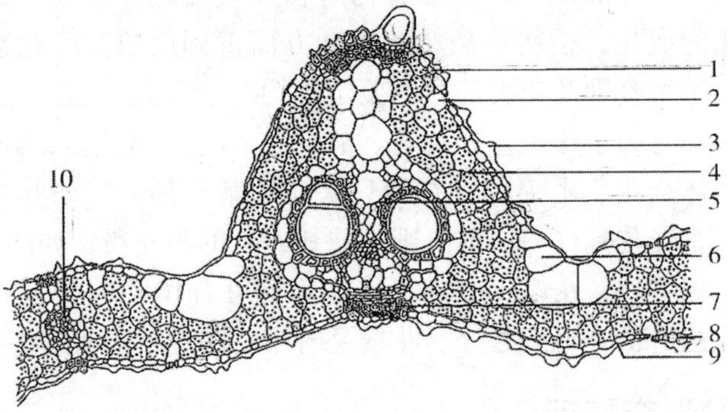

图3-38　水稻叶片的横切面详图

1. 下表皮；2. 气孔；3. 表皮毛；4. 薄壁细胞；5. 主脉维管束；6. 泡状细胞；7. 厚壁组织；8. 上表皮；9. 角质层；10. 侧脉维管束

（三）裸子植物叶的构造

裸子植物多为常绿植物，叶多为针叶。以松属植物马尾松的针叶为例，其叶小，横切面呈半圆形，表皮细胞壁较厚，角质层发达，表皮下的多层厚壁细胞称下皮，气孔内陷。叶肉细胞的壁向内凹陷，形成多数褶襞，叶绿体沿褶襞分布，使细胞增加了光合作用的面积。叶肉细胞实际上就是绿色折叠的薄壁细胞。叶内有树脂道，在叶肉内方有明显的形成层，维管组织两束，位于叶的中央。

六、气孔指数、栅表比和脉岛数

1. 气孔指数（stomatal index）　植物叶片单位面积上的气孔数目（以平方毫米计算），称为气孔数（stomatal number），同种植物气孔数有很大的差异；而同种植物叶的单位面积上气孔数与表皮细胞的比值是恒定的，称为气孔指数。

$$\text{气孔指数}=\frac{\text{单位面积上的气孔数}}{\text{单位面积上的气孔数}+\text{单位面积上的表皮细胞数}}\times 100\%$$

2. 栅表比（palisade ratio）　叶肉中栅栏细胞与表皮细胞之间有一定的关系。一个表皮细胞下的平均栅栏细胞数目称为“栅表比”。栅表比是相当恒定的，可用来区别不同种的植物叶。

3. 脉岛数（vein islet number）　细小的叶脉将叶肉组织分成许多小块，称为脉岛（vein islet）。双子叶植物的脉岛中有叶脉的自由末梢突入，而单子叶植物的脉岛中则无自由末梢，由此可区分双子叶与单子叶植物的叶。同种植物的叶，其单位面积中脉岛的数目通常是恒定的，故可用作鉴定的依据。每平方毫米面积中的脉岛个数称为脉岛数。脉岛数不因植物的年龄和叶的大小而变化。

第四节　花

花（flower）是种子植物所特有的繁殖器官，通过开花、传粉、受精作用，产生果实和种子，繁衍后代。种子植物花的特化程度不同，分为裸子植物和被子植物。裸子植物的花较原始、无花被、单性、成雄球花和雌球花，被子植物的花则高度进化，构造也较复杂。通常所述的花，即是被子植物的花。

花的形态和构造随植物种类而异，但形态构造特征较其他器官稳定，变异较小，植物在长期进化过程中所发生的变化，也往往从花的构造方面得到反映，因此掌握花的特征，对研究植物分类、药材的原植物鉴别及花类药材的鉴定等均有重要意义。

药用花的种类很多，有的是花序，如菊花、旋覆花；有的是花蕾，如辛夷、丁香、槐米；有的是已开放的花，如洋金花、木棉花；有的只是花的某一部分，如红花是管状花，莲须为雄蕊，玉米须为花柱，番红花是柱头，莲房则是花托；有的是花粉，如蒲黄、松花粉。

花的各组成部分，如萼片、花瓣、雄蕊、雌蕊等均可看作叶的变态。但因它们生理功能与叶不同，所以其组织构造也有不同之处。花梗是着生花的小枝，其组织构造与茎相似。

一、花的组成及形态特征

花由花芽发育而成，节间极度缩短，是适应生殖的一种变态枝。花一般由花梗、花托、花萼、花冠、雄蕊群和雌蕊群等部分组成。花梗和花托是枝的部分，着生在花托上的萼片、花瓣、雄蕊和雌蕊均是变态叶。雄蕊和雌蕊是花中最重要的部分，具生殖功能。花萼和花冠合称为花被（perianth），具有保护和引诱昆虫传粉等作用。花梗和花托主要起支持作用。（图3－39）

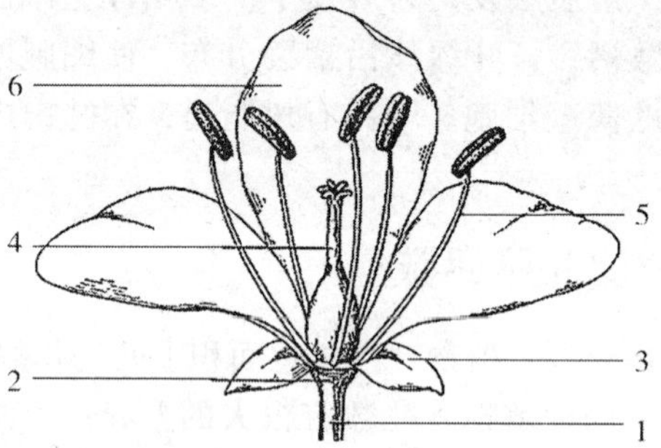

图3－39 花的组成部分

1. 花梗；2. 花托；3. 花萼；4. 雌蕊；5. 雄蕊；6. 花冠

（一）花梗（花柄）

花梗（pedicel）是茎与花的连接部分，常为绿色柱状，花梗的粗细、长短因植物种类而异。花梗的构造与茎相似，最外层为表皮，表皮有时被有不同的毛被，表皮细胞之间也常分散有气孔，表皮以内为皮层，中间的维管束也常呈环状排列，进入花托。

不少植物在花梗上或下部有小形的叶状物，称为苞片（bract）。有些植物的苞片比较多，称总苞（involucre）。如蒲公英的总苞就包括数片苞片，其构造也与叶较接近。

（二）花托

花托（receptacle）是花梗顶端稍膨大的部分，花萼、花冠、雄蕊群和雌蕊群按照一定的方式排列于花托之上。花托一般成平坦或稍凸起的圆顶状，但也有其他形状，有呈圆柱状，如木兰、厚朴；有呈圆锥状，如草莓；有呈倒圆锥状，如莲的花托，即莲蓬；有的凹陷呈杯状，如金樱子、蔷薇；还有些植物的花托顶部形成肉质增厚部分，呈平坦垫状、杯状的盘状物，并可分泌蜜汁，称为花盘（disc），如枣、卫矛、柑橘。

（三）花被

花被（perianth）是花萼和花冠的总称，特别在花萼和花冠形态相似不易区分时多称为花被，如百合、麦冬、黄精等。

1. 花萼 花萼（calyx）是一朵花中所有萼片（sepal）的总称。位于花的最外层，常呈绿色，叶片状。萼片彼此分离的称离萼，如毛茛、油菜；萼片多少合生的称合萼，如曼陀罗、地黄，其下部连合部分称萼筒或萼管，上部分离部分称萼齿或萼裂片。有的萼筒的一侧还向外延长成一管状或囊状突起称为距（spur），如凤仙花、旱金莲等。花开放前花萼即脱落的称早落萼，如白屈菜、虞美人等；而有些植物果期花萼仍存在，并随果实一起增大称宿存萼，如柿、辣椒等。有的植物花萼下还有一轮绿色的苞片称副萼，如棉花、草莓等。萼片大而鲜艳呈花冠状称瓣状萼，如乌头、铁线莲。此外，牛膝、青葙的花萼变成膜质半透明。菊科植物花萼可变态成冠毛（pappus），如蒲公英等。

花萼不仅外形似叶，其结构也较相似，上下表面为表皮，在表皮之间夹杂有气孔，上下表皮之间为含叶绿体的薄壁细胞，但很少有栅栏组织和海绵组织的分化，其中有自花托进入的维管束。

2. 花冠 花冠（corolla）是一朵花中所有花瓣（petals）的总称，位于花萼的内侧。花瓣常具各种鲜艳的颜色。与花萼类似，花瓣也有合瓣花冠（synpetalous corolla）和离瓣花冠（choripetalous corolla）。花瓣基部延长成管状或囊状亦称距，如紫花地丁、延胡索等。

花冠常有多种形态，可为某类植物独有的特征。常见的花冠有以下几种类型：

（1）十字形花冠（cruciferous corolla） 花瓣4枚，分离，上部外展呈十字形，如菘蓝、葶苈等。

（2）蝶形花冠（papilionaceous corolla） 花瓣5枚，分离，上面一枚最大的称旗瓣，侧面二枚较小称翼瓣，最下面二枚最小，顶端部分常联合，并向上弯曲称龙骨瓣，如黄芪、甘草等。

（3）唇形花冠（labiate corolla） 花冠二唇形，下部筒状，上唇常2裂，下唇常3裂，如益母草、丹参等。

（4）管状花冠（tubular corolla） 花瓣合生，花冠管细长，如红花、菊花等的管状花。

（5）舌状花冠（ligulate corolla） 花冠基部呈一短筒，上部向一侧延伸成扁平舌状，如蒲公英、向日葵等的舌状花。

（6）漏斗状花冠（funnel - shaped corolla） 花冠筒较长，自基部向上逐渐扩大，上部外展呈漏斗状，如牵牛、甘薯、曼陀罗等。

（7）高脚碟状花冠（salver - shaped corolla） 花冠下部呈细长管状，上部水平展开呈碟状，整体似高脚碟子，如水仙花、长春花、迎春花等。

（8）钟状花冠（campanulate corolla） 花冠筒宽而较短，上部扩大成钟状，如党参、沙参、桔梗等桔梗科植物。

（9）辐状花冠（rotate corolla） 或称轮状花冠，花冠筒甚短，裂片由基部向四周扩展，形如车轮，如龙葵、茄、辣椒等。

（10）壶状花冠（urceolate corolla） 花冠合生，靠下部膨大成圆形或椭圆形，上部收缩成一短颈，顶部裂片向外展，如石楠。（图3－40）

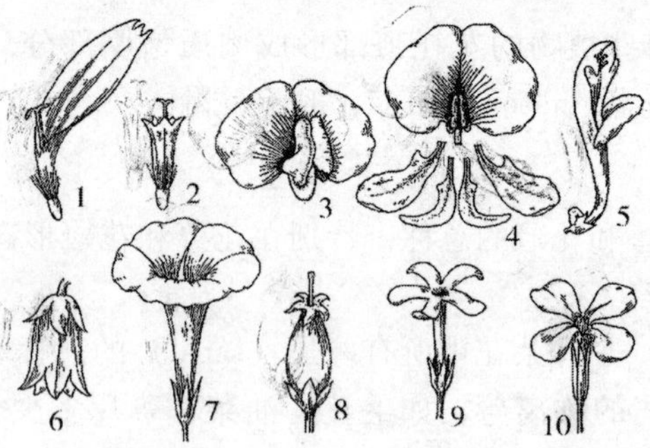

图 3－40 花冠的类型

1. 舌状花；2. 管状花；3. 蝶形花；4. 蝶形花解剖；5. 唇形花

6. 钟状花；7. 漏斗状花；8. 壶状花；9. 高脚碟状花；10. 十字花形

花冠的构造与叶也较相似，上下表面为表皮，中间为薄壁组织，花冠表皮细胞的垂周壁平直或呈不同程度的波纹状弯曲，有些植物的花冠细胞常成乳突状或绒毛状突起。有时少见气孔和毛茸。相当于叶肉部位，花瓣比萼片更简单，表皮之间的薄壁细胞通常只有几个细胞厚，细胞间排列紧密或疏松，没有栅栏组织的分化，有的可见分泌组织和贮藏物质，如丁香的花瓣中有油室；红花的花冠中有管状分泌组织，内有红棕色分泌物；维管组织不发达，有时只有少数螺纹导管。

3. 花被卷叠式 花被卷叠式（aestivation）是指花被各片之间的排列形式及关系，在花蕾即将绽开时尤为明显，由于各种植物种类不同，其花被卷叠也不一样，常见的有：

（1）镊合状（valvate） 花被各片的边缘互相接触而不覆盖，如葡萄、桔梗的花冠。若各片的边缘微向内弯称内向镊合，如沙参。若各片的边缘微向外弯称外向镊合，如蜀葵。

（2）旋转状（contorted） 花被各片边缘依次压覆成回旋状，如夹竹桃、栀子。

（3）覆瓦状（imbricate） 花被片边缘彼此覆盖，但其中有 1 片完全在外面，1 片完全在内面，如山茶、紫草。若在覆瓦状排列的花被中，2 片全在内，2 片全在外的，称重覆瓦状（quincuncial），如野蔷薇。（图 3－41）

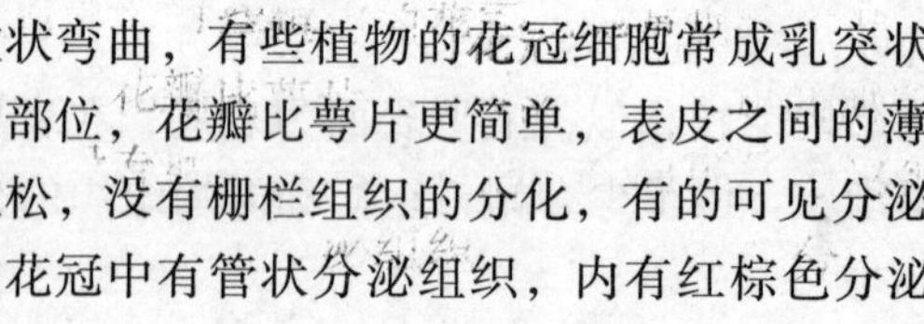

图 3－41 花被卷叠式

1. 镊合状；2. 内向镊合状；3. 外向镊合状；4. 旋转状；5. 覆瓦状；6. 重覆瓦状

（四）雄蕊群

雄蕊群（androecium）是一朵花中所有雄蕊（stamen）的总称。

1. 雄蕊的组成 典型的雄蕊由花丝和花药两部分组成。着生于花托或花冠筒上。各类植物雄蕊数目是不同的，多与花瓣同数或为其倍数，数目超过 10 个的称雄蕊多数，也有一朵花仅有 1 个雄蕊的，如京大戟、姜、白及。

（1）花丝（filament） 花丝多细长，下部着生于花托或花被基部，上部支持花药。其粗细、长短因植物种类而异，如合欢的花丝特别长，细辛的花丝特别短小。

（2）花药（anther） 为花丝顶端膨大的囊状体，常由 4 个或 2 个药室（anther cell）或花粉囊（pollen sac）组成，分为左右两半，中间为药隔（connective）。花粉囊中产生花粉（pollen），雄蕊成熟时，花粉囊裂开，散出花粉粒。花药开裂的方式各不相同，常见的有：纵裂，花粉囊沿纵轴开裂，花粉粒从缝中散出；横裂，花粉囊沿中部横向裂开，花粉粒从缝中散出；孔裂，即花粉囊顶端裂 1 小孔，花粉粒由此小孔散出；瓣裂，花粉囊侧壁上裂成几个小瓣，花粉粒由瓣下的小孔散出。（图 3－42）

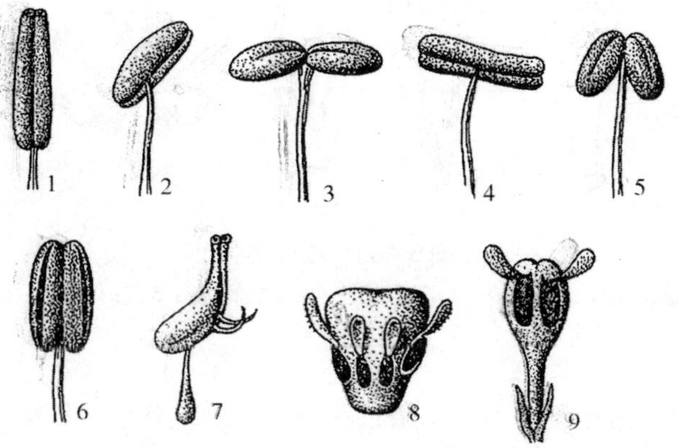

图 3－42　花药的着生和开裂方式

1、6. 全着；2. 背着；3. 广歧着；4. 丁字着；

5. 个字着；6. 纵裂；7、1. 孔裂；8、9. 瓣裂

此外，花药在花丝上着生方式有以下几种情况：①全着药，花药全部附着在花丝上，如紫玉兰；②基着药，即花药基部着生于花丝的顶端，如樟、茄；③背着药，即花药背部着生于花丝上，如杜鹃、马鞭草；④丁字着药，即花药横向着生于花丝顶端，与花丝成丁字状，如百合、卷丹；⑤个字着药，即花药上部连合，着生在花丝上，下部分离，略成个字状，如泡桐、地黄；⑥广歧着药，即花药左右两半完全分离平展，与花丝成垂直着生，如益母草、薄荷。（图 3－42）

2. 雄蕊的类型　一朵花中雄蕊数目、长短、分离、连合及排列等状况，是随植物种类不同而异，常见的有：

（1）离生雄蕊（distinct stamen）　雄蕊彼此分离，长度大致相似，是大多数植物所具有的雄蕊类型。

（2）二强雄蕊（didynamous stamen）　雄蕊 4 枚，分离，2 长 2 短，如紫苏、地黄。

（3）四强雄蕊（tetradynamous stamen）　雄蕊 6 枚，分离，4 长 2 短，为十字花科植物特征，如菘蓝、芥菜、萝卜等。

（4）单体雄蕊（monadelphous stamen）　雄蕊的花丝连合成 1 束，呈圆筒状，花药分离，如远志、苦楝、木槿等。

（5）二体雄蕊（diadelphous stamen）　雄蕊的花丝连合成 2 束，如扁豆、甘草等许多豆科植物的 10 枚雄蕊中，常为 9 枚连合，1 枚分离。而紫堇、延胡索等植物有 6 枚雄蕊，每 3 枚连合，成为 2 束。

（6）多体雄蕊（polyadelphous stamen）　雄蕊多数，花丝分别连合成数束，如金丝桃、元宝草、酸橙等。

（7）聚药雄蕊（synantherous stamen）　雄蕊的花药连合成筒状，而花丝彼此分离，如红

花、蒲公英、向日葵等菊科植物。（图3－43）

还有少数植物花中，一部分雄蕊不具花药，称不育雄蕊或退化雄蕊，如鸭跖草。还有少数植物雄蕊发生变态，而成花瓣状，如姜、美人蕉等。

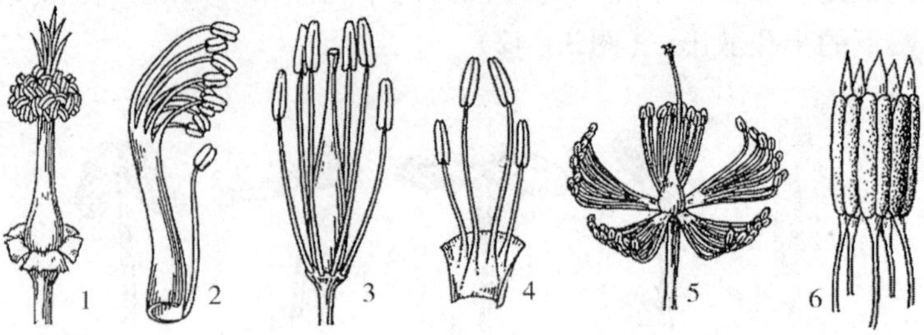

图3－43 雄蕊的类型

1. 单体雄蕊；2. 二体雄蕊；3. 四强雄蕊；4. 二强雄蕊；5. 多体雄蕊；6. 聚药雄蕊

3. 雄蕊的构造

（1）花丝的构造 每个雄蕊均有1条自花托伸入的维管束，贯穿于花丝的中央部分，直达花药的药隔顶端。花丝横切面的最外层为表皮，表皮细胞间一般不存在气孔。表皮以内为薄壁细胞，中央具一个周韧式的维管束。

（2）花药的构造

①花粉的发育 花药（小孢子囊）是雄蕊产生花粉的主要部分，多数被子植物的花药是由4个花粉囊组成，分为左右两半，中间由药隔相连；也有少数植物的花药中花粉囊仅2个，同样分列药隔的左右两侧。花粉囊外由囊壁包围，内生许多花粉粒。花药成熟后，药隔每一侧的两个花粉囊之间的壁破裂消失，二花粉囊相互沟通，犹如每侧仅含一个花粉囊。裂开的花粉囊散出花粉，为下一步进行传粉做好准备。

花药具有两种易于鉴别的构造特征，即纤维层（又称花粉囊内壁或药室内壁）和花粉粒，纤维层的细胞壁常不均匀增厚，呈网状、螺旋状、环状或点状等，且大多木质化。纤维层细胞和花粉粒形态构造，常为花类生药的鉴别依据。

最初，在花托上产生雄蕊原基，从雄蕊原基进而形成花药原始体，其结构十分简单，外面是一层表皮细胞，表皮之内是一群形状相似、分裂活跃的幼嫩细胞。以后由于原始体在四个角隅处细胞分裂较快，使原始体呈现出四棱的结构形状，并在每棱的表皮下出现一个或几个体积较大的细胞，这几个细胞的细胞核大于周围其他细胞，细胞质也较浓，称为孢原细胞（archesporial cell）。从花药横切面观察，孢原细胞先进行平周分裂，形成两层细胞，外面的一层称为周缘细胞（parietal cell），里面的一层称为造孢细胞（sporogenous cell）。以后，周缘细胞又进行垂周和平周分裂，形成有药室内壁（endothecium）、中间层（middle layer）及绒毡层（tapetum）三层结构的花粉囊壁。当花药成熟时，外层的药室内壁层的细胞壁常常不均匀加厚，故又称纤维层（fibrous layer），纤维层有助于花粉囊的开裂。中间层在花药的发育过程中被挤压而破坏，绒毡层有供给花粉粒发育所需营养的作用，此二层在花粉粒成熟时常已消失。花粉囊壁里面的造孢细胞经过几次分裂后，形成花粉母细胞（pollen mother cell），或称小孢子母细胞（microspore mother cell）。也有少数植物的造孢细胞不经分裂直接成为花粉母细胞。随后花粉母细胞进行减数分裂，每个母细胞形成4个花粉粒，即小孢子具有1个单倍体的细胞核。（图3－44）

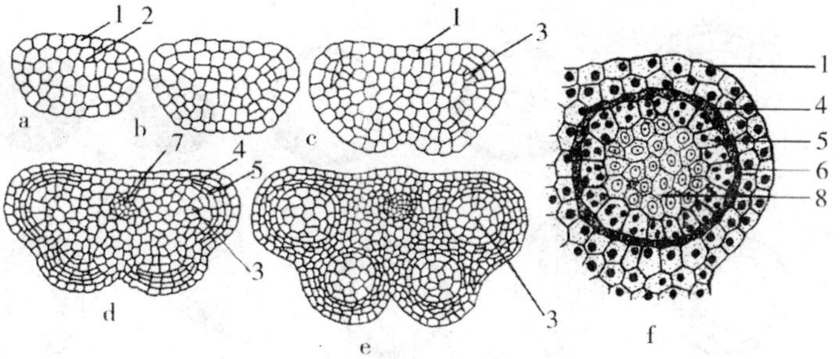

图 3-44　花粉的发育

a~e. 表示发育顺序；f. 为一个花粉囊的放大

1. 表皮；2. 造孢细胞；3. 孢原细胞；4. 纤维层；5. 绒毡层；

6. 中间层；7. 药隔中的维管束；8. 花粉母细胞

②花粉粒的形态构造　花粉粒的形状、大小、表面的纹饰以及萌发孔的数目、形态、结构及位置等，常成为植物科、属甚至是种的鉴别特征。因此了解花粉的形态及结构，对于鉴定植物具有重要的意义。

成熟的花粉有两层壁。内层壁薄，主要是由果胶质和纤维素组成，叫内壁（intine）。外层壁厚，含有脂类和色素，叫外壁（exine）。花粉的外壁有各种形态，有的是光滑的，有的具有各种式样的花纹，如刺状、颗粒状、瘤状、网状等。外壁上具有萌发孔（germinal aperture）或萌发沟（germinal furrow）也有的花粉在其萌发沟内中央部位，具一圆形或椭圆形的内孔，称为孔沟（colporate）。在这些地方没有外壁，当花粉萌发时，花粉管由这里长出。一般花粉粒的直径为 15~20μm，大的花粉，如南瓜花粉粒可达 150~200μm。花粉的形态有球形、椭圆形、三角形、四角形以及其他形状。（图 3-45）

花粉中含有丰富的蛋白质、氨基酸、维生素、酶、脂肪油、核酸、生长素、胡萝卜素、黄酮类、微量元素等，对人体有良好的营养保健作用，并对某些疾病有一定的治疗作用。但也有些植物的花粉有毒，如雷公藤、博落回、乌头等；一些花粉还易引起人体的变态反应，产生花粉病，如气喘、枯草热等。常供药用的花粉有：蒲黄、松花粉等。

（五）雌蕊群

雌蕊群（gynoecium）位于花的中央，是一朵花中所有雌蕊（pistil）的总称。

1. 雌蕊的组成　雌蕊是由子房（ovary）、花柱（style）、柱头（stigma）三部分组成。子房是雌蕊基部膨大部分，其底部着生在花托上。花柱位于子房顶部，与柱头相连，其粗细长短不一，如玉米的花柱细长如丝，莲的花柱很短，而罂粟、木通不存在花柱。柱头位于花柱的顶端，其形态变化较大，有圆盘状、羽毛状、头状及分枝状等。柱头表面不光滑，具乳头状突起，并能分泌黏液，有利于花粉的固着及萌发。

2. 雌蕊的类型　雌蕊由心皮构成的，心皮（carpel）为适应生殖的变态叶。心皮的边缘相当于叶缘部分，当心皮卷合时，其边缘的合缝线称腹缝线（ventral suture），心皮的背部相当于中脉部分称背缝线（dorsal suture）。胚珠常着生于腹缝线上。根据组成雌蕊的心皮的数目，雌蕊可分为：

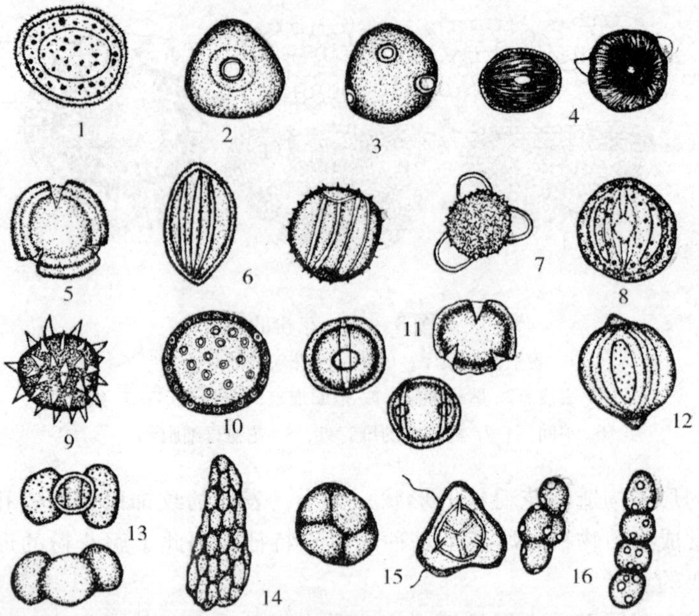

图 3－45 花粉粒的形态

1. 刺状雕纹（番红花）；2. 单孔（水烛）；3. 三孔（大麻）；4. 三孔沟（曼陀罗）；5. 三沟（莲）；6. 螺旋孔（谷精草）；7. 三孔，齿状雕纹（红花）；8. 三孔沟（沟吻）；9. 散孔，刺状雕纹（木槿）；10. 散孔（芫花）；11. 三孔沟（密蒙花）；12. 三沟（乌头）；13. 具气囊（油松）；14. 花粉块（绿花阔叶兰）；15. 四合花粉，每粒花粉具三孔沟（羊踯躅）；16. 四合花粉（杠柳）

（1）单雌蕊（simple pistil） 一朵花中仅有 1 个心皮构成的雌蕊，如杏、桃、黄芪等。

（2）离生心皮雌蕊（apocarpous pistil） 一朵花内生多数离生的单雌蕊，如毛茛、八角茴香、五味子等。

（3）复雌蕊（compound pistil） 由 2 个以上心皮彼此联合构成的雌蕊，又称合生心皮雌蕊，如桑、连翘、龙胆（2 心皮），百合、石斛（3 心皮），卫矛（4 心皮），马兜铃、罂粟、柑（5 个以上心皮）。组成雌蕊的心皮数往往可由柱头或花柱分裂的数目、子房上主脉的数目以及子房室数来判断。（图 3－46）

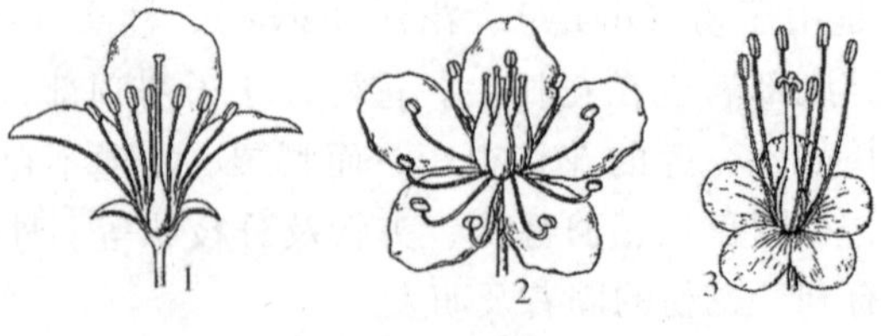

图 3－46 雌蕊的类型

1. 单心皮雌蕊；2. 离生单雌蕊；3. 复雌蕊

3. 子房着生的位置 子房着生于花托上的位置以及与花的各部分关系，在不同植物类群中有所不同，常见有下列几种（图 3－47）。

（1）上位子房（superior ovary） 花托扁平或突起，仅子房底部与花托相连，花萼、花冠和雄蕊均着生于子房下方的花托上，这种花称下位花（hypogynous flower），如百合、毛茛、油莱。若花托下凹略呈杯状，不与花托愈合，花萼、花冠和雄蕊着生于杯状花托边缘，这种花称周位花（perigynous flower），如桃、杏。

（2）下位子房（inferior ovary） 子房全部生于凹陷的花托内，并与花托完全愈合，花萼、花冠、雄蕊生于子房上方的花托边缘，这种花称上位花（epigynous flower），如人参、当归、梨。

（3）半下位子房（halt - inferior ovary） 子房下半部与凹陷花托愈合，上半部外露，花萼、花冠和雄蕊着生于花托的边缘，这种花也称周位花，如桔梗、党参等。

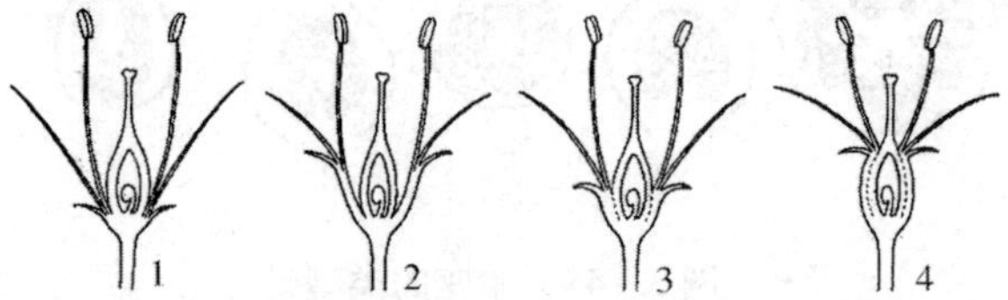

图 3 - 47 子房与花被的相关位置

1. 子房上位（下位花）；2. 子房上位（周位花）；
3. 子房半上位（周位花）；4. 子房下位（上位花）

4. 子房的室数 子房的室数与心皮数和结合状态有关。单雌蕊的子房只有 1 室，称单子房。合生心皮雌蕊的子房称复子房。其中有的仅是心皮边缘连合，形成的子房只有 1 室，但有的心皮向内卷入，在中心连合形成了与心皮数相等的子房室，称复室子房。

5. 胎座的类型 胚珠在子房内着生的部位称胎座（placenta）。常见的胎座类型有以下几种（图 3 - 48）：

（1）边缘胎座（marginal placenta） 单心皮雌蕊，子房 1 室，胚珠沿腹缝线的边缘着生，如白扁豆、甘草等。

（2）侧膜胎座（parietal placenta） 合生心皮雌蕊，子房 1 室，胚珠沿相邻二心皮的腹缝线着生，如栝楼、罂粟、紫花地丁等。

（3）中轴胎座（axile placenta） 合生心皮雌蕊，子房多室，胚珠着生于心皮边缘向子房中央愈合的中轴上，如百合、桔梗等。

（4）特立中央胎座（free - central placenta） 由合生心皮雌蕊形成，但子房室隔膜和中轴上部均消失，而形成子房 1 室，胚珠着生于残留的中轴周围，如石竹、报春花、马齿苋等。

（5）基生胎座（basal placenta） 子房 1 室，胚珠 1 枚着生于子房室基部，如大黄、向日葵、胡椒等。

（6）顶生胎座（epical placenta） 子房 1 室，胚珠 1 枚着生于子房室顶部，如桑、樟等。

6. 胚珠的构造及类型

（1）胚珠的构造 胚珠（ovule）是种子的前身，着生于胎座上，其数目随植物种类不同而不同。胚珠的外观常为椭圆状或近球状，具 1 短柄，称珠柄（funicle），维管束即从胎座通过珠柄进入胚珠。大多数被子植物有 2 层珠被（integument），外层称外珠被，内层称内珠被。裸子植物仅具 1 层珠被，极少数植物不具珠被。珠被内方称珠心（nucellus），由薄壁细胞组成，是胚珠的重要部分。珠心中央发育形成胚囊（embryo sac），不同植物其胚囊的细胞数目不同，一般成熟胚囊有 8 个细胞（靠近珠孔有 3 个，中间一个较大的为卵细胞，两侧为 2 个助细胞，与珠孔相反的一端有 3 个反足细胞，胚囊的中央有 2 个极核细胞）。珠被并不完全闭合，顶端有 1 小孔，称珠孔（micropyle），是受精的花粉管到达珠心的通道。珠被、珠心基部

和珠柄汇合处称合点（chalaza），是维管束进入胚囊的通道。胚珠受精后发育成种子。（图3－49）

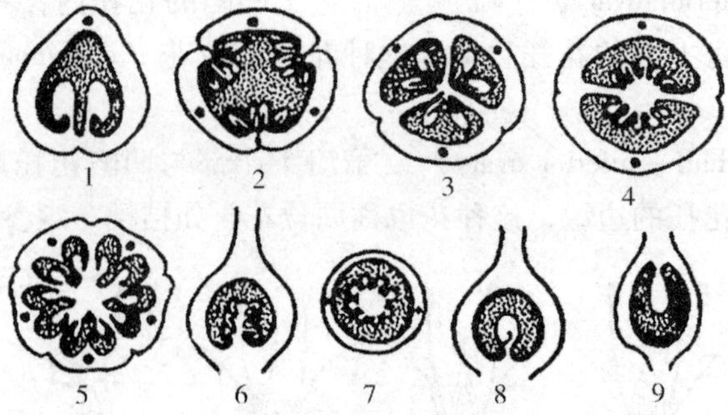

图3－48 胎座的类型

1. 边缘胎座；2. 侧膜胎座；3、4、5. 中轴胎座；
6、7. 特立中央胎座；8. 基生胎座；9. 顶生胎座

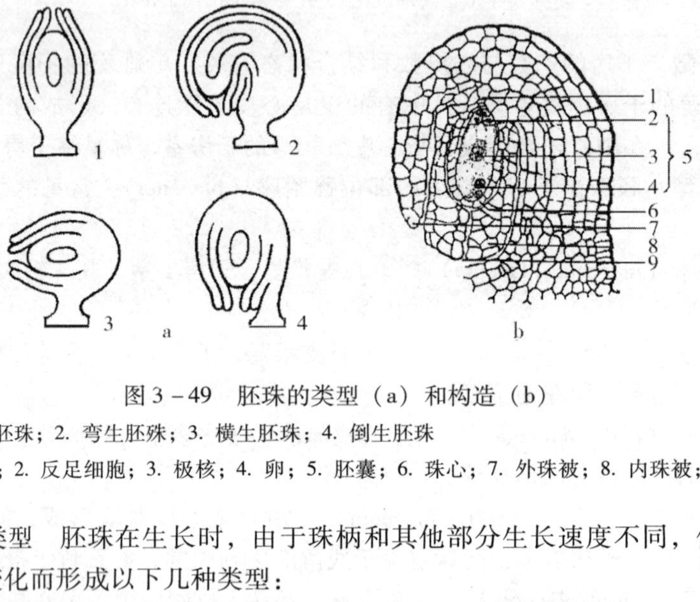

图3－49 胚珠的类型（a）和构造（b）

a：1. 直生胚珠；2. 弯生胚殊；3. 横生胚珠；4. 倒生胚珠

b：1. 合点；2. 反足细胞；3. 极核；4. 卵；5. 胚囊；6. 珠心；7. 外珠被；8. 内珠被；9. 珠孔

（2）胚珠的类型 胚珠在生长时，由于珠柄和其他部分生长速度不同，使珠孔、合点与珠柄的位置有所变化而形成以下几种类型：

①直生胚珠（orthotropous ovule） 胚珠各部分均匀生长，胚珠直立，珠柄在下，珠孔在上，珠柄、合点、珠心和珠孔在一条直线上，如蓼科、胡椒科植物。

②横生胚珠（hemitropous ovule） 胚珠一侧生长快，另一侧生长慢，整个胚珠横列，合点、珠心、珠孔成一直线与珠柄相垂直，如锦葵科、玄参科、茄科的某些植物。

③弯生胚珠（campylotropous ovule） 胚珠下半部的生长比较均匀，但胚珠的上半部一侧生长较快，另一侧生长较慢，生长快的一侧向慢的一侧弯曲，因此珠孔弯向珠柄，整个胚珠呈肾形，珠柄、合点、珠心和珠孔不在一条直线上，如十字花科、豆科中的某些植物。

④倒生胚珠（anatropous ovule） 胚珠一侧生长迅速，另一侧生长缓慢，使胚珠向生长慢的一侧弯转而使胚珠倒置，合点在上，珠孔靠近珠柄，珠柄很长并与珠被愈合，形成一条明显的纵行隆起称珠脊。珠柄、合点、珠心和珠孔几乎在一条直线上，倒生胚珠是大多数被子植物的胚珠类型，如蓖麻、杏、百合等。（图3－49）

7. 雌蕊的构造

（1）子房　是指雌蕊基部膨大呈囊状的部分，外面是心皮围绕形成的子房壁（ovary wall），壁内的腔室称子房室（locule 或 ovary cell）。子房室的数目因植物种类而不同。子房壁的构造和叶片相似，横切面观可见内、外两层表皮。内外表皮均由 1 列排列紧密的小型薄壁细胞组成，可有气孔和毛茸。两层表皮之间为多层薄壁细胞，无栅栏组织分化。心皮通常有 3 条维管束，1 条中央维管束（相当于背缝线），2 条侧束（相当于腹缝线）。胚珠的维管联结通常是由侧束所衍生。在中轴胎座的子房中，侧束位于子房的中央，韧皮部向内（近轴的），木质部向外（远轴的）。两个靠近的心皮边缘上的侧束，可按照胎座类型，进行并合。这种并合可以是同一心皮的，也可以是两个不同心皮的。

（2）花柱　其构造与子房壁相似，最外层是表皮，有时可具毛茸，其内方为薄壁组织。花柱有实心的和具沟的两类。大多数被子植物均具有实心的花柱。

（3）柱头　有的植物的柱头可能分泌某种化学物质，诱导花粉萌发，这种柱头称为“湿柱头”，如矮牵牛；有的植物的柱头并不分泌出某种黏液，称为“干柱头”，如棉花。湿柱头上有一种腺体组织，柱头上的表皮细胞，通常延长成乳头状、短毛或长的分枝毛，如番红花的柱头。(图 3－50)

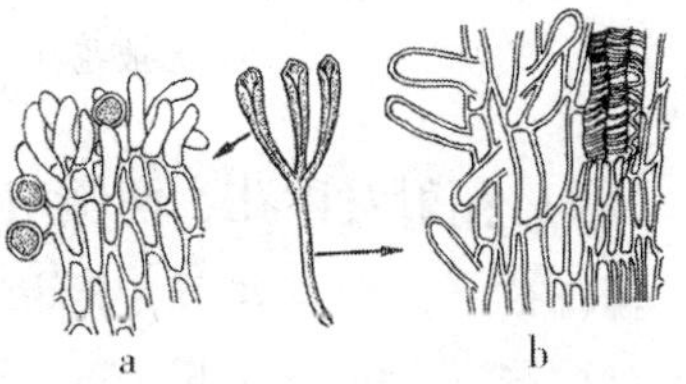

图 3－50　番红花花柱及柱头的构造
a. 柱头及花粉粒；b. 花柱

二、花的类型

在长期演化过程中，被子植物花的各部发生了不同程度的变化，形成不同的类型，一般有以下几种：

（一）完全花和不完全花

花萼、花冠、雄蕊和雌蕊四部分俱全的花，称完全花（complete flower），如桔梗、桃等。缺少其中一部分或几部分的花，称不完全花（incomplete flower），如桑、南瓜等。

（二）重被花、单被花、无被花和重瓣花

同时具有花萼和花冠的花称重被花（double perianth flower），如栝楼、党参。仅有花萼而无花冠，或花萼与花冠不易区分时，称单被花（simple perianth flower）。单被花的花被可为 1 轮也可多轮，但其颜色、形态常无区别，一般呈各种鲜艳的颜色，如玉兰为白色，白头翁为紫色等。花被不存在的花称无被花（achlamydeous flower），这种花常具苞片，如杜仲、胡椒、杨、柳等。花瓣数目多，常为数轮的，称重瓣花（double flower），如碧桃等栽培植物。（图 3－51）

（三）两性花、单性花和无性花

一朵花中既有雄蕊又有雌蕊的称两性花（bisexual flower），如牡丹、桔梗。仅具雌蕊或仅具雄蕊的则称单性花（unisexual flower），其中只有雄蕊的称雄花（staminate flower）；只有雌蕊的称雌花（pistillate flower）；同株植物既有雌花又有雄花的称单性同株或雌雄同株（monoecism），如南瓜、蓖麻；雌花和雄花分别存在于同种异株上，称单性异株或雌雄异株（dioecism），如银杏、桑；单性花和两性花存在于同株植物上称杂性同株，如朴树；若两者分别存在于同种异株上，称杂性异株，如臭椿、葡萄；若雄蕊和雌蕊均退化或发育不全称无性花

(asexual flower)，如小麦小穗顶端的花。(图 3－51)

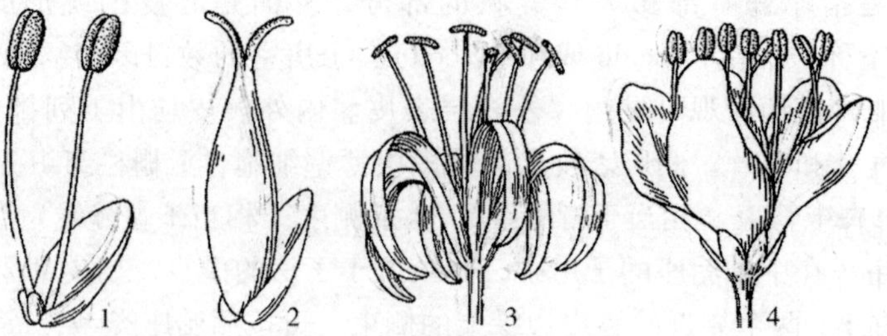

图 3－51 花的类型

1，2. 无被花（单性花）；3. 单被花（两性花）；4. 重被花（两性花）

(四) 辐射对称花、两侧对称花和不对称花

若花被（主要指花冠）形状一致，大小相似，通过花的中心可做 2 个以上对称面的花称辐射对称花（actinomorphic flower）或整齐花，如桃、梨、牡丹。若花被形状、大小有较大差异，通过花的中心仅可做 1 个以上对称面的花称两侧对称花（zygomorphic flower）或不整齐花，如黄芩、扁豆等。无对称面的花称不对称花，如缬草、美人蕉等。

三、花程式

花程式（flower formula）是用字母、数字和符号来表示花各部分的组成、排列、位置和彼此关系的公式，称花程式。一般用花各部拉丁名的第一个字母大写表示花各部代号。P 表示花被（perianth），K 表示花萼（kelch，德文），C 表示花冠（corolla），A 表示雄蕊群（androecium），G 表示雌蕊群（gynoecium）；字母右下角用数字表示花各部的数目，若数目超过 10 个或数目不定用“∞”表示，若某部分缺少或退化以“0”表示；若某部分互相连合，则在数字外加“（ ）”表示；若某部分由数轮组成，可在每轮数字间加上“＋”号，子房上位用 $\underline{G}$ 表示，子房下位和半下位分别用 $\bar{G}$ 和 $\underline{\bar{G}}$ 表示，G 的右下角有三个数字，按次序分别表示心皮数、子房室数、每室胚珠数，数字间用“:”相连。辐射对称花、两侧对称花分别用“＊”和“↑”表示，两性花、雄花、雌花分别用“⚥”、“♂”和“♀”表示。举例说明如下：

扁豆花：⚥ $K_{(5)}C_5A_{(9)+1}\underline{G}_{1:1:\infty}$

表示：两性花；两侧对称；萼片 5 枚，合生；花瓣 5 枚，分离；雄蕊 10 枚，9 枚合生，1 枚分离，成二体雄蕊；子房上位，单心皮雌蕊，一室，每室胚珠数不定。

桑树的花：♂ P_4A_4；♀ $P_4\underline{G}_{(2:1:1)}$

表示：单性花，雄花花被片 4 枚，分离；雄蕊 4 枚，分离；雌花花被片 4 枚，分离；雌蕊子房上位，由 2 心皮合生，1 室，1 个胚珠。

桔梗花：⚥ ＊ $K_{(5)}C_{(5)}A_5\underline{\bar{G}}_{(5:5:\infty)}$

表示：两性花；辐射对称；萼片 5 枚，合生；花瓣 5 枚，合生；雄蕊 5 枚，分离；子房半下位，由 5 枚心皮合生形成 5 个子房室，每室有多数胚珠。

百合花：⚥ ＊ $P_{3+3}A_{3+3}\underline{G}_{(3:3:\infty)}$

表示：两性花；辐射对称；花被两轮，每轮有 3 枚花被片，分离；雄蕊两轮，每轮 3 枚，分离，子房上位，由3枚心皮合生，3个子房室，每室有多数胚珠。

四、花序

花在花轴上排列的方式，称花序（inflorescence）。有的植物的花单生于枝的顶端或叶腋，称单生花，如牡丹、杏。花序的总花梗（peduncle），称花序轴（rachis）或花轴，花序轴可以分枝或不分枝。花序上的花称小花，小花的梗称小花梗。小花梗及总花梗下常有小型的变态叶分别称小苞片和总苞片。无叶的总花梗，称花葶（scape）。

根据花在花轴上排列的方式及开放顺序，花序常可分为无限花序和有限花序两大类。

（一）无限花序（总状花序类）

花序轴在开花期内可继续伸长，产生新的花蕾，开放顺序是花序轴基部的花先开，然后向顶端依次开放，或由边缘向中心开放，这种花序称无限花序（indefinite inflorescence）。

1. 总状花序（raceme）　花序轴细长，其上着生许多花柄近等长的小花，如油菜、荠菜。

2. 穗状花序（spike）　似总状花序，但小花具短柄或无柄，如车前、知母。

3. 葇荑花序（catkin）　似穗状花序，但花序轴柔软下垂，其上着生许多无柄的单性小花，花开放后整个花序脱落，如杨、柳、胡桃。

4. 肉穗花序（spadix）　似穗状花序，但花序轴肉质肥大呈棒状，其上密生许多无柄的单性小花，花序外面常具一大型苞片称佛焰苞（spathe），故又称佛焰花序，是天南星科植物的主要特征，如半夏、天南星、马蹄莲等。

5. 伞房花序（corymb）　似总状花序，但小花梗不等长，下部的长，向上逐渐缩短，上部近平顶状，如苹果、山楂。

6. 伞形花序（umbel）　花序轴缩短，在总花梗顶端着生许多放射状排列、花柄近等长的小花，全形似张开的伞，如刺五加、人参、当归、小茴香。

7. 头状花序（capitulum）　花序轴极缩短，呈盘状或头状的花序托，其上密生许多无梗小花，下面具许多总苞片，如菊花、蒲公英、向日葵、红花等。

8. 隐头花序（hypanthodium）　花序轴肉质膨大而下陷成囊状，仅留一小孔与外界相通，为昆虫进出腔内传播花粉的通道，其内壁上着生许多无柄的单性小花，如薜荔、无花果、榕树等。

以上各种花序的花轴均不分枝。但也有一些无限花序的花轴具分枝，常见的有复总状花序（compound raceme）或圆锥花序（panicle），在长的花序轴上分生许多小枝，每小枝各成1总状花序，如女贞、南天竹；复穗状花序（compound spike），花序轴每一分枝为一穗状花序，如小麦、玉米、香附等；复伞形花序（compound umbel），在总花梗的顶端丛生若干呈伞形排列的小伞形花序，如柴胡、胡萝卜、小茴香等；复伞房花序（compound corymb），花序轴上的分枝成伞房状排列，每一分枝又为伞房花序，如花楸属植物的花序；复头状花序（compound capitulum），由许多小头状花序组成的头状花序，如蓝刺头。

（二）有限花序（聚伞花序类）

有限花序（definite inflorescence）与无限花序相反，花序轴顶端的花先开放，故花序轴不能继续生长，只能在顶花下面产生侧轴，各花由内向外或由上而下陆续开放。根据在花序轴上端分枝等情况又可分为：

1. 单歧聚伞花序（monochasium）　花序轴顶端生1朵花，先开放，而后在其下方产生1

侧轴，同样顶端生 1 朵花，如此连续分枝则为单歧聚伞花序。若花序轴下分枝均向同一侧生出而呈螺旋状，称螺状聚伞花序（bostrix），如紫草、附地菜。若分枝成左、右交替生出，则称蝎尾状聚伞花序（scorpioid cyme），如唐菖蒲。

2. 二歧聚伞花序（dichasium） 花序轴顶花先开，后在其下两侧同时产生两个等长的分枝，每分枝以同样方式继续开花和分枝，如卫矛、大叶黄杨、石竹。

3. 多歧聚伞花序（pleiochasium） 花序轴顶花先开，其下同时产生数个侧轴，侧轴多比主轴长，各侧轴又形成小的聚伞花序，称多歧聚伞花序。若花轴下生有杯状总苞，则称杯状聚伞花序（大戟花序）(cyathium)，如京大戟、猫眼草、泽漆、甘遂等大戟科大戟属植物。

4. 轮伞花序（verticillaster） 聚伞花序生于对生叶的叶腋成轮状排列称轮伞花序，如益母草、薄荷等唇形科植物。

此外，有些植物花序既有无限花序又有有限花序的特征，称混合花序，如紫丁香、葡萄的花序轴成无限式，但生出的每一侧枝为有限的聚伞花序特称聚伞圆锥花序（thyrse）。(图3－52)

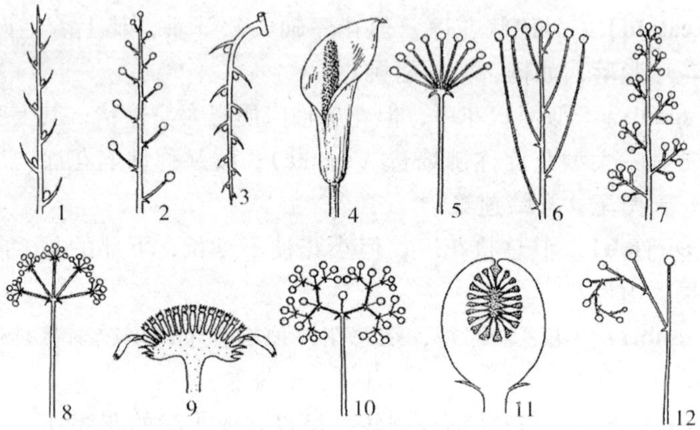

图 3－52 花序的类型

1. 穗状花序；2. 总状花序；3. 葇荑花序；4. 肉穗花序；5. 伞形花序；
6. 伞房花序；7. 圆锥花序；8. 复伞形花序；9. 头状花序；10. 二歧聚伞花序；
11. 隐头花序；12. 螺状聚伞花序

第五节 果 实

果实是被子植物独有的繁殖器官，是花受精后由雌蕊的子房发育形成的特殊结构，内含种子，外具果皮。果实有保护种子和散布种子的作用。

一、果实的发育和特征

在果实发育过程中，花的各部分变化显著，花萼、花冠一般脱落，雄蕊和雌蕊的柱头、花柱先后枯萎脱落，胚珠发育成种子，子房逐渐膨大而发育成果实。单纯由子房发育成的果实称真果（true fruit），如桃、柑橘、杏、柿等。有些植物除子房外，花的其他部分如花被、花柱及花序轴等也参与果实的形成，这种果实称假果（false fruit），如梨、山楂、无花果、凤梨等。

果实的形成，需要经过传粉和受精作用，但有些植物只经过传粉而未经受精作用，也能发育成果实，这种果实无种子，称单性结实。单性结实是自发形成的称自发单性结实，如香蕉、无籽葡萄、无籽柑橘等。也有些植物的结实是通过某种人为诱导，形成具食用价值的无子果实，称诱导单性结实，如用马铃薯的花粉刺激番茄的柱头而形成无子番茄；或用化学处理方法，如用某些生长素涂抹或喷洒在雌蕊柱头上，也可得到无子果实。但有些无籽果实是由于四倍体和二倍体植株杂交，而产生不孕的三倍体植株形成的，如无籽西瓜。

在果实的外面常被有角质层、蜡被、毛茸、刺、瘤突、翅等附属物。如桃的外果皮被有毛茸；柿果皮上有蜡被；鬼针草、曼陀罗的果实上具刺；荔枝的果实上具瘤突；榆树、槭树的果实具翅。

二、果实的类型

根据果实的来源、结构和果皮性质的不同可分为单果（simple fruit）、聚合果和聚花果三大类。

（一）单果

一朵花只有一个雌蕊（单雌蕊和复雌蕊）发育成1个果实的称为单果，依据单果果皮的质地不同，分为干果（dry fruit）和肉质果（fleshy fruit）。

1. 肉质果　果实肉质多汁，成熟时不开裂，又分为：

（1）浆果（berry）　由单心皮或合生心皮雌蕊发育形成，外果皮薄，中果皮和内果皮肉质多汁，内有1至多枚种子，如葡萄、枸杞、番茄、忍冬等。

（2）柑果（hesperidium）　由多心皮合生雌蕊具有中轴胎座的上位子房发育形成，外果皮较厚，革质，内含油室；中果皮与外果皮结合，界限不明显，中果皮疏松海绵状，具多分枝的维管束；内果皮膜质，分隔成多室，内壁生有许多肉质多汁的囊状毛，即是可食部分。柑果是芸香科柑橘属所特有，如橙、柚、桔、柑、柠檬等。

（3）核果（drupe）　多由单心皮雌蕊发育而成，外果皮薄，中果皮肉质肥厚，内果皮坚硬、木质、形成坚硬的果核，每核内含1粒种子，如杏、桃、梅、李等。

（4）梨果（pome）　由5心皮合生的下位子房连同花托和萼筒发育而成的肉质假果，外面肉质可食部分主要来自花托和萼筒，外果皮和中果皮肉质的界线不明显，内果皮坚韧，革质或木质，常分隔为5室，每室含2粒种子，如苹果、梨、山楂等。

（5）瓠果（pepo）　由3心皮合生具侧膜胎座的下位子房连同花托发育而成的假果，外果皮坚韧，中、内果皮及胎座肉质，为葫芦科植物所特有，如西瓜、冬瓜、栝楼、罗汉果等。（图3-53）

2. 干果　果实成熟时果皮干燥，根据果皮开裂或不开裂分为裂果和不裂果两类（图3-54）。

（1）裂果（dehiscent fruit）　果实成熟后自行开裂，依据心皮组成及开裂方式不同分为以下几种。

①蓇葖果（follicle）　由单心皮或离生心皮单雌蕊发育而成的果实，成熟后沿腹缝线或背缝线一侧开裂，如杠柳、徐长卿、八角茴香、芍药、玉兰等。

②荚果（legume）　豆科植物所特有的果实，由单心皮发育形成，有的荚果成熟时沿背、腹缝线开裂成2片，如赤小豆、白扁豆、绿豆；有的荚果成熟时不开裂，如皂荚、紫荆、刺

槐、落花生；有的荚果成熟时，种子间呈节节断裂，但每节不开裂，内含1种子，如含羞草、山蚂蟥；有的荚果呈螺旋状，并具刺毛，如苜蓿；有的荚果肉质呈念珠状，如槐。

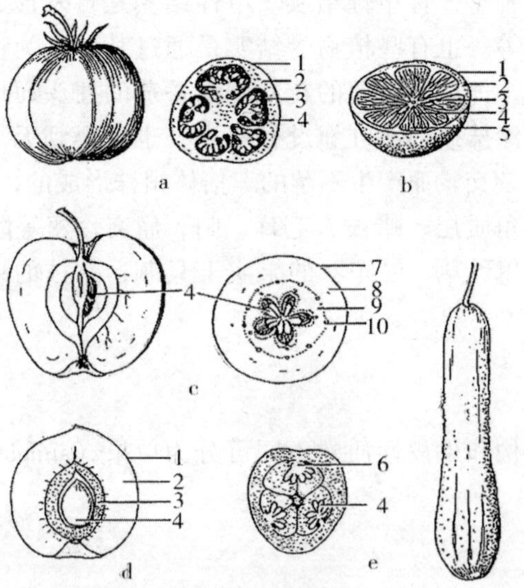

图3-53 肉果

a. 浆果（番茄）；b. 柑果（酸橙）；c. 梨果（苹果）；d. 核果（杏）；e. 瓠果（黄瓜）

1. 外果皮；2. 中果皮；3. 内果皮；4. 种子；5. 毛囊；6. 胎座；

7. 周皮；8. 花托的皮层；9. 花托的髓部；10. 花托的维管束

③角果　分为长角果（silique）和短角果（silicle）。由2心皮合生具侧膜胎座的上位子房发育而成的果实，由2心皮边缘合生处生出假隔膜，将子房隔为2室，种子着生在假隔膜两侧，果实成熟后，果皮沿两侧腹缝线开裂，成2片脱落，假隔膜仍留在果柄上。角果是十字花科的特征。长角果细长如萝卜、油菜；短角果宽短，如菘蓝、独行菜等。

④蒴果（capsule）　由合生心皮的复雌蕊发育而成，子房1至多室，每室含多数种子，是裂果中最普遍的一类果实，蒴果成熟时开裂方式较多，常见的有：a. 瓣裂（纵裂）果实开裂时沿纵轴方向裂成数个果瓣。其中，沿腹缝线开裂的称室间开裂，如马兜铃、蓖麻；沿背缝线开裂的称室背开裂，如百合、鸢尾等；沿背、腹两缝线开裂，但子房间壁仍与中轴相连的称室轴开裂，如牵牛、曼陀罗；b. 孔裂，果实顶端呈小孔状开裂，种子由小孔散出，如罂粟、桔梗；c. 盖裂，果实中上部环状横裂成盖状脱落，如马齿苋、车前、莨菪；d. 齿裂，果实顶端呈齿状开裂，如王不留行、瞿麦。

（2）不裂果类（闭果）（indehiscent fruit）　果实成熟后，果皮不开裂或分离成几个部分，但种子仍包被于果实中。常分为：

①瘦果（achene）　果皮较薄而坚韧，内含1粒种子，成熟时果皮易与种皮分离，为闭果中最普遍的一种，如白头翁、毛茛。

②颖果（caryopsis）　果实内含1粒种子，果皮薄与种皮愈合，不易分离，农业生产中常把颖果称“种子”，是禾本科植物特有的果实，如小麦、玉米、薏苡等。

③坚果（nut）　果皮坚硬，内含1粒种子，果皮与种皮分离，如板栗、榛子等壳斗科植物的果实，这类果实外面常有总苞（壳斗）包围。也有的坚果特小，无壳斗包围称小坚果

(nutlet)，如益母草、薄荷、紫草等。

④翅果（samara）　果实内含1粒种子，果皮一端或周边向外延伸成翅状，如杜仲、榆等。

⑤胞果（utricle）　亦称囊果，果皮薄而膨胀，疏松地包围种子，而与种子极易分离，如青葙、地肤子、藜等。

⑥双悬果（cremocarp）　由2心皮合生雌蕊下位子房发育形成的果实，果实成熟时分离成2个分果（schizocarp），双双悬挂在心皮柄（carpophore）上端，心皮柄的基部与果梗相连，每个分果内各含1粒种子，如当归、白芷、前胡、小茴香、蛇床子等。双悬果是伞形科植物特有的果实。

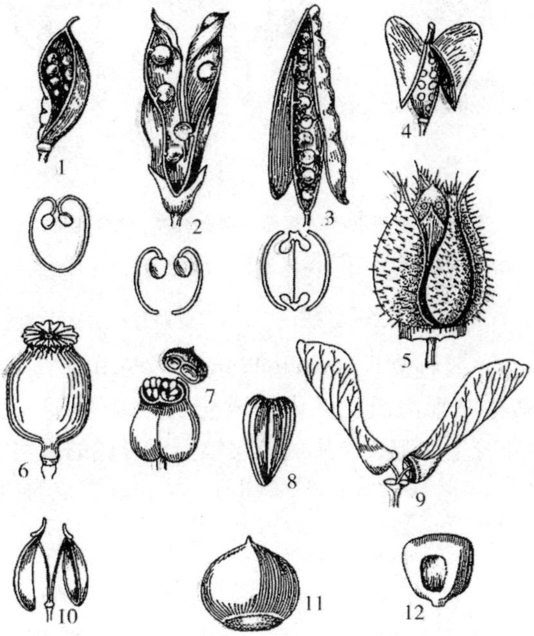

图3－54　干果

1. 蓇葖果；2. 荚果；3. 长角果；4. 短角果；5. 蒴果（瓣裂）；6. 蒴果（孔裂）；7. 蒴果（盖裂）；8. 瘦果；9. 翅果；10. 双悬果；11. 坚果；12. 颖果

（二）聚合果

聚合果（aggregate fruit）是由1朵花中许多离生心皮雌蕊形成的果实，每个雌蕊形成1个单果，聚生于同一花托上，根据单果类型不同，可分为（图3－55）：

（1）聚合蓇葖果　许多蓇葖果聚生在同一花托上，如乌头、厚朴、八角茴香。

（2）聚合瘦果　许多瘦果聚生于突起的花托上，如白头翁、毛茛。

（3）聚合核果　许多小核果聚生于突起的花托上，如悬钩子。

（4）聚合坚果　许多小坚果嵌生于膨大、海绵状倒三角形的花托中，如莲。

（5）聚合浆果　许多浆果聚生在延长或不延长的花托上，如北五味子。

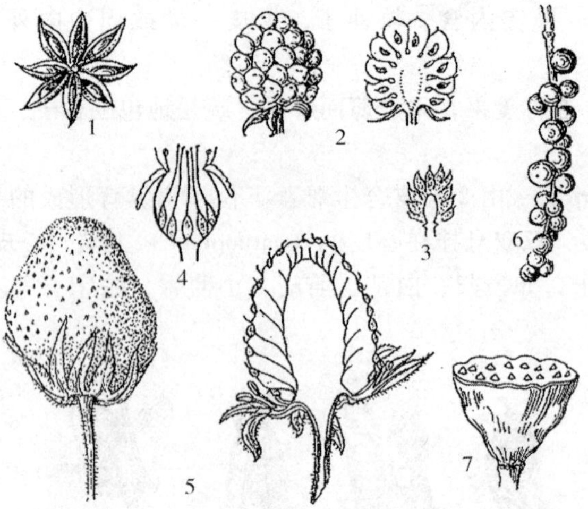

图3－55 聚合果

1. 聚合蓇葖果；2. 聚合核果；3～5. 聚合瘦果；
6. 聚合浆果；7. 聚合坚果

（三）聚花果

聚花果（collective fruit）又称复果（multiple fruit），是由整个花序发育成的果实。如无花果是由隐头花序形成，其花序轴肉质化并内陷成囊状，囊的内壁上着生许多小瘦果；凤梨（菠萝）是由多数不孕的花着生在肥大肉质的花序轴上所形成的果实。（图3－56）

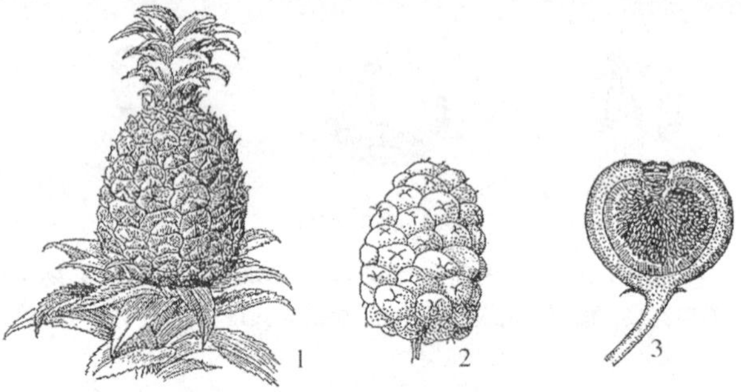

图3－56 聚花果（复果）

1. 凤梨；2. 桑椹；3. 无花果

三、果实的组织构造

果实包括果皮和种子两部分，通常以观察果皮构造为主，果皮的构造可分为外果皮、中果皮、内果皮三部分。

1. 外果皮 与叶的下表皮相当。是果实的最外层，通常为一列细胞组成，外被角质层或蜡被，偶有气孔存在，有的表皮中含有有色物质或色素，如花椒；有的表皮细胞间嵌有油细胞，如北五味子；表皮细胞有的具有毛茸，多数为非腺毛，少数具有腺毛，如山茱萸，也有具有腺鳞的，如蔓荆子。

2. 中果皮　与叶肉组织相当。是果皮的中层组织，通常较厚，大多由薄壁细胞组成，细胞中有时含淀粉粒，如五味子。在中部有细小的维管束散在，有的含石细胞、纤维，如马兜铃、连翘；有的含油细胞、油室及油管等，如毕澄茄的中果皮内部有石细胞和油细胞分布；茴香的中果皮内可见油管。

3. 内果皮　与叶的上表皮相当。是果皮的最内层组织，通常为一列细胞组成。也有内果皮细胞全为石细胞，如胡椒；核果的内皮层（果核）即由多层石细胞组成，如杏、桃、梅。有的内果皮由多数的5～8个长短不等的扁平细胞镶嵌状排列，此种细胞称“镶嵌细胞”，此为伞形科植物果实的共同特征。

四、果实的生理功能

果实的生理功能主要体现为保护种子和对种子传播媒介的适应。适应于动物和人类传播种子的果实，往往为肉质可食的肉果，如桃、梨、柑橘等，这些果实被食后，由于种子有种皮或木质的内果皮保护不能被消化而随粪便排出或被抛弃各地；还有的果实具有特殊的钩刺突起或有黏液分泌，能挂在或粘附于动物的毛、羽或人的衣服上而散布到各地，如苍耳、鬼针草、蒺藜等。适应于风力传播种子的果实多质轻细小，并常具有毛状、翅状等特殊结构，如蒲公英、榆、槭等。适应于水力传播种子的果实常质地疏松而有一定浮力，可随水流到各处，如莲蓬、椰子等。还有一些植物的果实可靠自己的机械力量使种子弹出而帮助其散布，如酢浆草、喷瓜、凤仙花等。

第六节　种　子

一、种子的形态特征

种子（seed）是由胚珠受精后发育而成，由种皮、胚和胚乳三部分组成。

种子的形状、大小、色泽、表面纹理等随植物种类不同而异。种子常呈圆形、椭圆形、肾形、卵形、圆锥形、多角形等。种子大小差异悬殊，较大的如椰子、槟榔、银杏、桃等；较小的如菟丝子、葶苈子等；极小的如白及、天麻等。种子颜色亦有各种各样，绿豆为绿色，扁豆为白色，赤小豆为红紫色，薏苡为红棕色，相思子的一端为红色，另一端为黑色。

有的种子表面平滑，具光泽，如红蓼、北五味子；有的种子表面粗糙，如长春花、天南星；有的种子表面不光滑而具皱褶，如乌头、车前；有的种子表面密生瘤刺状突起，如太子参；有的种子顶端具毛茸，称为种缨，如白前、络石等。有的种子在种皮外尚有假种皮（aril），是由珠柄或胎座部位的组织延伸而成，有的为肉质，如龙眼、荔枝、苦瓜、卫矛；有的呈菲薄的膜质，常呈棕色、黄色，如阳春砂、白豆蔻、益智、红豆蔻。有些植物的外种皮，在珠孔处由珠被扩展形成海绵状突起物，称种阜（caruncle），如蓖麻、巴豆。

（一）种皮

种皮（seed coat）由珠被发育而来，在种皮上可以看到以下结构：

1. 种脐（hilum）　是种子成熟后从种柄或胎座上脱落后留下的疤痕，常呈圆形或椭圆形。

2. 种孔（micropyle）　是由胚珠上的珠孔发育而形成的，为种子萌发时吸收水分和胚根伸出的部位。

3. 种脊（raphe）　是种脐到合点之间隆起的脊棱线，内含维管束。倒生胚珠发育成的种子，其种脊呈一条狭长的突起，如杏、蓖麻；弯生胚珠或横生胚珠形成的种子，种脊短；而由直生胚珠发育成的种子，因种脐和合点位于同一位置，故无种脊。

4. 合点（chalaza） 是种皮上维管束汇合之处。

（二）胚

胚（embryo）由卵细胞和一个精子受精后发育而成，是种子中尚未发育的幼小植物体。胚是由胚根（radicle）、胚轴（hypocotyl，又称胚茎）、胚芽（plumule）和子叶（cotyledon）四部分组成。胚根正对着种孔，将来发育成主根；胚轴向上伸长，成为根与茎的连接部分；子叶为胚吸收养料或贮藏养料的器官，在种子萌发后可变绿而进行光合作用，但通常在真叶长出后枯萎。单子叶植物具1枚子叶，双子叶植物具2枚子叶，裸子植物具多枚子叶。胚芽为胚顶端未发育的地上枝，在种子萌发后发育成植物的主茎。

（三）胚乳

胚乳（endosperm）是极核细胞和一个精子受精后形成的，是种子内的营养组织，当种子萌发时供给胚发育时所需要的养料。胚乳常位于胚的周围，呈白色，胚乳细胞内含有丰富的淀粉、蛋白质、脂肪等物质。大多数植物的种子，当胚发育和胚乳形成时，胚囊外面的珠心细胞被胚乳吸收而消失，但也有少数植物种子的珠心，在种子发育过程中未被完全吸收而形成营养组织包围在胚乳和胚的外部，称外胚乳（perisperm），如肉豆蔻、槟榔、胡椒、姜、甜菜、石竹等。

二、种子的类型

被子植物的种子可分为有胚乳种子和无胚乳种子。常见的有胚乳种子（albuminous seed），具有发达的胚乳，胚相对较小，子叶很薄，如蓖麻、柳、小麦、玉米等。无胚乳种子（exalbuminous seed）常具发达的子叶，是在胚的发育过程中，胚吸收了胚乳的养料，并贮藏于胚的子叶中，故不存在胚乳，这类种子的子叶较肥厚，如大豆、杏仁、南瓜子等。（图3－57，图3－58）

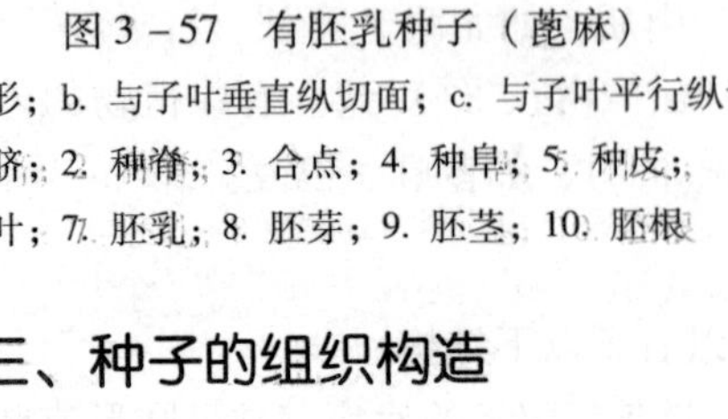

图3－57 有胚乳种子（蓖麻）

a. 外形；b. 与子叶垂直纵切面；c. 与子叶平行纵切面

1. 种脐；2. 种脊；3. 合点；4. 种阜；5. 种皮；6. 子叶；7. 胚乳；8. 胚芽；9. 胚茎；10. 胚根

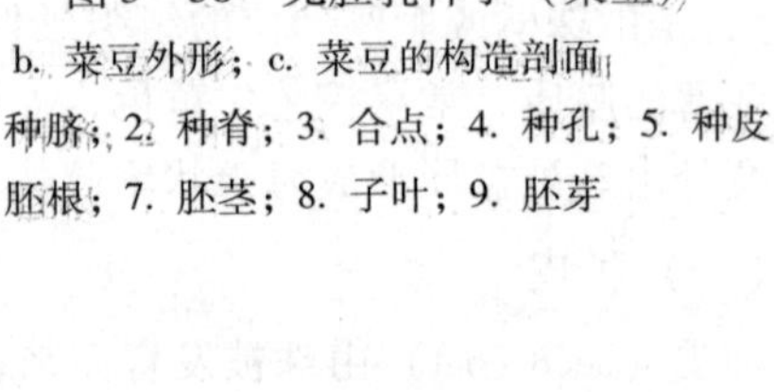

图3－58 无胚乳种子（菜豆）

a，b. 菜豆外形；c. 菜豆的构造剖面

1. 种脐；2. 种脊；3. 合点；4. 种孔；5. 种皮；6. 胚根；7. 胚茎；8. 子叶；9. 胚芽

三、种子的组织构造

种子的组织构造特征主要在种皮，因为种皮的构造常因植物的种类而不同。

1. 种皮 有的种皮只有一层细胞，但多数种皮由数列形状不同的细胞层构成。

（1）表皮层 多数种子的种皮表皮由一列薄壁细胞组成。有的表皮细胞充满黏液质，如白芥子、车前子；有的部分（如牵牛子）或全部（马钱子）分化为非腺毛；有的表皮细胞中单独或成群地散列着石细胞，如杏仁、桃仁；也有全部为石细胞的，如五味子、天仙子；有的表皮细胞中含有色素，如牵牛子、青葙子；有的表皮细胞成为狭长的栅状细胞，其细胞壁常有不同程度的木化增厚，如豆科植物的种子。

（2）栅状细胞层　有的种子的表皮下方，常有栅状细胞层，由1列或2~3列狭长的细胞排列而成，壁多木化增厚，如决明子；有的内壁和侧壁增厚，而外壁菲薄，如白芥子。在栅状细胞的外缘处，有时可见一条折光率特别强的光辉带，如牵牛子、菟丝子。

（3）油细胞层　有的种子的表皮层下方，有油细胞层，内贮挥发油，如白豆蔻、砂仁。

（4）色素细胞层　具有颜色的种子，除表皮细胞可含色素外，内层细胞或者内种皮细胞也可含色素物质，如白豆蔻、黑芥子。

（5）石细胞　除表皮细胞有时为石细胞外，也有表皮的内层几乎全为石细胞组成，如栝楼仁；或种皮的最内层为石细胞，如白豆蔻的内种皮为石细胞层。

（6）营养层　种子的种皮常有数列贮有淀粉粒的薄壁细胞，称为营养层。成熟种子的营养层常因种子发育过程中淀粉被消耗殆尽而成为扁缩颓废的薄壁细胞层。

2. 胚乳　通常由贮藏多量脂肪油和糊粉粒的薄壁细胞组成，有时细胞中还含有淀粉粒或草酸钙结晶，胚乳细胞均呈等径的多面体，细胞壁一般较薄，多由纤维素组成，也有的由半纤维素增厚形成厚壁性细胞，其上可见明显的纹孔，新鲜时可见胞间连丝，如马钱子。少数种子有发达的外胚乳，如豆蔻。也有少数种子的外胚乳不规则地嵌入内胚乳中而形成具有特殊花纹的错入组织，如肉豆蔻；而槟榔则有部分种皮连同外胚乳嵌入内胚乳而形成错入组织。

3. 胚　有胚乳的种子，一般胚乳丰富，胚较小，或胚的子叶大形，但特别菲薄，子叶细胞为类圆形或多面体，常具细胞间隙，外层表皮细胞具1极薄的角质层，常无气孔分布。有的植物在子叶的组织中还有分泌腔和草酸钙簇晶，如牵牛子。

四、种子的生理功能

种子的主要功能是繁殖。种子成熟后，在适宜的外界条件下即可发芽而成幼苗，但大多数植物的种子在萌发前，往往需要一定的休眠期，才能正常萌发。种子的萌发还与种子的寿命有关。

1. 种子的萌发　种子的胚从相对静止状态转入生理活跃状态，开始生长，并形成自养生活的幼苗，这一过程即为种子的萌发。种子萌发的主要外界条件是充足的水分、适宜的温度和足够的氧气，少数植物的种子萌发还受光照有无的调节。萌发过程从种子吸水膨胀开始，然后种皮变软，透气性增强，呼吸加快，这时如果温度适宜，种子内部各种酶开始活动，经过一系列生理生化变化，将种子本身贮藏的淀粉、蛋白质、脂肪等分解成可溶性的营养物质，供胚生长发育用。种子萌发时吸收水分的多少和植物种类有关，一般含蛋白质较多的种子吸水多，含淀粉或脂肪为主的种子吸水少。多数植物种子萌发的最适温度在20~25℃。种子中各种酶的最适温度不等，随植物种属不同而异。通常北方的种子萌发所需温度较南方的低，而对高温的耐受性则较差。

2. 种子的休眠　成熟后的种子在环境适宜的条件下不能立即进入萌发阶段，必须经过一定的时间才能萌发的现象称为休眠。种子休眠的原因有多种，有些植物的种子虽已脱离母体落入土中，但实际上种胚等还未发育完全，如人参、银杏等，或是种子体内一些重要生理过程并未完成，如苹果、梨、桃等，必须经过一定时期的后熟过程；有的植物种子由于种皮太坚厚，不易透水通气，或种子内部产生有机酸、植物碱、某种激素等生长抑制剂，使种子萌发受阻，还需通过休眠、后熟，使种皮透气性增大，呼吸作用及酶的活性加强，内源激素水平发生变化，促进萌发的物质含量提高，抑制萌发的物质含量减少，才为种子萌发准备了条件。

3. 种子的寿命 种子的寿命是指种子在常温下，所能保持发芽能力的年限。通常以达到60%以上的发芽率的贮藏时间为种子寿命的依据。种子寿命的长短，主要与植物种类有关，如白芷、北沙参等在普通贮藏条件下，一年后就失去发芽能力；青葙子、牛膝等在同样贮藏条件下，可保持2～3年以上。许多植物的种子埋藏在土壤中，经历多年仍能存活，如繁缕和车前的种子在土壤中能存活10年左右，马齿苋的种子寿命可长达20～40年，莲的种子可生存150年以上，甚至达上千年。此外，种子寿命亦与贮藏条件有关，一般说来，低温、低湿、黑暗以及降低空气中的含氧量能延长种子的寿命，也是种子贮藏的理想条件。

目标检验

1. 学习植物器官的形态解剖结构的意义是什么？
2. 如何区分主根、侧根和不定根？
3. 如何区分根与茎？
4. 茎的变态类型有哪些？
5. 如何区分复叶和枝条？
6. 观察周围植物的叶片，写出它们的叶形、叶序等特征。
7. 什么是完全花？花冠、雄蕊和雌蕊分别有哪些类型？
8. 花序有哪些类型？
9. 果实有哪些分类方法，每种方法有哪些类型？
10. 种子的组成有哪些？
11. 简述并绘简图描述双子叶植物根的次生构造。
12. 简述并绘简图描述双子叶植物叶的次生构造。
13. 单子叶植物叶片的构造与双子叶植物叶片的构造有何区别？
14. 为什么有些植物茎的中心已空但还能正常生长？

知识拓展

观察校园内植物叶片、茎、花和果实的形态结构。

第二篇
药用植物的分类

第四章　植物分类学概述

学习目标

1. 掌握植物分类的基本单位、双名法、植物界的分门，植物检索表的使用。

2. 熟悉植物分类的目的和植物分类的四大系统。

第一节　植物分类的目的

植物分类学（plant taxonomy）是主要研究整个植物界不同类群的起源、亲缘关系以及进化发展规律的一门基础学科，也就是把极其繁杂的各种植物进行准确描述、命名、分群归类，并探索各类群之间亲缘关系远近和趋向，以便于识别、研究和利用的科学。

植物分类学有着较长的历史，它是人们在识别植物和利用植物的实践中发展起来的。早期植物分类学只是根据植物的用途、习性、生境进行分类，而不考虑种、属、科之间在演化上的亲缘关系，这种分类方法称为人为分类系统。1959 年英国生物学家达尔文在他的《物种起源》中认为物种起源于变异和自然选择，从此推动了植物亲缘关系的研究，加上古生物学、细胞学的研究，使不少植物学家提出了各种较为科学的植物自然分类系统。至今，已提出的植物分类系统至少有 20 多个，被子植物分类系统中影响较大、使用较广的有恩格勒（A. Engler）分类系统、哈钦森（J. Hutchinson）系统、塔赫他间（A. L. Takhtajan）系统和克朗奎斯特（A. Cronquist）系统等。近几十年来，随着植物化学、分子生物学和分子遗传学的发展，许多新方法、新技术均可用于植物分类学研究，使植物分类学出现了许多新的分支，如数量分类学、细胞分类学、化学分类学、DNA 分类学等。植物分类学工作者研究的重点也从以发现新种研究为主转向研究植物系统进化、资源植物开发利用和生物多样性保护等方面，并取得了不少新成就。

药学专业学习植物分类学的主要目的就是利用这门学科的科学知识和方法来识别药用植物，准确的区分近似种类和科学地描述其特征，澄清名实混乱，保证用药安全有效，并可根据植物类群间的亲缘关系，有目的地寻找和扩大新的植物品种和资源。掌握了植物分类的知识和方法，对于中药的原植物鉴定是极其重要，对中药研究、生产及临床安全、有效用药均具重要意义。

第二节　植物分类的等级

植物分类等级（taxon 复数 taxa）就是植物的分类单位。分类等级的高低通常是依植物之间形态类似性和构造的简繁程度划分的。各类植物分类等级的异同程度体现了植物之间的相似程度和亲缘关系。

植物分类等级由大至小主要有：门、纲、目、科、属、种。门是植物界里最大的分类单位，每门设若干纲，纲下分目，目下分科，科再分属，属下分种，有时因各等级范围过大，再分别加入亚级，如亚门、亚纲、亚目、亚科、亚种。常用分类等级的中文名、英文名、拉丁名和国际命名法规中规定的拉丁词尾见表4－1。

表4－1　植物常用分类单位

中文名	英文名	拉丁名	拉丁词尾
门	Division	Divisio	－phyta，－mycota（菌类）
纲	Class	Classis	－opisida，－phyceae（藻类）
目	Order	Ordo	－ales
科	Family	Familia	－aceae
属	Genus	Genus	－a，－um，－us
种	Species	Species	

某些等级的词尾因历史上习用已久，仍可保留习用名和词尾。如双子叶植物（Dicotyledoneae）、单子叶植物（Monocotyledoneae）的词尾可以不用－opsida。另有8个科的学名可用习用学名，也可用规范学名，见表4－2。

表4－2　可用习用名和规范名的科

中文科名	习用学名	规范学名
十字花科	Cruciferae	Brassicaceae
豆科	Leguminosae	Fabaceae
藤黄科	Guttiferae	Hypercaceae
伞形科	Umbelliferae	Apiaceae
唇形科	Labiatae	Lamiaceae
菊科	Compositae	Asteraceae
禾本科	Gramineae	Poaceae
棕榈科	Palmae	Arecaceae

种（Species）：是分类的基本单位。种是具有一定的自然分布区和一定的形态特征和生理特性的生物类群，同一种不同个体具有相同的遗传性状，彼此交配（传粉受精）可以产生正常的能育后代。不同种的个体之间通常难以杂交或杂交不育。

由于环境因子及遗传基因的变化，种内各居群会产生较大的变异，如果变异在形态上易于区分，可视差异的大小划分为亚种、变种、变型。

亚种（Subspecies）：形态上有稳定的变异，并在地理分布上、生态上或季节上有隔离的变异类群，即为亚种。同种内的两个亚种，不分布在同一地理分布区内。

变种（Variety）：在形态上有一定的变异，变异比较稳定，分布范围（或地区）比亚种小得多，并与种内其他变种有共同的分布区。

变型（Forma）：有细小变异的种内类群，无一定分布区的个体，有时将栽培植物中的品种也是视为变型。

品种：指栽培植物的种内变异类群，在野生植物中不使用品种这一名词，品种是人类在生产劳动中培养出来的产物，通常是基于形态上或经济价值上的差异，如色、香、味、形状、大小、植株高矮和产量等的不同。农作物中的水稻、小麦、玉米、棉花都有很多品种，药用植物中如地黄的品种有金状元、新状元、北京 1 号等。

现以黄连为例示其分类等级如下：

界 植物界 Regnum vegetabile

门 被子植物门 Angiospermae

纲 双子叶植物纲 Dicotyledoneae

亚纲 离瓣花亚纲 Choripetalea

目 毛茛目 Ranales

科 毛茛科 Ranunculaceae

属 黄连属 *Coptis*

种 黄连 *Coptis chinensis* Franch.

第三节 植物的命名

植物的种类非常繁多，而且随着各个国家的语言和文字的不同，各有其习用的植物名称。就是在一个国家内，同一植物在各地区也可能有不同的名称，如甘薯［*Ipomoea batatas*（L.）Lam.］，英语叫 sweet potato，德语叫 Süβkartoffel，法语叫 Patate douce，俄语叫 Спадкийкартофедь，日语叫サッマイモ，而我国又叫红薯、白薯、番薯、红苕、地瓜。与此同物异名相反，还有同名异物现象，如上面提到的地瓜，在四川指的是豆薯（*Pachyrhizus erosus* Urban），两者分别为旋花科和豆科。这种名称上的混乱，不仅对于植物分类和开发利用造成混乱，而且对于国际国内的学术交流造成困难。因此，给每一种生物制定各国可以统一使用的科学名称十分必要，这种世界公认的科学名称，即为学名（scientific name）。

为使植物学名的命名方法统一、科学有效，国际上制定了《国际植物命名法规》，它规定植物学名必须用拉丁文或其他文字拉丁化来书写。命名采用瑞典植物学家林奈（Linnaeus）倡导的“双名法”（Binominal nomenclature），即一个植物学名主要由两个拉丁词组成。第一个词是“属”名，是学名的主体，用拉丁名词单数主格，第 1 个字母必须大写，常根据植物的形态特征、特性、地名、经济用途或纪念人名来命名；第二个词是“种加词”（习称种名），用形容词，有时用同位名词或名词所有格，种加词全部字母必须小写，最后还附命名人的姓名或缩写，所以一种植物的完整学名实际包括属名、种加词和命名人三部分。

种以下的分类单位，在学名中通常用缩写，如亚种（subsp. 或 ssp.）、变种（var.）、变型（f.）等表示。如此学名由属名 + 种加词 + 亚种（变种或变型）加词组成，称为三名法。

植物学名的命名人是两个人时，在两个定名人的姓名之间加 et，如小叶马蹄香 *Asarum ichangense* C. Y. Cheng et C. S. Yang。有时在植物学名的种加词之后有一括号，括号内为人名或人名的缩写，表示这一学名已经重新组合。重新组合包括属名的更动，由变种升为种等。重新组合时，应将原来的命名人放在括号内，以示区别。如紫金牛 *Ardisia japonica*（Hornst.）Blume，这是由于紫金牛的植物学名，由 C. F. Hornstedt 命名为 *Bladhia japonica* Hornst，以后经 Karl Ludwig von Blume 研究应列入紫金牛属 Ardisia，经重新组合而成现名。有时两定名人中间用 ex 相连，表示第一作者提出而未曾合格发表，由第二作者作合格发表，如 *Ephedra saxatilis* Florin ex Royle。（表 4－3）

表 4－3 植物学名命名法及举例

学名组成	属名	种加词	命名人姓名或缩写	种下等级符号	种下等级加词	种下等级命名人姓名或缩写
书写格式	名词、单数主格，第一个字母必须大写	形容词（与属名性、属、格一致）或名词属格	第一个字母必须大写	ssp.（亚种） var.（变种） f.（变型）	形容词或名词属格	第一个字母必须大写

续表

学名组成	属名	种加词	命名人姓名或缩写	种下等级符号	种下等级加词	种下等级命名人姓名或缩写
桑	*Morus*	*alba*	L.			
桔梗	*Platycodon*	*grandiflorum*	A. DC.			
紫花地丁	*Cyperus*	*allternifolius*	L.	ssp.	*flabelliformis*	(Rettb.)Kukenth.
山里红	*Crataegus*	*pinnatifida*	Bge.	var.	*major*	N. E. Br.
重齿当归	*Angelica*	*pubescens*	Maxim.	f.	*biserrata*	Shan et yuan

第四节　植物界的分类系统

植物界可分成若干门，由于分门的依据不完全相同，所以门的数目也不相同，有的分成16门，有的分成18门等。同时，具有某种共同特征的门可归成更大的类群，如藻类、菌类、地衣、苔藓、蕨类植物都用孢子进行繁殖，所以叫做孢子植物（spore plant）。由于它们不开花、不结果，故又称为隐花植物（cryptogamia）。而种子植物（seed plant）开花结果，用种子繁殖，所以又叫显花植物（phanerogams）。藻类、菌类、地衣合称为低等植物（Lower plant），苔藓、蕨类和种子植物合称为高等植物（higher plant）。低等植物在形态上无根、茎、叶的分化，构造上一般无组织分化，生殖器官是单细胞，合子发育时离开母体，不形成胚，故又称无胚植物（non－embryophyte）。高等植物在形态上有根、茎、叶的分化，构造上有组织分化，生殖器官是多细胞，合子在母体内发育成胚，故又称为有胚植物（embryophyte）。在高等植物中，苔藓、蕨类和裸子植物由于保留着颈卵器（archegonium）又合称为颈卵器植物（archegoniatae）；从蕨类植物到种子植物都有维管系统，合称维管植物（vascular plant）。

根据两界说中广义的植物界（Regnum vegetable，Plantae）概念，通常将植物界分成列16门和若干类群。（图4－1）

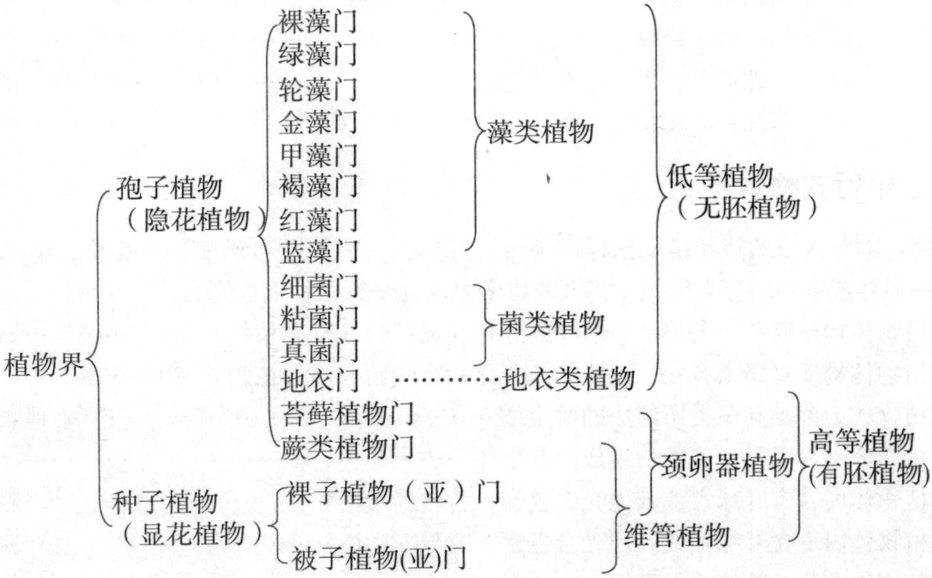

图4－1　植物界的分类

第五节 植物分类检索表的编制

植物分类检索表是鉴定植物类群的一种工具，在植物志、植物手册等书籍中均有植物的分科、分属及分种检索表，通过查阅检索表可以帮助我们初步确定某一植物的科、属、种名。

植物分类检索表采用二歧归类方法编制而成。即选择某些植物与另一些植物的主要区别特征编列成相对的项号，然后又分别在所属项下再选择主要的区别特征，编列成相对应的项号，如此类推编项直到一定的分类等级。

使用检索表时，将标本的特征与检索表上所记载的特征进行比较，如标本特征与记载相符合，则按项号逐次查阅；如其特征与检索表记载的某项号内容不符，则应查阅与该项相对应的一项，如此继续查对，便可检索出该标本的分类等级名称。

常见的植物分类检索表有定距式和平行式两种。

一、定距式（级次式）检索表

将每一对互相区别的特征分开编排在一定的距离处，标以相同的项号，每低一项号退后一字，为使用最多的检索表。如：

1. 植物体构造简单，无根、茎、叶的分化，无胚胎（低等植物）
  2. 植物体不为藻类和菌类所组成的共生体。
    3. 植物体内含叶绿素或其他光合色素，营自养生活……………………………藻类植物
    3. 植物体内无叶绿素或其他光合色素，营异养生活……………………………菌类植物
  2. 植物体为藻类和菌类所组成的共生体……………………………………………地衣类植物
1. 植物体构造复杂，有根、茎、叶的分化，有胚胎（高等植物）
    4. 植物体有茎和叶，而无真根……………………………………………………苔藓植物
    4. 植物体有茎、叶和真根。
      5. 植物以孢子繁殖……………………………………………………………蕨类植物
      5. 植物以种子繁殖……………………………………………………………种子植物
        6. 胚珠裸露，不为心皮所包被……………………………………………裸子植物
        6. 胚珠被心皮构成的子房包被……………………………………………被子植物

二、平行式检索表

将每一对相区分的特征编以同样的项号，并紧接并列，项号虽变但不退格，项末注明应查的下一项号或查到的分类等级。将上列检索表改为平行式检索表则为：

1. 植物体构造简单，无根、茎、叶的分化，无胚胎（低等植物） ……………………… 2
1. 植物体构造复杂，有根、茎、叶的分化，有胚胎（高等植物） ……………………… 4
2. 植物体为菌类和藻类所组成的共生体……………………………………………地衣类植物
2. 植物体不为菌类和藻类所组成的共生体 …………………………………………………… 3
3. 植物体内含有叶绿素或其他光合色素，营自养生活………………………………藻类植物
3. 植物体内不含叶绿素或其他光合色素，营异养生活………………………………菌类植物
4. 植物体有茎、叶，而无真根…………………………………………………………苔藓植物门
4. 植物体有茎、叶和真根 ……………………………………………………………………… 5

5. 植物以孢子繁殖……………………………………………………………… 蕨类植物门

5. 植物以种子繁殖……………………………………………………………… 种子植物门

6. 胚珠裸露，不为心皮所包被…………………………………………………… 裸子植物

6. 胚珠被心皮构成的子房包被…………………………………………………… 被子植物

目标检验

1. 学习植物分类学的意义是什么？
2. 植物分类有哪些单位？
3. 什么是双名法？
4. 利用检索表鉴定校园常见植物。

第五章　藻类植物

学习目标

1. 掌握藻类植物的主要特征。
2. 掌握常用药用藻类植物的名称、科名和入药部位。

第一节　藻类植物的特征

藻类植物是自养性的原始低等植物，具有以下特征：

（1）植物体构造简单，没有真正的根、茎、叶的分化，藻类植物是植物界中一群最原始的低等类群。多为单细胞、多细胞群体、丝状体、叶状体和枝状体等，仅少数具有组织分化和类似根、茎、叶的构造。常见单细胞的如小球藻、衣藻、原球藻等；多细胞呈丝状的如水绵、刚毛藻等；多细胞呈叶状的如海带、昆布等，多细胞呈树枝状的如马尾藻、海蒿子、石花菜等。藻类的植物体通常较小，小者只有几个微米，在显微镜下方可看出它们的形态构造，但也有较大的，如生长在太平洋中的巨藻，长可达60m以上。

（2）藻类含有叶绿素等色素，能进行光合作用，是自养植物（autotrophic plant）。藻类植物的细胞内具有和高等植物一样的叶绿素、胡萝卜素、叶黄素，此外还含有其他色素如藻蓝素、藻红素、藻褐素等，从而使不同种类的藻体呈现不同的颜色。

（3）藻类植物的繁殖方式有营养繁殖、无性生殖和有性生殖三种。营养繁殖是指藻体的一部分由母体分离出去而长成一个新的藻体；无性生殖的方式是产生孢子（spore），孢子不需结合，一个孢子即可长成一个新的个体；有性生殖的生殖细胞称配子（gamete），配子一般两两结合成合子，由合子萌发成新个体。

（4）藻类植物大多生活于淡水或海水中，少数生活于潮湿的土壤、树皮、石头和花盆壁上，已知现存的藻类植物约有3万种，广布于世界各地。在水中生活的藻类，有的浮游于水中，也有的固着于水底岩石上或附着于其他植物体上。有海藻可在100m深的海底生活，也有藻类能在零下数十度的南、北极或终年积雪的高山上生活，有蓝藻能在高达85°C的温泉中生活，有的藻类能与真菌共生成地衣类植物。

第二节　藻类植物的分类概况和药用植物

根据藻类细胞所含色素的不同、贮藏物的不同，以及植物体的形态构造、繁殖方式、鞭毛的有无、数目、着生位置、细胞壁成分等方面的差异，一般将藻类分为八个门。与药用关系较大的有蓝藻门、绿藻门、红藻门和褐藻门，我国已知有药用藻类115种。

海洋藻类不仅资源丰富，生长繁殖快，而且含有丰富的蛋白质、脂肪、碳水化合物、各种氨基酸、多种维生素、抗生素、高级不饱和脂肪酸以及其他活性物质。海洋藻类将是人类开发海洋，向海洋索取食品、药品、精细化工产品和其他工业原料的重要资源。药用植物举例如下。

海带 *Laminaria japonica* Aresch. 属褐藻门海带科植物。多年生大型褐藻，长可达6m。植物体（孢子体）多细胞，分为三个部分：基部分枝如根状，固着于岩石或他物上，称为固着器，上面是茎状的柄，柄以上是扁平叶状的带片。带片和柄部连接处的细胞具有分生能力，能产生新的细胞使带片不断延长，带片的构造比较复杂，有“表皮”、“皮层”、“髓”之分。“表皮”、“皮层”的细胞具有色素体，能进行光合作用，“髓”部是输导组织。分布于辽宁、河北、山东沿海。现人工养殖已扩展到广东沿海。产量居世界首位。海带除食用外，其叶状体作昆布药用，能消痰软坚散结，利水消肿。同时也是提取碘和褐藻胶的重要原料。（图5－1）

昆布 *Ecklonia kurome* Okam. 属翅藻科。植物体明显区分为固着器、柄和带片三部分。带片为单条或羽状，边缘有粗锯齿。分布于辽宁、浙江、福建、台湾海域。昆布叶状体亦作昆布入药，能消痰软坚散结，利水消肿。（图5－2）

螺旋藻 *Spirulina platensis*（Nordst.）Geitl. 属颤藻科。为淡水热带藻类，藻体卷曲状。原产北非，现许多国家人工养殖。藻体富含蛋白质、维生素等多种营养物质，制成保健食品能防治营养不良症和增强免疫力。

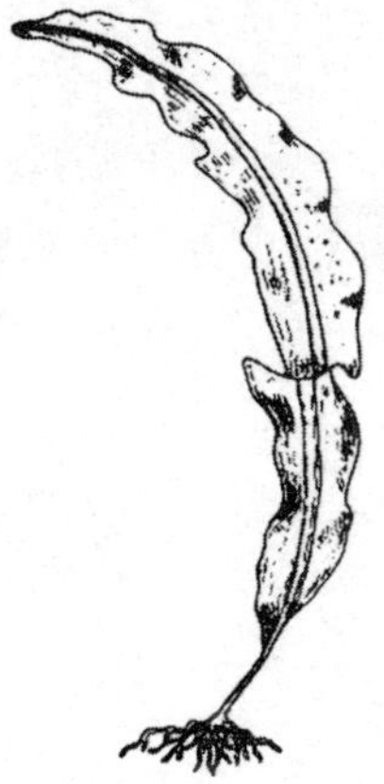

图5－1 海带

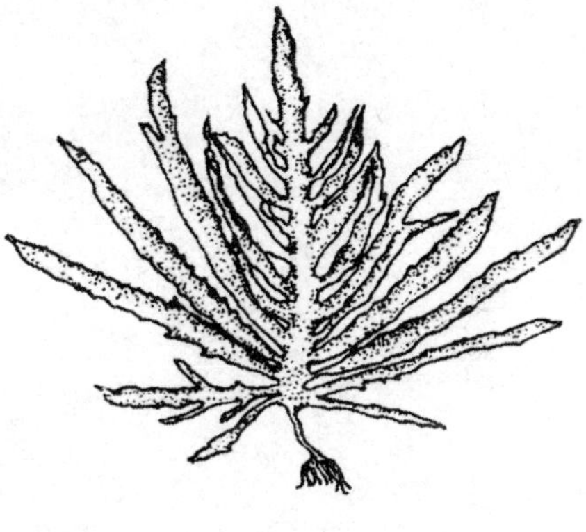

图5－2 昆布

目标检验

1. 为什么藻类植物是最原始的植物？
2. 海带和昆布各属于哪个科，其入药部位分别是什么？

知识拓展

你日常见到的药用藻类植物有哪些？

第六章　菌类植物

学习目标

1. 掌握真菌门的主要特征和常用药用菌类植物的名称、科名和入药部位。

2. 熟悉常用菌类药的功效。

第一节　真菌门的主要特征

林奈把生物界划分为动物界和植物界的二界系统，一直被广泛采用。在两界系统中，菌类属于植物界，它包括细菌门、粘菌门和真菌门。细菌门在微生物学中已介绍，大多数粘菌为腐生菌，无直接的经济意义，真菌的药用种类较多，故本节主要介绍真菌门及其重要的药用植物。

（1）真菌不含叶绿素，也没有质体，不能进行光合作用，是异养（heterotrophy）植物。异养方式有从活的动物、植物吸收养分的寄生（parasitism）方式；有从死的动物、植物体或其他无生命的有机物中吸取养分的腐生（saprophytism）方式；也有从活的有机体吸取养分，同时又提供该活体有利的生活条件，彼此间互相受益、互相依赖的共生（symbiosis）方式。

（2）真菌除少数种类是单细胞外，绝大多数是由纤细、管状的菌丝（hypha）构成的，菌丝分枝或不分枝。组成一个菌体的全部菌丝称为菌丝体（mycelium）。菌丝一般直径在10μm以下，最细的不到0.5μm，最粗的可超过100μm。真菌的菌丝在正常生活条件下是很疏松的，但在不良环境条件或繁殖的时候，菌丝相互紧密交织在一起形成各种不同的菌丝组织体，常见的有纠结成绳索状的菌索（rhizomorph）和密集成颜色深、质地坚硬的核状体的菌核（sclerotium）。很多高等真菌在生殖时期形成有一定形状、能产生孢子的结构，叫做子实体（sporophore），如蘑菇的子实体为伞状，马勃的子实体近球形。容纳子实体的褥座状结构，叫做子座（stroma）。子座是真菌从营养阶段到繁殖阶段的一种过渡形式，如冬虫夏草菌从蝙蝠蛾科昆虫的幼虫尸体上长出的棒状物，麦角菌核上萌发生成的红头紫柄就是子座。子座形成以后，其上产生许多子囊壳，即子实体，子囊壳中产生子囊和子囊孢子。

（3）真菌的繁殖方式有营养繁殖、无性生殖和有性生殖三种，有性生殖的方式复杂多样，通过不同性细胞的结合产生各种类型的孢子，如子囊孢子、担孢子等。

（4）大多数真菌细胞壁的化学成分由几丁质组成，部分低等真菌的细胞壁是由纤维素组成。

（5）真菌分布非常广泛，从热带到寒带，从大气到水流，从沙漠、淤泥到冰川地带的土壤，从动植物活体到它们的尸体均有真菌的踪迹。

第二节 真菌门的分类概述及药用植物

目前已知的真菌有5950属，64 200种，我国已知的约有8000种。安斯沃滋将真菌分为五个亚门，即鞭毛菌亚门、接合菌亚门、子囊菌亚门、担子菌亚门和半知菌亚门。药用真菌以子囊菌亚门和担子菌亚门为多见。

真菌入药在我国有着悠久的历史，我国最早的药学专著《神农本草经》中就有记载，已知药用真菌有42科，306种，其中具有抗癌作用的达100种以上。如从云芝子实体或菌丝体中提取的云芝多糖肽聚合物，猪苓中分离得到的猪苓多糖，其他如香菇多糖、银耳酸性异多糖、茯苓多糖、雷丸多糖等等，均有抗癌作用。除此之外，真菌类多糖在临床上有多种其他作用，如竹黄多糖、香菇多糖治疗肝炎有一定效果；灵芝多糖对心血管系统的作用能降低整体耗氧量，增强冠脉血流量；银耳多糖治疗慢性肺原性心脏病和冠心病方面都有一定的作用。猴头菌治疗慢性胃炎、胃溃疡和十二指肠溃疡等症状都有较好的疗效。近年来，国内外利用新的科学技术和方法，对真菌代谢产物的化学成分和生理活性的研究取得了一定的成果，特别是抗生素的发现和应用，使真菌代谢产物的研究出现了一个飞跃。但也有些真菌含有剧毒或致癌成分，如毒蘑菇和黄曲霉菌。药用植物举例：

冬虫夏草为麦角菌科真菌冬虫夏草菌 *Cordyceps sinensis*（Berk.）Sacc. 寄生于蝙蝠蛾科昆虫幼虫上的子座和幼虫尸体的干燥复合体。夏秋季节，本菌的子囊孢子由子囊中放射出来以后，即断裂成许多节段，每段萌发，产生芽管，侵入昆虫的幼虫体内，蔓延发展，破坏虫体内部的结构，把虫体变成充满菌丝的僵虫，冬季形成菌核，翌年夏季自幼虫体的头部长出笔状的子座，子座上端膨大，近表面生有许多子囊壳，壳内生有许多长形的子囊，每个子囊具8个细长而有多数横隔的子囊孢子，子囊孢子从子囊壳孔口散射出去，又继续侵染新的寄主幼虫。冬虫夏草是名贵药材，多生长在海拔3500m的排水良好的高山草甸和山坡下烂叶层中，主产于甘肃、青海、四川、云南、西藏等省区，以四川产量最大。冬虫夏草含虫草酸和丰富的蛋白质，能补肺益肾，止血化痰。（图6－1）

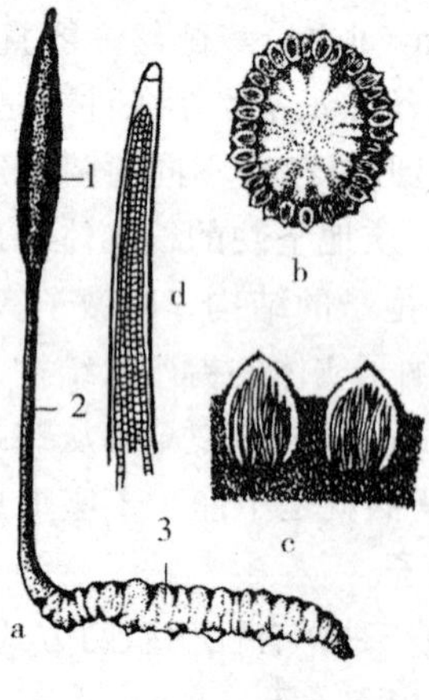

图6－1 冬虫夏草

a. 冬虫夏草菌体全形；b. 子座横切面

c. 子囊壳（子实体）放大；d. 子囊及子囊孢子

1. 子座上部；2. 子座柄；3. 已死的幼虫（内部为菌核）

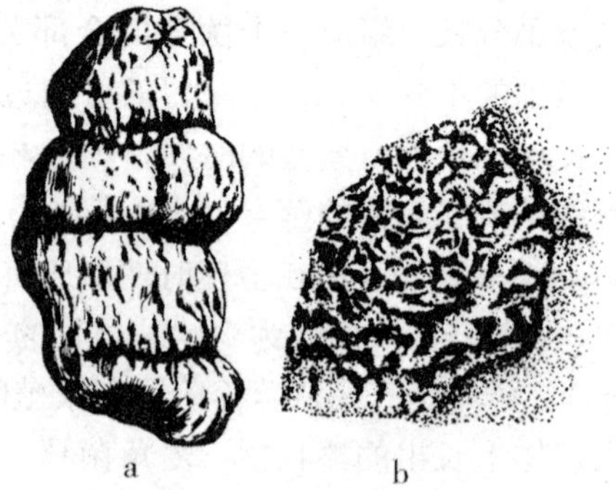

图6－2 茯苓（菌核）

a. 菌核外形；b. 子实体放大

茯苓 *Poria cocos* (Schw.) Wolf. 多孔菌科。菌核埋于土中，类球形、椭圆形、扁圆形或不规则块状，大小不一，小的如拳头，大的可达数公斤。外皮薄而粗糙，有明显皱缩，棕褐色至黑褐色；内部白色或淡红色，粉粒状，由无数菌丝及贮藏物质聚集而成，有的中间抱有松根。子实体无柄，平伏于菌核表面成一薄层，呈蜂窝状，厚3～10mm，幼时白色，成熟后变为浅褐色。全国大部分地区均有分布，多寄生于松属（Pinus）植物根部。现多人工栽培。菌核入药，能利水渗湿，健脾，宁心。干燥外皮入药称为茯苓皮，能利水消肿。（图6－2）

赤芝 *Ganoderma lucidum* (Leyss. ex Fr.) Karst. 多孔菌科。外形呈伞状，菌盖肾形、半圆形或近圆形，初生为黄色，后渐变成红褐色，外表有漆样光泽，具环状棱纹和辐射状皱纹，菌盖下面有许多小孔，呈白色或淡褐色，为菌管孔，内生担子及担孢子。菌柄生于菌盖的侧方。孢子卵形，褐色，内壁有无数小疣。我国许多省区有分布，生于栎树及其他阔叶树木桩上。多栽培。同属植物紫芝 *G. sinense* Zhao, Xu et Zhang 菌盖和菌柄呈黑色，亦作灵芝用。主产于长江以南各省区。以上二者子实体（灵芝）能补气安神，止咳平喘；孢子粉可增强免疫力，抑制肿瘤。（图6－3）

猪苓 *Polyporus umbellatus* (Pers.) Fries 多孔菌科。菌核呈长块状或扁块状，有的有分枝，表面凹凸不平，皱缩或有瘤状突起。表面棕黑色至灰黑色，内面白色。子实体自菌核上长出，伸出地面，菌柄往往于基部相连，上部多分枝，形成一丛菌盖。菌盖肉质，伞形或伞状半圆形，干后坚硬而脆。孢子卵圆形。我国许多省区有分布，主产于山西及陕西。寄生于枫、栎、椴、柳及壳斗科树木的根际。菌核入药，能利水渗湿。（图6－4）

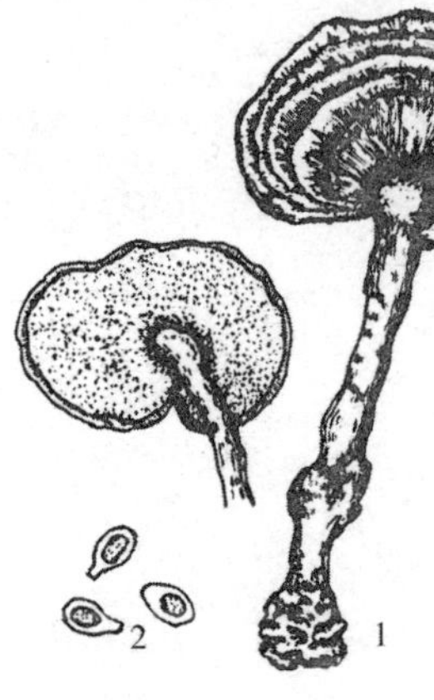

图6－3 灵芝
1. 子实体；2. 孢子

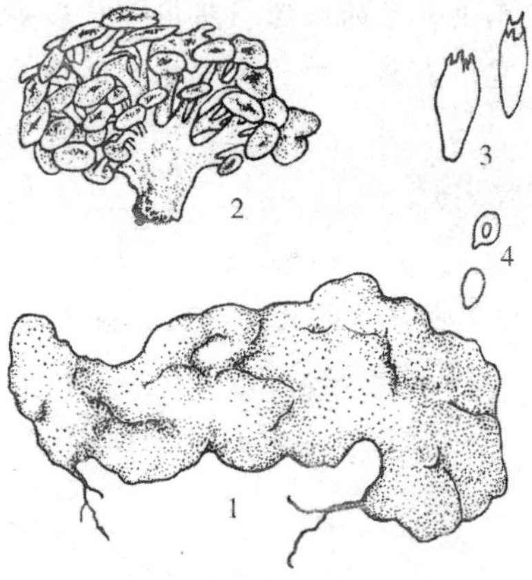

图6－4 猪苓
1. 菌核；2. 子实体；3. 担子；4. 担孢子

脱皮马勃 *Lasiosphaera fenzlii* Reich. 灰包科。腐生菌，子实体扁球形或近球形，幼时白色，成熟时渐变为浅褐色至暗褐色，直径15～25cm，包被薄，成熟时成碎片状剥落，柔软如棉球，轻触即有粉尘状的担孢子飞扬而出。担孢子褐色，球形，外具小刺。分布于西北、华北、华中、西南等地区，生长于山地腐殖质丰富的草地上。子实体入药称为马勃，能清肺利咽，止血。同科植物大马勃 *Calvatia gigantea* (Batsch ex Pers.) Lloyd 和紫色马勃 *C. lilacina* (Mont. et Berk.) Lloyd 的子实体入药亦为马勃。（图6－5）

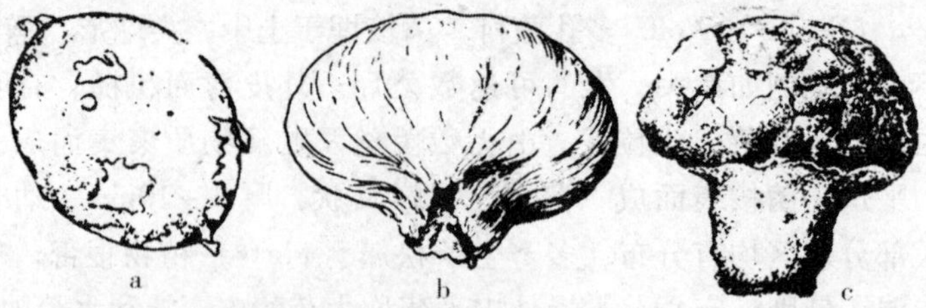

图6-5 三种马勃

a. 脱皮马勃；b. 大马勃；c. 紫色马勃

猴头菌 *Hericium erinaceus*（Bull.）Pers. 齿菌科。子实体外形似猴头，肉质，块状，直径5~20cm，除基部外，表面均生白色肉刺状菌针，长2~6cm，下垂，干后变黄色，或黄褐色。孢子球形或近球形，透明无色。分布于黑龙江至广西等十余个省区。生长于栎、胡桃等阔叶乔木受伤处及腐木上，也有栽培。猴头菌含多糖类和氨基酸，为常见的食用菌，入药有利五脏、助消化、滋补和抗癌作用。

目标检验

1. 真菌有哪些特征？
2. 冬虫夏草的来源、药用部位和形态特征是什么？
3. 常用真菌类中药有哪些？写出其种名、科名和药用部位。

知识拓展

简述冬虫夏草的真伪鉴别、分布及研究现状。

第七章　地衣门

学习目标

熟悉松萝的名称、科名和入药部位。

地衣（Lichens）是植物界一类特殊类群，是由真菌和藻类高度结合的共生复合体。组成地衣的真菌绝大多数为子囊菌，少数为担子菌，组成地衣的藻类是蓝藻和绿藻。参与地衣的真菌是地衣的主导部分，地衣复合体的大部分由菌丝交织而成，中间疏松，表层紧密；藻类细胞在复合体内部，进行光合作用，为整个地衣植物体制造有机养分；菌类则吸收水分和无机盐，为藻类提供进行光合作用的原料，使植物体保持一定的湿度，不致干死。

全世界约有地衣500属26 000种。它们分布极为广泛，从南北两极到赤道，从高山到平原，从森林到荒漠，都有地衣的存在。地衣对营养条件要求不高，能耐干旱，生长在瘠薄的峭壁、岩石、树皮上或沙漠地上。地衣分泌的地衣酸，可腐蚀岩石，对土壤的形成起着开拓先锋的作用。

地衣大多数是喜光植物，要求空气清洁新鲜，特别对二氧化硫非常敏感，在工业城市附近很少有地衣生长，因此，地衣可作为鉴别大气污染程度的指示植物。地衣含地衣淀粉、地衣酸及其他多种独特的化学成分，有的可以食用或作饲料，有的可供药用或作试剂、香精的原料。药用植物举例：

松萝（节松萝、破茎松萝）*Usnea diffracta* Vain. 松萝科。植物体丝状，长15～30cm，二叉分枝，基部较粗，分枝少，先端分枝多。表面灰黄绿色，具光泽，有明显的环状裂沟，横断面中央有韧性丝状的中轴，具弹性，可拉长，由菌丝组成，易与皮部分离；其外为藻环，常由环状沟纹分离或成短筒状。菌层产生少数子囊果。子囊果盘状，褐色，子囊棒状，内生8个椭圆形子囊孢子。分布于全国大部分省区。生长于深山老林树干上或岩壁上。全草能止咳平喘，活血通络，清热解毒。同属植物长松萝（老君须）*U. longissima* Ach. 全株细长不分枝，长20～100cm，两侧密生细而短的侧枝，形似蜈蚣。分布和功用同上。（图7－1）

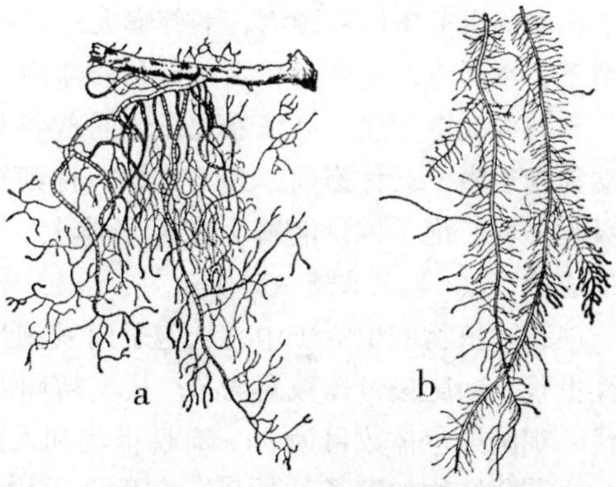

图7－1　两种松萝

a. 松萝；b. 长松萝

第八章　苔藓植物门

学习目标

1. 掌握苔藓植物门的主要特征。
2. 熟悉地钱的特征、名称。

第一节　苔藓植物的主要特征

（1）苔藓植物（Bryophyta）是绿色自养的陆生植物。

（2）通常所看到的植物体（配子体）较小。苔藓植物的植物体可分成两种类型：一种是苔类，分化程度低，保持叶状体的形状；另一种是藓类，开始有假根和类似茎、叶的分化。

（3）苔藓植物没有真根，只有假根（为单细胞或一列细胞组成的丝状体）。苔藓植物茎内组织分化水平不高，仅有皮部和中轴的分化，没有真正的维管束构造。叶多数是由一层细胞组成，既能进行光合作用，也能直接吸收水分和养料。根据营养体的形态结构，苔藓植物门通常分为两个纲，即苔纲（Hepaticae）和藓纲（Anthocerotae）。

（4）具有世代交替现象，孢子体寄生于配子体之上。苔藓植物的孢子在适宜的环境中萌发成原丝体，经过一段时期生长后，在原丝体上再生成配子体（n），配子体上产生由多细胞构成的精子器（antheridium）和颈卵器（archegonium）。颈卵器的外形如瓶状，上部细狭称颈部，中间有1条沟称颈沟，下部膨大称腹部，腹部中间有1个大的细胞称卵细胞。精子器产生精子，精子有两条鞭毛借水游到颈卵器内，与卵结合，卵细胞受精后成为合子（2n），合子在颈卵器内发育成胚，胚依靠配子体的营养发育成孢子体（2n），孢子体通常分为三个部分，上端为孢子囊，又称孢蒴，其下有柄，称蒴柄，蒴柄最下部有基足，基足伸入配子体的组织中吸收养料，孢子体只能寄生在配子体上。孢蒴内的孢原组织细胞经多次分裂再经减数分裂，形成孢子（n）。（图8－1）

苔藓植物的生活史中，从孢子萌发到形成配子体，配子体产生雌雄配子，这一阶段为有性世代，细胞染色体数目为n；从受精卵发育成胚，由胚发育形成孢子体的阶段称为无性世代，细胞染色体数目为2n。有性世代和无性世代互相交替，形成了世代交替。

苔藓植物的配子体世代，在生活史中占优势，且能独立生活，而孢子体不能独立生活，只能寄生在配子体上，这是苔藓植物与其他高等植物明显不同的特征之一。苔藓植物一般生长在潮湿和阴暗的环境中，它是从水生到陆生过渡形式的代表。苔藓植物生长密集，能存有大量水分，对生长地的水土和养分的保持，森林及某些附生植物的发育均有极重要的作用。

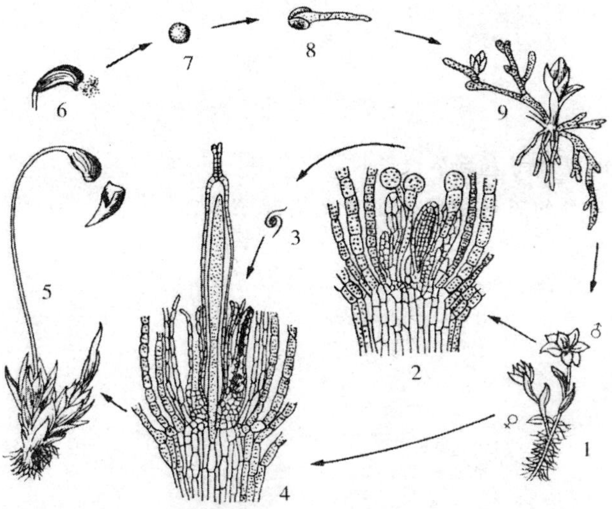

图 8－1　葫芦藓生活史

1. 配子体上的雌雄生殖枝；2. 雄器苞的纵切面示精子器及隔丝；3. 精子；
4. 雌器苞的纵切面示颈卵器和正在发育的孢子体；5. 成熟的孢子体仍着生于配子体上；
6. 散发孢子；7. 孢子；8. 孢子萌发；9. 具芽及假根的原丝体

第二节　苔藓植物门的分类概述及药用植物

苔藓植物约有 22 000 种，遍布世界各地，我国有 2800 种，有药用价值的约有 50 种。苔藓植物含有多种化合物：脂类、烃类、脂肪酸、萜类、黄酮类等。药用植物举例：

地钱 *Marchantia polymorpha* L. 苔纲，地钱科。植物体为绿色扁平二分叉的叶状体，贴地生长，所以有背腹之分，在背面（上面）可见表皮上有许多菱形或六角形的网纹，即为气室的界限，每个网纹的中央有 1 个白色小点即为气孔。腹面（下面）具紫色鳞片及平滑和带有花纹的两种假根。分布于全国各地，生长于阴湿土地和岩石上。全草能清热解毒，祛瘀生肌。

大金发藓（土马鬃）*Polytrichum commune* L. 藓纲，金发藓科。植物体高 10 ~ 30cm，常丛集成大片群落。幼时深绿色，老时黄褐色。有茎、叶分化。茎直立，下部有多数假根。叶丛生于茎上部，渐下渐稀而小，鳞片状，长披针形，边缘有齿，中肋突出，由几层细胞构成，叶缘则由一层细胞构成，叶基部鞘状。颈卵器和精子器分别生于二株植物体（即配子体）茎顶。蒴柄长，孢蒴四棱柱形。全国均有分布，生长于山地及平原。全草入药，能清热解毒，凉血止血。（图 8－2）

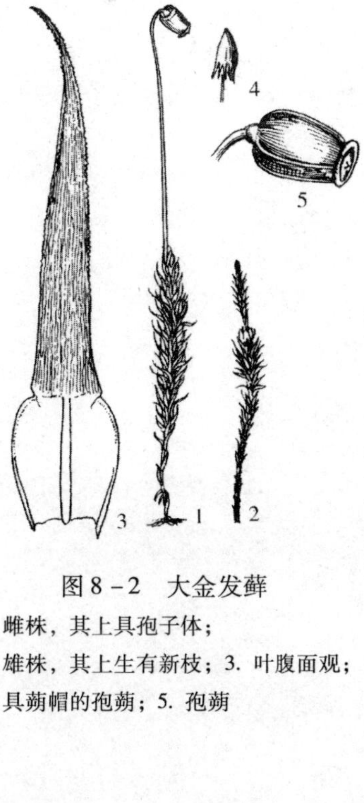

图 8－2　大金发藓

1. 雌株，其上具孢子体；
2. 雄株，其上生有新枝；3. 叶腹面观；
4. 具蒴帽的孢蒴；5. 孢蒴

目标检验

1. 为什么苔藓植物是高等植物？
2. 为什么说我们见到的苔藓植物体主要是其配子体？

第九章　蕨类植物门

学习目标

1. 掌握蕨类植物门的主要特征和常用药用蕨类植物的名称、特征、科名和入药部位。

2. 熟悉常用蕨类药材的功效。

第一节　蕨类植物的主要特征

1. 孢子体发达　蕨类植物（Pteridophyta）有真正的根、茎、叶的分化，大多数的蕨类植物为多年生草本，仅少数为一年生。根通常为不定根，须根状。茎大多数为根状茎，匍匐生长或横走。少数具地上茎，直立成乔木状，如桫椤 *Cyathea spinulosa* Wall. ex Hook.。茎上通常被鳞片或毛茸。鳞片膜质，有各种形状，鳞片上常有粗或细的筛孔。毛茸有单细胞毛、腺毛、节状毛、星状毛等。

蕨类植物的叶多从根状茎上长出，幼时大多数呈拳曲状。根据叶的起源及形态特征，可分为小型叶和大型叶两种。小型叶（microphyll）没有叶隙（leaf gap）和叶柄，仅具1条不分枝的叶脉，如石松科、卷柏科、木贼科等植物的叶。大型叶（macrophyll）具叶柄，有或无叶隙，有多分枝的叶脉，是进化类型的叶，如真蕨类植物的叶。大型叶有单叶和复叶两类。叶根据功能又可分成孢子叶和营养叶两种。孢子叶（sporophyll）是指能产生孢子囊和孢子的叶，又称能育叶（fertile frond）。营养叶（foliage leaf）仅能进行光合作用，不能产生孢子囊和孢子，又称不育叶（sterile frond）。有些蕨类植物的孢子叶和营养叶不分，既能进行光合作用，又能产生孢子囊和孢子，叶的形状也相同，称为同型叶（homomorphic leaf），如常见的贯众、鳞毛蕨、石韦等；另外，在同一植物体上，同时具有二种不同形状和功能的营养叶和孢子叶，称为异型叶（heteromorphic leaf），如荚果蕨、槲蕨、紫萁等。

蕨类植物的孢子囊在小型叶类型的蕨类植物中，单生于孢子叶的近轴面叶腋或叶基部，通常很多孢子叶集生于枝的顶端形成球状或穗状，称孢子叶球（strobilus）或孢子叶穗（sporophyll spike），如石松和木贼等。大型叶的蕨类植物不形成孢子叶穗，孢子囊也不单生于叶腋处，而是由许多孢子囊聚集成不同形状的孢子囊群或称孢子囊堆（sorus），生于孢子叶的背面或边缘。孢子囊群有圆形、长圆形、肾形、线形等形状，原始的类型其孢子囊裸露，进化类型常有膜质囊群盖（indusium）覆盖。（图9－1）

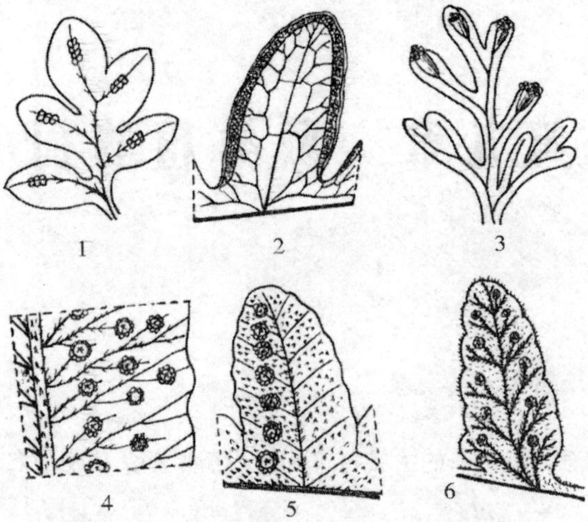

图 9－1 蕨类植物孢子囊群的类型

1. 无盖孢子囊群；2. 边生孢子囊群；3. 顶生孢子囊群；
4. 有盖孢子囊群；5. 脉背生孢子囊群；6. 脉端生孢子囊群

孢子囊壁的细胞壁上有不均匀增厚形成的环带（annulus）。环带的着生位置有多种形式，如顶生环带、横行中部环带、斜行环带、纵行环带等，这些环带对于孢子的散布有重要作用。孢子的形状常为两面形、四面形或球状四面形，外壁光滑或常具不同的突起或纹饰，或分化出弹丝。（图 9－2）

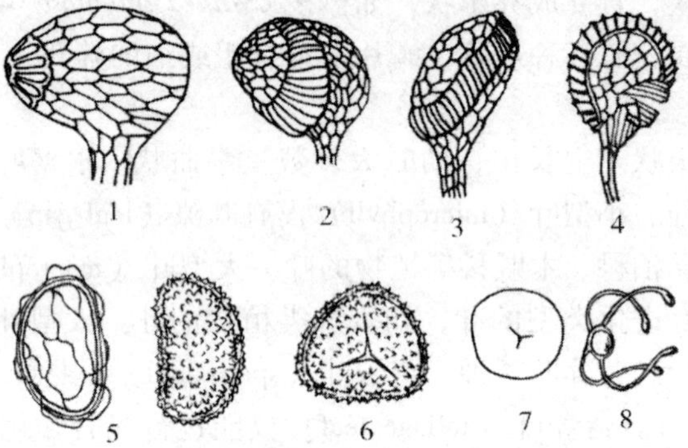

图 9－2 孢子囊环带和孢子的类型

1. 顶生环带；2. 横行中部环带；3. 斜行环带；4. 纵行环带；
5. 两面形孢子；6. 四面形孢子；7. 球状孢子；8. 弹丝形孢子

多数蕨类植物产生的孢子在形态大小上是相同的，称为孢子同型（isospore），少数蕨类如卷柏属和水生真蕨类的孢子大小不同，即有大孢子（macrospore）和小孢子（microspore）的区别，称为孢子异型（heterospore）。产生大孢子的囊状结构叫大孢子囊（megasporangium），产生小孢子的叫小孢子囊（mirosporangium），大孢子萌发后形成雌配子体，小孢子萌发后形成雄配子体。

2. 孢子体内部有了明显的维管组织的分化 蕨类植物体内形成各种类型的中柱，主要有原生中柱（protostele）、管状中柱（siphonostele）、网状中柱（dictyostele）和散状中柱（atactostele）等。其中原生中柱为原始类型，网状中柱、真中柱和散状中柱是演化到最进化的类型，

在种子植物中常见。(图9－3)

很多真蕨类植物的根状茎入药，而根状茎上常带有叶柄残基，其叶柄中的维管束的数目、类型及排列方式都有明显的不同，可作为药材的鉴别依据之一。

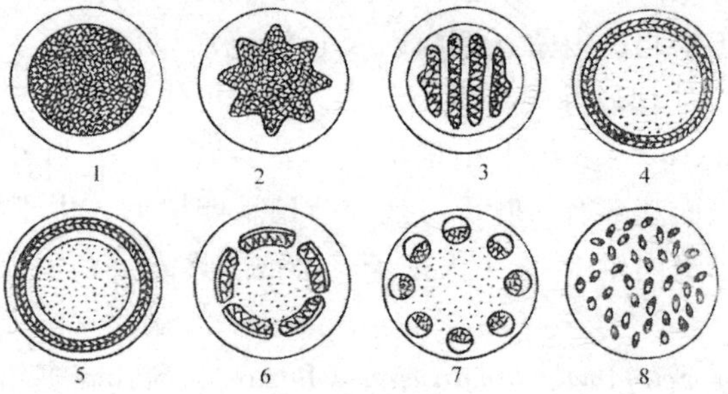

图9－3　蕨类植物中柱类型横剖面图

1. 单中柱；2. 星状中柱；3. 编织中柱；4. 外韧管状中柱；5. 双韧管状中柱；6. 网状中柱；7. 真中柱；8. 散状中柱

蕨类植物的孢子成熟后散落在适宜的环境里萌发成一片细小的呈各种形状的绿色叶状体，称为原叶体（prothallus），这就是蕨类植物的配子体，大多数蕨类植物的配子体生于潮湿的地方，具背腹性，能独立生活。当配子体成熟时大多数在同一配子体的腹面产生有性生殖器官，即球形的精子器和瓶状的颈卵器。精子器内生有鞭毛的精子，颈卵器内有一个卵细胞，精卵成熟后，精子由精子器逸出，借水为媒介进入颈卵器内与卵结合，受精卵发育成胚，由胚发育成孢子体（幼时暂时寄生在配子体上），长大后配子体消失，孢子体独立生活，即常见的蕨类植物。

3. 生活史具有明显的世代交替　蕨类植物从单倍体的孢子开始，到配子体上产生出精子和卵，这一阶段为单倍体的配子体世代（亦称有性世代），从受精卵开始，到孢子体上产生的孢子囊中孢子母细胞在减数分裂之前，这一阶段为二倍体的孢子体世代（亦称无性世代）。这两个世代有规律地交替完成其生活史。蕨类和苔藓植物生活史最大不同有两点，一为孢子体和配子体都能独立生活；一为孢子体发达，配子体弱小，所以蕨类植物的生活史是孢子体占优势的异型世代交替。

第二节　蕨类植物门的分类概述及药用植物

蕨类植物曾在地球上盛极一时，古生代后期为蕨类植物时代，当时大型的树蕨如鳞木、封印木、芦木等，今已绝迹，是构成化石植物和煤层的一个重要组成部分。

现存的蕨类植物约有12 000种，广泛分布于世界各地，尤其是热带和亚热带最为丰富。我国有61科223属，约2600种，主要分布于华南及西南地区，仅云南一省就有1000多种，所以我国有“蕨类王国”之称。已知可供药用的蕨类植物有39科300余种。

我国植物学家秦仁昌教授将蕨类植物分为五个亚门，分别是松叶蕨亚门（Psilophytina）、石松亚门（Lycophytina）、水韭亚门（Isoephytina）、木贼亚门（楔叶亚门）（Sphenophytina）、真蕨亚门（Filicophytina）。以真蕨亚门、石松亚门和木贼亚门药用植物种类较多。

1. 石松科 Lycopodiaceae　陆生或附生。多年生草本。茎直立或匍匐，具根茎及不定根，小枝密生。叶小，螺旋状互生，鳞片状或呈针状。孢子叶穗集生于茎的顶端。孢子同型。

药用植物举例：

石松 *Lycopodium japonicum* Thunb. 多年生常绿草本，匍匐茎蔓生，直立茎高15～30cm，二叉分枝。叶小，线状钻形，螺旋状排列。孢子枝高出营养枝。孢子叶罕生枝顶，形成孢子叶穗，孢子叶穗长2～5cm，或2～6个着生于孢子枝顶端；孢子囊肾形；孢子黄色，为三棱状锥形，外壁有网纹。分布于东北、内蒙、河南以及长江流域以南地区。生长于林下阴坡的酸性土壤上。全草（伸筋草）能祛风除湿，舒筋活络；孢子可作丸药包衣。（图9－4）

2. 卷柏科 Selaginellaceae　多年生小型草本。茎腹背扁平。叶小型，鳞片状，同型或异型，交互排列成四行，腹面基部有一叶舌。孢子叶穗呈四棱形，生于枝的顶端。孢子囊异型，单生于叶腋基部，大孢子囊内生1～4个大孢子，小孢子囊内生有多数小孢子。孢子异型。

药用植物举例：

卷柏（九死还魂草）*Selaginella tamariscina*（Beauv.）Spring 多年生常绿直立草本，全株莲座状，干燥时枝叶向顶上卷缩。主茎短，下生多数须根，上部分枝多而丛生。叶鳞片状，有中叶（腹叶）与侧叶（背叶）之分，覆瓦状排成4列。孢子叶穗着生枝顶，四棱形，孢子囊圆肾形，孢子异型。分布于全国各地。生长于向阳山坡或岩石上。同属植物垫状卷柏 *S. pulvinata*（Hook. et Grev.）Maxim. 与卷柏的全草均作中药卷柏入药，生用能活血通经；炒炭（卷柏炭）能化瘀止血。（图9－5）

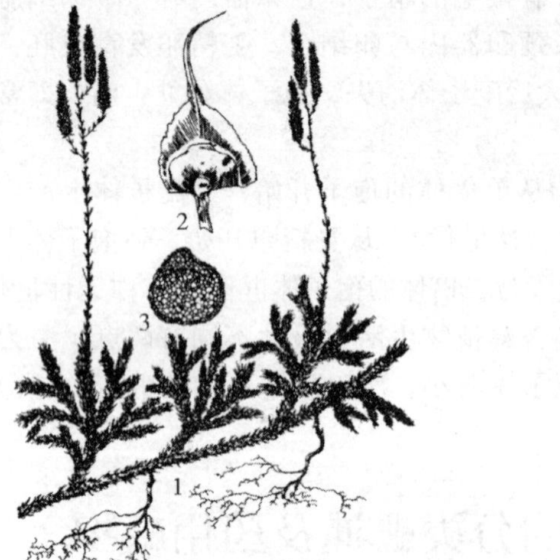

图9－4　石松

1. 植株一部分；2. 孢子叶和孢子囊；3. 孢子（放大）

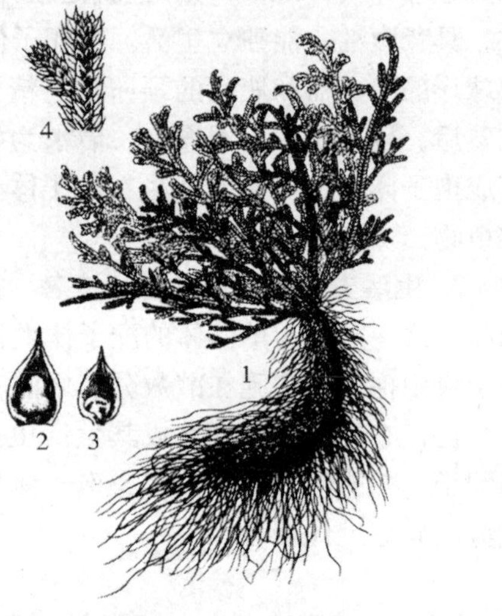

图9－5　卷柏

1. 植物全形；2. 大孢子叶和大孢子囊（放大）；3. 小孢子叶和小孢子囊（放大）；4. 分枝一段，示中叶及侧叶

3. 木贼科 Equisetaceae　多年生草本。根状茎横走，地上茎细长，直立，节明显，表面粗糙，富含硅质，有多条纵脊。叶小型，鳞片状，轮生，基部连合成鞘状。孢子叶盾形，在小枝顶端排成穗状；孢子圆球形，表面着生十字形弹丝4条。

药用植物举例：

木贼 *Equisetum hiemale* L. 多年生草本。茎直立，单一不分枝，中空，棱脊18～30条，棱脊上疣状突起2行，极粗糙。叶鞘基部和鞘齿成黑色两圈。孢子叶穗生于茎顶，长圆形，孢子同型。分布于东北、华北、西北、四川等省区。生长于山坡湿地或疏林下。全草入药，疏

散风热，明目退翳。（图 9－6）

本科药用植物尚有：问荆 *Equisetum arvense* L. 全草能利尿，止血，清热，止咳。节节草 *Hippochaete ramosissimum*（Desf.）Böerner 全草能清热利湿，平肝散结，祛痰止咳。

4. 海金沙科 Lygodiaceae　多年生攀援植物。根状茎横走，有毛，无鳞片。原生中柱。叶轴细长，缠绕着生，羽片一至二回二叉状或一至二回羽状复叶，不育叶羽片通常生于叶轴下部，能育叶羽片生于上部，孢子囊生于能育叶片边缘的小脉顶端，排成两行，成穗状；孢子囊梨形，横生短柄上，环带顶生。孢子四面形。

药用植物举例：

海金沙 *Lygodium japonicum*（Thunb.）Sw. 攀援草质藤本。根茎横走，生有黑褐色节毛。叶二型，能育叶羽片卵状三角形，不育叶羽片三角形，二至三回羽状，小羽片 2～3 对。孢子囊穗生于孢子叶羽片的边缘，排列成流苏状，暗褐色；孢子表面有疣状突起。分布于长江流域及南方各省区。多生长于山坡林边、灌木丛、草地中。孢子（海金沙）能清利湿热，通淋止痛；全草（海金沙藤）性味功效同海金沙，而更长于清热解毒。（图 9－7）

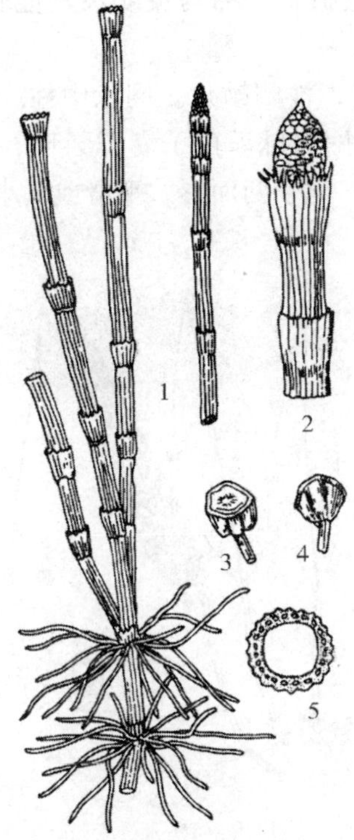

图 9－6　木贼

1. 植株全形；2. 孢子叶穗；3. 孢子囊与孢子叶的正面观；4. 孢子囊与孢子叶的背面观；5. 茎的横切面

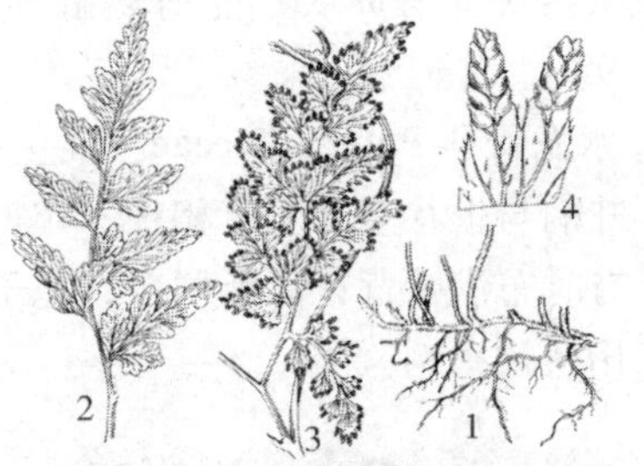

图 9－7　海金沙

1. 地下茎；2. 不育叶；3. 地上茎及孢子叶；4. 孢子囊穗放大

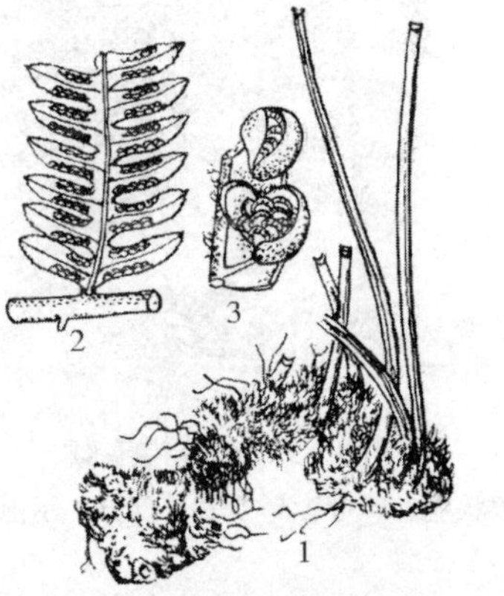

图 9－8　金毛狗脊

1. 根茎及叶柄的一部分；2. 羽片的一部分，示孢子囊堆着生部位；3. 孢子囊群及盖

5. 蚌壳蕨科 Dicksoniaceae　植株高大，主干粗大，或短而平卧。根状茎密被金黄色长柔毛，无鳞片。叶片大，三至四羽回，革质；叶脉分离；叶柄长而粗。孢子囊群生于叶背面，囊群盖两瓣开裂形似蚌壳状，革质；孢子囊梨形，有柄；环带稍斜生；孢子四面形。

药用植物举例：

金毛狗脊 *Cibotium barometz*（L.）J. Sm. 植株呈树状，高2~3m，根状茎粗壮，木质，密生黄色有光泽的长柔毛，形如金毛狗。叶片三回羽状分裂，末回小羽片狭披针形；侧脉单一，或二分叉。革质，孢子囊群生于小脉顶端，每裂片1~5对，囊群盖二瓣，成熟时似蚌壳状。分布于我国南部及西南部。生于山脚沟边及林下阴湿处酸性土壤中。根状茎（狗脊）能祛风湿，补肝肾，强腰膝。(图9-8)

6. 鳞毛蕨科 Dryopteridaceae 多年生草本。根状茎短粗，直立或斜生，稀有长而横走的，连同叶柄多被鳞片。网状中柱。叶轴上面有纵沟，叶片一至多回羽状。孢子囊群背生或顶生于小脉，囊群盖盾形或圆形，有时无盖。孢子两面形，表面有疣状突起或有翅。

药用植物举例：

粗茎鳞毛蕨（东北贯众、绵马鳞毛蕨）*Dryopteris crassirhizoma* Nakai 多年生草本。根状茎直立，连同叶柄密生棕色大鳞片。叶簇生，二回羽裂，裂片紧密，短圆形，圆头，叶轴上被有黄褐色鳞片。侧脉羽状分叉，孢子囊群分布于叶片中部以上的羽片上，生于小脉中部以下，每裂片1~4对，囊群盖肾圆形，棕色。分布于东北及河北省。生长于林下潮湿处。带叶柄残基的根状茎（绵马贯众）能清热解毒，止血，杀虫；其炮制品（绵马贯众炭）能收涩止血。(图9-9)

7. 水龙骨科 Polypodiaceae 陆生或附生。根状茎横走，被阔鳞片。网状中柱。叶同型或二型；叶柄与根状茎有关节相连；单叶全缘或羽状分裂；网状脉。孢子囊群圆形、长圆形至线形，有时布满叶背；无囊群盖，孢子囊梨形或球状梨形；孢子两面形，平滑或具小突起。

药用植物举例：

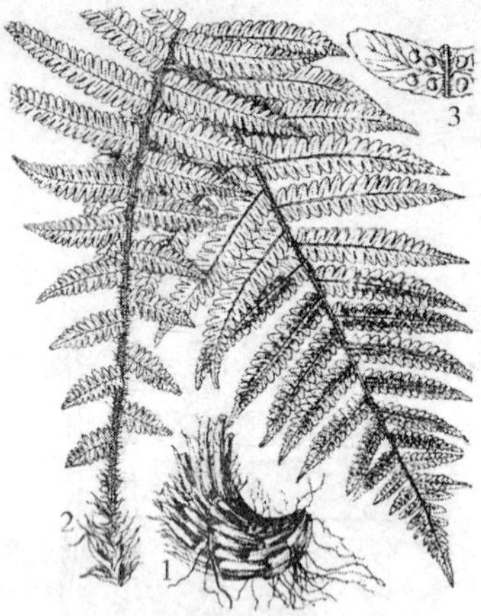

图9-9 粗茎鳞毛蕨

1. 根状茎；2. 叶；3. 羽片一部分，示孢子囊群

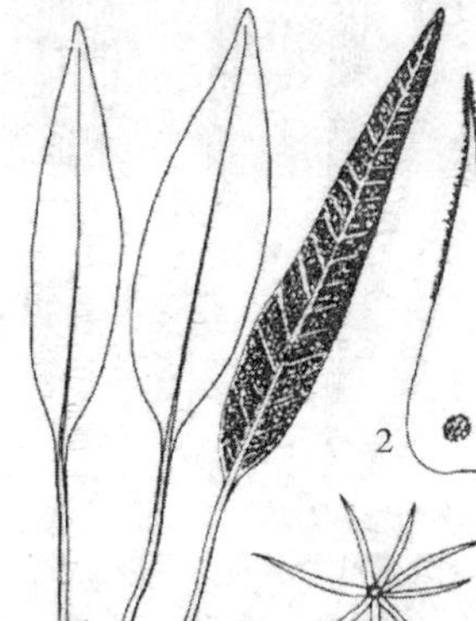

图9-10 石韦

1. 植株；2. 鳞片；3. 星状毛

石韦 *Pyrrosia lingua*（Thunb.）Farwell 多年生常绿草本，高10~30cm。根茎细长，横走，密生披针形鳞片，有睫毛，叶近二形，远生，革质，上面绿色，下面密覆灰棕色星状毛，不育叶和能育叶同形或较短而阔，叶柄基部均有关节。孢子囊群在侧脉间紧密而整齐的排列，初为星状毛包被，成熟时露出，无盖。分布于长江以南各省区，东至中国台湾，越南、日本也有，附生于树干或岩石上。叶（石韦）能利尿通淋，清肺止咳，凉血止血。同属植物庐山石韦 *P. sheareri*（Bak.）Ching 和有柄石韦 *P. petiolosa*（Christ）Ching 叶片亦作石韦药材用。(图9-10)

目标检验

1. 蕨类植物的主要特征是什么？
2. 什么是同型叶、异型叶？
3. 常见药材中哪些来自蕨类植物？简述其特征、科名和药用部位。

知识拓展

识别周围常见蕨类植物，并了解其功效。

第十章　裸子植物门

学习目标

1. 掌握裸子植物门的主要特征及重点科的主要特征和常用药用裸子植物的学名、识别特征和药用部位。

2. 熟悉常用裸子植物药的功效。

第一节　裸子植物概述

裸子植物既是颈卵器植物，又是种子植物，是介于蕨类植物和被子植物之间的维管植物。配子体寄生在孢子体上，小孢子萌发形成花粉管，同时，由胚、胚乳和珠被等形成种子，但并无子房，也不形成果实，胚珠和种子是裸露的，因此称为裸子植物。

一、裸子植物的主要形态特征

1. 植物体（孢子体）发达　裸子植物多为常绿的高大乔木，稀灌木，或稀为落叶性（如银杏、金钱松）；叶针形、条形或鳞片状，有的为扇形或羽状分裂。维管束具次生构造，为无限外韧型维管束。木质部中的疏导组织仅有管胞，而无导管（除麻黄科、买麻藤科外），韧皮部有筛胞，而无筛管及伴胞。

2. 有明显的世代交替　在世代交替中孢子体占优势，配子体非常退化，微小，构造简单，完全寄生在孢子体上。受精作用不需要在有水的条件下进行。

3. 胚珠裸露　裸子植物常缺少花被，仅麻黄科、买麻藤科有类似于花被的盖被（假花被）；孢子叶大多聚生成球果状，称为孢子叶球（strobilus），单性，同株或异株；小孢子叶（雄蕊）聚生成小孢子叶球（雄球花）；大孢子叶（心皮）丛生或聚生成大孢子叶球（雌球花），每个大孢子叶上或边缘生有裸露的胚珠，胚珠不为大孢子叶所形成的心皮包被，大孢子叶常变态为珠鳞（松柏类）、珠座（银杏）、珠托（红豆杉）等。

4. 大多数的裸子植物具多胚现象　由于1个雌配子体上的几个或多个颈卵器的卵细胞同时受精，形成多胚，或者由于1个受精卵在发育过程中，胚原组织分裂为几个胚而形成多胚。受精后胚珠形成种子，子叶2至多数。

裸子植物的生殖器官在生活史的各个阶段与蕨类植物基本上是同源的，但所用的形态术语却各不一样。裸子植物与蕨类植物的对照名词列于表10－1。

表 10－1　裸子植物与蕨类植物对照名词表

裸子植物	蕨类植物
雌（雄）球花	大（小）孢子叶球
雄蕊	小孢子叶
花粉囊	小孢子囊
花粉粒（单核期）	小孢子
珠鳞（心皮或雌蕊）	大孢子叶
珠心	大孢子囊
胚囊（单细胞期）	大孢子

二、裸子植物的主要化学成分

裸子植物的化学成分种类很多，主要有黄酮类、生物碱类、萜类、挥发油及树脂等。黄酮类及双黄酮类在裸子植物中普遍存在，是裸子植物的特征性成分，也是活性成分。常见的黄酮类有槲皮素（quercetin）、山奈酚（kaempferol）、芸香苷（rutin）、杨梅树皮素（myrcene）等。生物碱在裸子植物中分布不普遍，现知的仅存于三尖杉科、红豆杉科、罗汉松科、麻黄科及买麻藤科。树脂、挥发油、有机酸等如松香、松节油，金钱松根皮含有土槿皮酸有抗真菌作用，用于治疗脚癣、湿疹、神经性皮炎。

第二节　裸子植物的分类

裸子植物和被子植物均产生种子，故合称种子植物。裸子植物广布世界各地，特别是北半球亚热带高山地区及温带至寒带地区，常形成大面积的森林。我国是裸子植物种类最多、资源最丰富的国家，其中有许多种类是中国特产种或称第三纪孑遗植物，也称“活化石”植物，如银杏、银杉、水杉、水松等。

现代生存的裸子植物分成 5 纲 9 目 12 科 71 属，约 800 种。我国有 5 纲 8 目 11 科 41 属，近 300 种，已知药用的有 100 余种。

分纲检索表

1. 花无假花被；茎的次生木质部无导管；乔木和灌木。
2. 大型羽状复叶，聚生茎顶；茎不分枝…………………………………… 苏铁纲 Cycadopsida
2. 单叶，不聚生茎顶；茎有分枝。
3. 叶扇形，二叉脉序；精子多纤毛…………………………………………… 银杏纲 Ginkgopsida
3. 叶针状或鳞片状，无二叉脉序，精子无纤毛。
4. 大孢子叶两侧对称，常集成球果状；种子有翅或无翅 ……………… 松柏纲 Coniferopsida
4. 大孢子叶特化为鳞片的珠托或套被，不形成球果；种子有肉质的假种皮………………
…………………………………………………………………………………… 红豆杉纲 Taxopsida
1. 花有假花被；茎的次生木质部有导管；亚灌木或木质藤本 ……… 买麻藤纲 Gnetopsida

1. 银杏科 Ginkgoaceae　落叶乔木，枝有顶生营养性长枝和侧生的生殖性短枝之分。叶扇形，具柄，淡绿色，顶端常 2 裂，叶脉二叉状分枝，长枝上的叶螺旋状散生，短枝上的叶丛生，常具波状缺刻。球花单性异株，生于短枝上；雄球花成柔荑花序状，雄蕊多数，各具 2 药室，花粉粒萌发时产生 2 个多纤毛的精子；雌球花极为简化，有长柄，柄端生两个杯状心皮，裸生 2 个直立胚珠，常只 1 个发育。种子核果状；外种皮肉质，成熟时橙黄色；中种皮白色、骨质，内种皮棕红色，膜质，可分为上下两半；胚乳丰富；子叶2枚。

仅有1属1种。全国各地普遍栽培，我国特产，主产于辽宁、山东、河南、湖北、四川等省。药用植物举例：

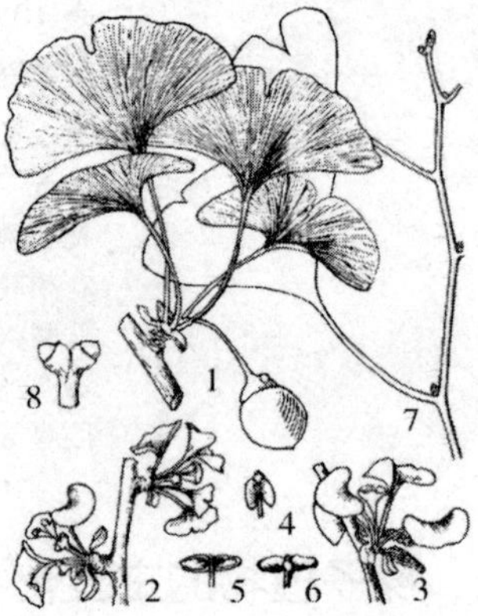

图10-1 银杏

1. 着种子的枝；2. 着雌花的枝；3. 着雄花的枝；4. 雄蕊，示未展开之二花粉囊；5. 雄蕊正面；6. 雄蕊背面；7. 着冬芽的长枝；8. 胚珠生于杯状心皮上

银杏（白果树、公孙树）*Ginkgo biloba* L. 形态特征与科同。银杏是裸子植物中最古老的“活化石”，具有多纤毛的精子和胚珠里面有适应精子游动的花粉腔，证明了高等植物是由水生过渡到陆生。银杏为中生代孑遗的稀有树种，系我国特产，仅浙江天目山存在野生状态的树木，栽培区甚广，北自东北沈阳，南达广州，东起华东海拔40~1000m地带，西南至贵州、云南西部（腾冲）海拔2000m以下地带均有栽培。银杏可以作园林树种及行道树，木材优良，可用于建筑、家具、室内装饰、雕刻、绘图板等。种子（白果）可食用（多食有毒），种子的肉质外种皮含白果酸、白果醇及白果酚，有毒。药用能敛肺定喘，止带缩尿。叶（银杏叶）能活血化瘀，通络止痛，敛肺平喘，化浊降脂。（图10-1）

2. 松科 Pinaceae 常绿乔木，稀落叶（如金钱松）。叶针形或条形，在长枝上螺旋状散生，在短枝上簇生，基部有叶鞘包围。花单性，雌雄同株；雄球花穗状，雄蕊多数，各具2药室；花粉粒外壁两侧突出成翼状的气囊；雌球花由多数螺旋状排列的珠鳞（心皮）组成，珠鳞在结果时增大称种鳞。每个珠鳞的腹面（近轴面）有2胚珠，背面（远轴面）有1片苞片，称苞鳞，苞鳞与珠鳞分离。多数种鳞和种子聚成木质球果。种子通常具单翅。具胚乳，有子叶2~16枚。

共有10属230余种，广布于全世界。我国有10属约113种，全国各地均有分布。已知药用8属，48种。本科植物常有树脂道，含树脂和挥发油。药用植物举例：

马尾松 *Pinus massoniana* Lamb. 常绿乔本。树皮下部灰棕色，上部棕红色，一年生小枝淡黄褐色，无毛。叶2针一束，细长而柔软，长12~20cm。雄球花生于新枝下部，淡红褐色；雌球花常2个生于新枝顶端。种鳞的鳞盾（种鳞顶端加厚膨大呈盾状的露出部分）菱形，鳞脐（鳞盾的中心凸出部分）微凹，无刺头。球果卵圆形或圆锥状卵形，成熟后栗褐色。种子长卵圆形，具单翅，子叶5~8枚。分布于我国长江流域各省区。生长于阳光充足的丘陵山地酸性土壤。树干可割取松脂和提取松节油。花粉（松花粉）能收敛止血，燥湿敛疮；瘤状节或分枝节（松节）能祛风除湿，通络止痛。除此之外，树皮能收敛生肌；叶能祛风活血，明目安神，解毒，止痒；松球果（松塔）用于风痹、肠燥便秘；松子仁能润肺滑肠；树脂即松香，能燥湿祛风，生肌止痛；树脂蒸馏提取的挥发油即松节油，外用于肌肉酸痛、关节痛，又为合成冰片的原料。(图10-2)

油松 *P. tabuliformis* Carr. 叶2针一束，粗硬，长10~15cm；鳞盾肥厚隆起，鳞脐凸起有尖刺。为我国特有树种，分布于我国北部及西部。生长于干燥的山坡上。药用功效同马尾松。(图10-3)

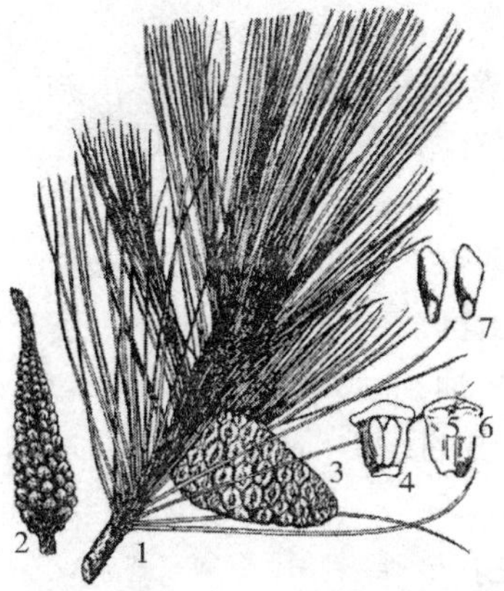

图 10－2　马尾松

1. 果枝；2. 雄球花；3. 松球果；4. 种鳞；
5. 鳞脐；6. 鳞盾；7. 种子

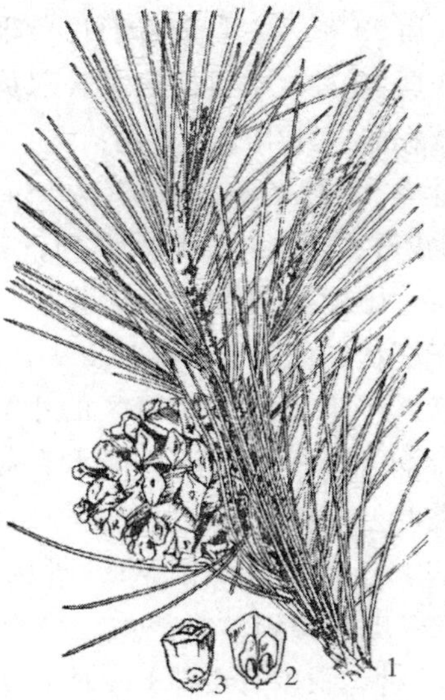

图 10－3　油松

1. 球果枝；2～3. 种鳞背腹面

3. 柏科 Cupressaceae　常绿乔木或灌木。叶交互对生或轮生，鳞片状或针形，或同一树上兼有两型叶。球花单性，雌雄同株或异株，单生枝顶；雄球花具 3～8 对交互对生的雄蕊，每雄蕊具 2～6 花药，花粉无气囊；雌球花有 3～16 枚交互对生或 3～4 枚轮生的珠鳞，全部或部分珠鳞的腹面基部有 1 至多数直立胚珠，稀胚珠单生于两珠鳞之间，苞鳞与珠鳞合生。球果圆球形、卵圆形或圆柱形；种鳞薄或厚，扁平或盾形，木质或近革质，熟时张开，或肉质合生呈浆果状，熟时不裂或仅顶端微开裂，发育种鳞有 1 至多粒种子；种子周围具窄翅或无翅。

共有 22 属，约 150 种，分布于南北两半球。我国有 8 属，29 种，分布遍及全国。已知药用有 6 属，20 种。多为优良材用树种。本科植物含有挥发油、树脂、双黄酮类及香豆素等成分。药用植物举例：

侧柏 *Platycladus orientalis*（L.）Franco 常绿乔木，小枝扁平，排成一平面，直展。叶鳞形，交互对生，贴生于小枝上。球花单性同株；雄球花黄绿色，具 6 对交互对生雄蕊；雌球花近球形，蓝绿色，有白粉，具 4 对交互对生的珠鳞，仅中间 2 对各生 1～2 枚胚珠。种鳞有反曲的尖头，熟时开裂。种子卵形，无翅。为我国特产树种，各地常有栽培，除新疆、青海外，分布遍及全国。为常见的园林、造林树种。种仁（柏子仁）能养心安神，润肠通便，止汗；枝梢及叶（侧柏叶）能凉血止血，化痰止咳，生发乌发。（图 10－4）

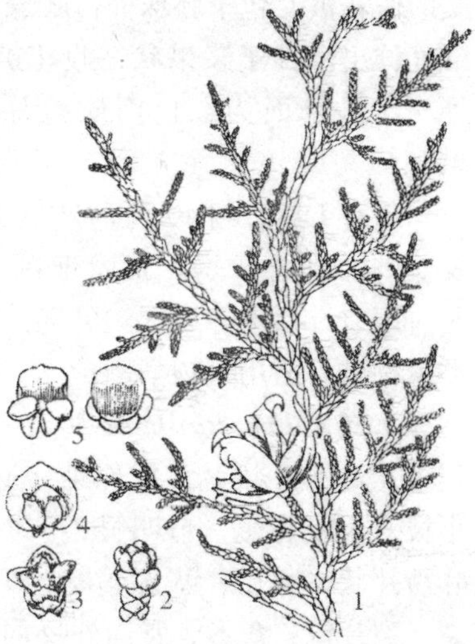

图 10－4　侧柏

1. 着果的枝；2. 雄球花；3. 雌球花；
4. 雌蕊的内面；5. 雄蕊的内面及外面

4. 红豆杉科（紫杉科）Taxaceae　常绿乔木或灌木。叶互生或交互对生，披针形或条形，常 2 列，下面沿中脉两侧各具 1 条气孔带。球花单性异株，稀同株；雄球花常单生或成穗状花序状，雄蕊多数，具 3～9 个花药，花粉粒无气囊；雌球花单生或成对，胚珠 1 枚，生于苞腋，基部具盘状或漏斗状珠托。种子浆果状或核果状，包被于肉质的假种皮中。

有5属23种，主要分布于北半球。我国有4属12种。已知药用3属10种。本科植物多含双黄酮、紫杉碱和具有抗癌作用的紫杉醇。药用植物举例：

东北红豆杉 *Taxus cuspidata* Sieb. et Zucc. 乔木，高达20m，树皮红褐色。叶排列成两列，条形，通常直，下面有两条气孔带；雄球花淡黄色，雄蕊9～14枚，各具花药5～8。种子生于杯状红色肉质的假种皮中，常呈卵圆形，上部渐窄，稀倒卵状。产于我国东北地区的小兴安岭南部和长白山区。生长于湿润、疏松、肥沃、排水良好的地方。种子可榨油；树皮、枝叶、根皮可提取紫杉醇（taxol），具抗癌作用，亦可治糖尿病。自1971年美国Wani等从短叶红豆杉 *Taxus brevifolia* Nutt. 树皮中得到紫杉醇后，该属植物受到广泛关注。全世界有11种，我国有4种1变种。红豆杉属植物已列为国家一级保护植物，只能利用栽培品。（图10－5）

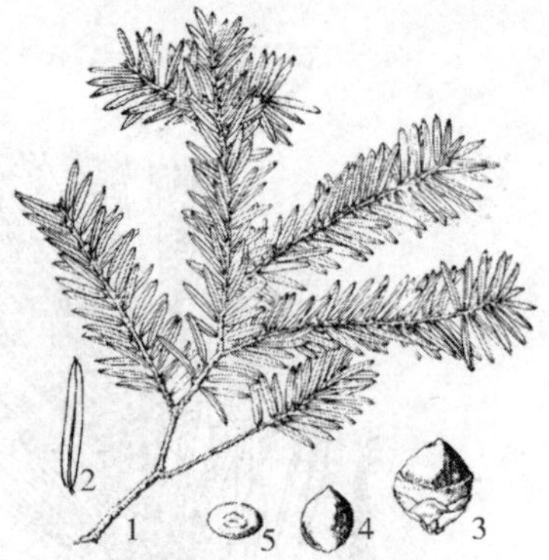

图10－5 东北红豆杉

1. 分枝条；2. 叶；3. 种子及假种皮；4. 种子；5. 种子基部

5. 麻黄科 Ephedraceae

小灌木或亚灌木。小枝对生或轮生，节明显，节间有细纵槽。茎内木质部具导管。叶小，鳞片状，常退化为膜质鞘，对生或轮生于节上。球花单性异株。雄球花由数对苞片组合而成，每苞中有雄花1朵，每花有2～8雄蕊，每雄蕊具2花药，花丝合成一束；雄花外包有假花被，2～4裂；雌球花由多数苞片组成，仅顶端的1～3苞片生有雌花，雌花具顶端开口的囊状、革质的假花被，包于胚珠外，胚珠1，具1层珠被，珠被上部延长成珠被（孔）管，自假花被开口处伸出。种子浆果状，假花被发育成革质假种皮，包围种子，最外面为红色肉质苞片，多汁可食，俗称“麻黄果”。

仅有1属，约40种，分布于亚洲、美洲、欧洲东南部及非洲北部等干燥、荒漠地区。我国有16种，分布于东北、西北、西南等地区。已知药用15种。本科植物含麻黄类生物碱。药用植物举例：

草麻黄 *Ephedra sinica* Stapf 亚灌木，高30～60cm。木质茎短，常似根状茎，匍匐地上或横卧土中；草质茎绿色，小枝对生或轮生，节明显，节间长2～6cm，直径约2mm。叶鳞片状，膜质，基部鞘状，下部1/3～2/3合生，上部2裂，裂片锐三角形，常向外反曲。雄球花常聚集成复穗状，生于枝端，具苞片4对；雌球花单生枝顶，有苞片4～5对，最上1对苞片各有1雌花，珠被（孔）管直立，成熟时苞片增厚成肉质，红色，浆果状，内有种子2枚。分布于东北以及内蒙古、河北、山西、陕西等省区。生长于砂质干燥地带，常见于山坡、河床和干草原，有固沙作用。同属植物木贼麻黄 *E. equisetina* Bge.，中麻黄 *E. intermedia* Schrenk et C. A. Mey. 以上三者草质茎均作麻黄入药，能发汗散寒，宣肺平喘，利水消肿。亦作提取麻黄碱原料，其中木贼麻黄中麻黄碱的含量最高。草麻黄和中麻黄的根和根茎（麻黄

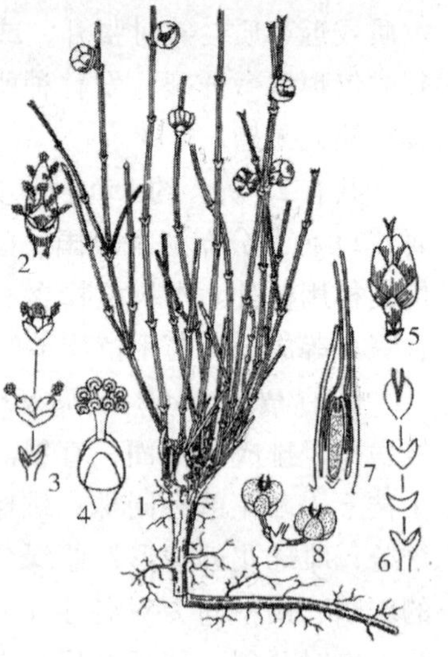

图10－6 草麻黄

1. 雌株；2. 雄球花；3. 雄球花脱开；4. 雄花（放大）；5. 雌球花；6. 雌球花脱开；7. 胚珠（纵切）；8. 种子及苞片

根）能固表止汗。（图 10－6）

目标检验

1. 简述裸子植物有哪些特征？
2. 本章中记载的裸子植物的名称、识别特征和药用部位是什么？

知识拓展

1. 简述银杏、三尖杉、麻黄等药用植物的研究进展。
2. 观察你周围裸子植物的名称和药用部位及功效。

第十一章　被子植物门

学习目标

1. 掌握被子植物的特征，双子叶植物纲和单子叶植物纲的区别，重点科的特征及其常用药用植物的名称、识别特征、入药部位。

2. 了解常用药用植物的分布和功能主治。

第一节　被子植物概述

被子植物（Angiospermae）是植物界进化最高级、种类最多、分布最广、适应性最强的类群。

被子植物的主要形态特征有如下几种。

1. 具有真正的花　典型的被子植物的花由花萼、花冠、雄蕊群、雌蕊群4部分组成，各个部分称为花部。被子植物花的各部在数量上、形态上有极其多样的变化，这些变化是在进化过程中，适应于虫媒、风媒、鸟媒或水媒传粉的条件，被自然界选择，得到保留，并不断加强造成的。

2. 具有雌蕊　被子植物雌蕊由心皮所组成，包括子房、花柱和柱头3部分。胚珠包藏在子房内，得到子房的保护，避免了昆虫的咬噬和水分的丧失。子房在受精后发育成为果实。果实具有不同的色、香、味，有多种开裂方式；果皮上常具有各种钩、刺、翅、毛。果实的所有这些特点，对于保护种子成熟，帮助种子散布起着重要作用，它们的进化意义也是不言而喻的。

3. 具有双受精现象　被子植物两个精细胞进入胚囊以后，1个与卵细胞结合形成合子，另1个与2个极核结合，形成3n染色体，发育为胚乳，幼胚以3n染色体的胚乳为营养，使新植物体内矛盾增大，因而具有更强的生活力。

4. 孢子体高度发达　被子植物的孢子体，在形态、结构、生活型等方面，比其他各类植物更完善化、多样化，有世界上最高大的乔木，如杏仁桉 *Eucalyptus amygdalina* Labill.，高达156米；也有微细如沙粒的小草本如无根萍 *Wolffia arrhiza*（L.）Wimm.，每平方米水面可容纳300万个个体；有重达25千克仅含1颗种子的果实，如王棕（大王椰子）*Roystonea regia*（H. B. K.）O. F. Cook；也有轻如尘埃，5万颗种子仅重0.1克的植物，如热带雨林中的一些附生兰；有寿命长达6千年的植物，如龙血树 *Dracaena draco* L.；也有在3周内开花结籽完成生命周期的植物（如一些生长在荒漠的十字花科植物）；有水生、砂生、石生和盐碱地生的植物；有自养的植物也有腐生、寄生的植物。在解剖构造上，被子植物的次生木质部有导管，韧皮部有伴胞；而裸子植物中一般均为管胞（只有麻黄和买麻藤类例外），韧皮部无伴胞，输导组织的完善使体内物质运输畅通，适应性得到加强。

5. 配子体进一步简化　被子植物的小孢子（单核花粉粒）发育为雄配子体，大部分成熟的雄配子体仅具2个细胞（2核花粉粒），其中1个为营养细胞，1个为生殖细胞，少数植物在传粉前生殖细胞就分裂1次，产生2个精子，所以这类植物的雄配子体为3核的花粉粒，如石竹亚纲的植物和油菜、玉米、小麦等。被子植物的大孢子发育为成熟的雌配子体称为胚囊，通常胚囊只有8个细胞：3个反足细胞、2个极核、2个助细胞、1个卵。由此可见，被子植物的雌、雄配子体均无独立生活能力，终生寄生在孢子体上，结构上比裸子植物更简化。

第二节　双子叶植物纲

19世纪以来，许多植物分类工作者为建立一个“自然”的分类系统作出了巨大努力。他们根据各自的系统发育理论，提出的分类系统已有数十个。但由于有关被子植物起源、演化的知识，特别是化石证据不足，直到现在还没有一个比较完善的分类系统。目前世界上运用比较广泛的仍然是恩格勒系统和哈钦松系统。在各级分类系统的安排上，克朗奎斯特系统和塔赫他间系统更为合理。在不同的系统，被子植物有300多至400多科，1万多属，24万多种，超过植物界总种数之半。我国有2700多属，约3万种。被子植物是药用植物最多的类群。

本教材按恩格勒分类系统，将被子植物分为双子叶植物纲和单子叶植物纲，它们的主要区别特征见于表11－2。

表11－2　双子叶植物纲与单子叶植物纲的主要区别特征

	双子叶植物纲	单子叶植物纲
根	直根系	须根系
茎	维管束成环状排列，有形成层	维管束成星散排列，无形成层
叶	具网状脉	具平行脉或弧形脉
花	通常为5或4基数； 花粉粒具3个萌发孔	3基数； 花粉粒具单个萌发孔
胚	具2枚子叶	具1枚子叶

双子叶植物纲（Dicotyledoneae）可分为原始花被亚纲（离瓣花亚纲）和后生花被亚纲（合瓣花亚纲）。

一、离瓣花亚纲

离瓣花亚纲（Choripetalae）又称古生花被亚纲（Archichlamydeae）。是被子植物中比较原始的类群，花无被、单被或重被，通常分离，胚珠具一层珠被。

1. 三白草科 Saururaceae

$⚥ * P_0 A_{3\sim8} G_{3\sim4:1:2\sim4,(3\sim4:1:\infty)}$

多年生草本。单叶互生，托叶与叶柄合生或缺。花小，两性，无花被；聚集成穗状或总状花序，在花序基部常有总苞片；雄蕊3～8；子房上位，心皮3～4，离生或合生，每分离心皮有胚珠2～4，若为合生心皮时，则子房1室，侧膜胎座，胚珠多数。蒴果或浆果。

本科有5属，10种，分布于东亚和北美。我国有3属，4种，分布于长江以南各地。多生长于水沟或湿地。

本科植物含挥发油、黄酮。

药用植物举例：

蕺菜 *Houttuynia cordata* Thunb. 多年生草本，全株有鱼腥气。叶互生、心形，有细腺点，下面常带紫色；托叶膜质条形，下部与叶柄合生成鞘。穗状花序顶生，花序基部有总苞片4枚，白色花瓣状；雄蕊3枚，花丝下部与子房合生；雌蕊由3枚心皮合生，子房上位。蒴果顶端开裂。分布于长江以南各省。生于湿地或水旁。全草（鱼腥草）能清热解毒，消痈排脓，利尿通淋。（图11-1）

三白草 *Saururus chinensis*（Lour.）Baill. 多年生草本，根状茎白色多节。叶长卵形，茎梢2~3叶在开花时常为白色。总状花序顶生，雄蕊6枚，雌蕊由4枚心皮合生，子房上位。果实分裂为3~4个分果瓣。分布于长江以南各省区。生于沟溪边湿地。地上部分（三白草）能利尿消肿，清热解毒。（图11-2）

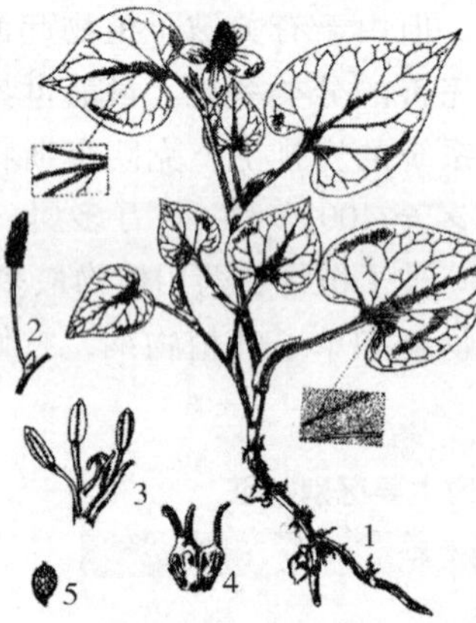

图11-1 蕺菜

1. 植株；2. 花序；3. 花；4. 果实；5. 种子

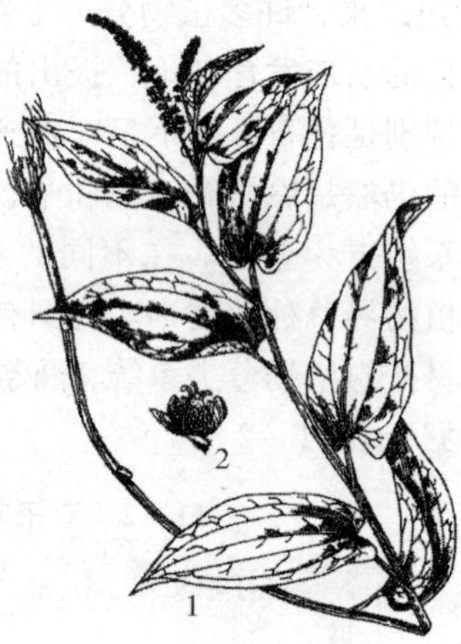

图11-2 三白草

1. 植株；2. 花

2. 桑科 Moraceae

♂ $P_{4\sim5}A_{4\sim5}$；♀ $P_{4\sim5}G_{(2:1:1)}$

多木本，稀草本或藤本，常有乳汁。叶互生，稀对生，多为单叶；托叶细小，常早落，在枝上留下环状托叶痕。花小，单性，辐射对称，常密集成隐头花序或头状、葇荑花序；单被，花被常4~5片，雄蕊与花被片同数而对生；雌蕊由2个合生心皮组成，子房上位，通常1室，具1悬垂胚珠。聚花果。

约70属，1400余种，分布于热带和亚热带。我国有11属，165种，分布于全国，主产长江以南各省区。

本科植物叶内常具钟乳体，含黄酮、强心苷、生物碱、挥发油及昆虫变态激素，桑色素、氰桑酮及二氢桑色素等黄酮类为本科特有成分。

药用植物举例：

桑 *Morus alba* L. 落叶小乔木，有乳汁。单叶互生，叶片卵形，边缘有锯齿，有时不规则分裂，下面脉上及脉腋有毛，托叶早落。花单性异株，排成腋生的葇荑花序；雄花花被4片，雄蕊4枚，与花被片对生，中央有退化雌蕊；雌花花被片4枚，子房上位，由2个合生心皮组成，1室，1胚珠。瘦果连同肉质化的花被片成聚合果，黑紫色或白色。原产我国，全国各地有栽培。叶（桑叶）能疏散风热，清肺润燥，清肝明目；嫩枝（桑枝）能祛风湿，利关节；根皮（桑白皮）能泻肺平喘，利水消肿；果穗（桑椹）能滋阴补血，生津润燥。（图11-3）

大麻 *Cannabis sativa* L. 一年生高大草本。皮层富纤维，叶掌状全裂。花单性异株。原产亚洲西部，我国各地均有栽培。果实（火麻仁）能润肠通便；幼嫩果穗有致幻作用，为毒品。(图 11 -4)

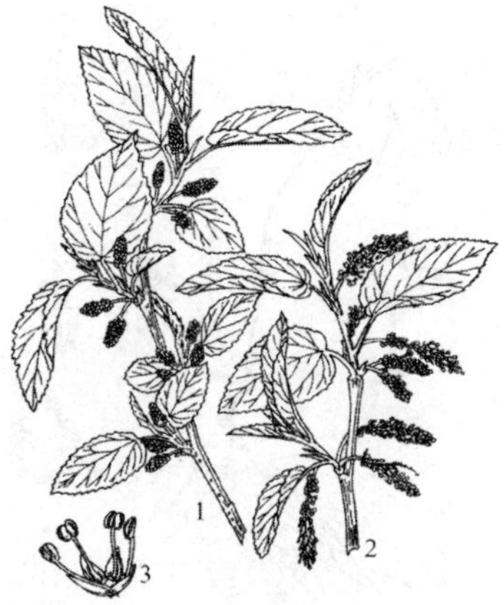

图 11 -3　桑

1. 雌花枝；2. 雄花枝；3. 雄花

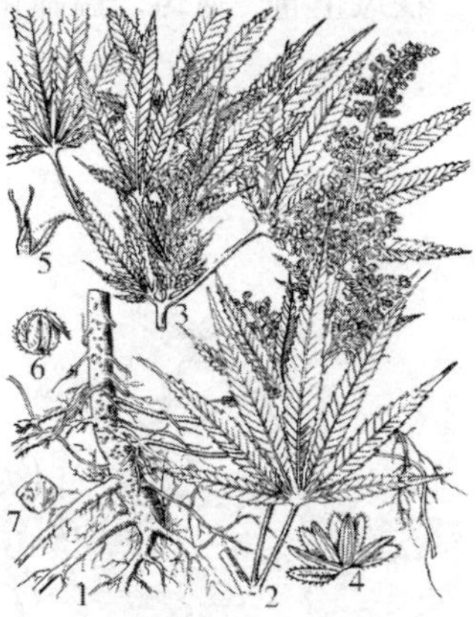

图 11 -4　大麻

1. 根；2. 着花序的枝；3. 着雌花序的枝；4. 雄花，示萼片及雄蕊；5. 雌花，示雌蕊、小苞片及苞片；6. 果实外被苞片；7. 果实

本科药用植物尚有：构树 *Broussonetia papyrifera*（L.）Vent. 分布于黄河、长江和珠江流域地区，果实（楮实子）能补肾清肝，明目，利尿。

3. 马兜铃科 Aristolochiaceae

$\overset{\uparrow}{♀}$ *，$\uparrow P_{(3)} A_{6\sim12} \overline{G}_{(4\sim6:4\sim6:\infty)} \underline{\overline{G}}_{(4\sim6:4\sim6:\infty)}$

多年生草本或藤本。单叶互生，叶常心形，全缘或 3 ~ 5 裂，无托叶。花两性，单生，常有腐肉臭气；花单被，辐射对称或两侧对称，顶端 3 裂或向一侧扩大；雄蕊 6 ~ 12 枚，花丝短，分离或与花柱合生；雌蕊 4 ~ 6 枚心皮合生，子房下位或半下位，4 ~ 6 室，中轴胎座。每室胚珠多数。蒴果。

有 8 属，约 600 余种，分布于热带至温带。我国有 4 属，70 余种，分布于全国各地。本科植物特征性成分为马兜铃酸，还有挥发油、生物碱。马兜铃酸为有毒成分，长期或大量服用可致肾功能衰竭，使用时应特别注意。

药用植物举例：

马兜铃 *Aristolochia debilis* Sieb. et Zucc. 草质藤本。根圆柱形，有香气。叶互生，三角状卵形，基部心形。花单生于叶腋，暗紫色，花被管稍弯曲，基部球形，上部扩大成斜喇叭状。雄蕊 6 枚，几无花丝，贴生于花柱顶端；子房下位，6 室。蒴果近球形，基部室间开裂；种子三角形，有宽翅。分布于黄河以南各省区。生于田野或山坡灌丛中。同属植物北马兜铃 *A. contorta* Bge. 叶三角状心形；花数朵簇生于叶腋，花被片顶端具线形长尖尾。分布于黄河以北各省区。二者的果实（马兜铃）能清肺降气，止咳平喘，清肠消痔；地上部分（天仙藤）能行气活血，通络止痛。(图 11 -5)

北细辛 *Asarum heterotropoides* Fr. Schmidt var. *mandshuricum*（Maxim.）Kitag. 多年生草本。根状茎横走，具多数细长的根，有强烈辛香气。叶基生，常 2 片，有长柄，叶片心形至肾状心形，全缘。上表面沿脉有疏毛，下表面密被短柔毛。花单生叶腋；花被壶状，紫褐色，顶端3裂，裂片外卷；雄蕊12枚；子房半下位，花柱6枚。蒴果半球形。分布于东北。生于林下阴湿处。同属植物华细辛 *A. sieboldii* Miq. 叶上面有疏毛，下面无毛或有时被疏毛；花被裂片直立或平展。汉城细辛 *A. sieboldii* Miq. var. *seoulense* Nakai。以上三者的根及根茎（细辛）能祛风散寒，祛风止痛，通窍，温肺化饮。（图11－6）

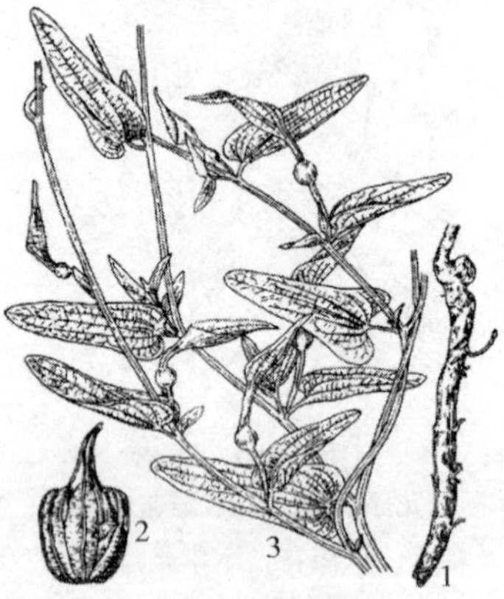

图11－5 马兜铃

1. 根；2. 果实；3. 花枝

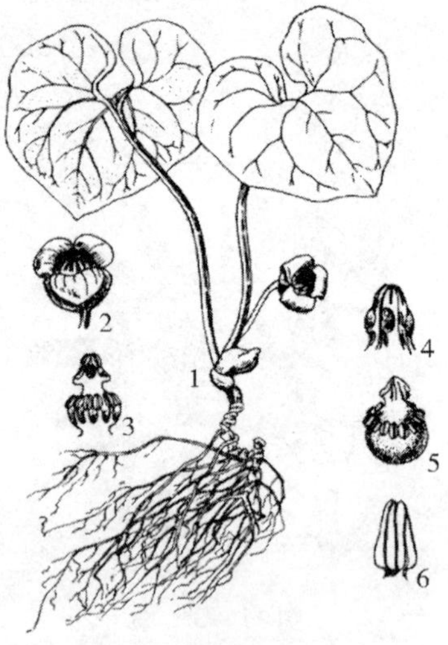

图11－6 北细辛

1. 全株；2. 花；3. 雄蕊及雌蕊；4. 柱头；5. 去花被的花；6. 雄蕊

4. 蓼科 Polygonaceae

⚥ $* P_{3\sim6,(3\sim6)} A_{3\sim9} G_{(2\sim3:1:1)}$

草本，稀为灌木或藤本；茎节常膨大。单叶互生，全缘，托叶膜质，包于节基部成托叶鞘。花两性，稀单性异株，辐射对称，成穗状、圆锥状或头状花序；单被花，花被片3～6片，两轮，分离或基部合生，常呈花瓣状，宿存；雄蕊多6～9枚，子房上位，心皮2～3个合生1个室，具1个胚珠。基生胎座。瘦果或小坚果，三棱形或凸镜形，全部或部分包于宿存花被内。

有30属，1200种，主产于北温带。我国有15属，200余种，分布于全国各地。

本科植物广泛含有蒽醌类成分，如大黄属植物中含有大黄酸、大黄素、大黄酚等，大黄酸的苷类是主要的泻下成分，另含黄酮类和鞣质。本科植物中常有草酸钙结晶。

药用植物举例

掌叶大黄 *Rheum palmatum* L. 多年生高大草本。根及根状茎肥厚，黄褐色。基生叶大，具长柄，宽卵形或近圆形，掌状浅裂至半裂，裂片多成窄三角形，下面被毛；茎生叶较小，具短柄，托叶鞘筒状，被毛。大型圆锥花序顶生；花小，红紫色；花被片6，两轮。瘦果具3棱，棱上生翅。分布于西南、西北。生于2000～4600m的高寒山区，甘肃南部山区有大面积栽培。同属植物唐古特大黄 *R. tanguticum* Maxim. ex Balf. 茎基部常散生紫色斑点；叶掌状深裂，裂片呈三角状披针形或窄条形。分布于甘肃、青海、四川、西藏等省区。药用大黄 *R. officinalis* Baill. 叶掌状浅裂，裂片呈大齿形或宽三角形；花较大，黄白色。分布于陕西、四川、湖北、河南等省区。以上三种的根和根状茎（大黄）能泻下攻积，清热泻火，凉血解毒，逐瘀通经，利湿退黄。（图11－7）

何首乌 *Polygonum multiflorum* Thunb. 多年生草质藤本。块根肥厚，赤褐色。断面具云锦花纹（异型维管束）。叶卵状心形，有长柄，托叶鞘膜质，短筒状。圆锥花序大，花小，白色。花被5裂，外侧3片背部有翅。瘦果椭圆形，具三棱。分布于全国。生于灌丛或石隙中。块根（何首乌）能解毒，消痈，截疟，润肠通便；炮制加工品（制何首乌）能补肝肾，益精血，乌须发，强筋骨，化浊降脂；藤茎（首乌藤）能养血安神，祛风通络。（图11－8）

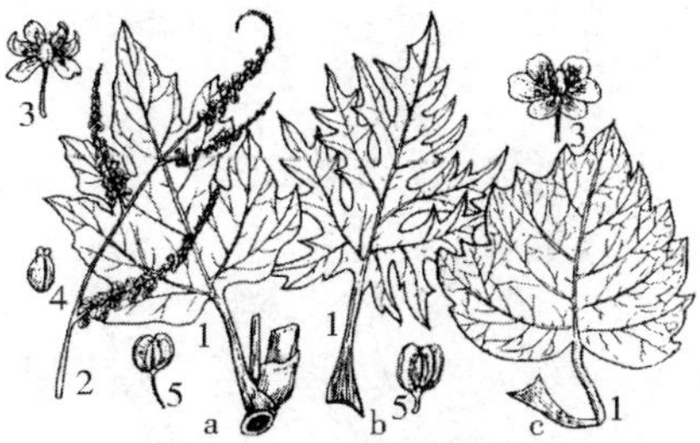

图11－7　大黄原植物图

a. 掌叶大黄；b. 唐古特大黄；c. 药用大黄

1. 叶；2. 果枝；3. 花；4. 雌蕊；5. 果实

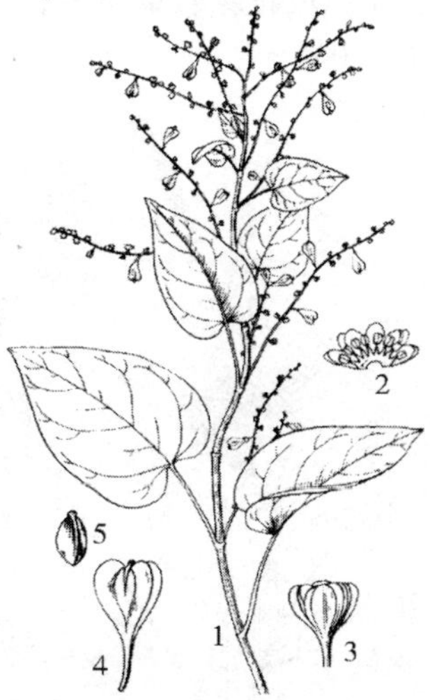

图11－8　何首乌

1. 花枝；2. 花被展开，示雄蕊；3. 花的侧面；

4. 包被在花被内的果实；5. 果实

同属植物萹蓄 *P. aviculare* L. 分布于全国各地，地上部分（萹蓄）能利尿通淋，杀虫，止痒。蓼蓝 *P. tinctorium* Ait. 分布于辽宁，黄河流域及以南地区，叶或茎叶经加工可制成干燥粉末、团块或颗粒（青黛），能清热解毒，凉血消斑，泻火定惊。叶（蓼大青叶）能清热解毒，凉血消斑。红蓼 *P. orientale* L. 的果实（水红花子）能散血消癥，消积止痛，利水消肿。

5. 苋科 Amaranthaceae

⚥ $* P_{3\sim5}A_{1\sim5}\underline{G}_{(2\sim3:1:1\sim\infty)}$

多为草本。单叶互生或对生，通常全缘，无托叶。花小，两性，稀单性，辐射对称，排成穗状、头状或圆锥状聚伞花序；花单被，花被片3～5片，干膜质，花下常有1枚膜质苞片和2枚小苞片；雄蕊1～5枚；子房上位，2～3心皮合生1室，1胚珠，稀多数。胞果，稀为浆果或小坚果。

有65属，850种，分布于热带至温带。我国有10属，约50种，分布于全国各地。本科植物茎常有异常维管束。

本科常含皂苷、生物碱和昆虫变态激素。

药用植物举例：

牛膝 *Achyranthes bidentata* Bl. 多年生草本。根细长柱形。茎方形，节部膝状膨大。叶对生，椭圆形或椭圆状披针形，先端尾尖，两面被毛。穗状花序腋生或顶生，花后花轴伸长，花向下反折；苞片1，宽卵形，膜质，小苞片刺状，基部两侧各有一卵形膜质小裂片；花被片5，披针形，膜质；雄蕊5，花丝下部合生，退化雄蕊顶端平圆，稍有锯齿。胞果矩圆形，包于宿萼中。除东北外，全国各省区均有分布，主产河南，称怀牛膝。生于林缘、山坡草丛中，也有栽培。根（牛膝）能逐瘀通经，补肝肾，强筋骨，利尿通淋，引血下行。（图11－9）

川牛膝 *Cyathula officinalis* Kuan 根圆柱形，扭曲。茎直立，中部以上近四棱形，疏被长粗毛。叶两面被毛。花小，绿白色，簇密聚成花球团，干后近白色，数个排成穗状，生于枝顶，花簇苞片腋部有花数朵，能育花居中，不育花居两侧，不育花的花被片变成钩状的芒刺；雄蕊5，与花被片对生，退化雄蕊5，顶端齿状或浅裂；子房1室，胚珠1枚。胞果。分布于四川等省。生于山坡林缘或草丛中，也有栽培。根（川牛膝）能逐瘀通经，通利关节，利尿通淋。（图11－10）

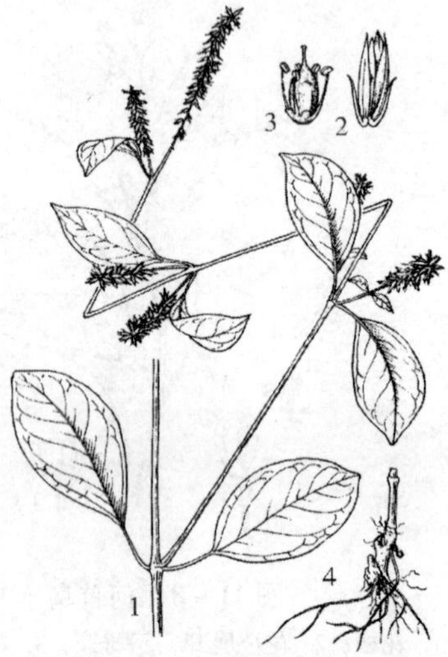

图11－9 牛膝

1. 花枝；2. 花；3. 去花被的花；4. 根

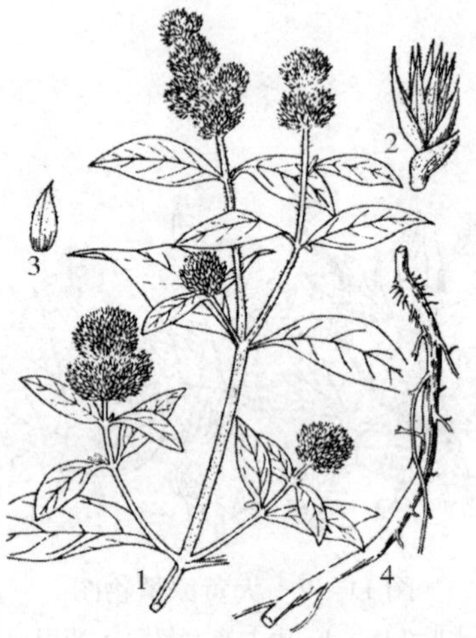

图11－10 川牛膝

1. 花枝；2. 花；3. 苞片；4. 根

本科药用植物尚有：青葙 *Celosia argentea* L. 各地野生或栽培，种子（青葙子）能清肝泻火，明目退翳。同属植物鸡冠花 *C. cristata* L. 花序（鸡冠花）能收敛止血，止带，止痢。

6. 石竹科 Caryophyllaceae

⚥ $* K_{4 \sim 5,(4 \sim 5)} C_{4 \sim 5} A_{8 \sim 10} \underline{G}_{(2 \sim 5:1:1 \sim \infty)}$

草本，稀为亚灌木；茎节常膨大。单叶对生，全缘，基部常连合。花通常两性，辐射对称，组成聚伞花序，稀单生；萼片4～5，分离或连合，宿存；花瓣4～5，分离，常具爪，稀缺；雄蕊8～10；子房上位，心皮2～5合生1室，特立中央胎座，胚珠多数。蒴果，齿裂或瓣裂，稀为浆果或瘦果。

有约80属，2000种，广布世界各地。我国有31属，370余种，分布于全国各地。

本科植物普遍含皂苷。

药用植物举例：

孩儿参（异叶假繁缕）*Pseudostellaria heterophylla*（Miq.）Pax ex Pax et Hoffm. 多年生草本。块根肉质，纺锤形。叶对生，下部叶匙形，顶生的两对叶片较大，排成十字形。花二型：闭锁花（即闭花受精花）小型，着生茎下部叶腋，紫色；萼片4，无花瓣，雄蕊通常2；普通花顶生，白色，萼片5，花瓣5，顶端2齿裂，雄蕊10。蒴果卵形，熟时下垂。分布于江苏、山东、安徽等省。生于山坡阴湿处或岩石缝隙中。块根（太子参）能益气健脾，生津润肺。（图11－11）

瞿麦 *Dianthus superbus* L. 多年生草本。叶对生。顶生聚伞花序，花萼下有小苞片4～6枚；萼筒长2.5～3.5cm，顶端5齿裂；花瓣5，粉紫色，顶端深裂成丝状，基部具爪；雄蕊10，花柱2。蒴果长筒状，与宿萼等长，顶端4齿裂。全国各地有野生或栽培。生于山坡草丛或岩石缝中。同属植物石竹 *D. chinensis* L. 花瓣深白色至红色，顶端浅裂成不规则牙齿状。分布遍及全国。野生或栽培。以上二者的全草（瞿麦）能利尿通淋，活血通经。（图11－12）

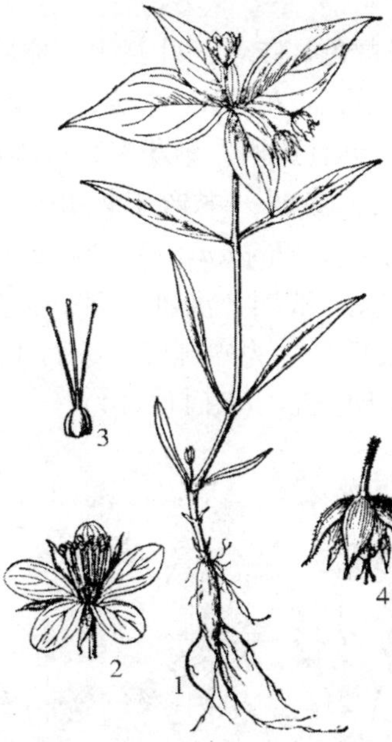

图11－11　孩儿参

1. 全株；2. 茎下部花；3. 雌蕊；4. 茎上部花

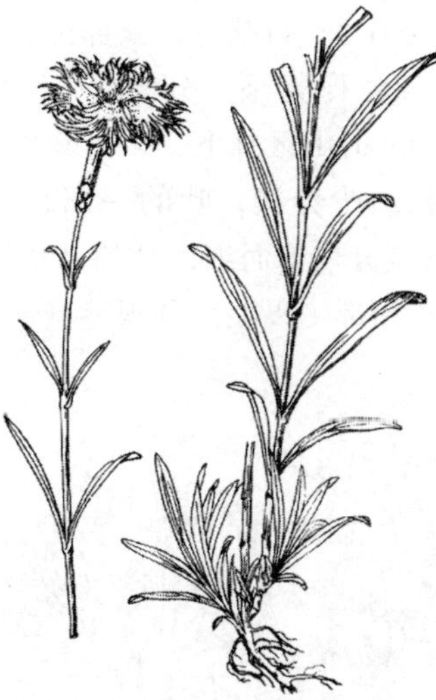

图11－12　瞿麦

本科药用植物尚有：银柴胡 *Stellaria dichotoma* L. var. *lanceolata* Bge. 根（银柴胡）能清虚热，除疳热。麦蓝菜 *Vaccaria segetalis*（Neck.）Garcke 种子（王不留行）能活血通经，下乳消肿，利尿通淋。

7. 毛茛科　Ranunculaceae

$\overset{\uparrow}{♀}\ *,\ \uparrow K_{3\sim\infty} C_{3\sim\infty,0} A_{\infty} \underline{G}_{1\sim\infty:1:1\sim\infty}$

草本，少数为灌木或木质藤本。叶互生，少数对生，有时全部基生，叶片多缺刻或分裂，无托叶。花通常两性，辐射对称，少数两侧对称，单生或排成聚伞花序、总状及圆锥花序等；萼片3至多数，常呈花瓣状；花瓣3至多数或缺；雄蕊和心皮常多数，螺旋状排列，分离，稀定数；每心皮组成1室，每室胚珠1至多枚。聚合蓇葖果或聚合瘦果，稀为浆果。

有50属，2000余种，主产北温带。我国有42属，约750种，其中药用植物约有200种，分布于全国各地，主产于西南部。

本科植物化学成分较复杂，生物碱在本科植物中广泛分布，毛茛苷是仅存于毛茛科植物的特殊成分。

药用植物举例：

乌头（川乌）*Aconitum carmichaeli* Debx. 多年生草本。母根呈圆锥形，似乌鸦头，周围常有数个子根（附子）。叶互生，叶片3深裂，两侧裂片再2深裂，中央裂片3浅裂，总状花序密被贴伏、反曲的柔毛；萼片5，蓝紫色，上萼片高盔状；花瓣2，有长爪；雄蕊多数；心皮3～5枚。聚合蓇葖果。分布于长江中下游各省，北达秦岭和山东东部，南达广西北部，四川、陕西大量栽培。母根（川乌）有大毒，一般炮制后用，能祛风除湿，温经止痛，制川乌功效同川乌；子根（附子）有毒，能回阳救逆，补火助阳，散寒止痛。同属植物北乌头 *A. kusnezoffii Reichb.*，与乌头主要区别是总状花序光滑无毛。分布于东北、华北。块根（草乌）有大毒，一般炮制后用，能祛风除湿，温经止痛。叶（草乌叶）系蒙古族习惯用药材，有小毒，能清热，解毒，止痛。（图 11－13）

黄连 *Coptis chinensis* Franch. 多年生草本。根茎及须根黄色，味苦。叶基生，卵状三角形，叶片 3 全裂，中央裂片具柄，羽状深裂，两侧裂片不等 2 深裂。花葶 1～2 枝，聚伞花序有花 3～8 朵；萼片 5，黄绿色，狭卵形；花瓣 5，狭披针形，中央有蜜槽；雄蕊多数；心皮 8～12，有短柄。聚合蓇葖果。分布于四川、贵州、湖南、湖北、陕西，主产于四川。生于海拔 1000～1900m 的山区林下，多为栽培。同属植物三角叶黄连 *C. deltoidea* C. Y. Cheng et Hsiao 根状茎不分枝或少分枝，叶的一回裂片彼此邻接，分布于四川峨嵋、洪雅一带。云连 *C. teeta* Wall. 根状茎分枝少而细，叶的羽状深裂片彼此疏离，花瓣匙形，先端钝圆，分布于云南西北部、西藏东南部。以上三种根茎（黄连）能清热燥湿，泻火解毒。（图 11－14）

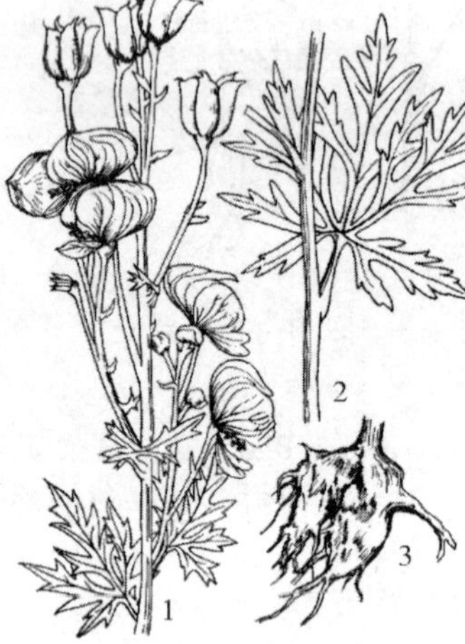

图 11－13 北乌头

1. 花果枝；2. 叶；3. 根

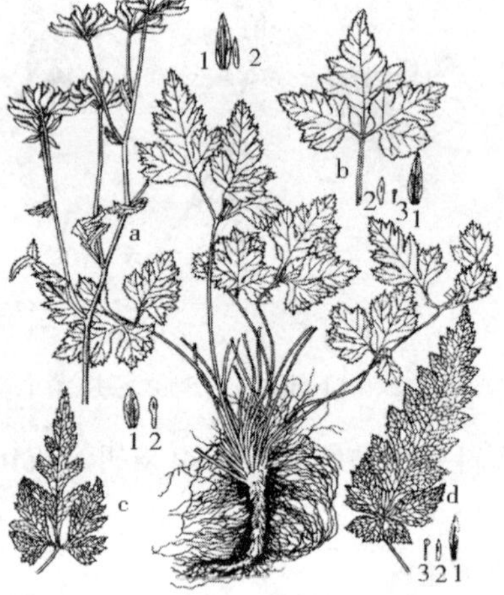

图 11－14 黄连

a. 黄连；b. 三角叶黄连；c. 云连；d. 峨嵋野连

1. 萼片；2. 花瓣；3. 雄蕊

本科药用植物尚有：升麻 *Cimicifuga foetida* L. 多年生草本，根茎（升麻）能发表透疹，清热解毒，升举阳气。威灵仙 *Clematis chinensis* Osbeck 藤本，根及根茎（威灵仙）能祛风湿，通经络。白头翁 *Pulsatilla chinensis*（Bge.）Regel 多年生草本，根（白头翁）能清热解毒，凉血止痢。

8. 芍药科 Paeoniaceae

$\uparrow$⚥ $* K_5 C_{5\sim10} A_\infty \underline{G}_{2\sim5:2\sim5:\infty}$

多年生草本或灌木，根肥大。叶互生，通常为二回羽状复叶。花大，单生枝顶或数朵顶生或腋生；萼片通常 5 片，宿存；花瓣 5～10（栽培品多为重瓣），红、黄、白、紫各色；雄蕊多数，离心发育，花盘杯状或盘状，包裹心皮；心皮 2～5，离生。蓇葖果。

有 1 属，约 35 种，分布于欧亚大陆、北美西部温带地区。我国有 20 种，几乎全部药用，主要分布于西南、西北等地。

本科长期以来被作为芍药属归入毛茛科。但其在外部形态和内部构造特征上均和毛茛科有显著区别，芍药属植物花大；花粉粒大，外壁具网状纹饰而无小刺状或雕纹；有花盘；胚在发育早期如裸子植物的银杏有1个游离核阶段；染色体基数与毛茛科不同；有维管束周韧等特征；在化学成分上，芍药属不含毛茛科特有的毛茛苷和木兰花碱，而含特有的芍药苷和牡丹酚苷。根据以上区别，多数学者认为应把芍药属升为芍药科。

芍药 *Paeonia lactiflora* Pall. 多年生草本。叶互生，茎下部叶为二回三出复叶，小叶椭圆形，边缘具骨质细齿。花数朵聚生，有时仅顶端一朵开放；萼片4；花瓣5~10，白色或红色；雄蕊多数，有时特化成花瓣状；心皮3~5，分离。蓇葖果3~5个，卵形，先端外弯成钩状，无毛或密被白毛。分布于东北、华北及陕西、甘肃，各地均有栽培。根入药，栽培品去外皮者称白芍，能养血调经，敛阴止汗，柔肝止痛，平抑肝阳。野生品不去栓皮者称赤芍，能清热凉血，散瘀止痛。川赤芍 *P. veitchii* Lynch 根亦作赤芍入药。（图11-15）

本科药用植物尚有：牡丹 *Paeonia suffruticosa* Andr. 落叶灌木，根皮（牡丹皮）能清热凉血，活血化瘀。

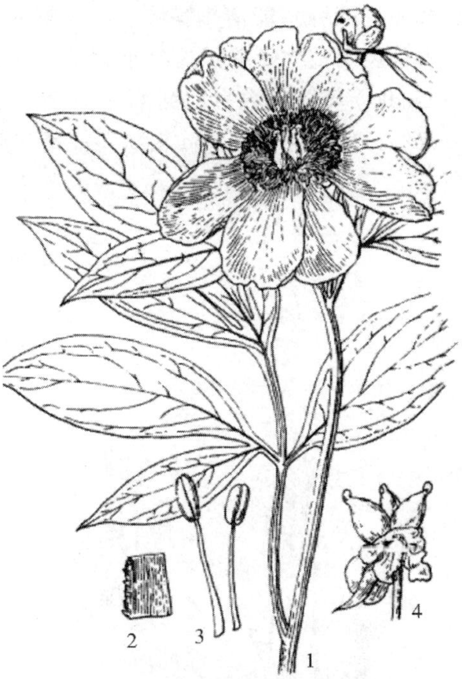

图11-15　芍药

1. 植株；2. 小叶边缘部分放大；3. 雄蕊；4. 蓇葖果

9. 小檗科 Berberidaceae

⚥ $*K_{3+3}C_{3+3}A_{3\sim9}\underline{G}_{1:1:1\sim\infty}$

灌木或草本；根、茎断面通常为黄色，味苦。叶互生，稀对生或基生。花两性，辐射对称，单生或排成穗状、总状和圆锥状花序；萼片与花瓣相似，各2~4轮，每轮常3枚，花瓣上常具蜜腺；雄蕊常3~9，与花瓣对生，花药多瓣裂或纵裂；子房上位，1心皮1室，花柱缺或极短，柱头常盾状。胚珠1至多数。浆果或蒴果。种子具胚乳。

有14属，650余种，分布于北温带和热带高山上。我国有11属，280余种，分布于全国各地。

本科植物多含异喹啉型生物碱，如小檗碱。

药用植物举例：

箭叶淫羊藿 *Epimedium sagittatum*（Sieb. et Zucc.）Maxim. 多年生常绿草本。根状茎结节状，质硬。基生叶1~3枚，三出复叶；小叶卵形至卵状披针形，两侧小叶基部呈不对称的箭状心形，边缘有刺毛状细齿，下面疏被短硬毛或近无毛。圆锥花序或总状花序顶生；花梗无毛；萼片8，2轮，内轮花瓣状，白色，有距；花瓣4，黄色，有短距；雄蕊4。蓇葖果。分布于长江流域及南部各省区。生于林下。叶（淫羊藿）能补肾阳，强筋骨，祛风湿。同属植物淫羊藿 *E. brevicornum* Maxim. 柔毛淫羊藿 *E. pubescens* Maxim. 和朝鲜淫羊藿 *E. koreanum* Nakai 的叶均作淫羊藿入药。（图11-16）

豪猪刺 *Berberis soulieana* Schneid. 常绿灌木；叶刺三叉状，坚硬。叶革质，常5片丛生于叶刺腋内，椭圆形或倒披针形，边缘每侧有10~20个刺状锯齿。花10~30朵簇生于叶腋，淡黄色。小苞片3，萼片、花瓣、雄蕊均6枚。浆果矩圆形，蓝黑色，被白粉，顶端有宿存花柱，内含1枚种子。分布于四川、湖北、贵州及陕西南部。生于海拔1000m以上的山坡灌丛

中。根（三棵针）能清热燥湿、泻火解毒，也是提取小檗碱的主要原料。（图 11－17）

本科药用植物尚有：阔叶十大功劳 *Mahonia bealei*（Fort.）Carr.，细叶十大功劳 *M. fortunei*（Lindl.）Fedde 均为常绿灌木。茎（功劳木）能清热燥湿、泻火解毒。六角莲 *Dysosma pleiantha*（Hance）Woodson 根状茎能清热解毒，祛瘀消肿，也是提取抗癌成分鬼臼毒素的原料药。

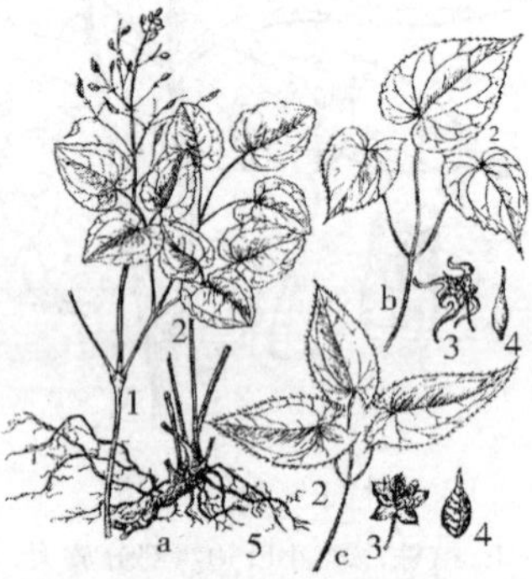

图 11－16 淫羊藿

a. 淫羊藿；b. 朝鲜淫羊藿；c. 箭叶淫羊藿

1. 果枝；2. 复叶或小叶；3. 花；4. 果实；5. 根茎

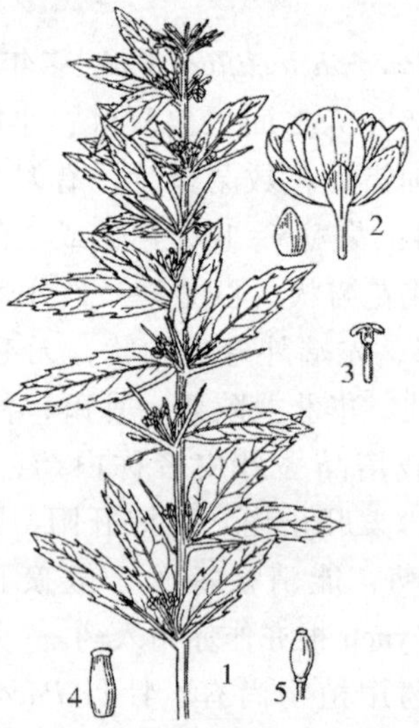

图 11－17 豪猪刺

1. 花枝；2. 花和小苞片；3. 雄蕊，示花药瓣裂状；4. 雌蕊；5. 果实

10. 防己科 Menispermaceae

♂ $*K_{3+3}C_{3+3}A_{3\sim6,\infty}$；♀ $*K_{3+3}C_{3+3}G_{3\sim6:1:1}$

木质藤本，稀草质。多具块根。单叶互生，无托叶。花辐射对称，单性异株；聚伞或圆锥花序；萼片、花瓣各常 6 枚，各成 2 轮，每轮 3 片，淡绿色；花瓣常较萼片为小；雄蕊通常 6，稀 3 或多数；心皮 3～6，离生；子房上位，1 室，1 胚珠。核果，核常呈马蹄形或肾形。

本科约 70 属，400 种，分布于热带和亚热带。我国有 20 属，约 70 种，南北均有分布。

本科植物多含异喹啉类生物碱。

药用植物举例：

粉防己（石蟾蜍）*Stephania tetrandra* S. Moore 多年生缠绕藤本。根呈弯曲柱状。叶宽三角状卵形，全缘，两面有短柔毛，掌状脉 5 条。花单性异株；雄花序总花梗长 4～10cm；萼片 3～5；花瓣 4；雄蕊 4；雌花的萼片、花瓣与雄花同数；心皮 1，花柱 3。核果球形，红色。分布于华东、华南等地区。生于山坡、丘陵地带的草丛及灌木林边缘。根（防己）能祛风止痛，利水消肿。（图 11－18）

蝙蝠葛 *Menispermum dauricum* DC. 缠绕藤本。根状茎细长，味极苦。叶圆肾形或卵圆形，叶全缘或具 5～7 浅裂，掌状脉 5～7 条，两面无毛；叶柄盾状着生。花单性异株，花序圆锥状，腋生，萼片 6，花瓣 6～8；雄花有雄蕊 12 枚或更多；雌花有退化雌蕊；雌花 3 心皮，分离。果实核果状，成熟时黑紫色。分布于长江以北地区。生于山地、灌木丛中或攀援于岩石上。根茎（北豆根）能清热解毒，祛风止痛。（图 11－19）

本科药用植物尚有：金果榄 *Tinospora capillipes* Gagnep. 及青牛胆 *T. sagittata*（Oliv.）Gagnep. 块根能清热解毒，利咽，止痛。

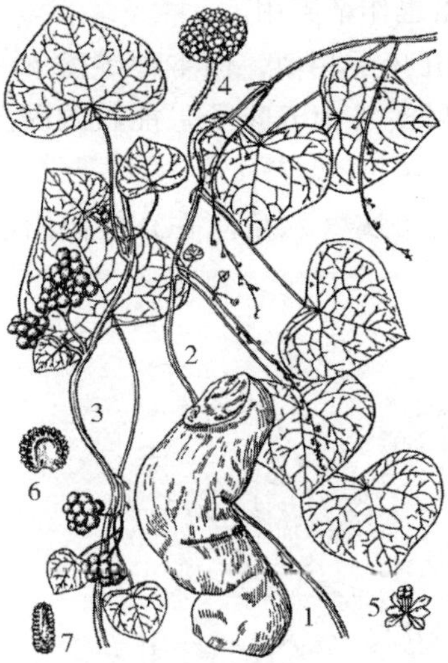

图 11－18 粉防已

1. 根；2. 雄花枝；3. 果枝；4. 雄花序；5. 雄花；6. 果核，示正面；7. 果核，示侧面

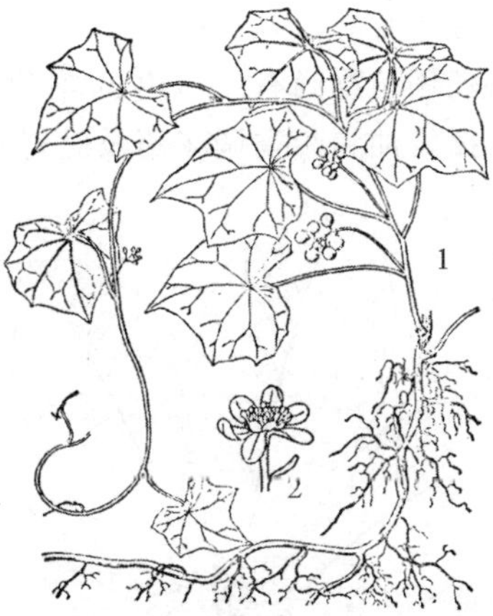

图 11－19 蝙蝠葛

1. 植株；2. 雄花

11. 木兰科 Magnoliaceae

⚥ $* P_{6\sim12} A_{\infty} \underline{G}_{\infty:1:1\sim2}$

木本，稀藤本。具油细胞，有香气。单叶互生，常全缘；托叶包被幼芽，早落，托叶环痕明显。花大，单生，两性，稀单性；辐射对称，花被3基数，多为6～12，花瓣状，有时外轮萼片状；雄蕊和雌蕊均多数，分离，常螺旋状排列在伸长的花托上。子房上位，1室，每室胚珠1～2。聚合蓇葖果或聚合浆果。

本科约20属，300种，分布于亚洲及美洲的热带和亚热带地区。我国有14属，160余种，主产于西南部至南部。

本科常有油细胞，皆含挥发油，是区别于毛茛科的化学特征之一。另外尚含异喹啉类生物碱，如木兰箭毒碱、木兰花碱等。药用植物举例：

厚朴 *Magnolia officinalis* Rehd. et Wils. 落叶乔木。叶大，革质，集生于小枝顶部，倒卵状椭圆形，下面有白粉。花顶生，与叶同时开放，白色，花被片9～12。聚合蓇葖果，果皮木质，长椭圆状卵形。分布于长江流域各省及陕西、甘肃。栽培或野生。同属植物凹叶厚朴 *M. officinalis* Rehd. et Wils. *var. biloba* Rehcl. et Wils. 叶先端凹缺，成两钝圆的浅裂片。聚合果基部较窄。分布于湖南、湖北、广西、福建等省。二者的干皮、根皮和枝皮（厚朴）能燥湿消痰，下气除满；花蕾（厚朴花）能芳香化湿，理气宽中。（图 11－20）

五味子 *Schisandra chinensis*（Turcz.）Baill. 落叶木质藤本。叶纸质或近膜质，阔椭圆或倒卵形，先端急尖，基部楔形。花单性，多为异株，花被片6～9；雄蕊5，心皮17～40，结果时花托延长，浆果组成长穗状，熟时红色。分布于东北、华北等地。生于山林中。果实（五味子）习称北五味子，能收敛固涩，益气生津，补肾宁心。（图 11－21）

望春花 *Magnolia biondii* Pamp. 落叶乔木。树皮灰色或暗绿色；小枝无毛或近梢外有毛；芽卵形，密被淡黄色柔毛。叶长圆状披针形，先端急尖，基部楔形；萼片3，近线形；花瓣6，匙形，先端圆，白色，外面基部带紫红色；雄蕊多数。聚合果圆柱形，稍扭曲，种子深红色。分布于河南、陕西、甘肃、湖北、四川等省。花蕾（辛夷）能散风寒，通鼻窍。同属植物玉兰 *M. denudata* Desr. 和武当玉兰 *M. sprengeri* Pamp. 的花蕾也作辛夷用。

华中五味子 *Schisandra sphenanthera* Rehd. et Wils. 与五味子相似，但本种雄蕊 10～15 枚，心皮 35～40，果肉薄。分布于长江流域及云南等省区，果实（南五味子）能收敛固涩，益气生津，补肾宁心。

本科药用植物尚有：八角茴香 *Illicium verum* Hook. F. 果实（八角茴香）能温阳散寒，理气止痛，挥发油为芳香调味药及健胃药。

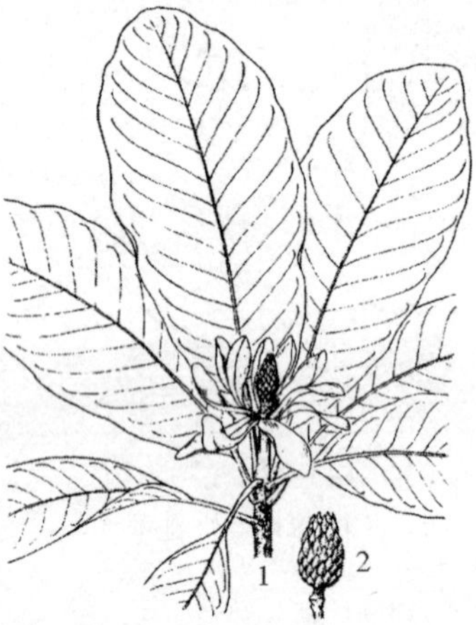

图 11－20 厚朴

1. 花枝；2. 聚合蓇葖果

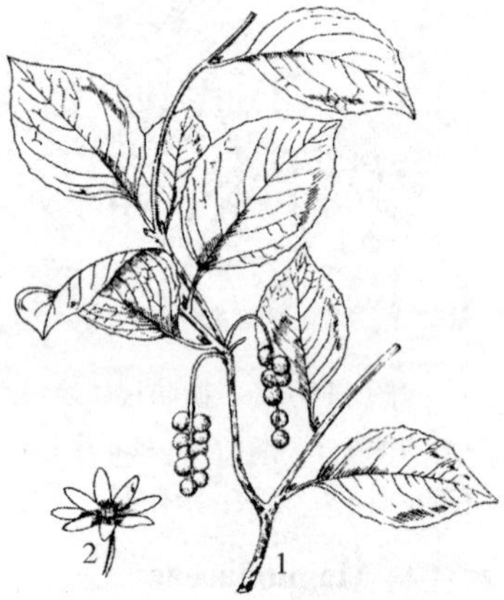

图 11－21 五味子

1. 花枝；2. 雌花

12. 樟科 Lauraceae

⚥ * $P_{(6\sim9)}A_{3\sim12}\underline{G}_{(3:1:1)}$

木本，多具油细胞，有香气。单叶，通常互生，多革质，全缘，具羽状脉、三出脉或离基三出脉，无托叶。花小，常两性，3 基数，多为 6，基部合生；辐射对称，花序多种；花单被，裂片通常 6 或 4，2 轮；雄蕊通常 3～12，排列 3～4 轮，第四轮常退化；花药瓣裂；子房上位，3 心皮合生 1 室，具 1 胚珠。核果或呈浆果状。有时具果托（宿存的花被筒）包围果实基部。

本科有约 45 属，2000 余种，分布于热带及亚热带地区。我国有 20 属，400 种，主产长江以南各省区。

本科植物常含挥发油。

药用植物举例：

肉桂 *Cinnamomum cassia* Presl 常绿乔木，全株具芳香气。树皮厚，灰褐色，内皮红棕色，幼枝被褐色绒毛。叶革质，矩圆形至近披针形，下面被黄色柔毛，具离基三出脉，中脉及侧脉在上面凹下。圆锥花序腋生，花小，白色。花被片 6，能育蕊 9，3 轮，第三轮的每一花丝基部有腺体 2 个，花药 4 室，外向瓣裂，子房卵形。浆果状核果椭圆形，黑紫色，果托浅杯状。云南、广西、广东、福建、中国台湾有栽培。树皮（肉桂）能补火助阳，引火归元，散寒止痛，温通经脉；嫩枝（桂枝）能发汗解肌，温经通脉，助阳化气，平冲降气。（图 11－22）

樟 *Cinnamomum camphora*（L.）Presl 常绿乔木，全株有樟脑香气。叶互生，近革质，卵状椭圆形，离基三出脉，脉腋有隆起的腺体。圆锥花序腋生，花淡黄绿色，花被片6，雄蕊9，花药4室，瓣裂。浆果状核果，紫黑色，果托浅杯状。分布于中国台湾，西南及长江以南各省区。生于丘陵、山区疏林中，常作行道树。枝、干、叶、根的提取物（樟脑）内服能开窍辟秽；外用能除湿杀虫，温散止痛。（图 11－23）

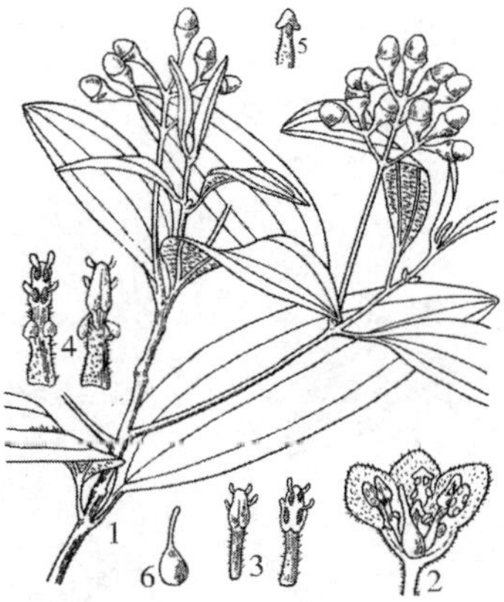

图 11－22　肉桂

1. 花枝；2. 花纵剖面；3. 第一、二轮雄蕊；
4. 第三轮雄蕊；5. 第四轮退化雄蕊；6. 雌蕊

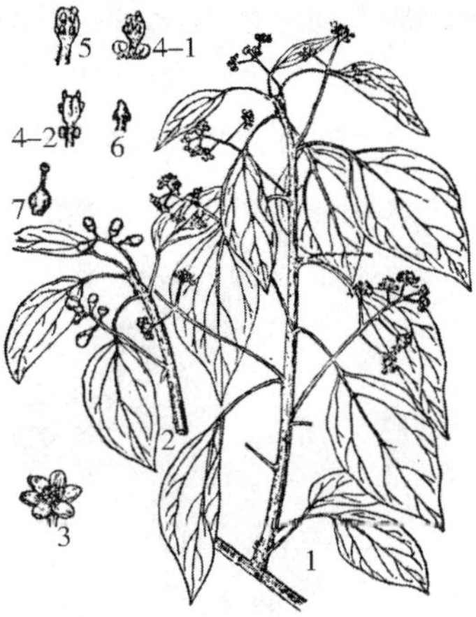

图 11－23　樟

1. 花枝；2. 果枝；3. 花的全形；
4. 第三轮雄蕊正面及背面；5. 外两轮雄蕊；
6. 退化雄蕊；7. 雌蕊

本科药用植物尚有：乌药 *Lindera aggregata*（Sims）Kosterm. 常绿灌木或小乔木。块根（乌药）能行气止痛，温肾散寒。山鸡椒 *Litsea cubeba*（Lour.）Pers. 果实（荜澄茄）能温中散寒，行气止痛。

13. 罂粟科 Papaveraceae

$\overset{\uparrow}{♀}\ *，\uparrow K_{2\sim3}C_{4\sim6,0,\infty}A_{\infty,4\sim6}G_{(2\sim\infty:1:1\sim\infty)}$

草本，稀为灌木，常含有白色、黄色或橙色乳汁。单叶互生，无托叶。花两性，辐射对称或两侧对称；单生或排成总状、聚伞、圆锥花序；萼片2，稀3，早落；花瓣4～6，稀更多或缺；雄蕊多数，离生，或4～6枚；子房上位，心皮2至多数合生，1室，侧膜胎座，胚珠通常多数。蒴果，瓣裂或孔裂。

本科有40多属，600多种，主要分布于北温带。我国有20属，约300种，南北均有分布。本科植物均含生物碱，以异喹啉生物碱为主，许多生物碱有重要药用价值，如罂粟中的吗啡能镇痛，可待因能止咳，罂粟碱能解痉，但多能成瘾，使用不当，即成毒品，延胡索乙素能镇痛、镇静。

药用植物举例：

罂粟 *Papaver somniferum* L. 二年生高大草本，体内含白色乳汁。叶互生，椭圆形或卵状椭圆形，基部抱茎，边缘具不整齐缺刻。花大，单生于细长花梗上；萼片2，早落；花瓣4，红、白、淡紫色等；雄蕊多数；子房由多心皮组成，1室，侧膜胎座。胚珠多数。蒴果近球形，孔裂。原产小亚细亚，印度、伊朗以及我国部分地区有少量栽培，供药用。成熟果壳（罂粟壳）能敛肺，涩肠，止痛；从未成熟果实中割取乳汁，制后称阿片（作为毒品出现时称鸦片、大烟、阿芙蓉），含有数十种生物碱，主要为吗啡，是中枢神经抑制剂，有镇痛、镇咳、镇静、

抑制呼吸及抑制肠蠕动作用。(图 11－24)

延胡索 *Corydalis yanhusuo* W. T. Wang 多年生草本，含黄色乳汁。块茎扁球形，断面黄色。叶二回三出全裂，末回裂片披针形。总状花序顶生，苞片全缘或有齿；萼片 2，早落；花两侧对称，花瓣 4，紫红色；两轮，外轮上方花瓣基部延伸成长距。雄蕊 6，花丝联合成 2 束，2 心皮组成侧膜胎座。蒴果条形。主要栽培于浙江、江苏。块茎（延胡索、元胡）能活血，行气，止痛。同属植物东北延胡索 *C. ambigua* Cham. et Schlecht var. *amurensis* Maxim.，齿瓣延胡索 *C. remota* Fisch. ex Maxim. 块茎某些地方作延胡索药用。(图 11－25)

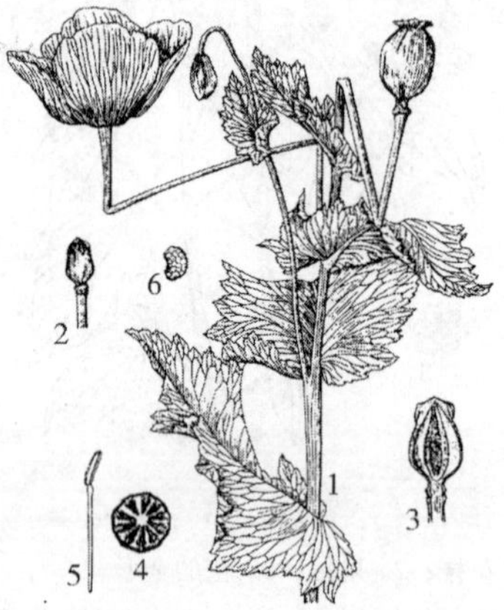

图 11－24　罂粟

1. 植株上部；2. 雌蕊；3. 雌蕊纵切；4. 子房横切；5. 雄蕊；6. 种子

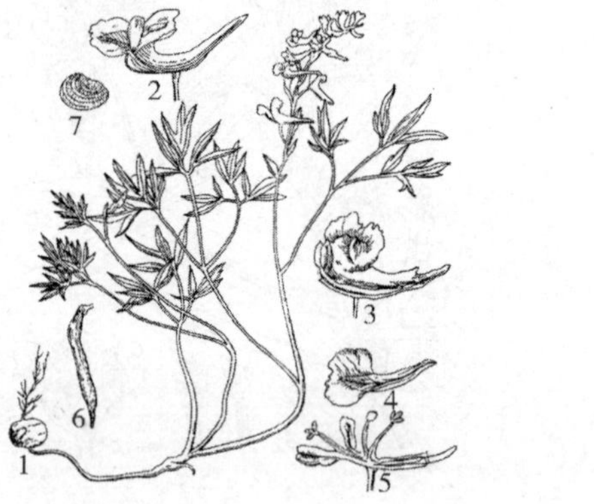

图 11－25　延胡索

1. 植株全形；2. 花；3. 花冠的上瓣和内瓣；4. 花冠的下瓣；5. 内瓣展开，示二体雄蕊及雌蕊；6. 果实；7. 种子

本科药用植物尚有：白屈菜 *Chelidonium majus* L. 全草（白屈菜）有毒，能解痉止痛，止咳平喘。外用治皮炎、虫伤等。紫堇 *Corydalis bungeana* Turcz. 全草（苦地丁）能清热解毒，散结消肿。

14. 十字花科 Cruciferae

⚥ $* K_{2+2}C_4A_{2+4}G_{(2:2:1\sim\infty)}$

草本。单叶互生，常羽状分裂，无托叶。花两性，辐射对称，多排成总状花序，萼片 4，2 轮；花瓣 4，十字排列；雄蕊 6，2 短 4 长，为四强雄蕊；子房上位，心皮 2，合生，由假隔膜分成 2 室，侧膜胎座，每室胚珠 1 至多枚。长角果或短角果。

本科有约 375 属，3200 种，广布世界各地，主产北温带。我国有 96 属，400 余种，分布于全国各地。

本科植物多含硫苷，某些种类含强心苷、吲哚苷。

药用植物举例：

菘蓝 *Isatis indigotica* Fort. 直立草本。主根圆柱形，淡黄棕色。叶互生，基生叶具柄，长圆状椭圆形，茎生叶长方披针形，基部箭形，半抱茎。复总状花序生于枝端。长角果矩圆形，扁平，边缘有翅，顶端圆钝或截形，内含 1 枚种子。栽培植物，主产河北、江苏、安徽、陕西等省。

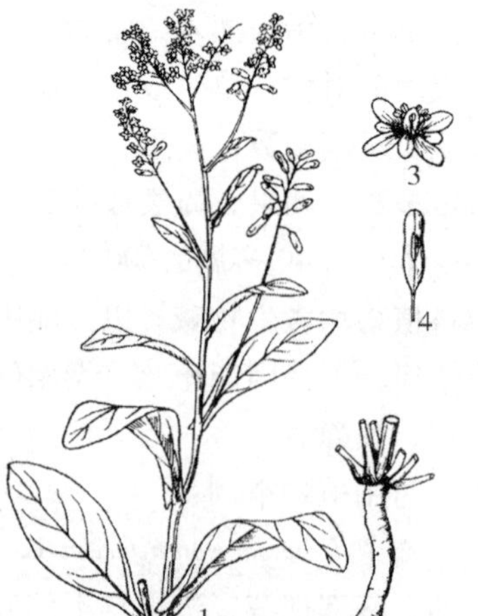

图 11－26　菘蓝

1. 花果枝；2. 根；3. 花；4. 果实

根（板蓝根）能清热解毒，凉血利咽。叶（大青叶）能清热解毒，凉血消斑。叶含靛蓝，可加工制成青黛。（图 11－26）

独行菜 *Lepidium apetalum* Willd. 一至二年生草本，茎直立，分枝，有乳头状短毛。基生叶匙形，羽状浅裂或深裂。总状花序顶生，花小，萼片早落；花瓣通常退化；雄蕊 2～4。短角果近圆形或稍长，上部具极窄翅。种子椭圆形。分布于东北、华北、西北及西南地区。生于路旁、沟边、田野。同科植物播娘蒿 *Descurainia sophia*（L.）Webb. ex Prantl.。二者种子（葶苈子，前者习称北葶苈子，后者习称南葶苈子）能泻肺平喘，行水消肿。

本科药用植物尚有：菥蓂 *Thlaspi arvense* L. 地上部分（菥蓂）能清肝明目，和中利湿，解毒消肿。白芥 *Brassica alba* L.，芥 *Brassica juncea*（L.）czern. et Coss.，二者的种子（芥子，前者习称白芥子，后者习称黄芥子），能温肺豁痰利气，散结通络止痛。

15. 景天科 Crassulaceae

$\overset{\uparrow}{♀} * K_{4\sim5}C_{4\sim5}A_{4\sim5,8\sim10}G_{4\sim5:1:\infty}$

多年生肉质草本或亚灌木。单叶互生、对生或轮生，无托叶。花两性，辐射对称，聚伞花序，有时单生或总状花序；萼片与花瓣常 4～5；雄蕊与花瓣同数或为其倍数；子房上位，离生心皮 4～5，每心皮基部具一小鳞片，胚珠多数。蓇葖果。

本科有约 35 属，1600 种，广布全世界，我国有 10 属，近 250 种，全国均有分布。

本科植物含多种苷类，如红景天苷、垂盆草苷，前者能提高机体免疫力，后者有降低谷丙转氨酶作用，还含有黄酮类、香豆素类等。

药用植物举例：

大花红景天 *Rhodiola crenulata*（Hook. f. et Thoms）H. Ohba 多年生草本。根状茎，被基生鳞片叶。花茎多，直立或扇状排列。叶椭圆状长圆形至近圆形。伞房花序；花多而大，雌雄异株；雄花花萼 5，花瓣 5，红色，雄蕊 10 枚；雌花心皮 5，不育。蓇葖果。分布于西藏、云南、四川。生长于高山山坡草地、灌丛、石缝中。根及根茎（红景天）能益气活血，通脉平喘。

本科药用植物尚有：垂盆草 *Sedum sarmentosum* Bunge 全草（垂盆草）能利湿退黄，清热解毒。

16. 杜仲科 Eucommiaceae

$♂ P_0A_{4\sim10}$；$♀ P_0\ \underline{G}_{(2:1:2)}$

落叶乔木，枝、叶折断后有银白色胶丝。小枝有片状髓。单叶互生，无托叶。花单性异株；无被，生于新枝基部的苞腋，成簇，先叶或与叶同时开放；雄花有花梗，苞片倒卵状匙形；雄花密集成头状花序，雄蕊 4～10，常为 8，花药线形，药隔伸出，花丝极短；雌花单生于小枝下部，具短花梗，子房上位，心皮 2，合生，1 室，胚珠 2。翅果，扁平而薄。内含 1 种子。

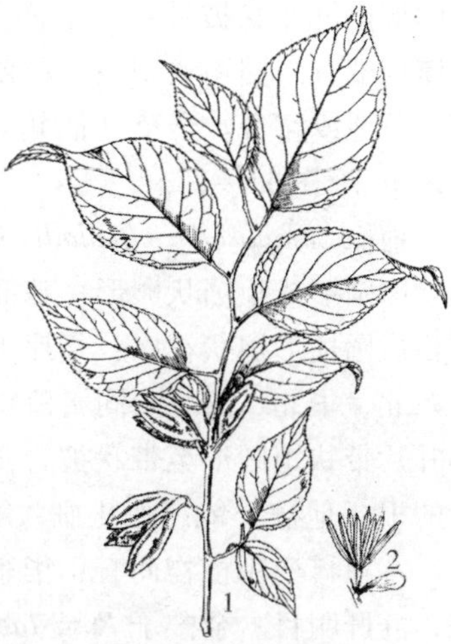

图 11－27　杜仲

1. 果枝；2. 雄花及苞片

有 1 属 1 种。是我国特产，分布于我国中部及西南各省区。

本科植物体含乳汁细胞，内含一种硬质橡胶，即杜仲胶，另含降压成分松脂醇二葡萄糖苷、桃叶珊瑚苷等多种苷类成分。

药用植物举例：

杜仲 *Eucommia ulmoides* Oliv. 形态特征与科同。各地有栽培。树皮（杜仲）能补肝肾，强筋骨，安胎；叶（杜仲叶）能补肝肾，强筋骨。（图 11－27）

17. 蔷薇科 Rosaceae

$\overset{\uparrow}{♀} * K_{4\sim5}C_{0\sim5}A_{4\sim\infty}\underline{G}_{1\sim\infty:1:1\sim2},\overline{G}_{(2\sim5:2\sim5:2)}$

草本、灌木或乔木，常具刺。单叶或复叶，多互生，常具托叶。花两性，辐射对称；花托膨大成各种形状，花萼基部多与花托愈合成盘状、杯状、坛状或壶状的萼筒；花瓣和雄蕊着生于花托或萼筒的周缘；萼片、花瓣多为 5；雄蕊多数。稀 5 或 10；子房上位或下位，心皮 1 至多数，分离或合生。每室胚珠 1 或 2，梨果、核果、瘦果或蓇葖果。

本科有约 124 属，3300 余种，分布全球，以北温带为多。我国产 51 属，1100 种，分布于全国各地。

本科植物含氰苷类，如苦杏仁苷；多元酚类，如鹤草酚；以及鞣质、黄酮化合物等，果实含有机酸等。共分为四个亚科：

蔷薇科四亚科检索表

1. 果实开裂；多无托叶 ………………………………………………… 绣线菊亚科 Spiraeoideae
1. 果实不开裂；具托叶。
2. 子房上位。
3. 心皮通常多数，分离；聚合瘦果或聚合小核果 …………………… 蔷薇亚科 Rosoideae
3. 心皮多 1 个；核果 ……………………………………………………… 梅亚科 Prunoideae
2. 子房下位或半下位 ……………………………………………………… 苹果亚科 Pomoideae

蔷薇亚科 Rosoideae

草本或灌木。复叶或单叶，有托叶。子房上位，周位花，心皮多数，离生；胚珠 1～2。聚合瘦果或聚合核果。萼片多宿存。

药用植物举例：

龙芽草 *Agrimonia pilosa* Ledeb. 多年生草本。全株密被柔毛。奇数羽状复叶；小叶不等大，倒卵形至倒卵状披针形，下面脉上疏生伏毛；托叶镰形或半圆形。总状花序顶生；花黄色，萼筒顶端有一圈钩状刺毛。花瓣 5，雄蕊 10；心皮 2。瘦果。分布于全国各地。生于山坡疏林、草地或路旁。全草（仙鹤草）能收敛止血，截疟，止痢，解毒，补虚；冬芽（鹤草芽）能杀虫。（图 11－28）

地榆 *Sanguisorba officinalis* L. 多年生草本。根粗壮。茎直立，带紫红色。奇数羽状复叶；小叶卵圆形或矩圆状卵形，基部心形至微心形，边缘有具芒尖的粗锯齿，小托叶叶状。花小，密集成圆柱形穗状花序；萼片 4，花瓣状，紫色；无花瓣；雄蕊 4；瘦果褐色，有细毛。主产于东北、华北、西北。同属植物长叶地榆 *S. officinalis L.* var. *longifolia*（Bert.）Yü et Li 基生叶小叶片带状矩圆形至带状披针形，基部微心形至宽楔形，主产于华东、华中、西南。以上二者的根（地榆）能凉血止血，解毒敛疮。（图 11－29）

本亚科药用植物尚有：华东覆盆子 *Rubus chingii* Hu 未成熟果实（覆盆子）能益肾固精缩尿，养肝明目。金樱子 *Rosa laevigata* Michx. 果实（金樱子）能固精缩尿，固崩止带，涩肠止泻。

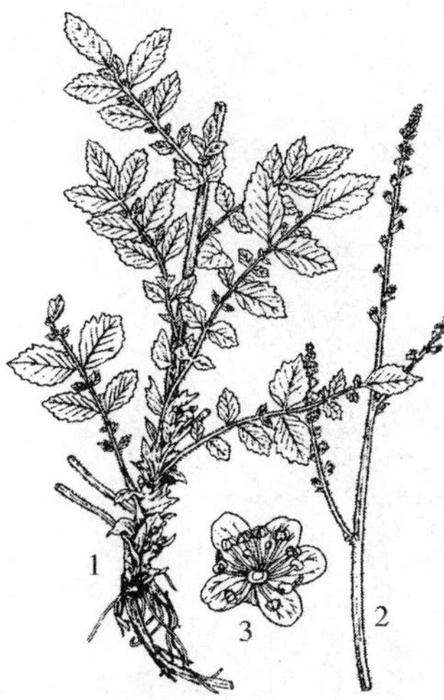

图 11－28　龙芽草

1、2. 植株；3. 花

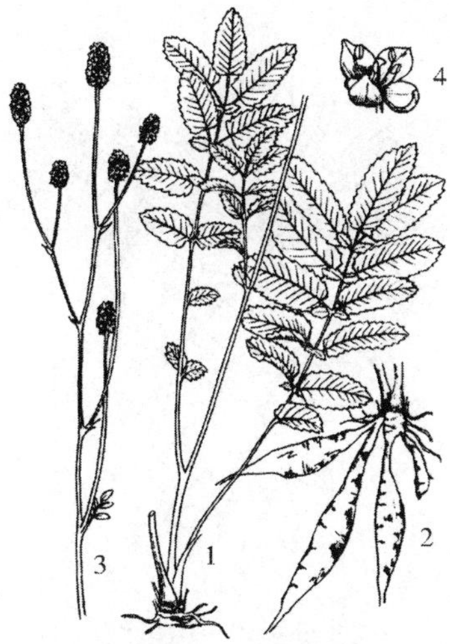

图 11－29　地榆

1. 植株一部分；2. 根；3. 花枝；4. 花

梅亚科（桃亚科）Prunoideae

木本。单叶，有托叶。叶基常有腺体，子房上位，心皮1，核果。萼片常脱落。

杏 *Prunus armeniaca* L. 小乔木。叶卵形或卵圆形，基部圆形至近心形，边缘有细钝锯齿；叶柄近顶端有2腺体。花单生，先叶开放；萼筒杯状。花瓣5，淡粉红色或白色，圆形或倒卵圆形；雄蕊多数；心皮1，被短柔毛。核果球形，一侧有纵沟，熟时黄红色。种子扁心形或圆心形。全国有栽培。同属植物山杏 *P. armeniaca L.* var. *ansu* Maxim.、西伯利亚杏 *P. sibirica* L. 和东北杏 *P. mandshurica*（Maxim.）Koehne 的种子均作为苦杏仁药用，能降气止咳平喘，润肠通便。

本属植物尚有梅 *Prunus mume*（Sieb.）Sieb. et Zucc. 近成熟果实（乌梅）能敛肺，涩肠，生津，安蛔。

梨亚科（苹果亚科）Pomoideae

木本。单叶，具托叶。叶基常有腺体，心皮2～5，常与壶形或杯状花托内壁连合成子房下位或半下位。胚珠2，梨果。

山里红 *Crataegus pinnatifida* Bge. var. *major* N. E. Br. 落叶乔木，小枝通常有刺。叶宽卵形，3～9浅羽裂，下面一对裂片分裂较深，基部宽楔形。边缘有重锯齿，下面脉上有毛；托叶镰形。伞房花序，有毛；花白色或稍带红色。梨果球形。直径达2.5cm，深亮红色，有斑点。华北各省区有栽培。同属植物山楂 *C. pinnatifida* Bge. 果较小，直径1～1.5cm，深红色；叶片分裂较深。上述二种果实（山楂）能消食健胃，行气散瘀，化浊降脂；叶（山楂叶）能活血化瘀，理气通脉，化浊降脂。(图 11－30)

贴梗海棠 *Chaenomeles speciosa*（Sweet）Nakai 落叶灌木，枝有刺。叶卵形至长椭圆形，叶缘有尖锐锯齿；托叶大，肾形或半圆形。花先开放，猩红色、稀淡红色或白色，3～5朵簇生，花梗粗短，花筒钟状。梨果球形或卵形，直径4～6cm，木质，黄色或带黄绿色，有芳香。各地有栽培。果实干后外皮皱缩，称皱皮木瓜。近成熟果实（木瓜）能舒筋活络，和胃化湿。(图 11－31)

本亚科药用植物尚有：枇杷 *Eriobotrya japonica*（Thunb.）Lindl. 叶（枇杷叶）能清肺止咳，降逆止呕。

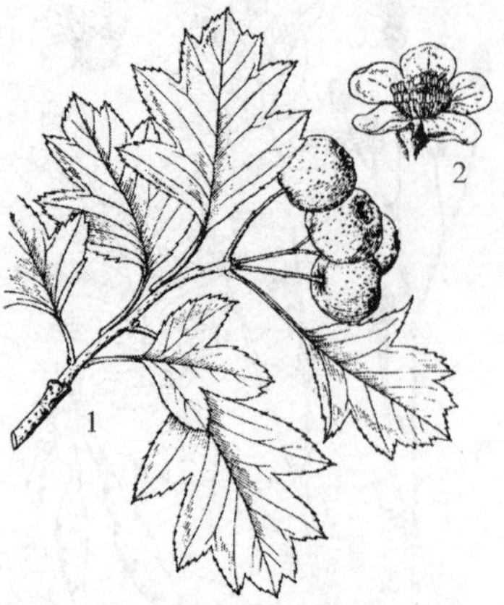

图 11-30 山里红

1. 果枝；2. 花

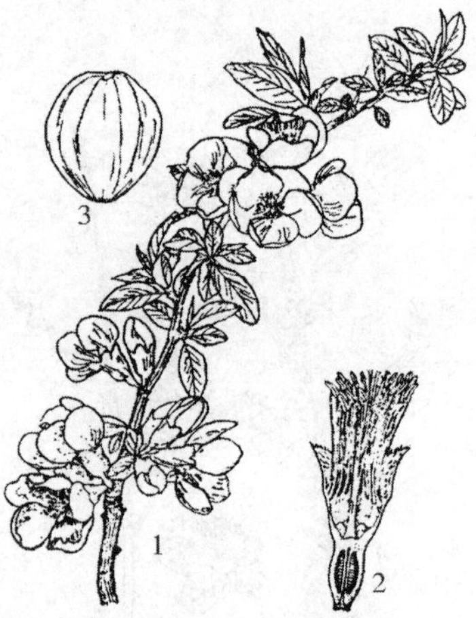

图 11-31 贴梗海棠

1. 花枝；2. 花；3. 果实

18. 豆科 Leguminosae

⚥ *，↑ $K_{5(5)}C_5A_{(9)+1,10,\infty}\underline{G}_{1:1:1\sim\infty}$

草本、灌木、乔木或藤本。茎直立或蔓生，根部常有根瘤。叶常互生，多为羽状或掌状复叶，少为单叶，多具托叶和叶枕（叶柄基部膨大部分）。花两性，花萼5裂，花瓣5，少合生；雄蕊10，常成二体雄蕊（9+1，稀5+5），稀多数或单体；心皮1，子房上位，1室，胚珠1至多数，边缘胎座。荚果。种子无胚乳。

本科是种子植物第三大科，仅次于菊科和兰科。有约700属，18 000种，广布世界各地。我国有160属，1550种（含变种）。全国各地均有分布。已知药用约600种。本科共分为三亚科。

豆科三亚科检索表

1. 花辐射对称，花瓣镊合状排列，雄蕊多数或有定数 ························· 含羞草亚科

1. 花两侧对称，花瓣覆瓦状排列，雄蕊常为10枚。

2. 花冠假蝶形，最上一瓣在最内方；雄蕊分离 ································· 云实亚科

2. 花冠蝶形，最上一瓣（旗瓣）在最外方 ································· 蝶形花亚科

含羞草亚科 Mimosoideae

多为木本。叶多为二回羽状复叶。花辐射对称，穗状或头状花序；萼片、花瓣均镊合状排列，基部常结合；雄蕊通常多数。荚果有时具次生横隔膜。

药用植物举例：

合欢 *Albizia julibrissin* Durazz. 落叶乔木，树皮灰棕色，有密生椭圆形横向皮孔。二回偶数羽状复叶，小叶镰刀状，主脉偏向一侧。头状花序呈伞房状排列；花淡红色，花萼小，筒状，花冠漏斗状，均5裂；雄蕊多数，花丝细长，淡红色。荚果扁条形。分布于全国各地，野生或栽培。树皮（合欢皮）能解郁安神，活血消肿；花序（合欢花）能解郁安神。（图 11-32）

云实亚科 Caesalpinoideae

多为木本。通常为偶数羽状复叶。花两侧对称，花冠假蝶形；花瓣多5，上升覆瓦状排列；雄蕊10或较少，多分离。荚果，常有隔膜。

药用植物举例：

小决明 *Cassia tora* L. 一年生草本。羽状复叶，小叶6片，倒卵形，在叶轴上下面两对小

叶间各有1针刺状腺体。花成对腋生；萼片5；花瓣5，黄色，最下面的两个较长；发育雄蕊7，其中3个较大的花药顶端圆形。荚果条形，长6～14cm。种子棱柱形，淡褐色，有光泽，两侧各有1条宽广的浅黄棕色带。分布于长江以南各省区。生于山坡、河边，各地有栽培。决明 *Cassia obtusifolia* L. 叶轴的第一对小叶间或第一、二对小叶间各有1针刺状腺体；发育雄蕊中，3个较大的花药顶端急窄成瓶颈状。荚果较长，可达24cm。种子较大，棱线两侧各有1条斜向对称的浅棕色线形凹纹。主产于广西、云南等省区。以上二种植物种子（决明子，前者习称小决明子，后者习称大决明子）能清热明目，润肠通便。（图11－33）

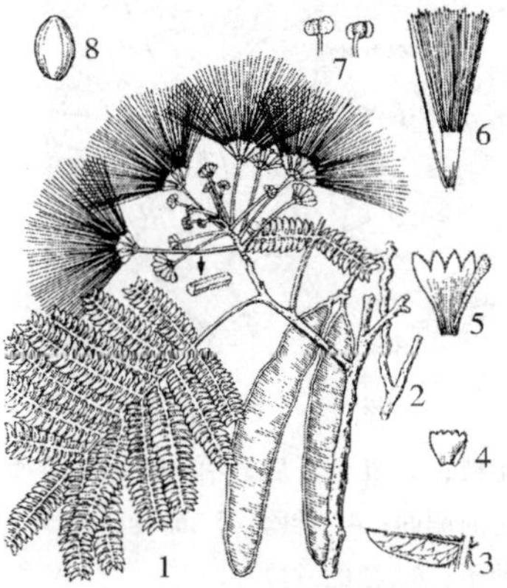

图11－32　合欢

1. 花枝；2. 果枝；3. 小叶放大；4. 花萼；5. 花冠；6. 雄蕊与雌蕊；7. 花药；8. 种子

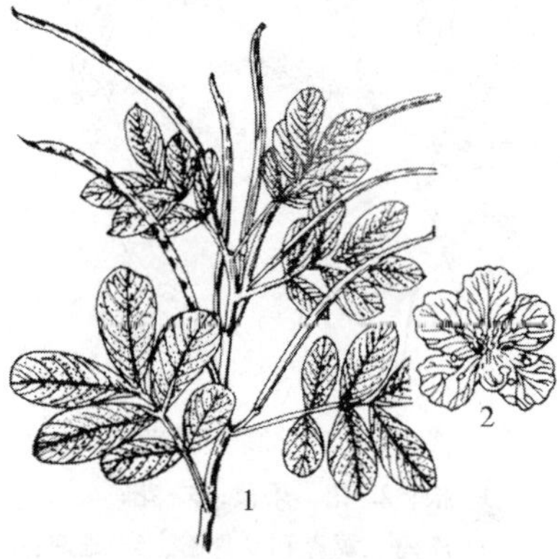

图11－33　小决明

1. 果枝；2. 花

本亚科药用植物还有：皂荚 *Gleditsia sinensis* Lam. 乔木。不育果实（猪牙皂）能祛痰开窍，散结消肿；棘刺（皂角刺或称皂角针）能消肿托毒，排脓，杀虫；成熟果实（大皂角）功效与猪牙皂相同。

蝶形花亚科 Papilionoideae

木本或草本。羽状复叶或3出复叶，稀单叶（补骨脂属），有时有卷须。花两侧对称，花萼5裂，花冠蝶形，花瓣5，雄蕊10，常为二体雄蕊，分成（9）+1或（5）+（5），也有10枚全部联合成单体雄蕊，或全部分离。荚果，有时为节荚果。

药用植物举例：

膜荚黄芪 *Astragalus membranaceus*（Fisch.）Bge. 多年生草本。主根长而粗壮。奇数羽状复叶，小叶6～13对，卵状披针形或椭圆形，两面有白色长柔毛。总状花序；蝶形花冠黄白色；雄蕊10，二体；子房被柔毛。荚果膜质，膨胀，卵状矩圆形，有长柄，被黑色短柔毛。分布于东北、华北、甘肃、四川、西藏。生于向阳山坡、草丛或灌丛中。蒙古黄芪 *Astragalus membranaceus*（Fisch.）Bge. var. *mongholicus*（Bge.）Hsiao分布于内蒙古、吉林、山西、河北。二者的根（黄芪）能补气升阳，固表止汗，利水消肿，生津养血，行滞通痹，托毒排脓，敛疮生肌。（图11－34）

甘草 *Glycyrrhiza uralensis* Fisch. 多年生草本。根状茎圆柱状，多横走；主根粗长，外皮红棕色至暗棕色。全体被白色短毛及腺鳞或腺状毛。茎直立，稍带木质。奇数羽状复叶，小叶5～17片，小叶片卵形或宽卵形。总状花序腋生；花冠蝶形，蓝紫色；雄蕊10，二体。荚果呈镰刀状或环状弯曲，密被刺状腺毛及短毛。分布于东北、华北、西北。生于向阳干燥的钙质草原及河岸沙质土上。同属植物光果甘草 *G. glabra* L. 分布于新疆、青海、甘肃。胀果甘草

G. inflata Bat. 主产新疆、甘肃。以上三种植物根和根状茎（甘草）能补脾益气，清热解毒，祛痰止咳，缓急止痛，调和诸药（图 11－35）

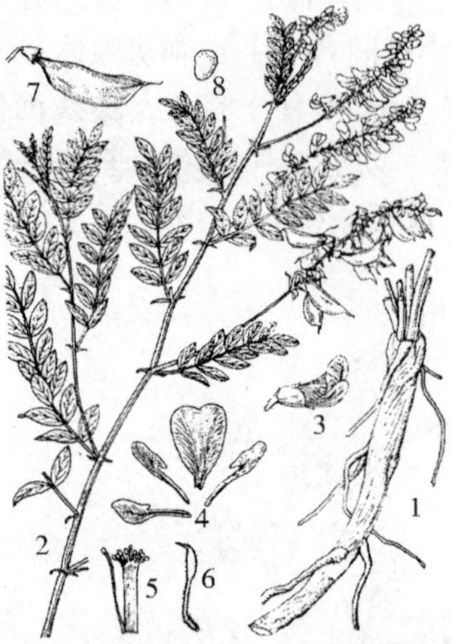

图 11－34 膜荚黄芪

1. 根；2. 花、果枝；3. 花；4. 旗瓣、翼瓣和龙骨瓣；5. 雄蕊；6. 雌蕊；7. 果实；8. 种子

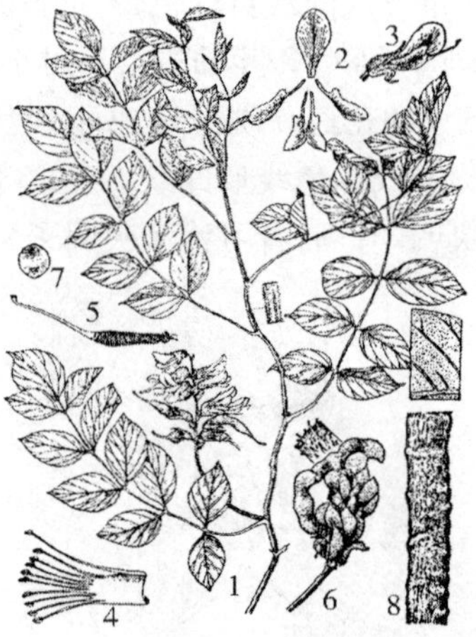

图 11－35 甘草

1. 花枝；2. 花剖开后，示旗瓣、翼瓣和龙骨瓣；3. 花的侧面；4. 雄蕊；5. 雌蕊；6. 果序；7. 种子；8. 根的一段

野葛 *Pueraria lobata*（Willd.）Ohwi 藤本。块根肥厚。全株有黄色长硬毛。小叶 3 片，顶生小叶菱状卵形。总状花序腋生；花密集，花冠蝶形，紫红色。荚果条形，扁平，密生黄色长硬毛。分布遍及全国。生于草坡、疏林中。根（葛根），也习称野葛，能解肌退热，生津止渴，透疹，升阳止泻，通经活络，解酒毒；未开放的花蕾（葛花）善解酒毒，醒脾和胃。同属植物甘葛藤 *P. thomsonii* Benth. 的根（粉葛），葛根素含量较上种低，功效同葛根。

槐 *Sophora japonica* L. 落叶乔木。奇数羽状复叶，小叶 9～15 片，卵状矩圆形，下面灰白色，疏生短柔毛。圆锥花序顶生；萼钟状；花冠蝶形，乳白色，有紫脉；雄蕊 10，分离，不等长。荚果肉质，串珠状，不裂。全国各地有栽培。花蕾（槐米）及花（槐花）入药能凉血止血，清肝泻火。果实（槐角）能清热泻火，凉血止血。

苦参 *Sophora flavescens* Ait. 落叶灌木，根圆柱状，外皮黄色。奇数羽状复叶，小叶披针形。总状花序顶生；花冠蝶形，淡黄色。荚果条形，先端有长喙，于种子间稍缢缩，略呈串珠状。南北各地均有分布。常见于沙地及山坡阴处。根（苦参）能清热燥湿，杀虫，利尿。

同亚科药用植物还有：补骨脂 *Psoralea corylifolia* L. 果实（补骨脂）能温肾助阳，纳气平喘，温脾止泻；外用消风祛斑。扁茎黄芪 *A. complanatus* R. Br. 的种子（沙苑子）能补肾助阳，固精缩尿，养肝明目。

19. 芸香科 Rutaceae

⚥ * $K_{3\sim5}C_{3\sim5}A_{3\sim\infty}\underline{G}_{(2\sim\infty:2\sim\infty:1\sim2),2\sim\infty:2\sim\infty:1\sim2}$

乔木或灌木，稀草本。叶或果实上常有透明油点（腺点），多含挥发油。叶互生或对生，复叶或单身复叶，无托叶。花两性，稀单性，辐射对称，排成各式花序；萼片 3～5，通常合生；花瓣 3～5，分离；雄蕊与花瓣同数或为其倍数，稀更多或更少，着生于环状或杯状的花盘基部；子房上位；心皮通常 2～5，多合生，少离生。柑果、浆果、核果或蓇果。

本科有约 150 属，1700 种，分布于热带和温带。我国有 29 属，150 余种，南北均有分布，主产南方。

本科植物所含化学成分呈多样性。主要含挥发油、生物碱、黄酮类、香豆素及木脂素类。药用植物举例：

橘 *Citrus reticulata* Blanco 常绿小乔木或灌木；枝常有刺。单身复叶，革质，披针形或卵状披针形，全缘或具细钝齿，叶翼不明显。花单生或2～3朵簇生于叶腋，黄白色；萼片5，花瓣5；雄蕊18～24，花丝常3～5枚合生成数束；子房9～15室。柑果扁球形，果皮疏松，密布油点，有香气，易剥离。秦岭及长江中下游各省区广泛栽培。果实为著名水果。外层果皮（橘红）能理气宽中，燥湿化痰；果皮（陈皮）能理气健脾，燥湿化痰；中果皮与内果皮间的维管束群（橘络）能通络化痰；种子（橘核）能理气，散结，止痛；幼果或未成熟果实的果皮（青皮）疏肝破气，散积化滞。（图11－36）

黄檗 *Phellodendron amurense* Rupr. 落叶乔木。树皮木栓层厚而软，有纵深沟裂，外皮灰色，内皮鲜黄色。味苦。奇数羽状复叶对生；小叶5～13片，卵形至卵状披针形，叶下面脉基部被长柔毛。花小，多数，单性异株，组成顶生聚伞状圆锥花序。浆果状核果，球形，熟时黑色。分布于东北、华北等地。生于山区杂木林中。树皮（关黄柏）能清热燥湿，泻火除蒸，解毒疗疮。（图11－37）

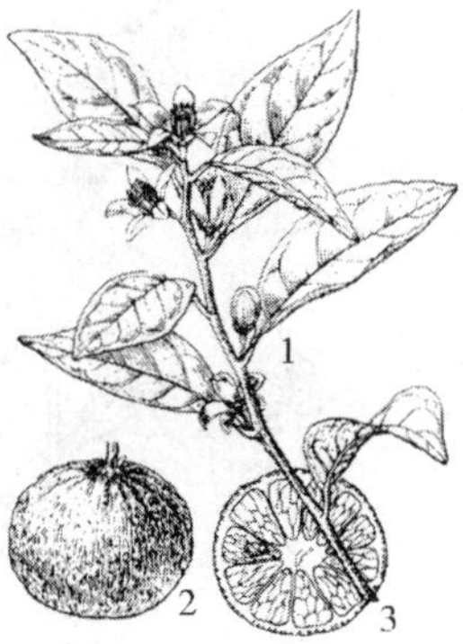

图11－36 橘

1. 花枝；2. 果实；3. 果实纵切

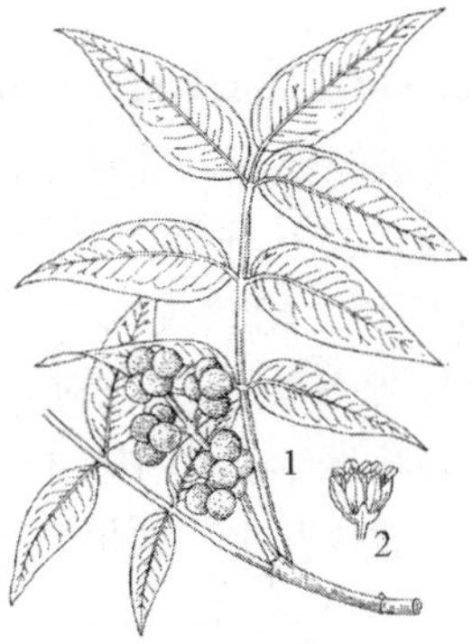

图11－37 黄檗

1. 果枝；2. 雄花

黄皮树 *P. chinensis* Schneid. 与黄檗的主要区别点为：树皮暗灰棕色，薄而无厚软的木栓层；小叶7～15片，下面密被长柔毛或沿脉有毛；小檗碱含量较上种为高。主产于四川、贵州、云南等地。树皮（黄柏）功效同关黄柏。

酸橙 *Citrus aurantium* L. 常绿小乔木，小枝三棱形，有长刺。叶互生，革质，卵状矩圆形至倒卵形；叶柄有明显的叶翼。花白色，芳香。柑果近球形，橙黄色，果皮粗糙。长江流域及其以南地区有栽培。幼果（枳实）能破气消积，化痰除痞。近成熟果实（枳壳）能理气宽中，行滞消胀。（图11－38）

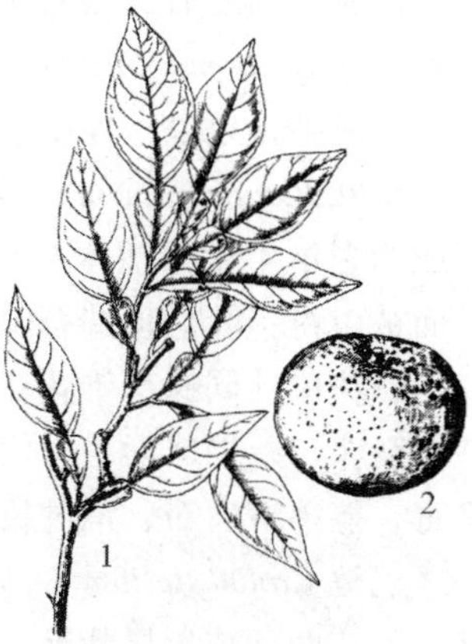

图11－38 酸橙

1. 叶枝；2. 果实

吴茱萸 *Euodia rutaecarpa*（Juss.）Benth. 灌木或小乔木。幼枝、叶轴及花序均被黄褐色长柔毛。奇数羽状复叶对生，小叶5～9，椭圆形至卵形，上面疏生毛，下面密被白色长柔毛，有透明油点。花单性异株，密集成顶生的圆锥花序。蓇葖果紫红色，有强烈香气。产于中南、华东，以及云南、四川等地。近成熟果实（吴茱萸），有小毒，散寒止痛，降逆止呕，助阳止泻。

本科药用植物尚有：白鲜 *Dictamnus dasycarpus* Turcz. 根皮（白鲜皮）能清热燥湿，祛风解毒。

20. 大戟科 Euphorbiaceae

$♂ * K_{0\sim5}C_{0\sim5}A_{1\sim\infty,(\infty)}$；$♀ * K_{0\sim5}C_{0\sim5}\underline{G}_{(3:3:1\sim2)}$

木本或草本，常含有乳汁。叶互生，稀对生，多为单叶，基部常具腺体；托叶早落。花序多样，有穗状花序、总状花序、聚伞花序或为杯状聚伞花序；花单性，雌雄同株或异株；花辐射对称，稀花萼与花冠俱存；有时俱花盘或退化为腺体；雄蕊 1 至多数，分离或合生；雌蕊常由 3 心皮组成；子房上位，多为 3 室，中轴胎座，每室胚珠 1～2。蒴果，少数为浆果或核果。种子有胚乳及种阜。

本科有约 300 属，8000 余种，广布于全世界。我国有 69 属，360 余种，主要分布长江以南各省区。

本科植物多有不同程度的毒性，化学成分复杂，主要有生物碱、氰苷、硫苷、二萜、三萜等成分。

药用植物举例：

大戟 *Euphorbia Pekinensis* Rupr. 多年生草本，有白色乳汁。茎被短柔毛。叶互生，矩圆状披针形，全缘。花序特异，总花序通常为 5 歧聚伞状，基部有 5～8 枚叶状苞片，轮状排列，每伞梗再作数次叉状分枝，其分枝处着生苞片一对。花单性同株，黄绿色，皆生于杯状聚伞花序中；杯状总苞顶端 4 裂，4 枚肉质腺体与裂片互生，蒴果三角状扁球形，表面有疣状凸起；种子卵形光滑。除新疆及西藏外，全国各省区均有分布。生于山坡、旷野、路旁。根（京大戟）有毒，能泻水逐水，消肿散结。（图 11－39）

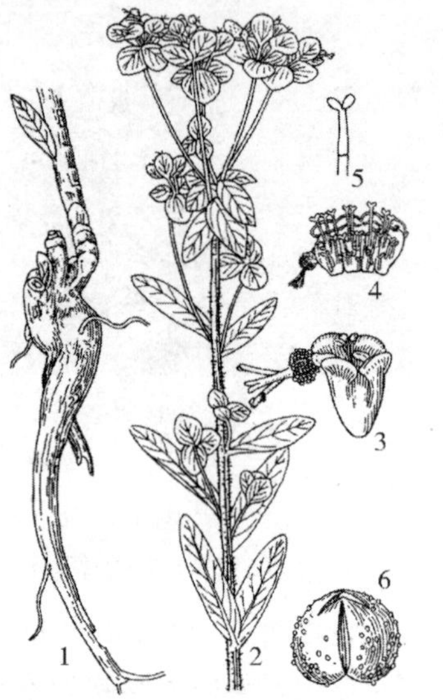

图 11－39 大戟

1. 根；2. 植株；3. 杯状聚伞花序；4. 总苞展开示雄花和雌花；5. 雄花；6. 果实

同属植物还有：狼毒大戟 *E. fischeriana* Steud. 和月腺大戟 *E. ebracteolata* Hayata，二者的根（狼毒）有毒，能散结，杀虫；外用于淋巴结结核、皮癣。

蓖麻 *Ricinus communis* L. 一年生大草本，在南方常成为多年生常绿灌木状草本，叶盾形，掌状分裂，下面被白粉；叶柄顶端有腺体。总状或圆锥花序与叶对生；花单性同株，雄花在下，雌花在上，无花瓣；子房上位，卵形，密生刺状物，3 室，每室 1 胚珠。蒴果球形，有软刺。种子矩圆形，光滑，有斑纹。全国各地栽培。种子（蓖麻子）有毒，能泻下通滞，消肿拔毒，其脂肪油能泻下通便。（图 11－40）

巴豆 *Croton tiglium* L. 常绿小乔木或灌木。幼枝绿色，疏生星状毛。叶互生，卵形至长圆状卵形，两面疏生星状毛，叶片基部近叶柄处有 2 枚无柄腺体。花小，单性，雌雄同株；总状花序顶生；雄花的萼片与花瓣均 5，雄蕊多数，花丝分离；雌花花瓣缺；子房上位，3 室。蒴果卵形，具 3 棱，密生星状毛。分布于长江以南各地。种子（巴豆）有大毒，外用蚀疮，用于恶疮疥癣，疣痣。（图 11－41）

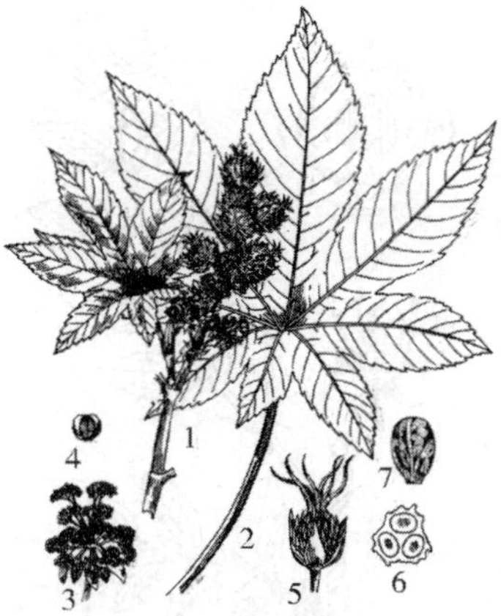

图 11－40　蓖麻

1. 着花的枝；2. 叶；3. 雄花；4. 花粉囊；
5. 雌花，6. 子房横切，7. 种子

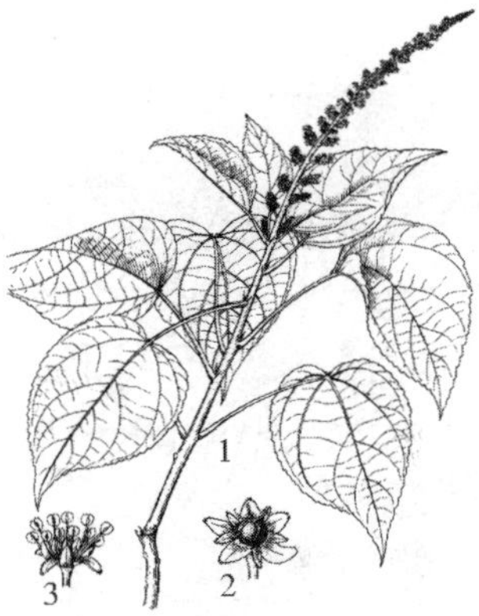

图 11－41　巴豆

1. 花枝；2. 雌花；3. 雄花

本科药用植物尚有：甘遂 *Euphorbia kansui* T. N. Liou ex T. P. Wang 块根（甘遂）有毒，能泻水逐饮，消肿散结。续随子 *Euphorbia lathyris* L. 种子（千金子）有毒，泻下逐水，破血消癥，外用疗癣蚀疣。

21. 鼠李科 Rhamnaceae

$\overset{\uparrow}{⚥}$ * $K_{(4\sim5)}C_{4\sim5}A_{4\sim5}\underline{G}_{(2\sim4:2\sim4:1)}$

多为木本或木质藤本，少草本，常有刺。单叶，多互生，托叶小。花小，两性，稀单性，辐射对称；聚伞或圆锥花序，或簇生；萼片、花瓣及雄蕊均 4～5 数，有时花瓣缺；雄蕊与花瓣对生；花盘肉质；雌蕊由 2～4 个心皮组成；子房上位，或一部分埋藏于花盘内，2～4 室，每室胚珠 1 枚；花柱 2～4 裂。多为核果。

本科有约 58 属，900 种，广布于全世界。我国有 15 属，约 130 余种，分布于南北各地，主产长江以南地区。

本科所含化学成分多样，有些种类含蒽醌衍生物，有缓泻消炎作用。

药用植物举例：

枣 *Ziziphus jujuba* Mill. 落叶小乔木。稀灌木。小枝有 2 个托叶刺，长刺粗直，短刺钩状；叶卵形，基生三出脉；聚伞花序腋生；花小，黄绿色；核果大，卵形或矩圆形，深红色，核两端锐尖。全国各地有栽培。果实（大枣）补中益气，养血安神。（图 11－42）

酸枣 *Z. jujuba Mill. var. spinosa*（Bunge）Hu ex H. F. Chow 落叶灌木；小枝有两种刺：一种细长而直，一种短而反曲（由托叶变成）；叶互生，狭卵形；花小，黄绿色；核果，短矩圆形，皮薄，味酸，核两端钝。分布于长江以北除黑龙江、吉林、新疆外的广大地区。生于向阳或干燥山坡、丘陵、平原、路旁。种仁（酸枣仁）能养心补肝，宁心安神，敛汗，生津。（图 11－43）

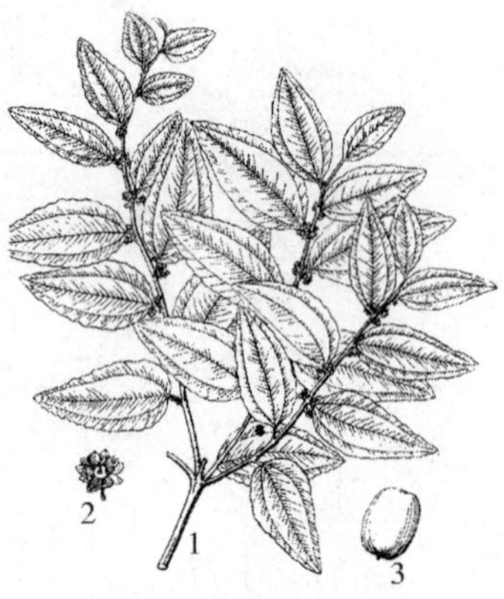

图 11－42 枣

1. 花枝；2. 花；3. 果实

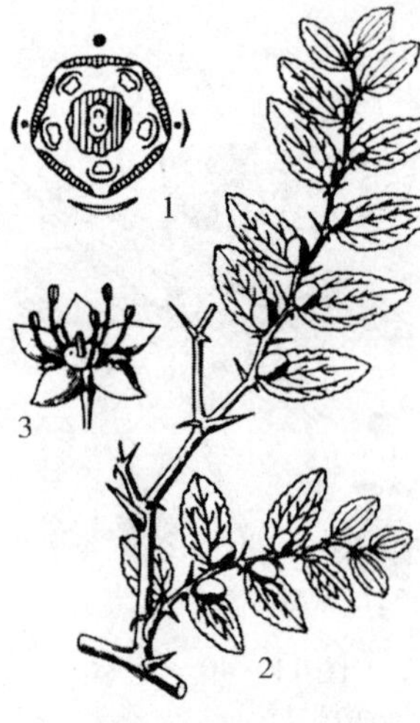

图 11－43 酸枣

1. 花图式；2. 果枝；3. 花

22. 锦葵科 Malvaceae

⚥ $* \ K_{5,(5)} C_5 A_{(\infty)} \underline{G}_{(3\sim\infty:3\sim\infty:1\sim\infty)}$

草本、灌木或乔木。植物体多具黏液；茎皮富有纤维。幼枝及叶表面常有星状毛。单叶互生，常掌状分裂，有托叶；花两性，辐射对称，单生或成聚伞花序；萼片5，分离或合生，萼下常有总苞状苞片或称副萼，萼宿存；花瓣5；雄蕊多数，花丝下部合生成管，成单体雄蕊，包围花柱，花药1室，花粉有刺；雌蕊由3至多心皮合生而成，常5心皮，子房上位，中轴胎座。蒴果或分果，稀浆果。

本科有约50属，1000余种，广布于温带和热带。我国有17属，约80余种，分布于南北各地。

本科植物的主要活性成分有黄酮苷、生物碱及酚类等。不少植物的叶、根和种子中含有黏液和多糖。

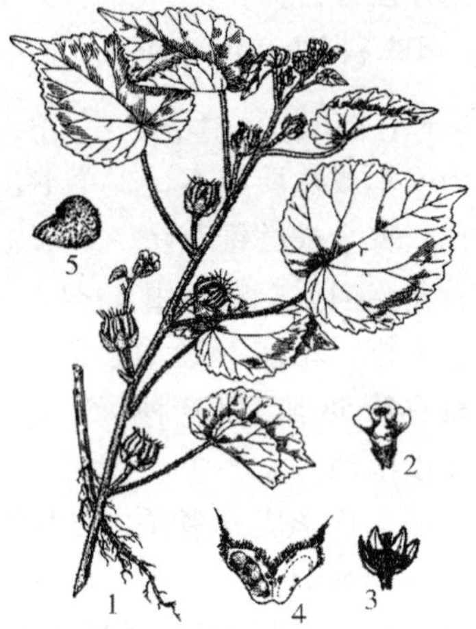

图 11－44 苘麻

1. 着花、果的枝；2. 去花萼及一部分花瓣的花，示单体雄蕊；3. 去花被及雄蕊的花，示雌蕊；4. 果实的一荚，开裂，示种子；5. 种子

药用植物举例：

苘麻 *Abutilon theophrasti* Medic. 一年生草本，高1～2米。全株密被星状毛。叶互生，圆心形。花单生于叶腋；花萼5裂；花瓣5，黄色；单体雄蕊；心皮15～20，轮状排列。蒴果半球形，分果瓣15～20，顶端有2长芒。种子肾形，黑色，具细毛。分布于南北各地，生于路旁、荒地、田野，也有栽培。种子（苘麻子）能清热解毒，利湿，退翳。（图 11－44）

本科药用植物尚有：冬葵 *Malva verticillata* L. 果实（冬葵果）为蒙古族习用药材，能清热利尿，消肿。全草能清利咽喉。蜀葵（一丈红）*Althaea rosea*（L.）Cav. 根、花及种子能清热，镇咳，利尿。

23. 堇菜科 Violaceae

$\overset{\uparrow}{♀}$ *，↑ $K_{5,(5)}C_5A_{5,(5)}\underline{G}_{(3:1:1\sim\infty)}$

多为草本，稀木本。单叶互生或基生，有托叶。花通常两性；多为两侧对称，稀辐射对称；常单生，花梗有苞片2枚或缺；萼片5，宿存，覆瓦状排列；花瓣5，下面一枚常扩大而基部有距；雄蕊5，花药分离或联合，药隔延伸于药室外；雌蕊子房上位，3心皮合生成1室，侧膜胎座，胚珠多数。多为蒴果，稀浆果，蒴果通常三瓣裂。

本科有22属，900种，广布温带及热带地区。我国有4属，125种，南北均有分布。

药用植物举例：

紫花地丁 *Viola yedoensis* Makino 一年生草本，全株密被白色短毛。叶基生，有长柄，叶片狭披针形或卵状披针形，顶端圆钝，基部近截形或稍呈心形，下延于叶柄成翅，托叶膜质。花紫色，花柄长，中部常有2枚苞片；萼片5；花瓣5，下面一瓣基部延长成距，两侧瓣无毛；子房上位，1室，柱头3裂。蒴果椭圆形。分布遍及全国。生于湿润的路旁或草坡上。全草（紫花地丁）能清热解毒，凉血消肿。（图11－45）

东北堇菜 *Viola mandshurica* W. Beck. 多年生草本。地下茎短，垂直，有很密的结节，生数条斜向横生的根。基生叶少数至多数；托叶革质，外侧的托叶呈褐色或白色，内侧的托叶呈淡紫、淡褐或绿白色，约2/3以上与叶柄合生，全缘，稍有细齿；叶柄长3～9厘米，有细短硬毛或无毛，有较狭或稍宽的翼；叶片卵状披针形或卵状长圆形，先端钝，基部钝圆形、截形或稍呈广楔形，边缘有疏而平圆齿，或近全缘，两面无毛，或稍有细短毛。花两侧对称；有长梗，超出叶上，无毛或有细短硬毛；花萼5，无毛；花瓣5，紫堇色或蓝紫色，距粗管状，稍上弯。蒴果长圆形，末端尖，无毛。分布于全国大部分省区，民间可作紫花地丁入药。（图11－46）

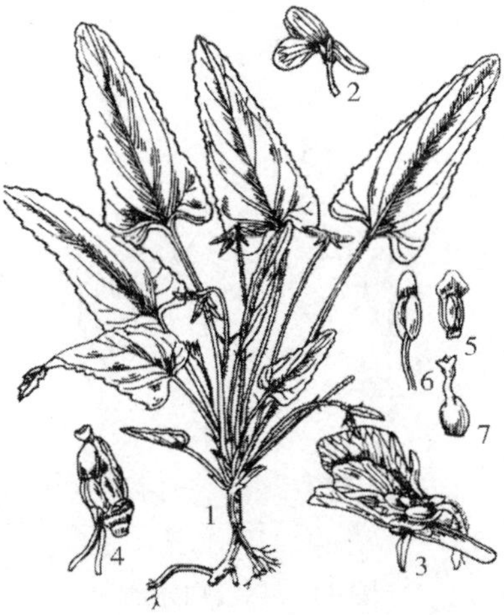

图11－45　紫花地丁

1. 植株全形；2. 花；3. 花展开；
4. 花除去花萼花瓣，示雄蕊、雌蕊；
5. 不育雄蕊；6. 雄蕊；7. 雌蕊

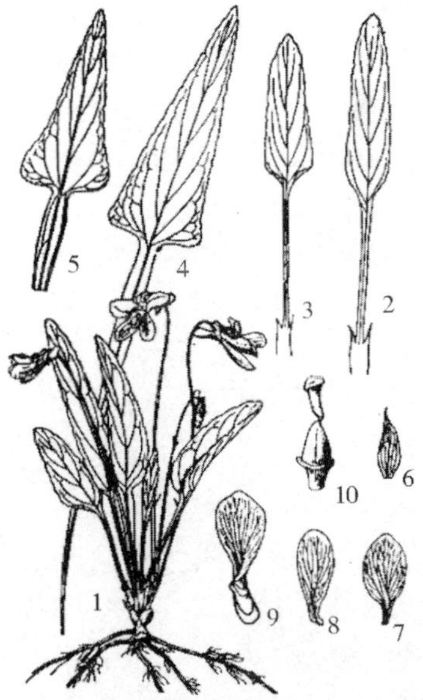

图11－46　东北堇菜

1. 植株；2、3. 花期不同的叶形；
4、5. 果期不同的叶形；6. 萼片；7. 上瓣；
8. 侧瓣；9. 下瓣；10. 子房与花柱

24. 瑞香科　Thymelaeaceae

$⚥ * K_{(4\sim5)}C_0A_{4\sim5,8\sim10}\underline{G}_{(1\sim2:1\sim2:1)}$

灌木或乔木，稀为草本。茎皮多含强韧纤维，茎不易折断。单叶互生或对生，全缘；无托叶。花多为两性，辐射对称，为顶生或腋生的头状、总状或穗状花序；花萼管状，4~5裂，花瓣状；花瓣缺或退化成鳞片状；雄蕊常与萼裂片同数或为其2倍，稀为2枚，通常着生于萼管的喉部；子房上位，1室，稀2室，每室有胚珠1。多为浆果、核果、坚果，少为蒴果。

本科有约50属，500种。主要分布在热带和温带。我国有10属，90多种。全国有分布，主产于长江以南地区。

本科植物多含有生理活性强烈或有毒成分。主要有二萜酯类、香豆素、木脂素类、挥发油和黄酮类等。

药用植物举例：

芫花 *Daphne genkwa* Sieb. et Zucc. 落叶灌木，茎略带紫褐色，幼枝密被淡黄色绢毛。叶对生，偶为互生，椭圆状矩圆形至卵状披针形，幼叶背面中脉疏被绢毛。花先叶开放，淡紫色，3~7朵簇生叶腋；花被筒状，先端4裂，淡紫色或淡紫红色，外被绢毛；雄蕊8枚，2轮，分别着生于花被筒中部及上部，花盘环状。核果肉质，熟时白色。分布我国北部、中部及江南各省区。生于路旁或山坡。花蕾（芫花）有毒，能泻水逐饮；外用杀虫疗疮。（图11－47）

白木香 *Aquilaria sinensis*（Lour.）Gilg 常绿乔木，有香气。叶互生，革质，卵形、倒卵形至椭圆形，光滑无毛。伞形花序顶生或腋生；花黄绿色，芳香；花萼浅钟形，裂片5；花瓣10，鳞片状，生于萼管喉部；雄蕊10枚，1轮；子房2室，密被毛。蒴果木质，扁倒卵形。种子1~2，基部有长于种子两倍的角状附属物。分布于广东、广西、福建、中国台湾。生于山坡或丘陵地。含树脂的木材（沉香）能行气止痛、温中止呕、纳气平喘。（图11－48）

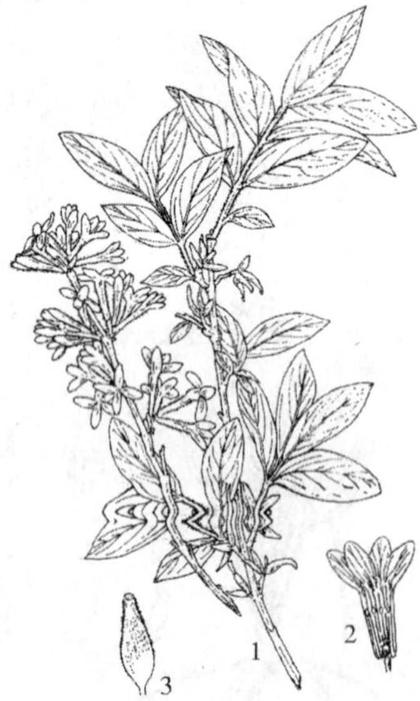

图11－47　芫花

1. 花枝；2. 花被筒剖开，示雄蕊和雌蕊；3. 果实

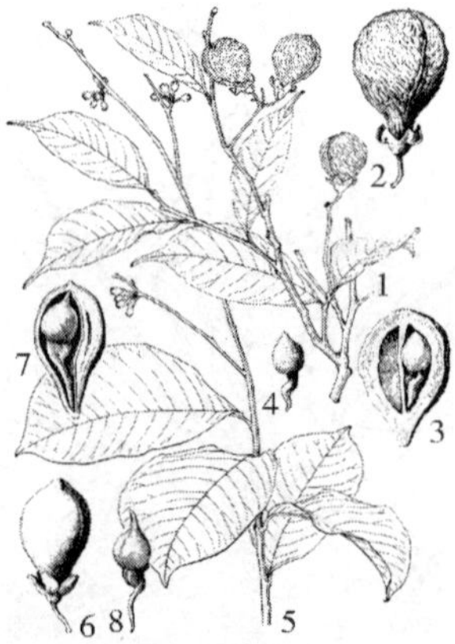

图11－48　白木香

1. 果枝；2、6. 果实；3、7. 果实纵剖；4、8. 种子；5. 花枝

黄瑞香（祖师麻）*Daphne giraldii* Nitsche 落叶灌木。幼枝无毛，浅绿而带紫色，老枝黄灰色。叶互生，常集生于枝顶部，倒披针形，两面均无毛。花黄色，集成顶生头状花序。核果，

红色。分布我国西北及南部。茎皮、根皮有小毒，能麻醉止痛，祛风通络。陕西瑞香 *D. tangutica Maxim.* 和凹叶瑞香 *D. retusa* Hemsl. 均分布于陕西、甘肃、四川、云南。两者亦做祖师麻入药。

25. 桃金娘科 Myrtaceae

⚥ $* K_{(3\sim\infty)} C_{4\sim5} A_{\infty,(\infty)} \overline{G}_{(2\sim5:1\sim5:\infty)}$

常绿乔木或灌木。单叶对生，少互生或轮生，有透明腺点，揉之有香气；无托叶。花两性，辐射对称，单生或集成穗状、伞房状、总状或头状花序；萼3至多裂，宿存；花瓣4~5，着生于花盘的边缘，或与萼片连成一帽状体；雄蕊多数，花丝分离或连成管状，或成数束与花瓣对生，药隔顶端常有1腺体；子房下位或半下位，心皮2~5，合生，1至多室，花柱单生，中轴胎座，稀侧膜胎座，胚珠多数。浆果、核果或蒴果。种子无胚乳，胚直生。

本科有约100属，3000种。分布于热带和亚热带。我国原产8属，89种，引种8属，70余种，分布于长江以南地区。

本科植物多含挥发油。其他尚含有黄酮类、酚类及鞣质等。

药用植物举例：

丁香 *Eugenia caryophyllata* Thunb. 常绿乔木。叶对生，革质，卵状长圆形，长5~10cm，宽2.5~5cm；先端渐尖，基部渐窄，下延至柄。花浓香，成顶生聚伞花序，萼片4，肥厚，绿色，后转紫色；花瓣4，白色稍带紫色，雄蕊多数；子房下位，2室。浆果红棕色，稍有光泽，有宿萼。主产坦桑尼亚、马达加斯加及印度尼西亚等地，近年我国广东有少量栽培。其花蕾（丁香、公丁香）及近成熟果实（母丁香）能温中降逆，补肾助阳。（图11-49）

大叶桉 *Eucalyptus robusta* Smith 常绿乔木。树皮暗褐色，粗糙，小枝淡红色。叶在幼枝上对生，老枝上互生，革质，卵状披针形，有香气。伞形花序腋生；萼筒略呈壶形，花冠与花萼合生成帽状体呈圆锥状凸起，通常比萼筒稍长；雄蕊多数；子房下位，通常3室，花柱不分裂。蒴果倒卵状长椭圆形，花盘宿存，成为薄的果缘。原产澳大利亚。我国西南部和南部有栽培。叶能清热解毒，祛风，杀虫。是提取桉叶油的原料。桉叶油在工业、医药和选矿上有很高的经济价值。（图11-50）

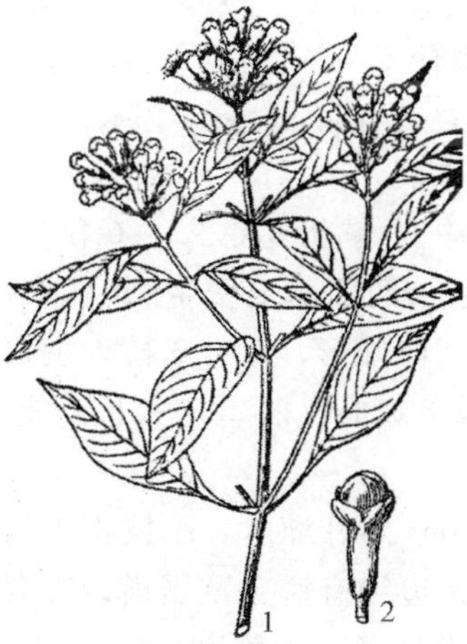

图11-49　丁香

1. 花枝；2. 花蕾；

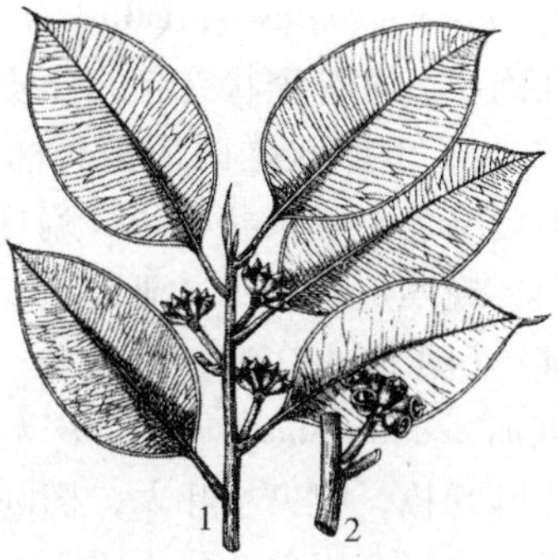

图11-50　大叶桉

1. 花枝；2. 花序

桃金娘 *Rhodomyrtus tomentosa*（Ait.）Hassk. 分布于福建、中国台湾、广东、广西、云南、贵州、湖南各省区，根、果、叶供药用，根能祛风活络、收敛止泻、止血，叶能收敛、止血，果能补血、滋养、安胎。

26. 五加科 Araliaceae

⚥，$* K_{5\sim10}C_{5\sim10}A_{5\sim10}\overline{G}_{(2\sim15,2\sim15:1)}$

多为木本，少为多年生草本，茎常有刺。叶多互生，稀轮生，掌状复叶、羽状复叶，或为单叶（多为掌状分裂），叶柄基部常扩大。花两性，稀单性或杂性；辐射对称，多集成伞形或头状花序，或再集合成圆锥状或总状复合花序；花萼5~10；花瓣5~10，分离，有时顶部连合成帽状；雄蕊与花瓣同数，互生，稀为花瓣2倍或更多，着生于花盘边缘；花盘生于子房顶部；子房下位，由1~15心皮合生，通常2~5室，每室1胚珠。浆果或核果。种子有丰富的胚乳。

本科有80属，900余种，分布于热带和温带。我国有23属，160种，除新疆外，各省区均有分布。

本科植物大多含皂苷、黄酮类及香豆素，其中以富含三萜皂苷为特点，还含有挥发油及多糖类成分等。

药用植物举例：

人参 *Panax ginseng* C. A. Mey. 多年生草本。主根肉质肥大，圆柱形或纺锤形，下部稍分枝；根茎（芦头）短而直立，每年增生一节；地上茎单一。掌状复叶轮生于茎顶，小叶片3~5片。伞形花序顶生，总花梗较叶长；花瓣5，淡黄绿色；浆果状核果扁球形，熟时鲜红色。分布于东北地区，现多栽培。根及根茎（人参）能大补元气，复脉固脱，补脾益肺，生津养血，安神益智；叶（人参叶）能补气，益肺，祛暑，生津。（图11－51）西洋参 *Panax quinquefolium* L. 植物形态与人参相似，但本种的总花梗较叶短，与叶柄近等长或稍长，小叶片倒卵形，先端突尖，脉上无刚毛。主产于美国北部及加拿大，我国有引种。根（西洋参）能补气养阴、清热生津。

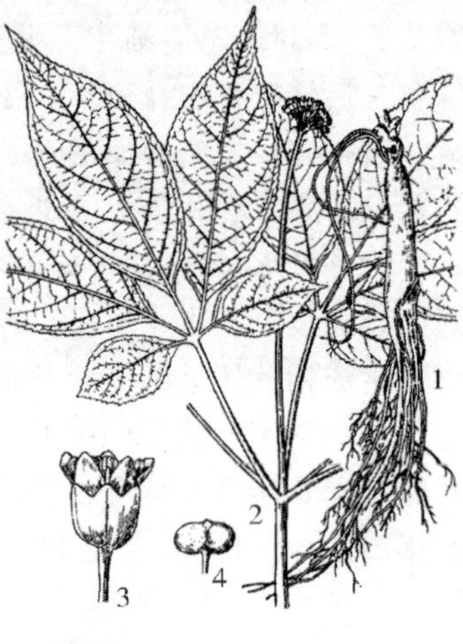

图11－51 人参
1. 根及根茎；2. 花枝；3. 花；4. 果实

三七 *Panax notoginseng*（Burk.）F. H. Chen 多年生草本。主根粗壮肉质，常有疣状突起的分枝，根茎短；地上茎单一。掌状复叶，3~6枚轮生于茎顶，小叶3~7片，倒卵状椭圆形至长椭圆形，边缘有锐锯齿，两面脉上密生刚毛。伞形花序顶生；花淡黄绿色。浆果状核果，扁球形，熟时红色。种子卵球形，微有3棱。主要栽培于云南、广西，现四川、江西、湖北，广东、福建等地也有栽培。根及根茎（三七）能散瘀止血、消肿定痛。（图11－52）

刺五加 *Acanthopanax senticosus*（Rupr. et Maxim.）Harms 落叶灌木。小枝密生针刺。掌状复叶，小叶5枚，中央小叶大，椭圆状倒卵形或长圆形，边缘有锐尖重锯齿，叶背沿脉密生黄褐色毛。伞形花序单个顶生或2~6个聚生枝顶；花瓣黄绿色；雄蕊比花瓣长一倍；子房下位，5室。浆果状核果，球形，有5棱，熟时紫黑色。分布于东北、华北、陕西等地。生于林缘、灌丛中。根及根茎或茎（刺五加）能益气健脾，补肾安神。（图11－53）

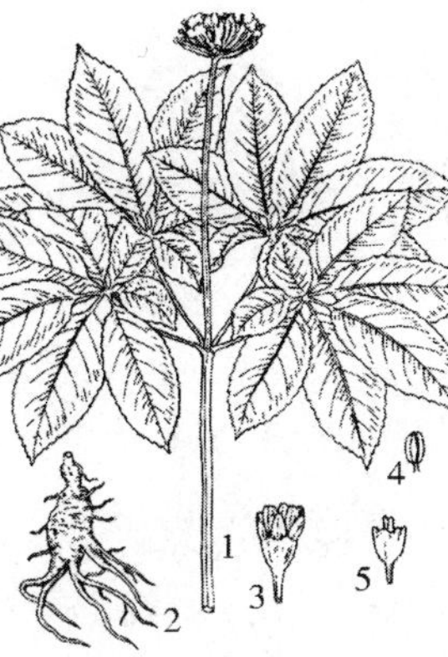

图 11－52　三七

1. 植株上部；2. 根茎及根；3. 花；4. 雄蕊；
5. 去花瓣及雄蕊后的花，示花柱及花萼

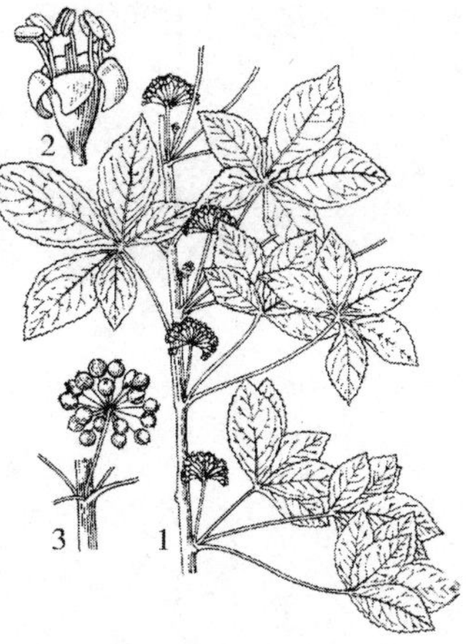

图 11－53　刺五加

1. 花枝；2. 去花瓣的雌花；3. 果序

细柱五加 *Acanthopanax gracilistylus* W. W. Smith 灌木；小枝节上常有扁刺。掌状复叶在长枝上互生，在短枝上簇生；小叶 3～5 片，倒卵形或倒披针形，几无柄。伞形花序腋生或顶生；花黄绿色，萼有 5 齿，花瓣 5；花柱 2，分离。浆果状核果，果实扁球形，黑色。分布于华中、华东、华南及西南。

生于灌丛中或林缘。根皮（五加皮或南五加皮），有香气，能祛风除湿，补益肝肾，强筋壮骨，利水消肿。

楤木 *Aralia chinensis* L. 灌木或小乔木。茎枝常有刺，幼枝密生黄褐色绒毛。2～3 回羽状复叶，羽片有小叶 5～11，基部另有小叶一对；小叶上面疏生粗伏毛，下面生黄色或灰色短柔毛，沿脉尤密。伞形花序集成顶生圆锥花序，花序轴长，密生黄棕色或灰色短柔毛；花瓣 5，白色；雄蕊 5；子房下位，5 室；浆果状核果，球形，有 5 棱，熟时黑色。分布于华北、华东、中南及西南各省区。生于林缘、灌丛中。根及茎皮供药用，能祛风除湿，活血化瘀。亦是提取齐墩果酸的原料。

本科药用植物尚有：通脱木 *Tetrapanax papyriferus*（Hook.）K. Koch 茎髓（通草）能清热利尿，通气下乳。

27. 伞形科 Umbelliferae

$\overset{\uparrow}{♀} * K_{5,0}C_5A_5\overline{G}_{(2:2:1)}$

草本，常含挥发油而有香气。茎多中空，有纵棱。叶互生或基生，常分裂，或为 1 至多回三出复叶或羽状复叶，叶柄基部扩大成鞘状。花小，通常两性，多辐射对称，集成复伞形花序或单伞形花序，各级花序基部通常有总苞或小总苞；花萼 5 齿裂；花瓣 5；雄蕊 5，与花瓣互生；子房下位，2 心皮合生，2 室，每室胚珠 1；子房顶部有盘状或短圆锥状的花柱基，即上位花盘，花柱 2。双悬果，每个分果常有主棱 5 条（1 条脊棱，2 条中棱，2 条侧棱）；果实的中果皮层内通常有纵向分布的油管。种子有胚乳，胚细小。

本科约有 275 属，2800 多种，广布于温带至热带地区。我国约有 95 属，600 种，全国均分布。伞形科植物在属和种的鉴定上比较困难，需进一步注意下列形态特征：叶和叶柄基部的形状；花序为复伞形或单伞形；总苞片及小苞片存在与否，其形状和数目；花的颜色，萼片的情况，花柱的长短，花柱基（花盘）的形状；双悬果的形状，有无刺毛，分果是背腹压扁或两侧压扁，主棱和次棱的情况，中果皮层内油管的分布和数目等（图 11 -54）。

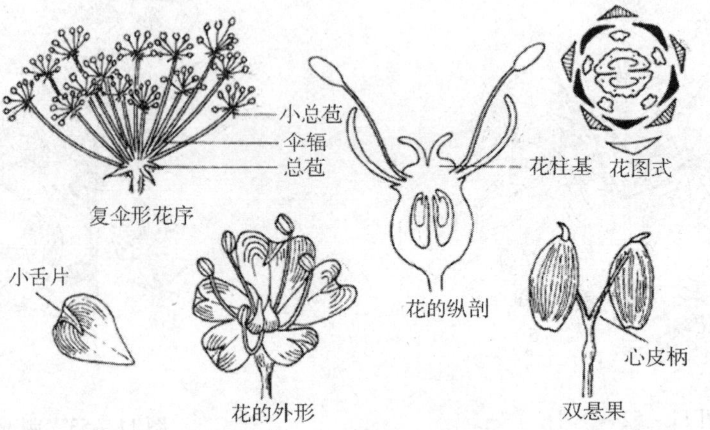

图 11 -54 伞形科花果模式图

本科植物主要含挥发油、香豆素、三萜皂苷、生物碱及黄酮类等。

药用植物举例：

白芷（兴安白芷）*Angelica dahurica*（Fisch. ex Hoffm.）Benth. et Hook. F. 多年生高大草本。根长圆锥形，有浓香。茎粗壮，茎及叶鞘暗紫色。茎中部叶二至三回羽状分裂，末回裂片基部沿叶轴下延成翅状。复伞形花序；总苞片缺或有 1 ~2 片，鞘状，小总苞片 14 ~16，条形，比花梗长或等长；花白色。双悬果背面压扁，椭圆形，无毛，侧棱具狭翅。分布于东北，华北。多栽培。根（白芷）能解表散寒，祛风止痛，宣通鼻窍，燥湿止带，消肿排脓。（图 11 -55）

同属植物杭白芷 *A. dahurica*（Fisch. ex Hoffm.）Benth. et Hook. F. var. *formosana*（Boiss.）Shan et Yuan 植物较矮；根灰棕色，上部近方形；茎及叶鞘多为黄绿色；果实有疏毛。分布于浙江、福建、中国台湾、四川及其他南方地区，有栽培。与白芷同等药用。

当归 *Angelica sinensis*（Oliv.）Diels 多年生草本，全株有浓烈香气。主根粗短，支根数条。茎直立，带紫色，有纵槽纹。基生叶及茎下部叶二至三回羽状全裂，末回裂片卵形或卵状披针形，3 浅裂，边缘有尖齿。复伞形花序，无总苞片或有 1 ~2 片，小总苞片 2 ~4；花白色。双悬果椭圆形，侧棱具宽而薄的翅。分布于西南、陕西、甘肃、湖北。甘肃省有大面积栽培。根（当归）为著名中药，能补血活血，调经止痛，润肠通便。

柴胡 *Bupleurum chinense* DC. 多年生草本。主根圆柱形，质硬。茎多丛生，上部分枝稍成“之”字形弯曲。基生叶有柄且具鞘，早枯；茎生叶倒披针形，全缘，有平行脉 7 ~9 条，下面有粉霜。复伞形花序；总苞片缺或有 2 ~3 片，狭披针形，小总苞片 5 片，披针形；花鲜黄色。双悬果宽椭圆形，接合面有油管 4 个。分布于东北、华北、西北、华东、华中。生于山坡、田野。根（柴胡）习称北柴胡，能疏散退热，疏肝解郁，升举阳气。（图 11 -57）

狭叶柴胡 *Bupleurum scorzonerifolium* Willd. 与柴胡主要不同点是：根表面红棕色；茎基部具叶鞘残留纤维；叶线形，有平行脉 3 ~5 条，叶缘白色，骨质；双悬果接合面油管 4 ~6 个。分布于全国各地。根（柴胡）习称南柴胡。功效同柴胡。

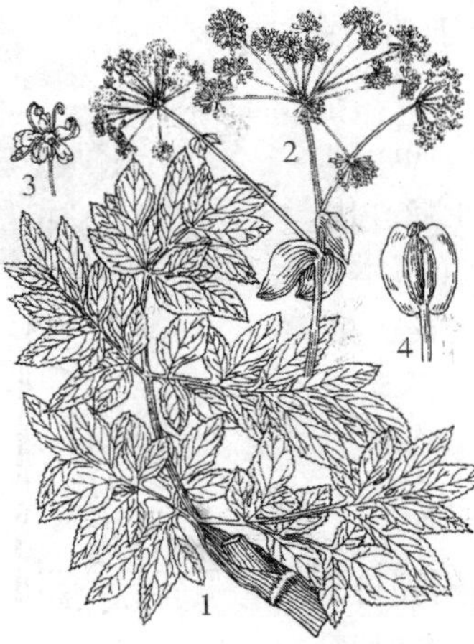

图 11－55　白芷
1. 叶；2. 花枝；3. 花；4. 果实

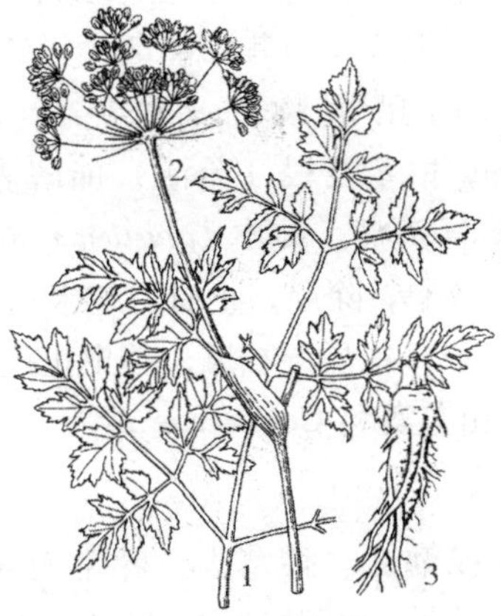

图 11－56　当归
1. 叶；2. 花枝；3. 根

防风 *Saposhnikovia divaricata*（Turcz.）Schischk. 多年生草本。根长圆柱形。茎二歧分枝，基部密被纤维状的叶柄残基。叶二至三回羽状全裂，末回裂片条形至倒披针形。复伞形花序；花黄白色。双悬果长卵形，具疣状突起。分布于东北、华北、陕西、甘肃。生于草原或山坡。根（防风）能祛风解表，胜湿止痛，止痉。（图 11－58）

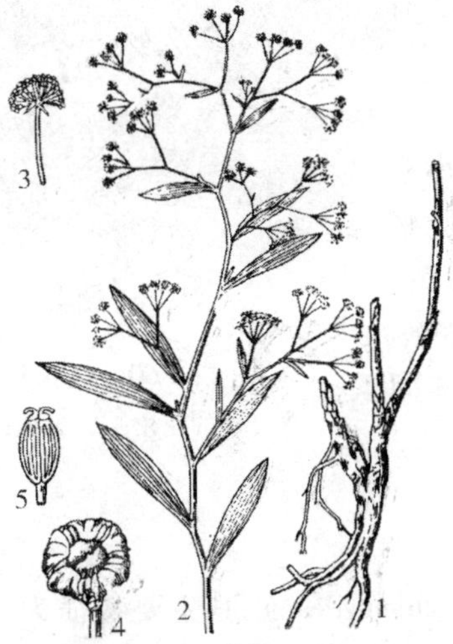

图 11－57　柴胡
1. 根；2. 花枝；3. 小伞形花序；
4. 花；5. 果实

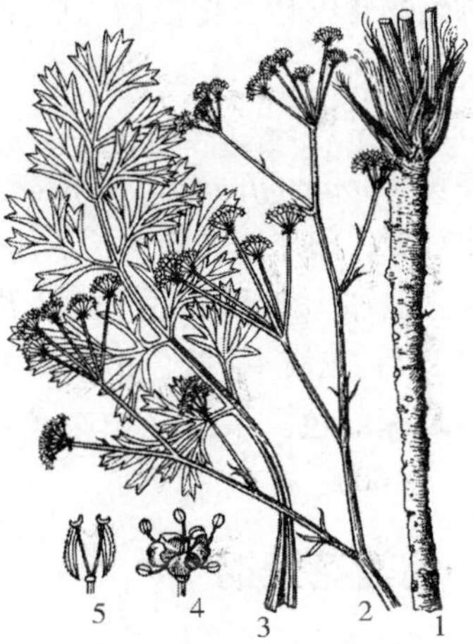

图 11－58　防风
1. 根；2. 花枝；3. 叶；
4. 花；5. 双悬果

茴香 *Foeniculum vulgare* Mill. 多年生草本，全体无毛，有粉霜，具强烈香气。茎直立，有棱。茎生叶三至四回羽状细裂，最终裂片丝状；叶柄基部鞘状抱茎。复伞形花序，无总苞和小总苞，伞幅 8～30，不等长；花小，金黄色。双悬果矩圆形，分果具 5 棱，果棱尖锐，每棱槽中有 1 油管，合生面有 2 油管。原产地中海地区，我国各地栽培。果实（小茴香）能散寒止痛，理气和胃，又可作香料。嫩叶作蔬菜食用。（图 11－59）

川芎 *Ligusticum chuanxiong* Hort. 根状茎呈不规则拳形团块状，黄褐色，有浓香气。茎丛生，直立，中空，基部节膨大成盘状。二至三回羽状复叶；小叶 3～5 对，羽状全裂或深裂。

复伞形花序；花白色。双悬果卵形。分布于西南，主产于四川；多为栽培。根茎（川芎）能活血行气，祛风止痛。

本科药用植物尚有：羌活 *Notopterygium incisum* Ting et H. T. Chang 根茎及根（羌活）能解表散寒，祛风除湿，止痛。用于风寒感冒头痛。藁本 *Ligusticum sinense* Oliv. 根茎和根（藁本）能祛风，散寒，除湿，止痛。蛇床 *Cnidium monnieri*（L.）Cuss. 果实（蛇床子）能燥湿祛风，杀虫止痒，温肾壮阳。

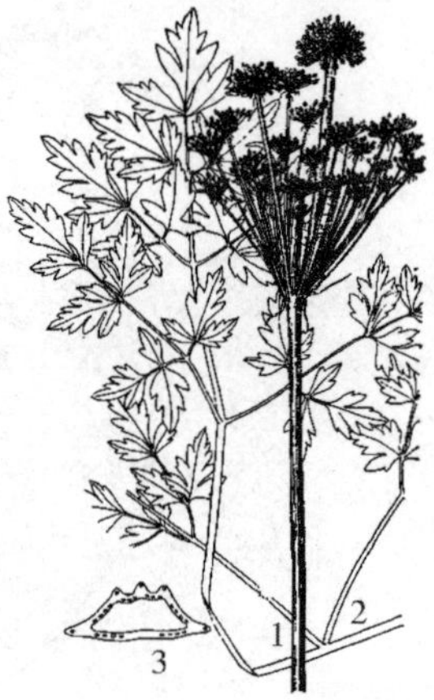

图 11－59 茴香

1. 花序；2. 叶；3. 果实纵切

28. 山茱萸科 Cornaceae

⚥ $* K_{4\sim5,0}C_{4\sim5,0}A_{4\sim5}\overline{G}_{(2:1\sim4:1)}$

乔木或灌木，稀草本。叶常对生或轮生，少互生，无托叶。花两性或单性。辐射对称，常排成聚伞花序或伞形花序，有时具总苞；花萼常 4～5 裂，或缺；花瓣 4～5，或缺；雄蕊4～5，通常着生在花盘的边缘；子房下位，心皮通常 2 枚，合生，1～4 室，每室胚珠 1。核果或浆果状核果。

本科有 13 属，100 余种，分布于北半球温带与亚热带，少数种分布于南半球。我国有 7 属，近 50 种，已知药用植物种类达 45 种。

本科植物含三萜类化合物、皂苷类及鞣质、黄酮类、有机酸等。

药用植物举例：

山茱萸 *Cornus officinalis* Sieb. et Zucc. 落叶灌木或小乔木，单叶对生，卵形至长椭圆形，全缘，被白色伏毛，脉腋间有黄褐色毛丛。伞形花序先叶开花，苞片 4 枚，黄绿色，花萼 4，卵形；花瓣 4，黄色；雄蕊 4；子房下位。核果椭圆形，成熟时深红色。果肉（山茱萸）能补益肝肾，收涩固脱。（图 11－60）

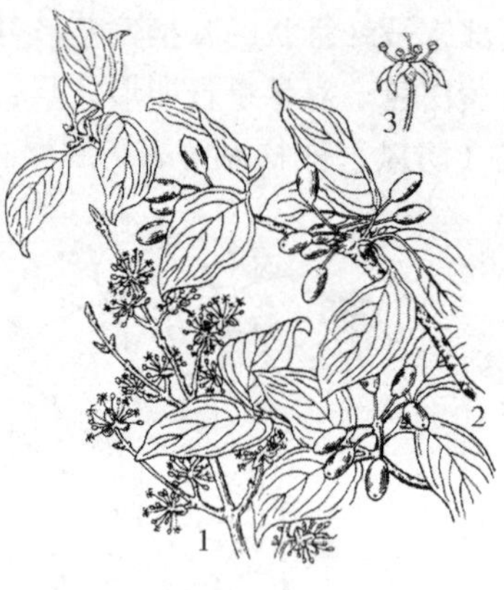

图 11－60 山茱萸

1. 未开放的花枝；2. 果枝；3. 花

二、合瓣花亚纲

合瓣花亚纲（Sympetalae）又称后生花被亚纲（Metachlamydeae）其主要特征为：花瓣多少连合成合瓣花冠（这增强了对虫媒传粉的适应及对雄蕊的保护，因而合瓣花亚纲被认为比离瓣花亚纲进化），花冠常成漏斗状、钟状、唇状、管状、舌状等。花的轮数趋于减少，成五轮（花萼、花冠、雌蕊的心皮各一轮，雄蕊二轮）或四轮（比前者少一轮雄蕊）；各轮的组成单位数也有所减少（如雄蕊常与花冠裂片同数或更少）；雄蕊花丝常与花冠贴合或多少愈合；胚珠一般只有一层珠被。

1. 木犀科 Oleaceae

⚥ $* K_{(4)}C_{(4),0}A_2\underline{G}_{(2:2:2)}$

直立木本或藤本。单叶，三出复叶或羽状复叶，常对生，无托叶。花两性，稀单性，辐射对称；常排成圆锥花序、聚伞花序或簇生；萼通常 4 裂；花冠 4 裂，稀缺如；雄蕊 2 枚，着生花冠上；子房上位，2 室，每室 2 胚珠；核果、浆果、蒴果或翅果。

本科有约29属，600种，广布于温带或亚热带地区。我国有12属约200种。各地均有分布。

本科化学成分多样，有香豆素类、苦味素类、酚类、挥发油等。

药用植物举例：

连翘 *Forsythia suspensa*（Thunb.）Vahl 落叶灌木，枝条下垂，嫩枝具四棱，小枝节间中空。卵形单叶或羽状三出复叶，对生。早春开花，先花后叶，1至数朵腋生；花冠钟状，4深裂，黄色，花冠管内有橘红色条纹；雄蕊2枚着生花冠管基部；蒴果狭卵形，果皮坚硬，表面散生瘤点。种子多数，具翅。分布于东北、华北和西北。生于山野荒坡或栽培。果实（连翘）能清热解毒，消肿散结，疏散风热。（图11－61）

女贞 *Ligustrum lucidum* Ait. 常绿乔木，全体无毛。单叶对生，革质，卵形或椭圆形，全缘。顶生圆锥花序；花小，两性；花冠白色，漏斗状，4裂；雄蕊2枚。浆果核果状，矩圆形，微弯，熟时紫黑色，被白粉。产于长江流域以南各省区混交林中，其他地区多有栽培。果实（女贞子）能滋补肝肾，明目乌发。（图11－62）

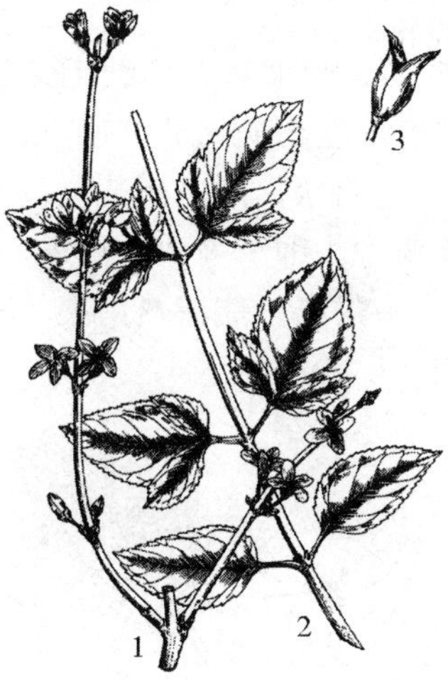

图11－61　连翘

1. 花枝；2. 叶枝；3. 果实

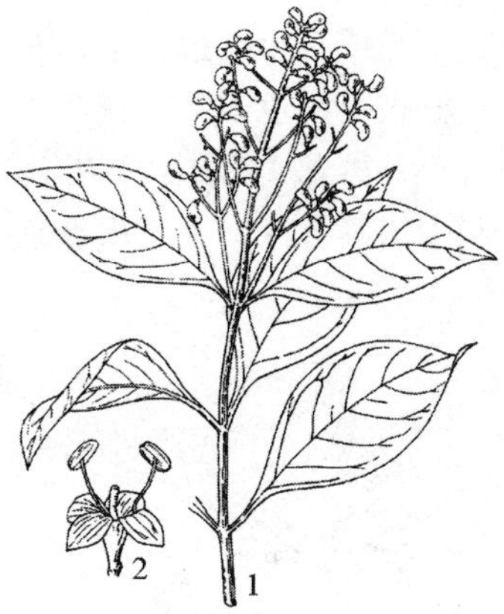

图11－62　女贞

1. 花枝；2. 花

苦枥白蜡树（大叶梣、大叶白蜡树）*Fraxinus rhynchophylla* Hance 落叶乔木。奇数羽状复叶对生，小叶5～7，通常5，广卵形或椭圆状倒卵形，顶生小叶较大，最下部的小叶较小，边缘有钝粗锯齿，稀近全缘，叶背中脉及小叶柄有棕色柔毛。圆锥花序顶生及腋生，雌雄异株或混生有两性花；花萼小，不规则分裂，无花冠。翅果倒披针形。分布于东北、华北以及陕西、甘肃等省。生长于阔叶林中及向阳山坡、路旁或栽培。枝皮或干皮（秦皮）能清热燥湿，收涩止痢，止带，明目。同属植物白蜡树（梣）*F. chinensis* Roxb.、尖叶白蜡树 *F. szaboana* Lingelsh. 和宿柱白蜡树 *F. stylosa* Lingelsh. 的枝皮或干皮均作秦皮药用。

本科药用植物尚有：木犀（桂花）*Osmanthus fragrans* Lour. 花可作香料和食用。油橄榄 *Olea europaea* L. 果皮榨油即橄榄油，可供食用或药用。暴马丁香 *Syringa reticulata*（BI.）Hara var. *Amurensis*（Rupr.）Pringle［*S. Amurensis* Rupr］. 树皮树枝能宣肺，化痰，止咳。

2. 马钱科 Loganiaceae

$\uparrow$ ♀ * $K_{(4\sim5)}C_{(4\sim5)}A_{4\sim5}\underline{G}_{(2:2:2\sim\infty)}$

灌木、乔木或藤本，稀草本。**单叶对生**，少互生或轮生，托叶极度退化。**花两性**，辐射对称，成聚伞、总状、头状或穗状花序，少单生；花萼、花冠均4~5裂；雄蕊与花冠裂片同数而互生，着生于花冠管或花冠喉部；子房上位，通常2室，每室胚珠2至多数；花柱单生，2裂。蒴果、浆果或核果。种子有翅。

本科有35属，750种，分布于热带、亚热带地区。我国有9属63种，产于西南及东部地区。已知药用7属27种。

本科植物大多有毒，主要含有吲哚类生物碱、黄酮类及环烯醚萜苷类苦味成分等。

药用植物举例：

马钱 *Strychnos nux-vomica* L. 常绿乔木，高10~13m。单叶对生，具柄；叶片广卵形，革质，主脉5条；聚伞花序顶生；花小，白色，近无梗，花萼5裂，花冠筒状，先端5裂；雄蕊5，着生于花冠筒的喉部，无花丝，子房上位，花柱细长，柱头2裂。浆果球形，直径6~13cm，成熟时为橙色，表面光滑。种子3~5粒或更多，纽扣状，密被银色茸毛，种柄生于一面的中央。为热带植物，分布于印度、缅甸、泰国、越南等地。我国云南引种。成熟种子（马钱子）有大毒，能通络止痛，散结消肿。（图11-63）

密蒙花 *Buddleja officinalis* Maxim. 灌木，小枝略呈四棱形，密被灰白色绒毛。单叶对生，长披针形，全缘或有小锯齿，上面被细星状毛，下面密被灰白色至黄色星状茸毛。聚伞圆锥花序顶生，密被灰白色柔毛；花萼4裂；花冠淡紫色至白色，筒状，筒内面黄色，疏生茸毛，外面密被茸毛；雄蕊4，着生于花冠筒中部。蒴果卵形，2瓣裂。种子多数，具翅。分布于西北、西南和中南等省区，生于山坡杂木林地。花蕾和花序（密蒙花）能清热泻火，养肝明目，退翳。（图11-64）

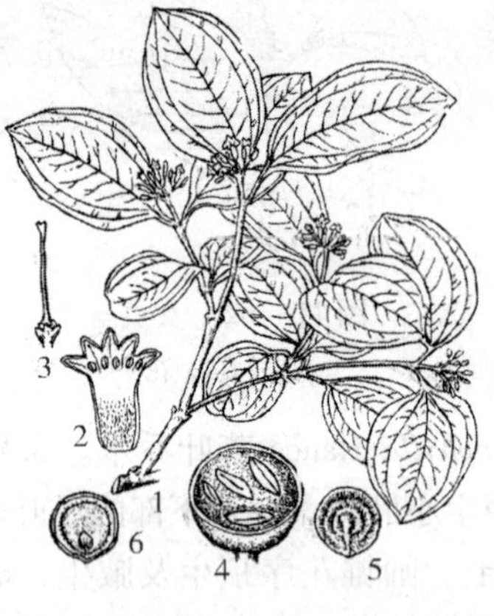

图11-63 马钱

1. 花枝；2. 花冠展开示雄蕊；3. 花萼和雌蕊；4. 子房横切面；5. 种子；6. 种子横切

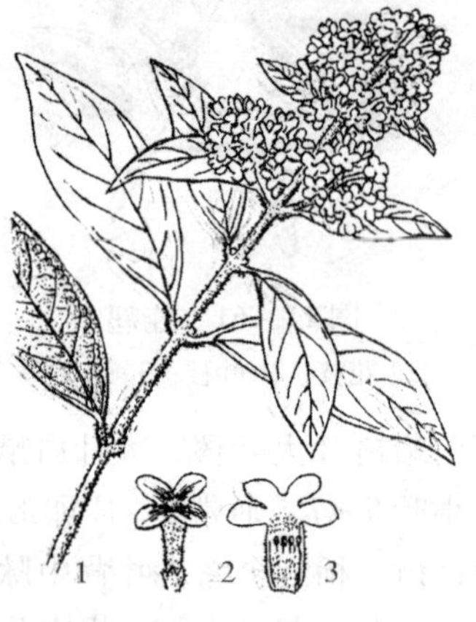

图11-64 密蒙花

1. 花枝；2. 花；3. 花冠展开示雄蕊

3. 龙胆科 Gentianaceae

$\overset{\uparrow}{♀} * K_{(4\sim5)} C_{(4\sim5)} A_{4\sim5} \underline{G}_{(2:1:\infty)}$

草本，茎直立或攀援，稀灌木。单叶对生，全缘，无托叶。聚伞花序或单生；花常两性，辐射对称；萼常4~5裂；花冠漏斗状或辐状，常4~5裂，多旋转状排列；雄蕊与花冠裂片同数而互生，着生花冠管上。子房上位，常2心皮合生成1室，侧膜胎座；胚珠多数；蒴果2瓣裂。

本科约有80属，900余种，广布全球，主产于温带。我国有20属近400种，各省均产，西南山区种类较多。

本科植物常含环烯醚萜苷类苦味素、生物碱等成分。

药用植物举例：

龙胆 *Gentiana scabra* Bge. 多年生草本。根呈须根状，味苦。茎直立。单叶对生，叶片卵形，全缘，无柄，主脉3～5条。聚伞花序生于茎顶和叶腋；花冠蓝紫色，管状钟形，先端5浅裂；裂片间有褶，雄蕊5，花丝基部有翅；子房上位，1室。蒴果长圆形。种子多，细小，两端有翅。除西北地区和西藏外，全国多数省区有分布。生于草地、灌丛及林缘。根及根茎（龙胆）能清热燥湿，泻肝胆火。（图11－65）

条叶龙胆（东北龙胆）*G. manshurica* Kitag. 与龙胆的区别在于：叶披针形至线形；花冠裂片三角形。裂片先端尖。分布于黑龙江、江苏、浙江及中南地区。三花龙胆 *G. triflora* Pall. 与条叶龙胆相似，但本种叶较长，先端钝，苞片较花长；花冠裂片先端钝圆。分布于吉林、黑龙江、内蒙古。滇龙胆 *G. rigescens* Franch.，习称坚龙胆。与上面三种的不同点是：根近棕黄色，茎常带紫色，花紫红色。分布于湖南、广西、贵州、四川、云南。以上三种同属植物均作龙胆入药。

秦艽（大叶秦艽）*Gentiana macrophylla* Pall. 多年生草本。主根粗大。基生叶簇生，残叶的纤维常宿存；茎生叶对生，常为矩圆状披针形，具5条弧形脉。聚伞花序簇生于茎上部；萼膜质，一侧开裂；花冠管状，蓝紫色，先端5裂，裂片间具褶；雄蕊5；果实无柄。分布于西北、华北、东北及四川西北部。生长于高山草地或林缘。根（秦艽）能祛风湿，清湿热，止痹痛，退虚热。（图11－66）

同属植物麻花秦艽 *G. straminea* Maxim.、粗茎秦艽 *G. crassicaulis* Duthie ex Burk. 以及小秦艽 *G. duhurica* Fisch. 的根均作秦艽药用。

本科药用植物还有：双蝴蝶（肺形草）*Tripterospermum affine*（Wall.）H. Sm. 全草能清热解毒，止咳止血。瘤毛獐牙菜 *Swertia pseudochinensis* Hara 全草（当药）能清湿热，健脾胃。

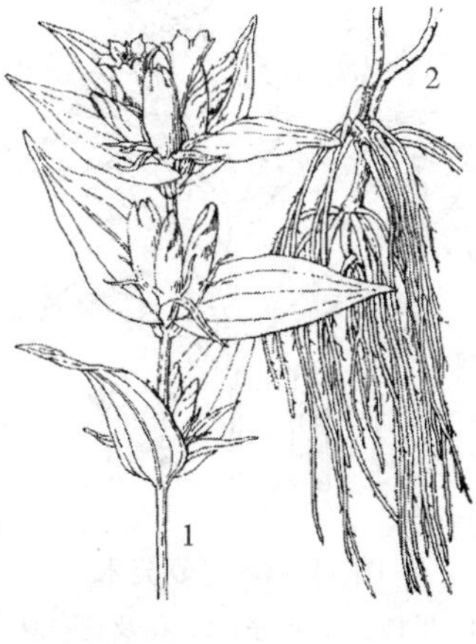

图11－65　龙胆

1. 花枝；2. 根

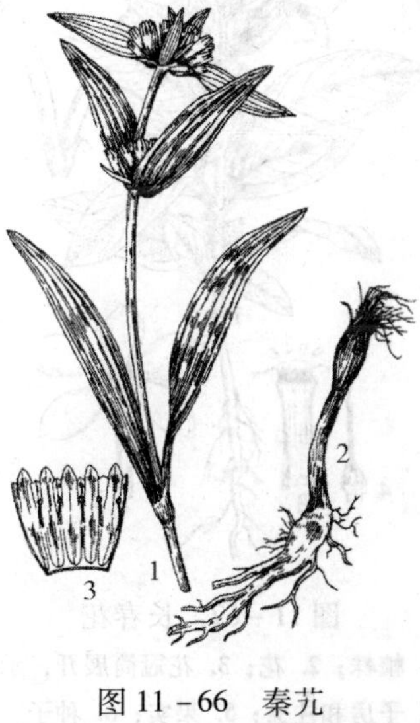

图11－66　秦艽

1. 花枝；2. 根；3. 花冠展开，示褶片花萼

4. 夹竹桃科 Apocynaceae

⚥ $* K_{(5)} C_{(5)} A_5 G_{2,} \underline{G}_{(2:1\sim 2:1\sim\infty)}$

木本，藤本或草本。具白色乳汁或水液。单叶对生或轮生，全缘。花两性，辐射对称，

单生或多朵排成聚伞花序；萼5裂，基部内面常有腺体；花冠5裂，裂片旋转状排列；花冠喉部常有副花冠毛或鳞片；雄蕊5，着生于花冠管上或花冠喉部，花药常呈箭头状；通常有花盘；子房上位，2心皮离生或合生，1~2室，每室胚珠1至多数；花柱单一或分裂。蓇葖果、浆果、核果或蒴果。种子一端常具长丝毛或膜翅。

本科约有250属，2000余种，分布于热带或亚热带地区，少数在温带地区。我国有46属176种，主要分布于南方各省区。已知药用95种。

本科植物的特征性活性成分为吲哚类生物碱和强心苷。

药用植物举例：

长春花 *Catharanthus roseus*（L.）G. Don 多年生草本或半灌木，无毛，有水液。叶对生，倒卵状长圆形。聚伞花序顶生或腋生，有花2~3朵；花冠红色，高脚碟状，裂片向左覆盖；雄蕊着生于花冠筒中部之上；花盘为2片舌状腺体组成，与心皮互生而比其长。蓇葖果2个。种子无种毛，具颗粒状小瘤。原产非洲东部，我国西南、中南及华东各省区有栽培。植株含长春花碱等多种生物碱，能抗癌，抗病毒，利尿，降血糖等。为提取长春碱和长春新碱的原料。(图11-67)

萝芙木 *Rauvolfia verticillata*（Lour.）Baill. 直立灌木，多分枝，具乳汁，无毛。单叶对生或3~5叶轮生，长椭圆形或披针形。聚伞花序顶生；花白色；萼5裂；花冠高脚碟状，裂片5枚，向左覆盖，花冠筒中部膨大；雄蕊5枚，着生于花冠中部；心皮2，离生。核果卵形或椭圆形，成熟时由红变为紫黑色。分布于华南、西南和中国台湾等省区。生长于溪边、山沟或坡地疏林下。根与叶能镇静、降压、解毒、活血化瘀。常作为提取“降压灵”和“利血平”的原料。(图11-68)

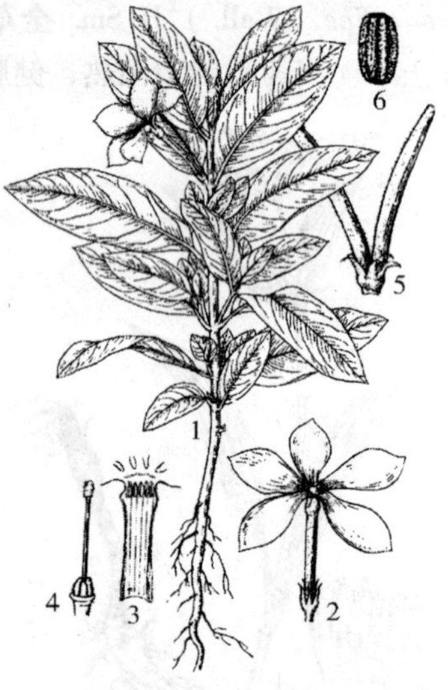

图11-67　长春花

1. 植株；2. 花；3. 花冠筒展开，示雄蕊；4. 子房和柱头；5. 果实；6. 种子

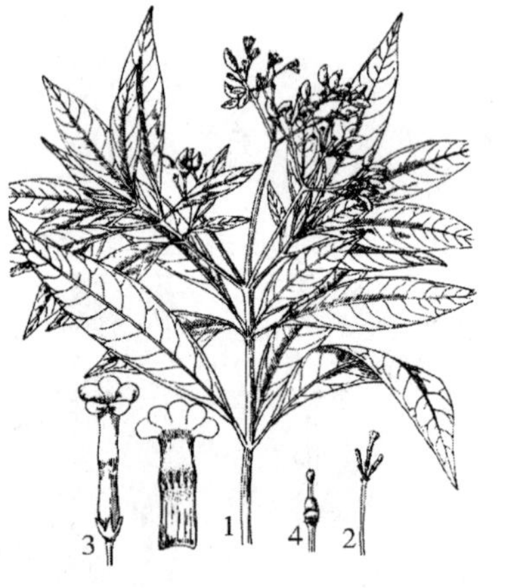

图11-68　萝芙木

1. 果枝；2. 花序；3. 花及花冠纵剖面，示雄蕊着生情况；4. 雌蕊

罗布麻（红麻）*Apocynum venetum* L. 亚灌木，具乳汁。枝条常对生，光滑无毛，带红色。单叶对生，叶片椭圆状披针形或矩圆形，两面无毛。花小，集结成聚伞花序，花萼5深裂；花冠紫红色或粉红色有短柔毛；雄蕊5；子房由2离生心皮组成。蓇葖果双生。种子细小，顶端具有白色种毛。分布于北方各省区及华东地区，生长于盐碱荒地和沙漠边缘。叶（罗布麻

叶)，能平肝安神，清热利水。(图11－69)

黄花夹竹桃 *Thevetia peruviana*（Pers.）K. Schum. 常绿灌木，茎叶具乳汁。叶互生，线状长椭圆形或线形。花黄色，漏斗状，单生或数朵排列成聚伞花序。果实扁三角状球形。种子有大毒，能强心，利尿，消肿，可提取多种强心苷。

5. 萝藦科 Asclepiadaceae

⚥ $* K_{(5)} C_{(5)} A_{(5)} G_{2:1:\infty}$

草木，藤本或灌木。有乳汁。单叶对生，稀轮生。叶柄顶端常有腺体。花两性，辐射对称；聚伞花序成呈伞状、伞房状或总状排列；萼筒短，5裂，内面基部常有腺体；花冠辐状或坛状，顶端5裂，常具副花冠，为5枚离生或基部合生的裂片或鳞片组成，生于花冠管上；雄蕊5，花丝常合生成筒将雌蕊包围，花药与柱头粘合成合蕊柱；花粉为粒状四合花粉，或结成花粉块；后者每药室1或2块；前者载于匙形花器上并随之藏于花药中（图11－70）。子房上位，由2个离生心皮组成，花柱2，顶部合生。蓇葖果双生，或因一个不育而单生。种子多数，顶端具白色丝状毛。

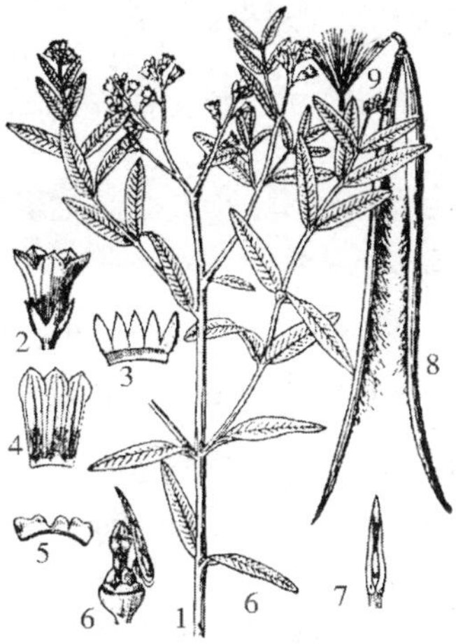

图11－69　罗布麻

1. 花枝；2. 花；3. 花萼展开；
4. 花冠一部分展开，示副花冠；5. 花盘展开；
6. 雌蕊和雄蕊；7. 子房；8. 蓇葖果；9. 种子

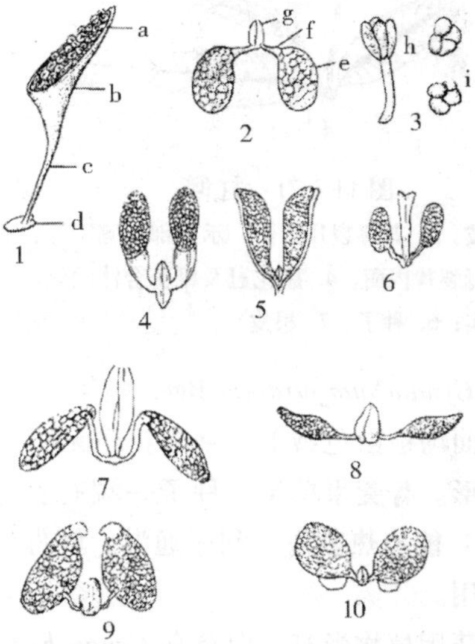

图11－70　萝藦科花粉器构造

1. 杠柳亚科的花粉器；2～10. 萝藦科其他亚科的花粉器
a、i. 四合花粉；b、h. 载粉器；c. 载粉器柄；
d. 粘盘；e. 花粉块；f. 花粉块柄；g. 着粉腺

本科约有180属，2200种，主产于热带和亚热带地区，我国有44属，245种，全国均有分布，以西南、华南种类较多。本科植物常含强心苷、皂苷、生物碱等。

药用植物举例：

杠柳 *Periploca sepium* Bge. 落叶蔓生灌木。含白色乳汁，枝叶无毛。单叶对生，披针形。聚伞花序腋生；花萼5深裂，内面基部有10个小腺体；花冠紫红色，裂片反折；副花冠环状，顶端5裂，裂片丝状伸长，被柔毛；花粉颗粒状，藏于匙形载粉器内。蓇突果双生。分布于长江以北及西南各省。生于平原及低山丘的林缘、山坡。根皮（香加皮）能利水消肿，祛风湿，强筋骨。(图11－71)

徐长卿 *Cynanchum paniculatum*（Bge.）Kitag. 多年生直立草本，根须状，有香气。叶对

生，线状披针形，缘有睫毛。圆锥状聚伞花序生于顶端的叶腋内；花冠黄绿色，近辐状；副花冠裂片5，基部厚，顶端钝；每药室具1个花粉块；柱头5角形；蓇葖果单生。分布于全国大部分省区。生长于山地阳坡草丛中。根及根茎（徐长卿）能祛风，化湿，止痛，止痒。（图11－72）

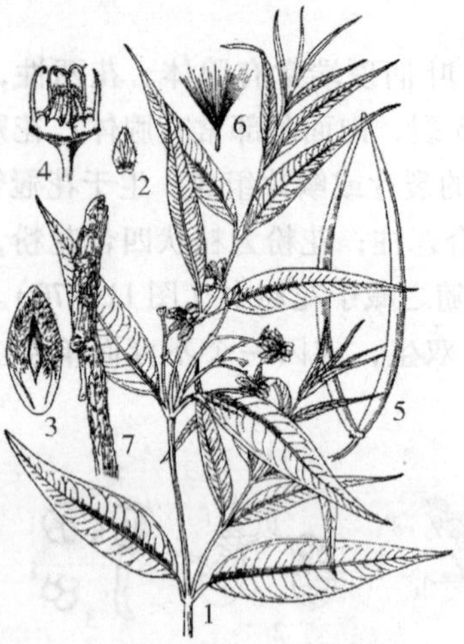

图11－71 杠柳

1. 花枝；2. 花萼裂片内面，示基部两侧腺体；
3. 花冠裂片内面；4. 副花冠及雄蕊合体的侧面观；
5. 果实；6. 种子；7. 根皮

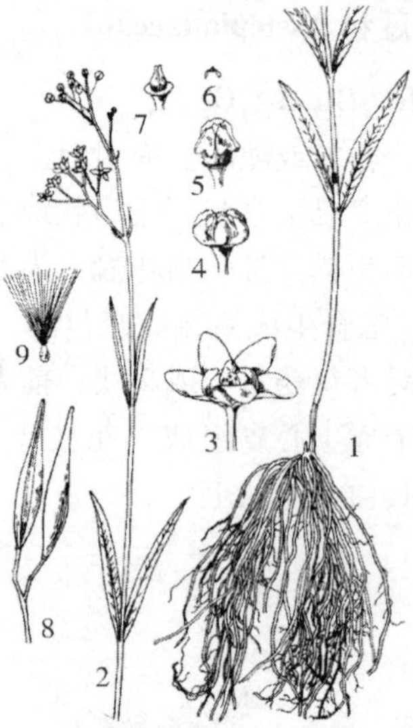

图11－72 徐长卿

1、2. 植株；3. 花；4. 副花冠；
5. 合蕊柱的侧面观；6. 载粉器和花粉块；
7. 雌蕊；8. 果实；9. 种子

白薇 *Cynanchum atratum* Bge. 多年生直立草本，根须状，有浓香气味。单叶对生，卵状矩圆形，两面均被白色绒毛。聚伞花序无梗；花冠深紫色，裂片5枚，有缘毛，副花冠5裂，裂片盾状圆形。蓇葖果单生。种子一端有长毛。分布于全国各地，生长于林下草丛中。根及根茎（白薇）能清热凉血，利尿通淋，解毒疗疮。同属植物蔓生白薇 *C. versicolor* Bge. 根及根茎也作白薇用。

本科药用植物尚有：白首乌 *Cynanchum auriculatum* Royle ex Wight 主产于山东等地，能强壮、健胃，为何首乌的地方习用品种。

6. 旋花科 Convolvulaceae

⚥ $* K_5 C_{(5)} A_5 \underline{G}_{(2:1\sim4:1\sim2)}$

常为缠绕性草质藤本。有时含乳汁。常单叶，互生，偶为复叶或退化成鳞片状；无托叶。花两性，辐射对称，单生或为聚伞花序；萼离生，5片，常宿存；花冠漏斗状、钟状或坛状，全缘或5浅裂，开花前成旋转状排列；雄蕊5生于花冠筒部；子房上位，常被花盘包围；2心皮合生，1～2室，有时由假隔膜隔成4室；每室胚珠1～2枚。蒴果或浆果。

本科有56属，1800种，主要分布于热带至温带地区。我国有22属，128种，各地均产。

本科植物常含莨菪烷类生物碱、黄酮类及香豆素等。

药用植物举例：

裂叶牵牛 *Pharbitis nil*（L.）Choisy 一年生缠绕草本，全株被粗硬毛。单叶互生，近卵状心形，常3浅裂；花序具花1～3朵；花冠漏斗状，浅蓝或紫红色；雄蕊5；子房上位，3室，每室胚珠2枚。蒴果球形，种子卵状三棱形似橘瓣状，黑色或淡黄白色。全国各地有野生或栽培。种子（牵牛子）能泻水通便，消痰涤饮，杀虫攻积。同属植物圆叶牵牛 *P. purpurea*（L.）Voigt 叶心形，花紫蓝色。种子也作牵牛子用。（图 11－73）

菟丝子 *Cuscuta chinensis* Lam. 一年生缠绕性寄生草本。茎纤细，黄色。叶退化成鳞片状。花簇生成球形；花冠白色，壶状，5裂，内面基部有鳞片5，边缘流苏状；子房2室，花柱2。蒴果成熟时被花冠完全包住，盖裂。种子2～4颗，表面粗糙。种子（菟丝子）能补肝益肾，固精缩尿，安胎，明目，止泻，外用消风祛斑。同属植物南方菟丝子 *C. australis* R. Br. 的种子亦作菟丝子用。（图 11－74）

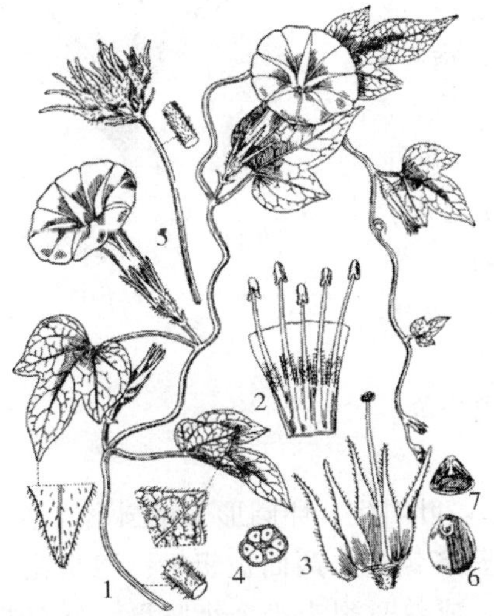

图 11－73　裂叶牵牛

1. 植株；2. 花冠筒部展开，示雄蕊；
3. 萼片展开，示雌蕊；4. 子房横剖面；
5. 花序；6. 种子；7. 种子的横切面

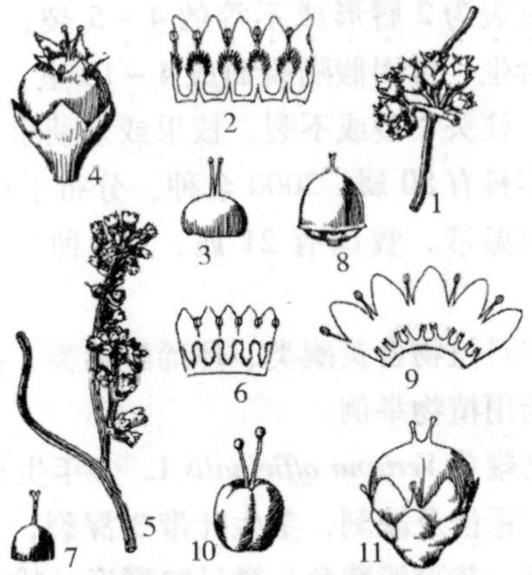

图 11－74　菟丝子属

1～4. 菟丝子；2. 5～8 金灯藤；
9～11. 南方菟丝子

丁公藤 *Erycibe obtusifolia* Benth. 木质藤本。单叶互生，叶革质，倒卵形至长圆形。圆锥花序；小花钟状，5深裂，黄色。浆果。种子1枚。藤茎（丁公藤）能祛风除湿，消肿止痛。

7. 紫草科 Boraginaceae

$\uparrow$♀ $* K_{5,(5)} C_{(5)} A_5 \underline{G}_{(2:2\sim4:1\sim2)}$

草本或木本，通常密被粗毛。常单叶互生，无托叶。常为单歧聚伞花序或聚伞花序聚生于茎顶；花两性；多辐射对称；萼片5，分离或基部合生；花冠常呈管状或钟状，裂片5，覆瓦状排列，喉部常有附属物；雄蕊着生于花冠上，与花冠裂片同数而互生；子房上位，2心皮，2室，每室2胚珠，有时4深裂而成假4室，每室胚珠1；花柱顶生或生于子房4裂片之间的基底部。核果，或为4个小坚果。

本科有约100属，2000种，广布全球。我国有49属200余种，南北均产。

本科含特征性成分萘醌类色素及吡咯里西啶类生物碱。

药用植物举例：

新疆紫草（软紫草）*Arnebia euchroma*（Royle）Johnst. 多年生草本，全株被白色或淡黄色粗毛。须根多条，肉质紫色。基生叶披针形或条形，无柄，茎生叶较短小。蝎尾状聚伞花序密集茎顶，花基数5，花冠紫色，基部无毛环，喉部无附属物，子房4裂，柱头顶端2裂。小坚果有疣状突起。分布于新疆、西藏，生高山多石砾山坡及草坡。根（紫草）能清热凉血，活血解毒，透疹消斑。本属植物内蒙紫草 *A. guttata* Bunge 根也作紫草用。（图 11－75）

本科药用植物尚有：鹤虱 *Lappula echinata* Gilib. 果实为驱虫药，种子可榨油。

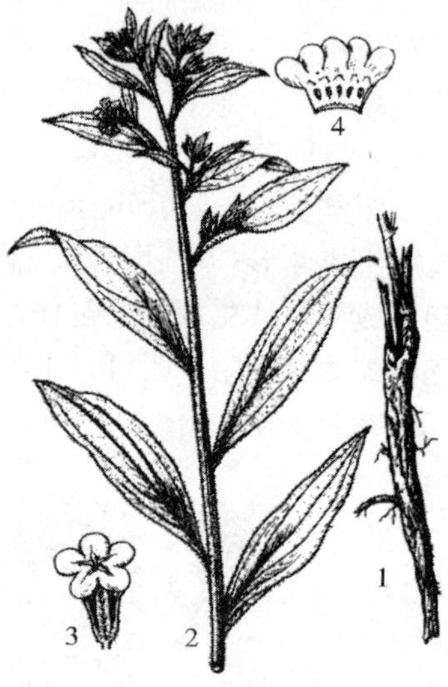

图 11－75 内蒙紫草

1. 根；2. 花枝；3. 花；4. 花纵剖

8. 马鞭草科 Verbenaceae

$\uparrow$♀ $\uparrow K_{(4\sim5)}C_{(4\sim5)}A_4\underline{G}_{(2:2\sim4:1\sim2)}$

常为木本，稀草本，常具特殊气味。单叶或复叶，多对生。穗状或聚伞花序，或再由聚伞花序组成圆锥状、头状或伞房状复花序；花两性，常两侧对称；花萼 4～5 裂，宿存；花冠常裂为 2 唇形或不等的 4～5 裂；雄蕊 4；子房上位，2 心皮合生，常因假隔膜而成 4～10 室，每室胚珠 1～2，花柱顶生，柱头 2 裂或不裂。核果或呈蒴果状而裂为 4 个小坚果。

本科有 80 属，3000 余种，分布于热带和亚热带地区，少数延至温带。我国有 21 属，175 种，主要分布于长江以南各省。

本科植物含黄酮类、环烯醚萜类、挥发油和萜类成分等。

药用植物举例：

马鞭草 *Verbena officinalis* L. 多年生草本。茎四方形。叶对生，卵圆形至矩圆形，基生叶叶缘有粗锯齿及缺刻，茎生叶带 3 深裂，裂片边缘有不整齐锯齿，两面被粗毛；穗状花序细长如马鞭；花冠淡紫色，微呈二唇形；雄蕊 2 强。蒴果，成熟时裂为 4 个小坚果。分布遍及全国。生长于山坡路旁。地上部分（马鞭草）能活血散瘀，解毒，利水，退黄，截疟。（图11－76）

单叶蔓荆 *Vitex trifolia* L. var. *simplicifolia* Cham. 落叶灌木。茎匍匐，节处常生不定根。小枝四棱形。单叶对生，全缘，上面绿色被微柔毛，下面密被灰白色短绒毛。圆锥花序项生，花序轴、花梗和花萼均密被灰白色短绒毛；花萼果时增大；花冠淡紫色或蓝紫色，两面有毛，外面较密，5 裂，二唇形，下唇中裂片较大；雄蕊 4；子房无毛而密被腺点，花柱光滑。核果近球形，成熟时黑色。分布于我国沿海省区的海边沙滩地。果实（蔓荆子）能疏散风热，清利头目。（图 11－77）同属植物蔓荆 *V. trifolia* L. 为直立灌木至小乔木，通常三出复叶，有时同一枝上部也有单叶，叶下面密生灰白色绒毛。果实也作蔓荆子入药。

牡荆 *V. negundo* L. var. *cannadifolia*（Sieb. et Zucc.）Hand. －Mazz. 分布于山东、长江流域及以南各省区。叶（牡荆叶）能祛痰、止咳、平喘。

本科药用植物尚有：杜虹花（紫珠草）*Callicarpa formosana* Rolfe 叶（紫珠叶）能凉血收敛止血，散瘀解毒消肿。

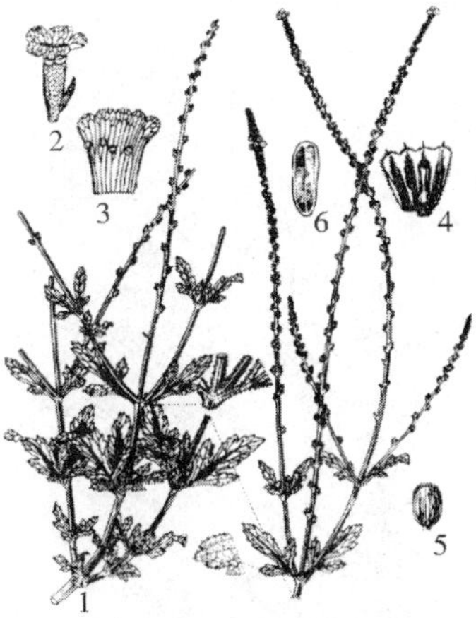

图 11－76　马鞭草

1. 开花的植株；2. 花；3. 花冠剖开，示雄蕊；4. 花萼剖开，示雌蕊；5. 果实；6. 种子

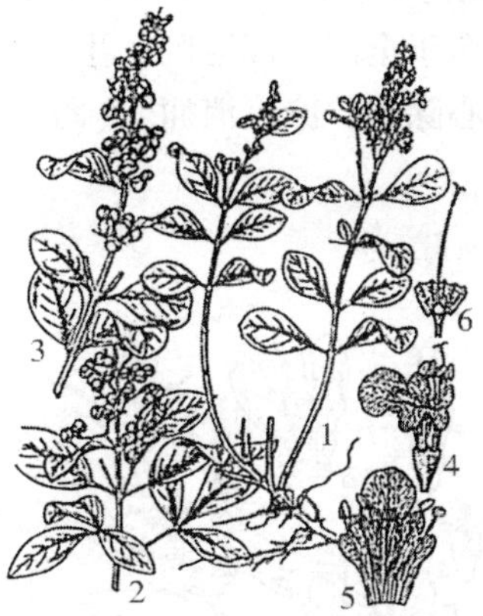

图 11－77　单叶蔓荆

1. 花枝；2. 果枝；3. 花；4. 花冠展开，示雄蕊；5. 雄蕊；6. 雌蕊

9. 唇形科 Labiatae

⚥ $\uparrow K_{(5)}C_{(5),(4)}A_{4,2}\underline{G}_{(2:4:1)}$

草本或灌木。全株常含挥发油而有香气。茎四棱形。叶对生，单叶，稀复叶。花两性，两侧对称，成轮状聚伞花序（轮伞花序），有的再集成穗状、总状、圆锥状或头状的复合花序；花萼合生，通常5裂，宿存；花冠唇形，通常上唇2裂，下唇3裂，少为假单唇形（上唇很短，2裂，下唇3裂）或单唇形（无上唇，5个裂片全在下唇）；雄蕊4，2强，或仅有2枚发育；花盘常存在；雌蕊由2心皮组成，子房上位，常4深裂成假4室，每室1胚珠，花柱常着生于子房裂隙的基底；柱头浅裂。果实由4个小坚果组成。（图 11－78）

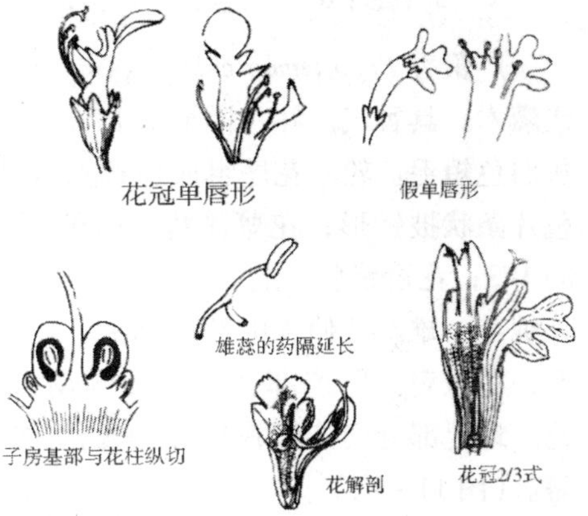

图 11－78　唇形科花的类型和解剖

本科有约221属，3500种，全球广布。我国有约99属800余种，分布于全国。

本科植物多含挥发油，其他有二萜类、黄酮类、少量生物碱类等。

药用植物举例：

益母草 *Leonurus japonicus* Houtt. 一年生或二年生草本，茎钝四棱形。基生叶有长柄，叶片近圆形，5～9浅裂，叶基心形，中部叶菱形，掌状3深裂，顶部叶线形或线状披针形，几无柄。轮伞花序腋生；萼5裂；花冠淡红紫色，二唇形，上唇外被柔毛，下唇3裂，中裂片倒心形。小坚果矩圆状三棱形，褐色。分布于全国，多生长于旷野向阳处，海拔可高达3400米。地上部分（益母草）能活血调经，利尿消肿，清热解毒。果实（茺蔚子）能活血调经，清肝明目。（图 11－79）

丹参 *Salvia miltiorrhiza* Bge. 多年生草本。全株密被长柔毛及腺毛，触手有黏性。根粗大，外皮砖红色。羽状复叶对生，小叶3～5片，卵圆形或狭卵形，边缘有齿。轮伞花序，再排成总状；花冠紫色，管内有斜向毛环，上唇似盔状，下唇3裂，中裂片较大，先端有2浅裂；雄

蕊2，每花药2室，但被伸长的药隔所远隔，一室位于上端，一室位于下端而退化。小坚果长圆形。分布于全国大部地区。生长于山坡荒野或栽培。根及根茎（丹参）能活血祛瘀，通经止痛，清心除烦，凉血消痈。(图11－80)

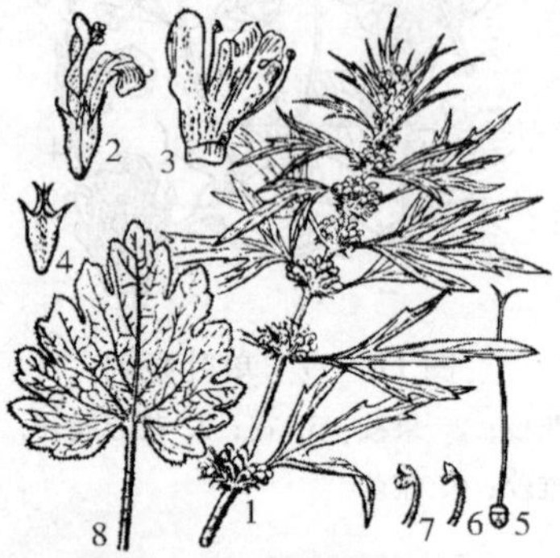

图11－79 益母草

1. 花枝；2. 花；3. 花冠纵剖；4. 花萼；5. 雌蕊；6、7. 雄蕊；8. 基生叶

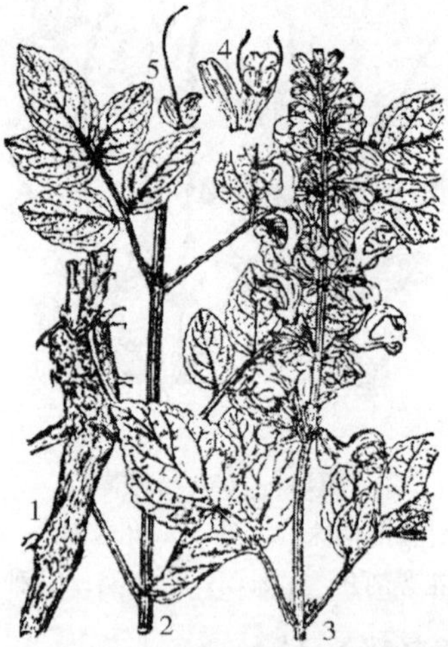

图11－80 丹参

1. 根；2. 枝；3. 花枝；4. 花冠展开、示雌蕊；5. 雄蕊

广藿香 *Pogostemon cablin* (Blanco) Benth. 多年生草本或灌木，具香气。叶片圆形或宽卵形，常浅裂，两面密被灰白色短毛。轮伞花序组成连续的假穗状花序；苞片及小苞片条状披针形；花萼筒状，内被绒毛，齿5，长约为萼的1/3；花冠紫色，上唇3裂，下唇全缘，裂片外面均被长绒毛；雄蕊外伸，中部被髯毛；柱头2裂。小坚果近球形，稍压扁。原产菲律宾，我国南方有栽培，但很少开花。地上部分（广藿香）能芳香化浊，和中止呕，发表解暑。(图11－81)

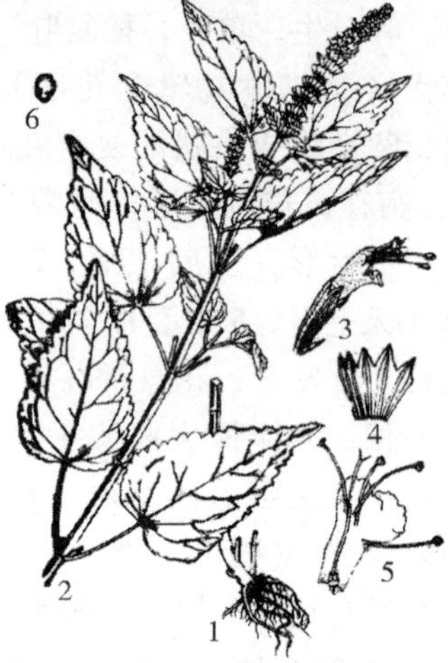

图11－81 广藿香

1. 根；2. 花枝；3. 花冠；4. 花萼展开；5. 花冠展开；6. 果实

藿香（土藿香）*Agastache rugosus* (Fisch. et Meyer.) O. Ktze. 多年生草本，具特异香气。茎方形。叶对生，心状卵形至椭圆状卵形，散生透明腺点，下面有短柔毛。轮伞花序集成顶生的假穗状花序；花冠淡紫蓝色；二强雄蕊，伸出花冠筒外；花盘厚环状。小坚果卵状长圆形。分布全国各地。生山坡、路旁，现多有栽培。入药部位与功效同藿香。

黄芩 *Scutellaria baicalensis* Georgi 多年生草本，主根肥厚，圆锥形。茎丛生，基部伏地，绿色或带紫色。单叶对生，披针形，全缘，上面暗绿色，下面色较浅并密被下陷的腺点。总状花序顶生，常于茎顶聚成圆锥状；苞片卵状披针形；花萼2唇形，2裂，上唇背上具1竖起的盾片，果时增大；花冠紫、紫红至蓝色，近基部明显弯曲，下唇的中裂片三角状卵圆形。小坚果近球形，包围于宿萼中。分布华北、东北及西南等地区，生长于向阳山坡、草原。根（黄芩）能清热燥湿，泻火解毒，止血，安胎。(图11－82)

薄荷 *Mentha haplocalyx* Briq. 多年生草本，有清凉浓香气。茎四棱。叶对生，长圆状披针

形，两面均有腺鳞，叶脉密生柔毛。轮伞花序腋生；萼 5 裂，外具柔毛及腺点；花冠淡紫色或白色，上唇 2 裂片大于下唇 3 裂片；雄蕊 4 枚，前对较长。小坚果椭圆形。分布南北各省。地上部分（薄荷）能疏散风热，清利头目，利咽，透疹，疏肝行气。薄荷属我国有 6 种及多个变种，全部可以作药用。（图 11－83）

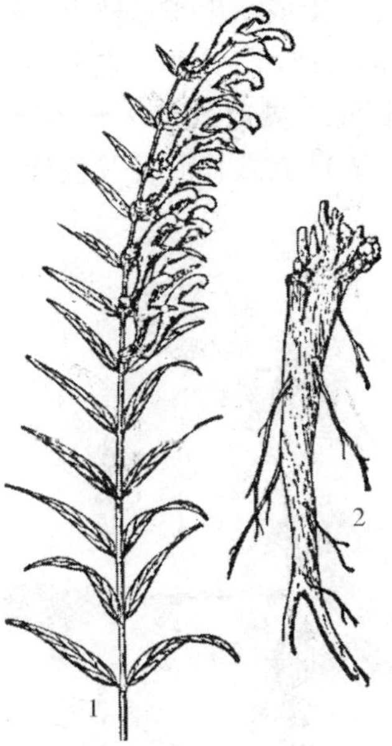

图 11－82　黄芩

1. 植株上部；2. 根

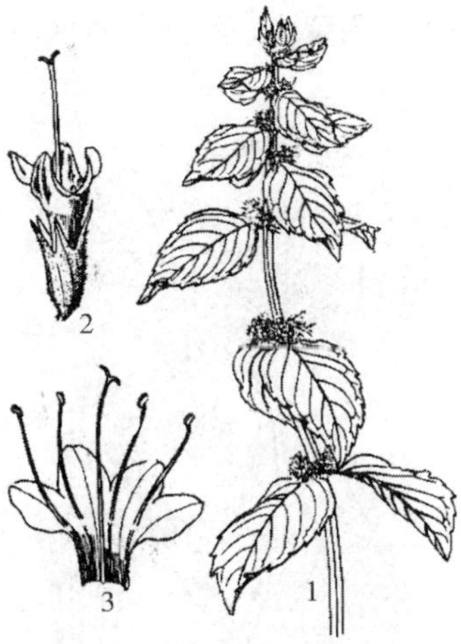

图 11－83　薄荷

1. 花枝；2. 花；3. 花冠展开，示雄蕊和雌蕊

本科药用植物尚有：荆芥 *Schizonepeta tenuifolia* Briq. 地上部分（荆芥）能解表散风，透疹，消疮。夏枯草 *Prunella vulgaris* L. 果穗（夏枯草）能清肝泻火，明目，散结消肿。紫苏 *Perilla frutescens*（L.）Britt.，叶（紫苏叶）能解表散寒，行气和胃；茎（紫苏梗）能理气宽中，止痛，安胎；果实（紫苏子）能降气化痰，止咳平喘，润肠通便。

10. 茄科 Solanaceae

⚥ $* K_{(5)} C_{(5)} A_{5,4} \underline{G}_{(2:2:\infty)}$

草本或灌木，直立或攀援。单叶互生，无托叶。两性花，辐射对称，单生、簇生或为聚伞花序；萼 5 裂，宿存；花冠 5 裂，呈辐状、钟状、漏斗状或高脚碟状；雄蕊 5，稀 4，着生于花冠上；子房上位，2 心皮合生成 2 室，有时出现假隔膜而下部变成 4 室，每室胚珠多数。浆果或蒴果。种子盘形或肾形。

本科有约 80 属 3000 种，分布于温带至热带。我国有约 23 属 100 余种，各省均有分布。

本科植物所含化学成分主要为多种托品类、甾体类和吡啶类生物碱，此外还含有吲哚类及嘌呤类生物碱。

药用植物举例：

白花曼陀罗 *Datura metel* L. 一年生粗壮草本。全体近无毛。单叶互生，卵形或宽卵形，基部不对称，全缘或具波状齿。花单生，直立；花萼筒状，顶端 5 裂，果时宿存；花冠白色，漏斗状，大形，在蕾中对折旋转，具 5 棱，上部 5 浅裂，每裂有短尖；雄蕊 5。蒴果近球形，疏生短刺，成熟后 4 瓣开裂。主产于华南和江苏、浙江，栽培或野生。花（洋金花）能平喘止咳，解痉镇痛；为中药麻醉的主要药物，在制药工业上用于提取东莨菪碱。（图 11－84）

毛曼陀罗 *Datura innoxia* Mill. 全株密被白色腺毛或短柔毛。叶广卵形。花白色或淡紫色，花冠裂片间有三角状突起。蒴果生于下垂的果柄上，密生针刺和柔毛，宿存萼基呈五角状，向外反折。种子扁肾形，褐色。主产于河北、山东、辽宁。其花（北洋金花）亦作洋金花用，功效同上。

宁夏枸杞 *Lycium barbarum* L. 粗壮灌木，枝端具刺。叶互生或丛生于短枝上，长椭圆状披针形或卵状矩形。花腋生，常2～6朵簇生于短枝上；萼杯状，常2～3裂；花冠漏斗状，筒部稍长于裂片，裂片无缘毛，色粉红或淡紫色。浆果宽椭圆形。熟时红色。产于宁夏、甘肃、青海、新疆、内蒙古、河北等省区。有栽培。果实（枸杞子）能滋补肝肾，益精明目。（图11－85）

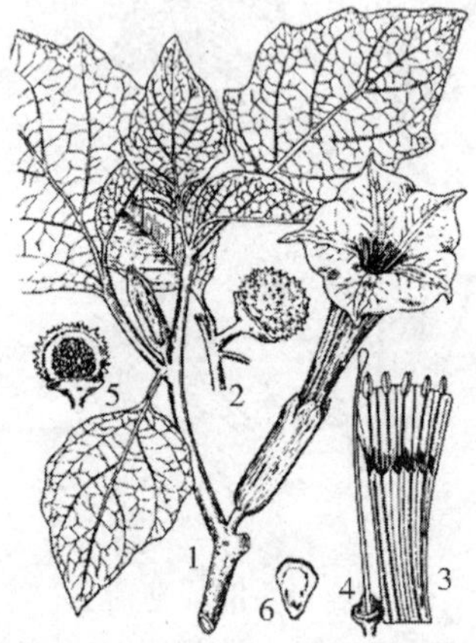

图11－84 白花曼陀罗

1. 花枝；2. 果枝；3. 去部分花冠，示雄蕊；4. 雌蕊；5. 果实纵剖；6. 种子

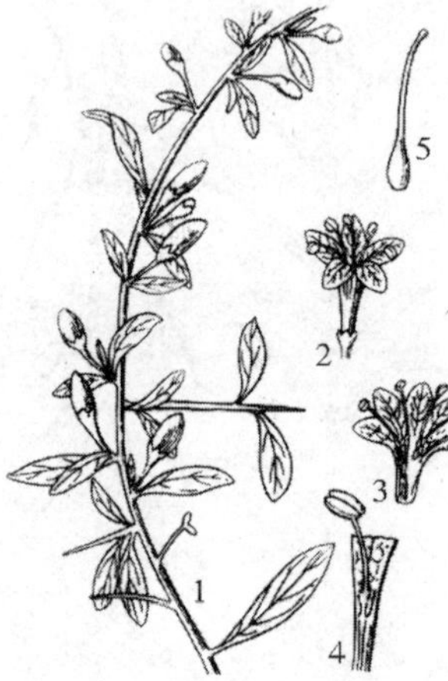

图11－85 宁夏枸杞

1. 果枝；2. 花；3. 花冠展开，示雄蕊着生情况；4. 雄蕊；5. 雌蕊

枸杞 *L. chinensis* Mill. 与上种主要区别是：枝细长柔弱，常弯曲下垂。叶宽披针形或长卵形。花冠筒短或近等于裂片，裂片有缘毛。广布全国。枸杞及宁夏枸杞的根皮（地骨皮）能凉血除蒸，清肺降火。

颠茄 *Atropa belladonna* L. 多年生草本。茎下部叶互生，上部叶一大一小对生，椭圆状卵形或卵形。花下垂，单生于叶腋，花梗有腺毛；花萼钟状，果时稍增大而向外展开；花冠钟状，暗紫色，5浅裂。浆果球形，熟时黑紫色。含多数扁肾形小种子。我国山东、江苏、浙江有栽培。全草含阿托品类生物碱，为抗胆碱药。

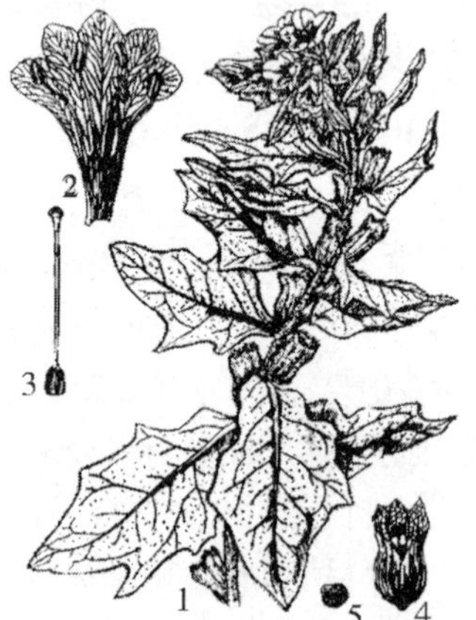

图11－86 莨菪

1. 花枝；2. 花冠展开示雄蕊；3. 雌蕊；4. 果实；5. 种子

莨菪 *Hyoscyamus niger* L. 一年生或二年生草本。全株被黏性腺毛和柔毛，有臭味。基生叶大，丛生；茎生叶互生；上部叶无柄，基部下延，抱茎；叶片长圆形，有深波状缘。花单生于叶腋，或聚生于茎顶；花萼管状钟形，5浅裂，果时增大；花冠漏斗形，黄绿色，具紫色脉纹，5浅裂，雄蕊5，不等长。蒴果藏于宿萼内，盖裂。分布华北、西南和华东等地。多为栽培；田埂、林边有野生。种子（天仙子）能解痉止痛，平喘，安神，可作提取莨菪碱的原料。（图11－86）

本科药用植物尚有：酸浆 *Physalis alkekengi* L. var. *franchetii*（Mast.）Makino 干燥宿萼或带果实的宿萼（锦灯笼）能清热解毒，利咽化痰，利尿通淋。龙葵 *Solanum nigrum* L. 全草有清热解毒作用，中医用于治疗癌症。

11. 玄参科 Scrophulariaceae

$\Large\text{♀}\uparrow K_{(4\sim5)}C_{(4\sim5)}A_{4,2}\underline{G}_{(2:2:\infty)}$

草本，稀木本。叶对生，稀轮生或互生，无托叶。花两性，常两侧对称；成总状或聚伞花序；萼4～5裂，宿存。花冠4～5裂，多少呈2唇形，在蕾中作覆瓦状排列，雄蕊多为4枚，2强，稀2或5枚；生于花冠管上，子房上位，2心皮，2室，中轴胎座；每室胚珠多数，花柱顶生。蒴果，稀浆果，种子多而细小。

本科有约200属，3000余种，广布全球。我国有约60属640种，全国均产。

本科的化学成分主要有环烯醚萜苷、强心苷、黄酮类、蒽醌类及生物碱类。如毛花洋地黄叶含40余种强心苷，可用于提取强心苷。

药用植物举例：

玄参 *Scrophularia ningpoensis* Hemsl. 多年生高大草本。根肥大呈纺锤形，黄褐色，干后变黑。茎下部叶对生，上部叶有时互生。叶片卵状披针形，边缘具细锯齿。聚伞花序合成大而疏散的圆锥状；萼5裂几达基部；花冠褐紫色，唇形，筒部多少壶状，上唇长于下唇；2强雄蕊。蒴果卵形。分布于华东、中南及西南等省。生长于溪边、草丛中，常为栽培。根（玄参）能清热凉血，滋阴降火，解毒散结。玄参属我国有40种，已知10种入药。其中北玄参 *S. buergeriana* Miq. 聚伞花序紧缩呈穗状，花冠绿色。分布于北方省区。其根民间也作“玄参”用。（图11－87）

地黄 *Rehmannia glutinosa* Libosch. 多年生草本，全株密被灰白色长柔毛及腺毛。根肥大呈块状。叶常基生，莲座状，叶片倒卵形或长椭圆形，叶背略带紫色。顶生总状花序，花冠稍弯曲，外面紫红色，内面常有黄色带紫的条纹。蒴果卵形。栽培品主产于河南。新鲜块根（鲜地黄）能清热生津，凉血、止血；干燥块根（生地黄）能清热凉血，养阴生津；生地黄炮制加工品（熟地黄）能补血滋阴，益精填髓。（图11－88）

紫花洋地黄（毛地黄、洋地黄）*Digitalis purpurea* L. 一年生或多年生草本。全体被灰白色短柔毛及腺毛。基生叶具长柄，叶片长卵形，边缘具圆齿，下面网脉十分明显；总状花序顶生，花偏向一侧且下垂；花冠管状唇形，外紫内白，下唇内面常带深紫色斑点；2强雄蕊。蒴果密被腺毛。原产欧洲，我国有栽培。叶含强心苷，能兴奋心肌，增强收缩力，增加血液输出量，而起到改善血液循环的作用。为提取强心苷的重要原料。毛花洋地黄（狭叶洋地黄）*D. lanata* Ehrh. 与上种主要不同点：本种的叶狭长而小，全缘。花淡黄色；萼、花梗、花轴均密被柔毛。产地、功效同上种，有效成分含量较上种为高。

胡黄连 *Picrorhiza scrophulariiflora* Pennel 多年生矮小草本。根状茎粗壮而伸长。叶基生，边缘具锯齿，有时为重锯齿。花序总状；花冠深紫色，上唇一片，最长，下唇3裂；雄蕊略2强。蒴果4瓣裂。分布于西藏东部、云南西北、四川西部。生长于高山草地及石堆中。根茎（胡黄连）能退虚热，除疳热，清湿热。

本科药用植物尚有：阴行草 *Siphonostegia chinensis* Benth. 全草（北刘寄奴）能活血祛瘀，通经止痛，凉血，止血，清热利湿。

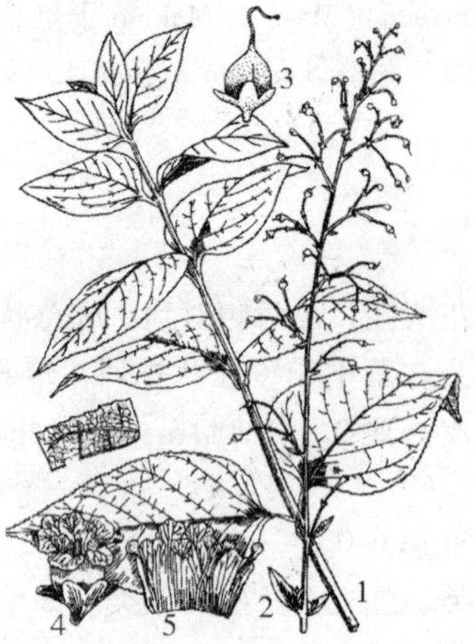

图 11-87 玄参

1. 叶枝；2. 果枝；3. 果实及宿萼；
4. 花；5. 花冠展开，示雄蕊

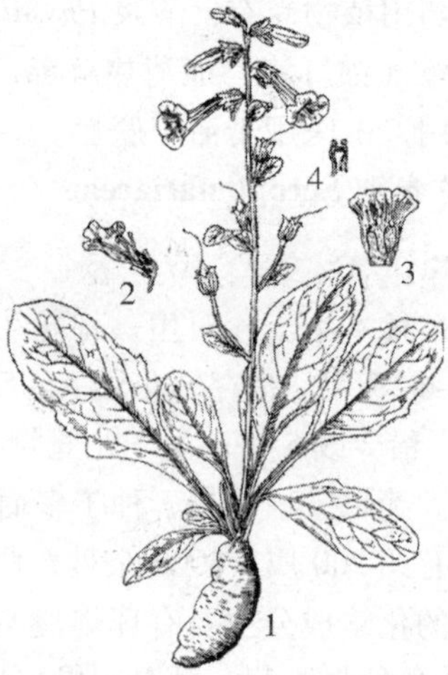

图 11-88 地黄

1. 带花植物；2. 花冠展开，示雄蕊；
3. 花冠展开，示雌蕊；4. 雌蕊

12. 爵床科 Acanthaceae

♀ $\uparrow K_{(5\sim4)}\ C_{(5\sim4)}\ A_{4,2}\ \underline{G}_{(2:2:1\sim\infty)}$

草本或灌木。茎节常膨大。单叶对生，无托叶；茎与叶的表皮细胞内常含钟乳体。常由聚伞花序再组成其他花序；花两性，两侧对称，每花下通常具1苞片和2小苞片；花萼5~4裂；花冠5~4裂，二唇形或为不等的5裂；雄蕊4枚，2强或仅2枚；子房上位，2心皮合生成2室，中轴胎座，每室胚珠1至多数。蒴果，室背开裂；种子常着生于珠柄演变成的钩状物（种钩）上，成熟后弹出。

本科有约250属，2500余种，广布热带和亚热带地区。我国有61属，178种，多产于长江以南各省；已知药用有32属70余种。

药用植物举例：

穿心莲 *Andrographis paniculata*（Burm. F.）Nees 一年生草本。茎四棱，节膨大。叶对生，叶片卵状长圆形至披针形。总状花序，苞片和小苞片小；花冠白色，上唇微2裂，外弯，下唇3裂；雄蕊2枚，药室1大1小，大的基部和花丝一侧有柔毛。蒴果长椭圆形，有1沟，疏生腺毛，2瓣裂。原产东南亚地区，我国南方大量栽培。地上部分（穿心莲）能清热解毒，凉血，消肿。（图 11-89）

马蓝 *Baphicacanthus cusia*（Nees）Bremek. 多年生草本。常成对分枝，茎节膨大。单叶对生，叶片卵形至椭圆状矩圆形。花序穗状，苞片对生，常脱落；花萼5深裂，其中1裂片较长而为匙形；花冠5浅裂，淡紫色，花冠筒近中部弯曲而下部变细；2强雄蕊。蒴果棒状，上部稍大；种子4，有微毛。分布于华北、华南、西南地区及中国台湾。生长于林下或溪旁阴湿地。根和根茎（南板蓝根）能清热解毒，凉血消斑；叶在部分地区作为中药“大青叶”使用，能清热解毒、凉血消斑；叶或茎叶经加工制得的干燥粉末、团块或颗粒（青黛）能清热解毒、凉血消斑。（图 11-90）

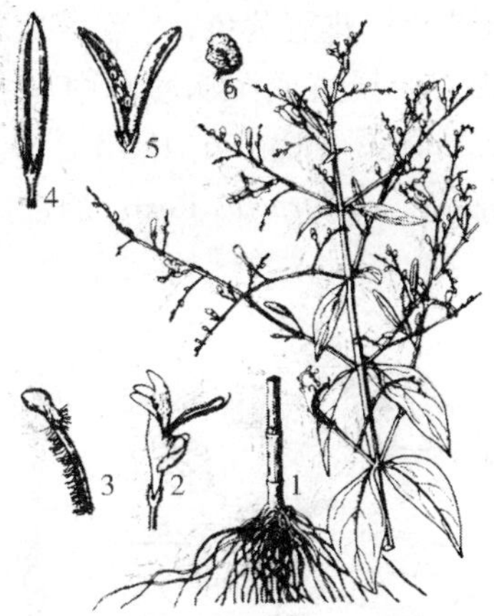

图 11-89 穿心莲

1. 植株全形；2. 花；3. 雄蕊；4. 果实；
5. 果实裂开，示种子着生情况；6. 种子

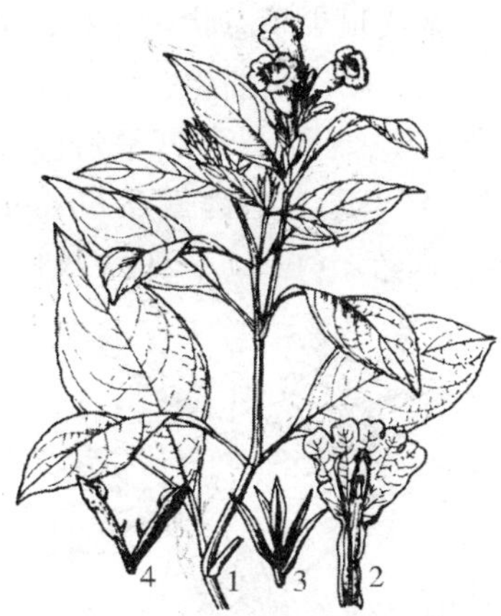

图 11-90 马蓝

1. 花枝；2. 花冠展开，示雄蕊和雌蕊；
3. 花萼；4. 果实裂开，示钩状胎座

13. 茜草科 Rubiaceae

⚥ * $K_{(4\sim5)}C_{(4\sim5)}A_{4\sim5}\overline{G}(2:2:1\sim\infty)$

木本或草本，有时攀援状。单叶，对生或轮生，常全缘；具各式托叶，常宿存。花两性，辐射对称，常为聚伞花序再排成圆锥状或头状，少单生；花萼和花冠常 4~5 裂；雄蕊与花冠裂片同数而互生，生于花冠筒上；子房下位，2 心皮合生，常 2 室，每室胚珠 1 至多数。蒴果、浆果或核果。

本科有约 500 属，6000 余种，广布于热带和亚热带地区，少数分布于温带地区。我国有 75 属，477 种，主产于西南至东南部。已知药用 50 属 219 种。

本科活性成分主要有生物碱、蒽醌类和环烯醚萜苷。

药用植物举例：

茜草 *Rubia cordifolia* L. 多年生攀援草本。根成束，红褐色。茎四棱，棱上具倒生刺。叶常 4 枚轮生，柄长；叶片卵形至卵状披针形，基部圆形至心形，上面粗糙，下面中脉及叶柄上有倒生刺，基出 3 脉或 5 脉。聚伞花序呈疏松的圆锥状；花小，花冠黄白色，5 裂；雄蕊 5 枚。浆果近球形，紫红色，熟时黑色。全国大部分地区有分布。生长于灌丛中。根及根茎（茜草）能凉血，祛瘀，止血，通经。（图 11-91）

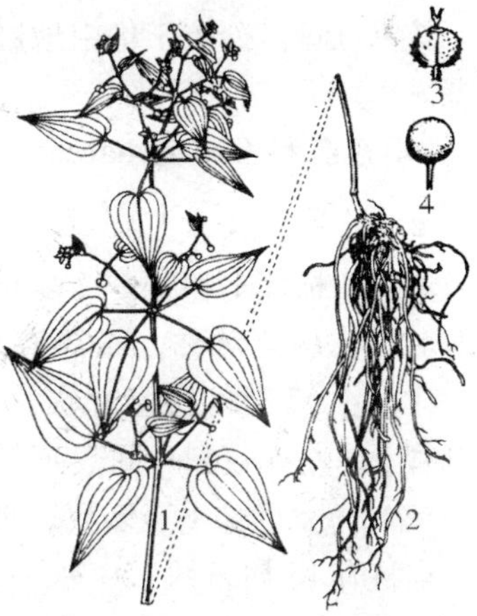

图 11-91 茜草

1. 带花的茎枝；2. 根；
3. 花萼和雌蕊；4. 果实

栀子 *Gardenia jasminoides* Ellis 常绿灌木。叶革质，对生或三叶轮生，有短柄；披针形、椭圆形或广披针形；上面光亮，下面脉腋内簇生短毛。花大，白色，芳香，单生枝顶；花部常 5~7 数，萼筒倒圆锥形，有纵棱；花冠高脚碟状；子房下位，1 室，胚珠多数。果实卵形至长椭圆形，具 5~9 条翅状纵棱，熟时黄色。分布于我国南部和中部。生于山坡木林中，各地有栽培。果实（栀子）能泻火除烦，清热利湿，凉血解毒；外用消肿止痛。（图 11-92）

钩藤 *Uncaria rhynchophylla*（Miq.）Miq. ex Havil. 常绿木质藤本。小枝四棱形。叶椭圆形，上面光亮，背面脉腋内常有束毛；托叶 2 深裂，裂片条状钻形；叶腋内有钩状变态枝。头状

花序单生叶腋或顶生呈总状花序状，总花梗中部着生几枚苞片；花冠黄色，5 数。蒴果。分布于广西、江西、湖南、福建、广东及西南地区。生长于山谷、溪边或湿润灌丛中。带钩茎枝（钩藤）能息风定惊，清热平肝。同属植物华钩藤 *U. sinensis*（Oliv.）Havil.、大叶钩藤 *U. macrophylla* Wall.、毛钩藤 *U. hirsuta* Havil. 及无柄果钩藤 *U. sessilifructus* Roxb. 的带钩茎枝均作“钩藤”入药。（图 11－93）

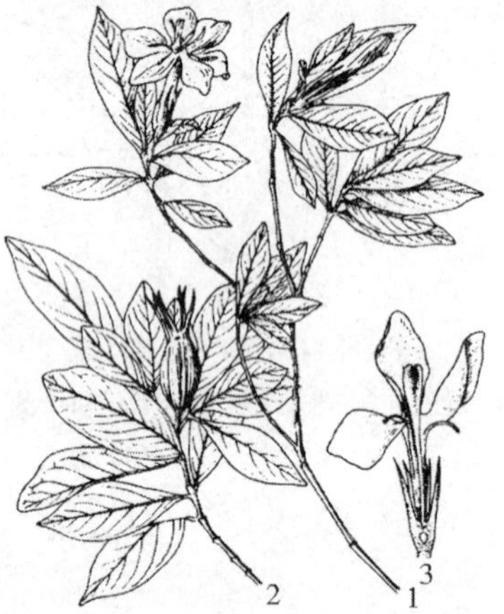

图 11－92 栀子

1. 花枝；2. 果枝；3. 花的纵切

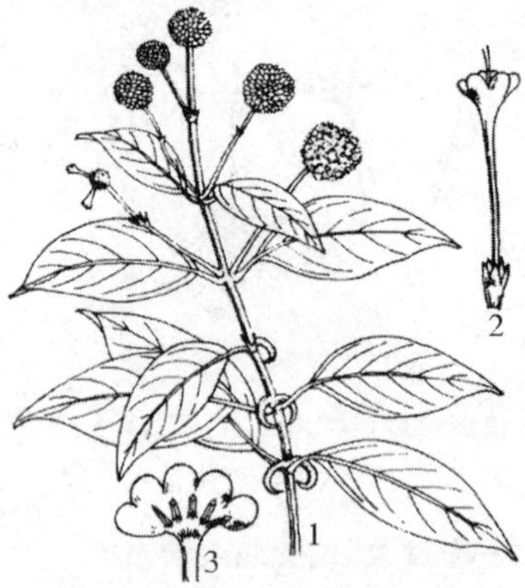

图 11－93 钩藤

1. 花枝；2. 花；

3. 花冠展开，示雄蕊位置

巴戟天 *Morinda officinalis* How 缠绕性草质藤本。根肉质，有不规则的膨大部分成串珠状。小枝及幼叶有短粗毛。叶对生，矩圆形，托叶鞘状。数个头状花序呈伞形排列；花冠白色，4 数。核果红色。分布于华南地区。生于疏林下或林缘。根（巴戟天）能补肾阳，强筋骨，祛风湿。

14. 忍冬科 Caprifoliaceae

⚥ * ↑ $K_{(4\sim5)}C_{(4\sim5)}A_{4\sim5}\overline{G}_{(2\sim5:1\sim5:1\sim\infty)}$

木本，稀草本和藤本。多单叶对生，通常无托叶。花两性，辐射对称或两侧对称，通常为聚伞花序，也有数朵簇生或单生的；花萼 4～5 裂；花冠管状，多 5 裂，有时二唇形；雄蕊生于花冠管上，与花冠裂片同数而互生；子房下位，2～5 心皮合生成 1～5 室，每室胚珠 1 至多数。浆果、核果或蒴果。

本科有 15 属，约 450 种，主要分布于温带地区。我国有 12 属 200 余种，全国均有分布；已知药用 9 属 100 余种。

本科植物以含酚性成分和黄酮为特征，还含三萜类、皂苷等。

药用植物举例：

忍冬 *Lonicera japonica* Thunb. 多年生半常绿藤本。茎中空，老茎木质化，棕褐色；幼枝绿色，密生短柔毛和腺毛。单叶对生，卵形至长卵状椭圆形，幼时两面被短毛。花成对腋生，苞片叶状；花冠唇形，上唇 4 裂，下唇反卷不裂；初开时白色，后转黄色，故又有“金银花”之称；雄蕊 5 枚。浆果球形，熟时黑

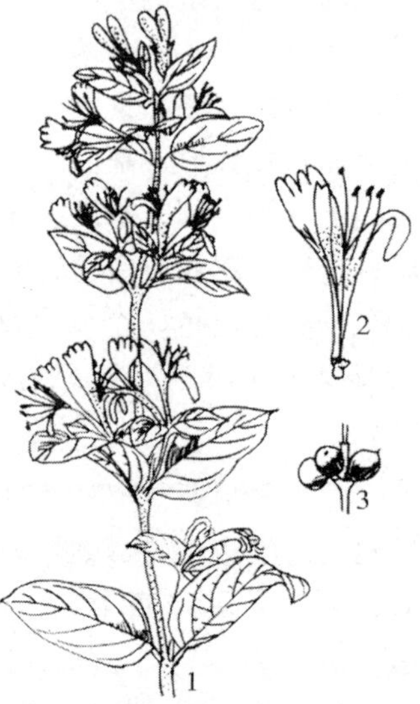

图 11－94 忍冬

1. 花枝；2. 花；3. 果实

色。分布于全国大部分地区。生长于山坡、路旁、灌丛中。花蕾（金银花）能清热解毒，疏散风热；茎枝（忍冬藤）能清热解毒，疏风通络。同属植物灰毡毛忍冬 *L. macranthoides* Hand. - Mazz.、红腺忍冬 *L. hypoglauca* Miq.、华南忍冬 *L. confusa* DC.、黄褐毛忍冬 *L. fulvotomentosa* Hsu et S. C. Cheng 的花蕾或带初开的花（山银花）能清热解毒，疏散风热。（图 11 -94）

15. 败酱科 Valerianaceae

$⚥\ \uparrow K_{5\sim15,0}C_{(3\sim5)}A_{3\sim4}\overline{G}_{(3:3:1)}$

多年生草本。全株通常具强烈气味。叶对生或基生，多为羽状分裂，无托叶。聚伞花序再排成头状、伞房状或圆锥状；花多为两性，稍两侧对称；花萼小，不明显；花冠筒状，3～5 裂，基部常有偏突的囊或距；雄蕊 3 或 4 枚，有时退化为 2 或 1 枚，着生于花冠筒上；子房下位，3 心皮合生，3 室，仅 1 室发育，胚珠 1。瘦果，有时顶端的宿存萼呈冠毛状，或与增大的苞片相连而成翅果状。

本科有 13 属，约 400 种，多分布于北温带。我国有 3 属 40 种，全国均有分布；已知药用 3 属 24 种。

本科常含挥发油、三萜皂苷、生物碱、黄酮等。

药用植物举例：

黄花败酱（黄花龙牙）*Patrinia scabiosaefolia* Fisch. 多年生草本。根及根状茎有强烈的腐败臭味，根状茎粗壮，具粗须状根。基生叶成丛，长卵形，有长柄，花期枯萎；茎生叶对生，长卵形或卵形，羽状全裂或深裂，裂片 5～9，中央裂片常较大，叶片两面疏被粗毛；上部叶渐狭小，无柄。顶生伞房聚伞花序，花序梗一侧有白色硬毛；花小，黄色；花冠 5 裂，筒基部有小偏突；雄蕊 4 枚；子房下位。瘦果矩圆形，具窄翅边。全国各地均有分布。生长于山坡、草丛、灌木丛中。全草（败酱草）能清热解毒，祛瘀排脓，利湿。同属植物白花败酱 *P. villosa* Juss. 全草亦作败酱草药用。（图 11 -95）

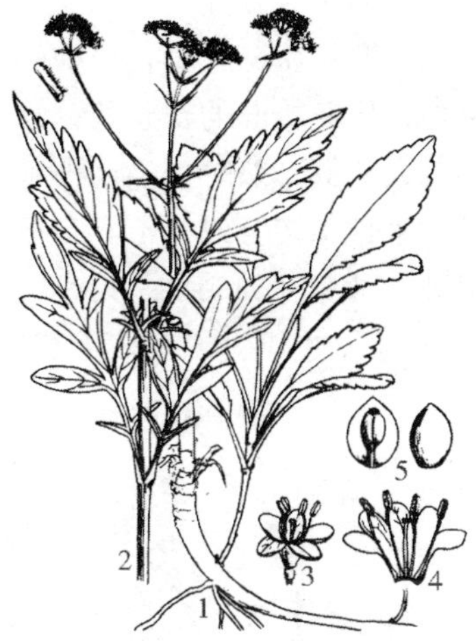

图 11 -95　黄花败酱

1. 根状茎和基生叶；2. 茎生叶和花序；3. 花；4. 花冠展开；5. 果实

甘松 *Nardostachys jatamansi* DC. 多年生草本。根状茎粗短，直立或斜升，下面有粗长主根，密生叶鞘纤维。全株有强烈松脂香味。叶丛生，长匙形或线状倒披针形，主脉三出平行。聚伞花序多呈紧密圆头状；花萼 5 裂，宿存；花冠淡紫红色，基部有偏突，裂片 5；雄蕊 4 枚；子房下位。瘦果倒卵形。分布于云南、四川、西藏。生长于高山灌丛、草地，海拔 2600～5000 米。根及根茎（甘松）能理气止痛，开郁醒脾，外用祛湿消肿。

16. 葫芦科 Cucurbitaceae

$♂ * K_{(5)}C_{(5)}A_{5,(2)+(2)+1}$；$♀ * K_{(5)}C_{(5)}\overline{G}_{(3:1:\infty)}$

草质藤本，具卷须。多单叶互生，常为掌状分裂的单叶，有时为鸟趾状复叶。花单性，同株或异株，辐射对称；花萼及花冠 5 裂，稀为离瓣花冠；雄花有雄蕊 5 枚，分离或各式合生，合生时常为 2 对合生，1 枚分离，药室直或折曲；雌花子房下位，3 心皮 1 室，侧膜胎座，每室胚珠常多数；花柱通常 1 个，柱头膨大而 3 裂。瓠果，稀蒴果。种子常扁平。

本科有约 110 属，700 多种，大多分布于热带和亚热带地区。我国有约 32 属，154 种，全国均有分布，以南部和西部最多；已知药用有约25属90余种。

本科特征性活性成分为三萜类葫芦烷型皂苷，如葫芦素，有抗癌活性，五环三萜齐墩果烷型皂苷、挥发油、黄酮及其苷类在本科植物中也较为普遍存在。另外，尚含有四环三萜类达烷型皂苷等。

药用植物举例：

栝楼 *Trichosanthes kirilowii* Maxim. 多年生攀援草本。块根肥厚，圆柱状，外皮淡棕褐色。叶掌状浅裂或中裂，裂片菱状倒卵形，边缘有疏齿；卷须细长，有2~3分枝。雌雄异株，雄花组成总状花序，雌花单生；花萼、花冠均5裂，花冠白色，中部以上细裂成流苏状；雄花有雄蕊3枚，花药靠合，药室S形折曲。瓠果近球形，熟时黄褐色；种子浅棕色，扁平，近边缘处有一圈棱线。常分布于长江以北，江苏、浙江亦产。生长于山坡、路旁、灌丛，也常栽培。根（天花粉）能清热泻火，生津止渴，消肿排脓；天花粉蛋白还能引产；果实（瓜蒌）能清热涤痰，宽胸散结，润燥滑肠；种子（瓜蒌子）能润肺化痰，滑肠通便；果皮（瓜蒌皮）能清热化痰，利气宽胸。同属植物双边栝楼 *T. rosthornii* Harms 入药部分及功效同栝楼。（图11－96）

绞股蓝 *Gynostemma pentaphyllum*（Thunb.）Makino 草质藤本。卷须2分叉或不分叉，着生于叶腋。鸟足状复叶具5~7小叶，中间者较长而大；叶脉背面疏被短刚毛。雌雄异株；雌雄花序均为圆锥状，花小且花梗短，基部具钻形苞片；萼筒极短，裂片三角形；花冠裂片线状披针形；雄花雄蕊的花丝基部连合；雌花的子房球形，2~3室，花柱3个，柱头2裂。瓠果球形，大如豆，熟时变黑；种子宽卵形，两面有小疣状突起。分布于陕西南部和长江以南各省区。生长于沟旁或林下。全草（绞股蓝）能益气健脾，化痰止咳，清热解毒，化浊降脂。含多种人参皂苷类成分，具有类似人参的功能。（图11－97）

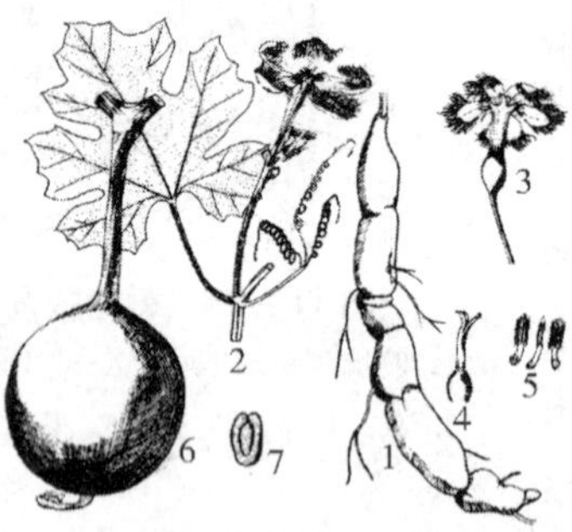

图11－96 栝楼

1. 块根；2. 雄花枝；3. 雌花；4. 雌蕊；5. 雄蕊；6. 果实；7. 种子

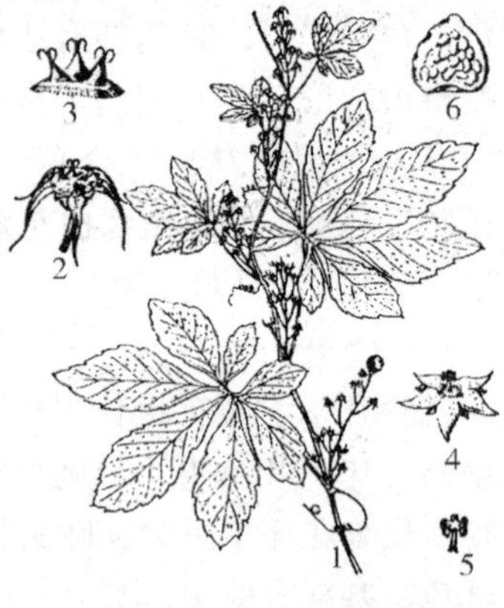

图11－97 绞股蓝

1. 花枝；2. 雌花；3. 雌蕊；4. 雄花；5. 雄蕊；6. 种子

木鳖 *Momordica cochinchinensis*（Lour.）Spreng. 草质大藤本。卷须不分叉。叶片宽卵状心形，3~5深裂或中裂，叶缘有波状小齿；叶柄中部具2~5个腺体。雌雄异株，花单生；雄花花梗顶端生圆肾形大型苞片1枚；花冠黄白色，5裂，有2裂片稍大；基部具齿状黄色腺体；雄蕊3枚。瓠果卵形，生刺状突起；种子扁卵形，灰黑色，表面具钝齿状突起。分布于华中及华南地区。生长于山沟、林缘、路旁和山谷阴湿处，也有栽培。种子（木鳖子）有毒，能散结消肿，攻毒疗疮。

17. 桔梗科 Campanulaceae

$\overset{\uparrow}{♀} * \uparrow K_{(5)} C_{(5)} A_{5,(5)} \overline{G}_{(2\sim5:2\sim5:\infty)}$；$\underline{\overline{G}}_{(2\sim5:2\sim5:\infty)}$

多为草本。常有白色乳汁。单叶，互生，少对生或轮生，无托叶。花两性，辐射对称或两侧对称；单生或成聚伞、总状、圆锥状花序；花萼常5裂，宿存；花冠常呈钟状或管状，5裂；雄蕊5枚，分离或合生，着生于花冠基部或花盘上；子房通常下位或半下位，2~5心皮合生成2~5室，中轴胎座，每室胚珠多数；花柱1，柱头裂数与子房室数同数。蒴果，稀浆果。

本科共有60属，2000余种，多分布于温带和亚热带。我国有17属170余种，全国均产，以西南地区为多；已知药用13属111种。

本科植物多数含有多糖和皂苷，有的含生物碱、萜类和香豆素类。

药用植物举例：

桔梗 *Platycodon grandiflorum*（Jacq.）A. DC. 多年生草本，有白色乳汁。根肉质，长圆锥形。下部叶对生或轮生，上部叶有时互生，近无柄；叶片卵形至卵状披针形，叶缘有齿。花单生或集成疏散总状花序；花萼5裂，被白粉，宿存；花冠蓝紫色，阔钟形，5裂；雄蕊5枚离生，花丝基部极扩大；子房半下位，5心皮合生成5室，中轴胎座，柱头5裂。蒴果倒卵形，自顶部5瓣裂。分布于全国南北各地。生长于山地草坡或林边。根（桔梗）能宣肺，利咽，祛痰，排脓。（图11－98）

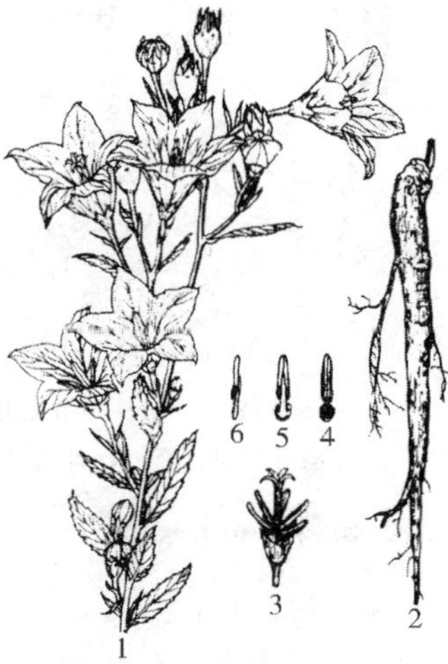

图11－98 桔梗

1. 花枝；2. 根；3. 去花冠，示雄蕊和雌蕊；4. 雄蕊正面观；5. 雄蕊背面观；6. 雄蕊侧面观

党参 *Codonopsis pilosula*（Franch.）Nannf. 多年生草质缠绕藤本，具白色乳汁。根圆柱状，具多数瘤状茎痕。老茎无毛，多分枝。叶互生，常卵形，全缘或微波状，幼叶两面有短伏毛。花单生或1~3朵生于分枝顶端；花5数，花冠淡黄色，内面具明显紫斑，阔钟形；子房半下位，3室。蒴果3瓣裂。分布于东北、西北、华北等地。多生长于山地灌丛中或林缘，全国各地有栽培。根（党参）能健脾益肺，养血生津。同属植物川党参 *C. tangshen* Oliv.、素花党参 *C. pilosula* Nannf. var. *modesta*（Nannf.）L. T. Shen 的干燥根亦作党参入药。（图11－99）

沙参（杏叶沙参）*Adenophora stricta* Miq. 多年生草本，有白色乳汁。根肥大，圆锥形，表面粗糙。茎不分枝，有短硬毛或长柔毛，稀无毛。基生叶心形，大而有长柄；茎生叶互生，叶片狭卵形、菱状狭卵形或椭圆形，先端短渐尖，基部楔形，边缘有不整齐的锯齿，两面疏生短毛或长硬毛，或近无毛，无柄或近无柄。花序假总状或圆锥状顶生；花萼5裂，钻形；花冠蓝色或紫色，阔钟形，先端5浅裂；雄蕊5枚，花丝基部扩大，边缘有密柔毛；花盘短桶状。子房下位。蒴果椭圆状球形。主产于湖南、江西、浙江、江苏、安徽等省。生长于山坡草丛和岩石缝中。根（南沙参）能养阴清肺，益胃生津，化痰，益气。同属植物轮叶沙参 *A. tetraphylla*（Thunb.）Fisch. 干燥根也作南沙参入药。（图11－100）

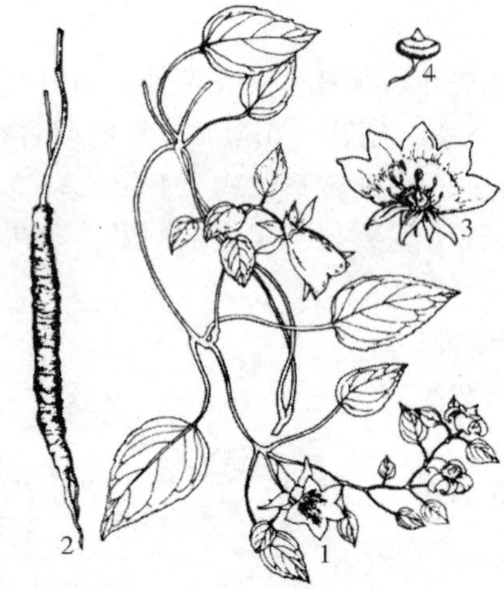

图 11－99 党参

1. 花枝；2. 根；3. 花冠展开，示雄蕊和雌蕊；4. 雌蕊

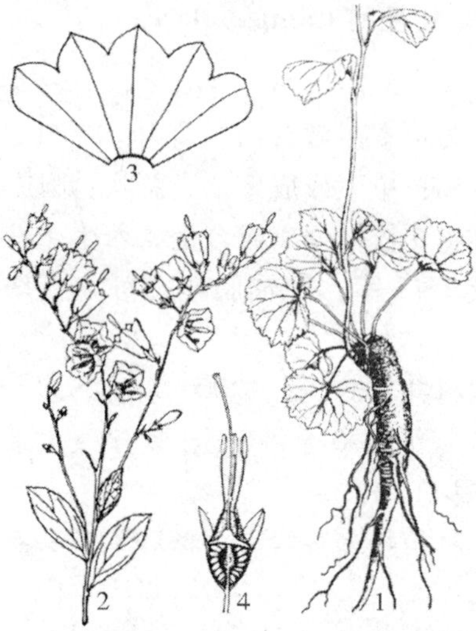

图 11－100 沙参

1. 根及基生叶；2. 花枝；3. 花冠展开；4. 花纵切面

18. 菊科 Compositae

⚥ * ↑ $K_{0\sim\infty}C_{(3\sim5)}A_{(4\sim5)}\overline{G}_{(2:1:1)}$

草本，稀木本，有些种类具乳汁或树脂道。叶互生，稀对生，无托叶。多为头状花序，外被1至多层总苞片；花序轴顶端着生多数小花的膨大部分称花序托，小花的基部有时具1小苞片称托片，花序托平坦或隆起，有窝孔或无窝孔，有毛或无毛，有托片或无托片；花小，两性，稀单性或中性，辐射对称或两侧对称；花或同型而全为管状花或全为舌状花，或异型而外围是舌状花（雌花），中部是管状花（两性花），稀有多型的；花萼无或常变态成冠毛、刺状或鳞片状，宿存；花冠呈管状或舌状，少二唇形，3～5裂；雄蕊常5枚，稀4枚，聚药雄蕊，生于花冠管上；子房下位，2心皮1室，胚珠1枚而基生；花柱1，柱头2裂。瘦果，顶端常有刺状、羽状冠毛或鳞片。（图 11－101）

本科有约1000属，30 000种，广布全球，主产于温带。我国有227属，2300余种，各地均产；已知药用有155属778种。

本科植物中常见的活性成分有倍半萜内酯、菊糖、黄酮类、香豆素、挥发油、生物碱、三萜皂苷、倍半萜、多糖和有机酸等，最具特征性的活性成分为倍半萜内酯和菊糖。

药用植物举例：

茅苍术 *Atractylodes lancea*（Thunb.）DC. 多年生草本。根状茎圆柱形，结节状，横切面有红棕色油点，有香气。单叶互生，革质，叶缘有刺状齿；下部叶常3裂，中裂片较大，卵形；上部叶无柄，通常不裂，倒卵形至椭圆形。头状花序顶生，最外是1轮羽状深裂的叶状苞片，裂片刺状，其内为5～8层三角状卵形的总苞片；冠毛羽状；花冠管状，白色或略紫色；雄蕊5枚；子房密被柔毛。分布于华北及四川、湖北等地。生长于山坡较干燥处及草丛中。根茎（苍术）能燥湿健脾，祛风散寒，明目。同属植物北苍术 *A. chinensis*（DC.）Koidz. 的根状茎也作苍术药用。（图 11－102）

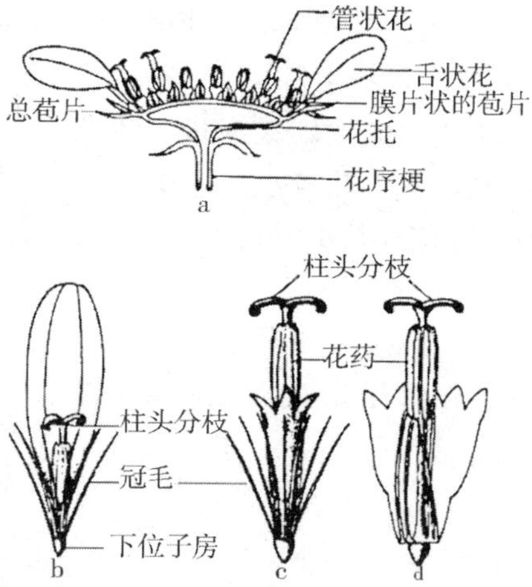

图 11－101　菊科花的解剖

a. 头状花序；b. 舌状花；c. 管状花；d. 管状花剖开

白术 *Atractylodes macrocephala* Koidz. 多年生草本。根状茎肥大，块状。叶具长柄，3 深裂，裂片椭圆形至披针形，叶缘有锯齿。头状花序直径 2.5～3.5cm；苞片叶状，羽状分裂，裂片刺状；全为管状花，紫红色；冠毛羽状。瘦果，密被柔毛。分布于陕西、湖北、湖南、江西、浙江。生长于山坡林地，多为栽培。根茎（白术）能健脾益气，燥湿利水，止汗，安胎。（图 11－103）

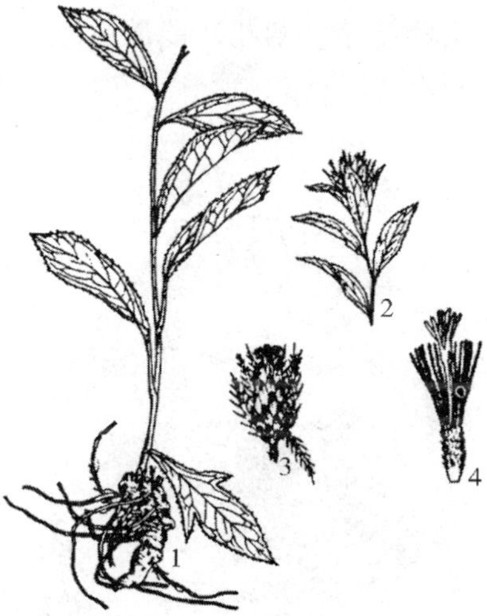

图 11－102　茅苍术

1. 根状茎；2. 花枝；3. 头状花序，示总苞及羽裂的叶状苞片；4. 管状花

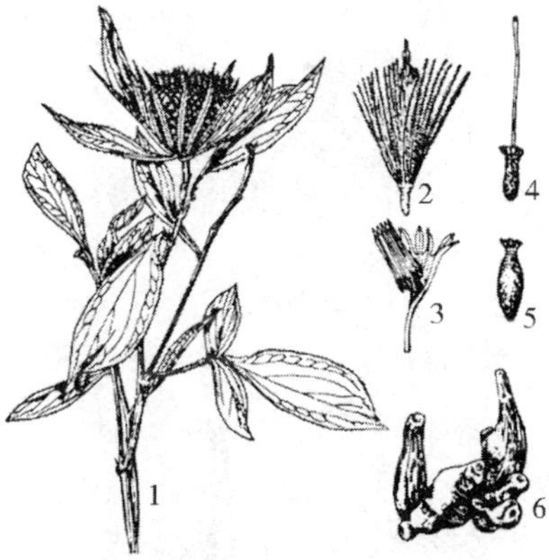

图 11－103　白术

1. 花枝；2. 管状花；3. 花冠剖开，示雄蕊；4. 雌蕊；5. 瘦果；6. 根茎

木香 *Aucklandia lappa* Decne. 多年生草本。主根肥大，干后芳香。茎不分枝，被稀疏柔毛。基生叶大，有长柄，叶片三角状卵形，基部心形，通常叶柄下延成翅状，叶缘不规则浅裂或呈波状，疏生短刺；茎生叶较小，边缘翼状抱茎。头状花序，直径约3cm，总苞片约10层；全为管状花；花冠暗紫色，5裂；雄蕊5枚；子房下位，花柱伸出花冠外。瘦果矩圆形。分布于云南、四川及西藏南部，栽培于海拔2500m以上的高山地区，在气候凉爽的平原和丘陵地区也可以生长。根（木香）能行气止痛，健脾消食。(图11－104)

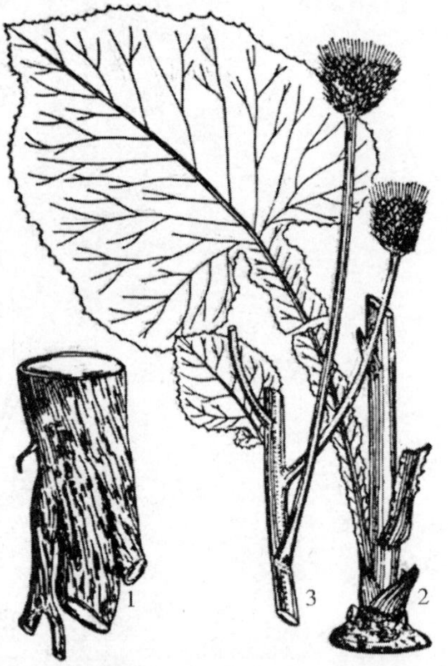

图11－104 木香

1. 根；2. 茎下部；3. 花枝

红花 *Carthamus tinctorius* L. 一年生草本。叶互生，长椭圆形或卵状披针形，近无柄而稍抱茎，叶缘齿端有尖刺。头状花序，总苞片数层，外侧2～3层叶状总苞片，卵状披针形，绿色，上部边缘有锐刺；内侧数层苞片卵状椭圆形，白色、膜质，无刺；全为管状花，初开时黄色，后转橘红色。瘦果无冠毛。全国各地有栽培。花（红花）能活血通经，散瘀止痛。(图11－105)

菊花 *Chrysanthemum morifolium* Ramat. 多年生草本，全株被白色绒毛。叶卵形至宽卵形，羽状浅裂或深裂，叶缘有大小不等的圆齿或锯齿。头状花序，总苞片多层，外层绿色，条形，边缘膜质，内层长圆形，边缘宽膜质；舌状花雌性，多层，形色多样；管状花两性，黄色，基部带有膜质鳞片。瘦果无冠毛。全国各地广泛栽培。头状花序（菊花）能散风清热，平肝明目，清热解毒。(图11－106)

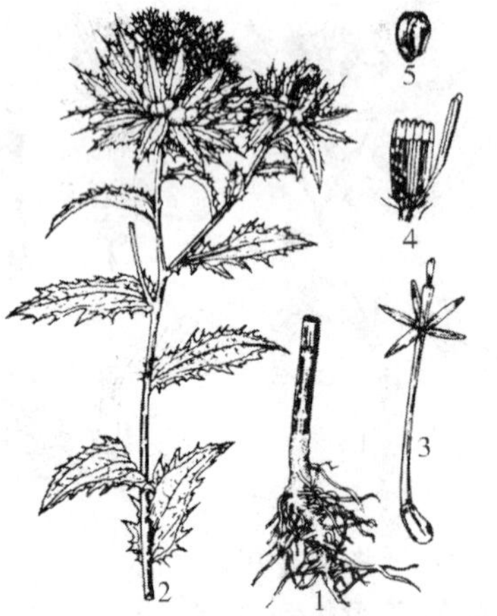

图11－105 红花

1. 根；2. 花枝；3. 花；

4. 雄蕊和雌蕊；5. 果实

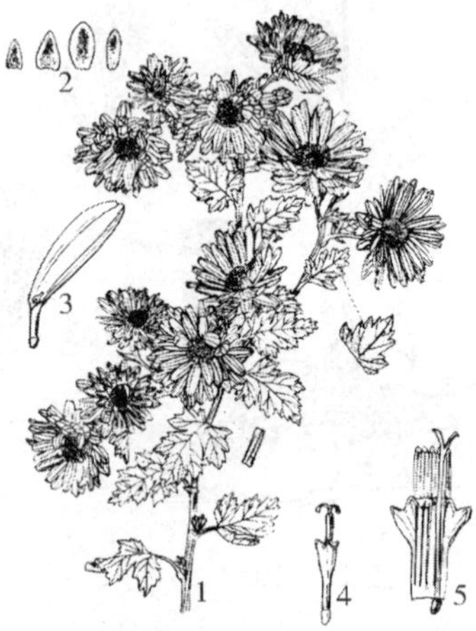

图11－106 菊花

1. 花枝；2. 总苞片；3. 舌状花；

4. 管状花；5. 管状花展开

黄花蒿 *Artemisia annua* L. 一年生草本，全株有强烈气味。基生叶有长柄，叶片卵圆形，多三至四回羽状深裂，花期枯萎；中部叶近卵形，二至三回羽状深裂；上部叶小，常一回羽裂，裂片及小裂片倒卵形。头状花序，多数，细小，长与宽约1.5mm，排成圆锥状；小花黄色，全为管状花；外层雌性，内层两性。瘦果近椭圆形。全国各地均有。生长于山坡、荒地。地上部分（青蒿）能清虚热，除骨蒸，解暑热，截疟，退黄。黄花蒿也是提取青蒿素的原料药。（图 11 - 107）

茵陈蒿 *Artemisia capillaris* Thunb. 多年生草本。茎圆柱形，多分枝，有纵棱，绿色或老时紫色。下部叶二至三回羽状深裂，裂片条形或细条形，两面密被白色柔毛；茎生叶一至二回羽状全裂，基部抱茎，裂片细丝状。头状花序，总苞片 3 ~ 4 层，卵形，边缘膜质。瘦果长圆形，有纵条纹。全国各地均有分布。生长于荒草丛、河滩、田边、旷野等地。地上部分（茵陈）能清利湿热，利胆退黄。同属植物滨蒿 *A. scoparia* Waldst. et Kit. 的干燥地上部分也作茵陈入药。（图 11 - 108）

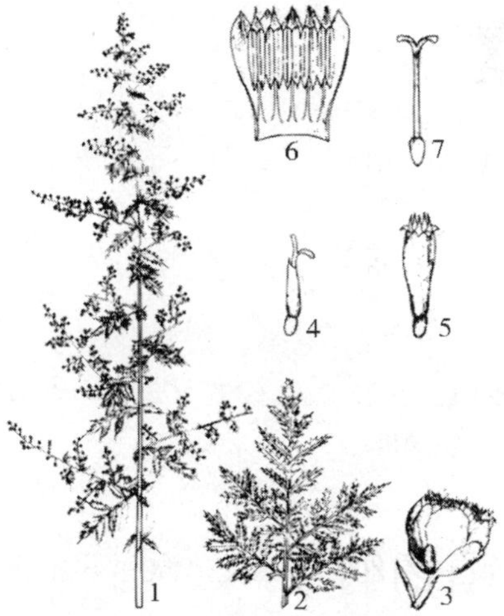

图 11 - 107　黄花蒿

1. 花期植株上部；2. 叶；3. 头状花序；4. 雌花；5. 两性花；6. 两性花的展开示雄蕊；7. 两性花的雌蕊

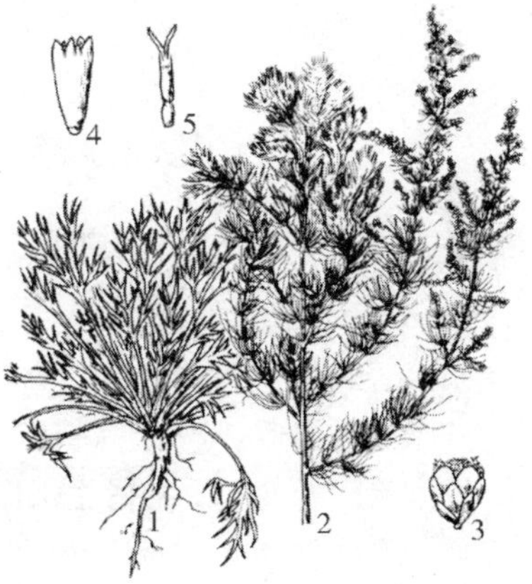

图 11 - 108　茵陈蒿

1. 幼苗；2. 花枝；3. 头状花序；4. 两性花；5 雌花

牛蒡 *Arctium lappa* L. 二年生草本。根肉质。基生叶丛生，宽卵形，叶缘有稀疏的浅波状凹齿或齿尖，叶柄及叶片下面有稠密的蛛丝状绒毛；茎生叶与基生叶同形但较小。头状花序丛生或排成伞房状；总苞片多层，顶端钩状弯曲；全为管状花，淡紫色。瘦果倒长卵形或偏斜倒长卵形。全国各地均有分布；广泛栽培，有少量野生。果实（牛蒡子）能疏散风热，宣肺透疹，解毒利咽。（图 11 - 109）

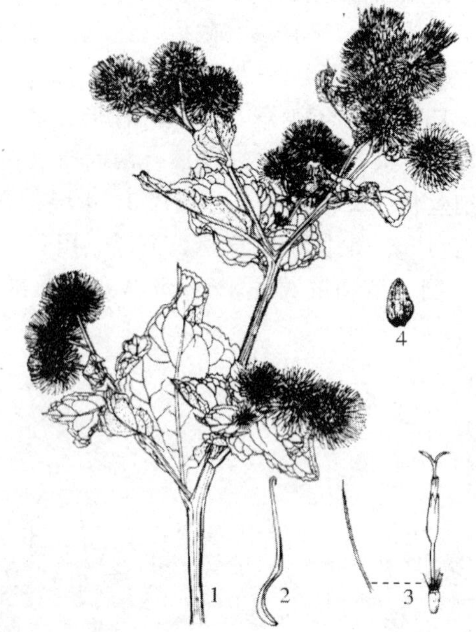

图 11－109 牛蒡

1. 花、果枝；2. 苞片；3. 花；4. 瘦果

第三节 单子叶植物纲

单子叶植物纲（Monocotyledoneae），多为草本。须根系。维管束中无形成层，在茎中散生。脉序常为平行脉或弧形脉。花各部常为3基数，常为单被花。胚常具1枚子叶。

1. 禾本科 Gramineae

$\overset{\uparrow}{♀} * P_{2\sim3}A_{3,1\sim6}\underline{G}_{(2\sim3:1:1)}$

多为草本，少木本（竹类）。地下常具根状茎或须状根。地上茎习称秆，节明显，节间常中空。单叶互生，排成2列；叶由叶鞘、叶片组成；叶鞘抱茎，通常一侧开裂；叶鞘与叶片连接处的内侧有叶舌，膜质或纤毛状；有的叶鞘顶端的两侧各有1叶耳；叶片狭长，具明显中脉及平行脉。花序各式，由多数小穗集成，小穗的主干称小穗轴，每小穗轴的基部有2苞片称颖片，下方的为外颖，上方的为内颖；小花常两性，花被退化为透明膜质状而称浆片，外被2小苞片所包，分别称外稃和内稃；雄蕊常3枚，少为1至6枚，花药丁字着生；子房上位，2～3心皮合生成1室，胚珠1枚；花柱常2，柱头常羽毛状。多为颖果。（图11－110）

本科共有约660属，10 000多种，广布全球。我国有228属，1200余种，南北均产；已知药用有84属，174种。

本科植物含生物碱、三萜类、氰苷、黄酮类、挥发油等。

药用植物举例：

薏苡 *Coix lacryma－jobi* L. var. *ma－yuen*（Roman.）Stapf 一年生草本。茎基部节上常生不定根。叶条状披针形，基部阔心形，光滑。总状花序腋生；小穗单性，总状花序上部生有多个雄小穗，覆瓦状排列，每小穗含2朵雄花，雌小穗被包于总状花序基部的骨质总苞中，含2～3朵雌花，仅其中一朵结实。颖果，成熟时仍包于变得光滑灰白的球形总苞内。我国各地有栽培或野生。生长于河边、溪边或湿地。种仁（薏苡仁）能利水渗湿，健脾止泻，除痹，排脓，解毒散结。（图 11－111）

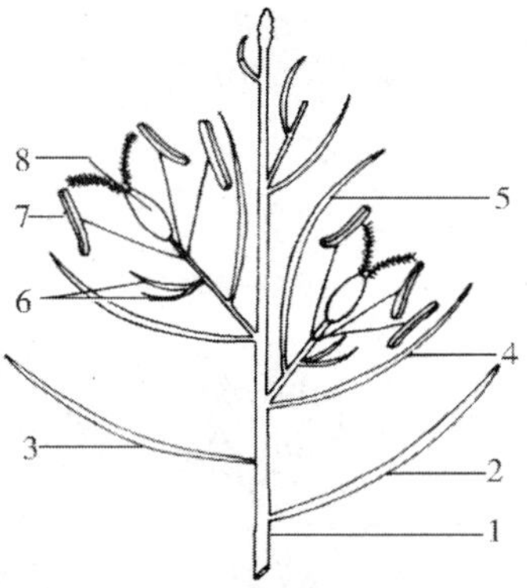

图 11－110　禾本科植物小穗构造示意图

1. 小穗轴；2. 外颖；3. 内颖；4. 外稃；5. 内稃；6. 浆片；7. 雄蕊；8. 雌蕊

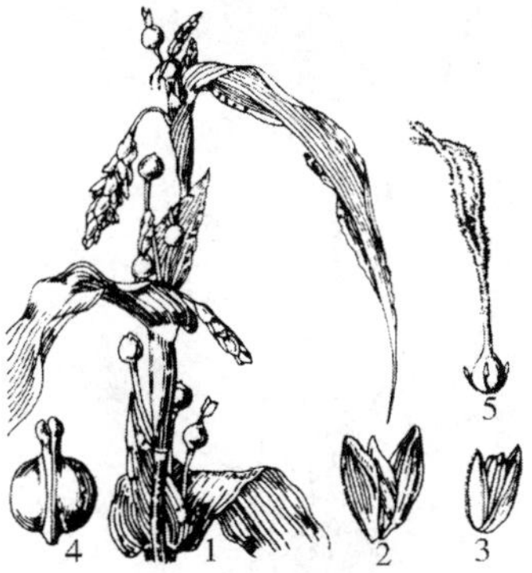

图 11－111　薏苡

1. 花枝；2. 雄小穗；3. 雄小花；4. 雌小穗；5. 雌蕊及退化雄蕊

淡竹叶 *Lophatherum gracile* Brongn. 多年生草本。须根中部常膨大成纺锤状块根。叶片宽披针形，平行脉间有明显小横脉。圆锥花序顶生，小穗疏生于花序轴上；每小穗有 3～5 小花，仅第一小花两性能育，其余小花均退化，只有稃片。分布于长江以南各地。生长于山坡林下阴湿处。茎叶（淡竹叶）能解表，除烦，宣发郁热。（图 11－112）

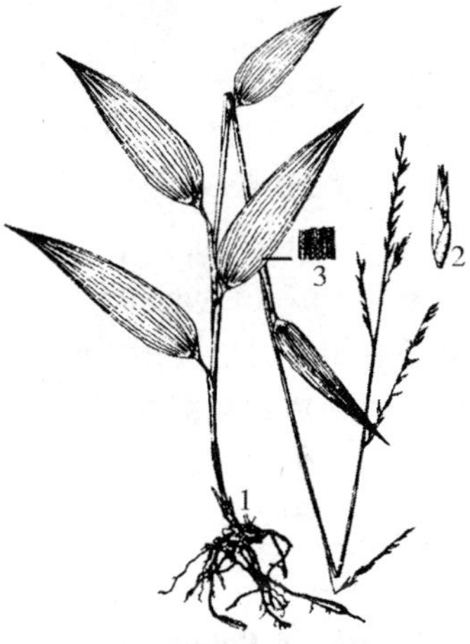

图 11－112　淡竹叶

1. 植株全形；2. 小穗；3. 局部叶脉放大观

白茅 *Imperata cylindrica* Beauv. var. *major* （Nees） C. E. Hubb. 多年生草本。根状茎细长横走，节上有卵状披针形鳞片，有甜味。秆丛生，节上有柔毛。叶片条状披针形，叶鞘口有纤毛，老时常破碎成纤维状，叶舌干膜质，主脉在背面明显突出。圆锥花序紧贴成穗状，小穗基部密生细长丝状柔毛，比小穗长 3～5 倍；小穗有 2 花，仅 1 花结实。分布于全国。生于向阳荒坡。根茎（白茅根）能凉血止血，清热利尿。（图 11－113）

2. 莎草科 Cyperaceae

$⚥ * P_0 A_3 \underline{G}_{(2\sim3:1:1)}$；$♂ * P_0 A_3$；$♀ * P_0 \underline{G}_{(2\sim3:1:1)}$

多年生草本。多生于潮湿地或沼泽地。常具根状茎。秆多实心无节，常呈三棱柱形。单叶基生或茎生，一般排成 3 列，叶片条形或线形，叶鞘闭合。花单生于鳞片（颖片）腋内，2 至多朵组成小穗，再集成各式花序；花两性，或单性而雌雄同株，稀异株；花被缺失或退化为刚毛状或鳞片状；有时雌花由苞片形成的囊苞所包裹；雄蕊常 3 枚，底着药；子房上位，2 至 3 心皮合生成 1 室，胚珠 1 枚；花柱 1，柱头 2～3 裂。小坚果或瘦果。

本科共有约 90 属，4000 余种，广布全球。我国有 33 属，670 种；已知药用有 17 属，110 种。

本科植物含有挥发油、黄酮类、生物碱、强心苷、糖类等。

药用植物举例：

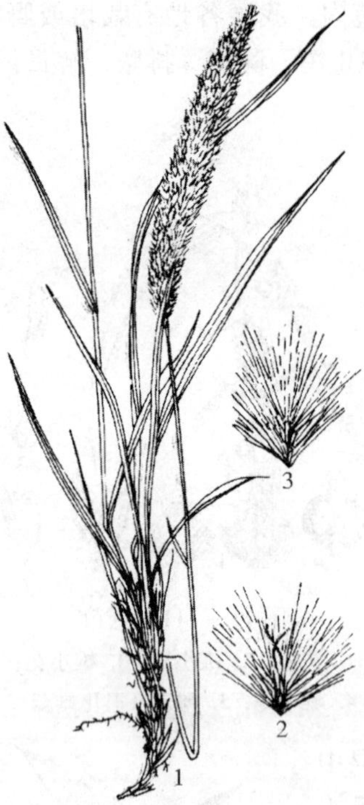

图 11－113 白茅

1. 植株全形；2. 小穗；3. 穗轴（部分）

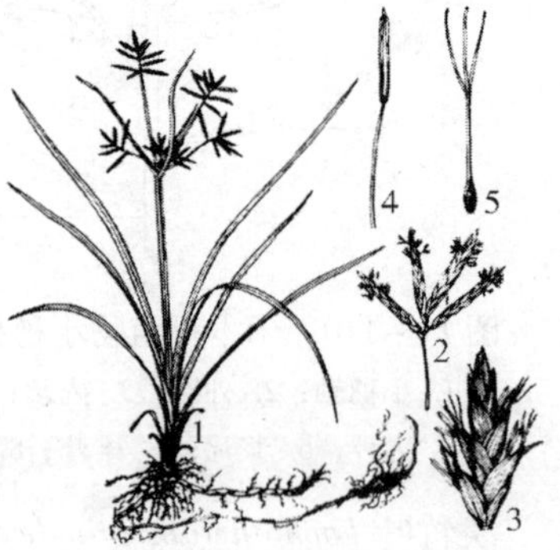

图 11－114 莎草

1. 植株全形；2. 复穗状花序；3. 部分小穗；4. 雄蕊；5. 雌蕊

莎草 *Cyperus rotundus* L. 多年生草本。根状茎细长匍匐，末端部有椭圆形块茎，黑褐色，有芳香味。秆具三锐棱。叶长条形，三列基生，短于秆，叶鞘棕褐色，常裂成纤维状。复穗状花序在秆顶排成辐射状，苞片叶状，2～3 枚，比花序长；小穗线形而扁平，茶褐色；鳞片 2 列，膜质，每鳞片内生 1 无被花，两性，雄蕊 3 枚，柱头 3 裂，伸出鳞片外。小坚果具 3 棱。分布遍及全国。生长于山坡荒地、田间。根茎（香附）能疏肝解郁，理气宽中，调经止痛。（图 11－114）

3. 棕榈科 Palmae

⚥ $* K_3C_3A_{3+3}\underline{G}_{(3:3\sim1:1)}$；♂ $* P_{3+3}A_{3+3}$；♀ $* P_{3+3}\underline{G}_{(3:3\sim1:1)}$

常绿乔木或灌木，稀藤本。主干不分枝。叶大型，掌状或羽状分裂，有长柄或总柄，叶柄基部常扩大成纤维状叶鞘，通常集生于茎顶。肉穗花序分枝或无分枝，常具 1 至数片佛焰苞；花小，两性或单性，雌雄同株或异株；花被片 6，2 轮排列，离生或合生；雄蕊通常 6 枚，2 轮；子房上位，3 心皮，分离或合生，3 或 1 室，每室 1 胚珠。浆果、核果或坚果，外果皮纤维质。

本科有 217 属，2800 种，分布于热带及亚热带。我国有 28 属，72 余种，主产于东南部至西南部；已知药用有 16 属 26 种。

本科植物含有黄酮类、生物碱、多元酚、缩合鞣质等。

药用植物举例：

槟榔 *Areca catechu* L. 常绿乔木，不分枝。叶羽状全裂，裂片狭披针形，聚生于茎顶。肉穗花序多分枝；花单性同株，雄花生于花序上部，花被片 6，雄蕊 6 枚；雌花生于花序下部，子房上位，3 心皮 1 室。核果椭圆形，红色，中果皮厚，纤维质，种子 1 枚。原产马来西亚，我国海南岛、云南、中国台湾有栽培。种子（槟榔）能杀虫、消积、行气、利水、截疟；果皮（大腹皮）能行气宽中，行水消肿。（图 11－115）

麒麟竭 *Daemonorops draco* Bl. 多年生常绿藤本。茎及叶鞘被尖刺。羽状复叶在枝梢互生，下部有时近对生，小叶披针形，互生，叶柄、叶轴被刺。肉穗花序；花单性异株，花被片 6，2 轮排列；雄花雄蕊 6 枚；雌花具 6 枚不育雄蕊，雌蕊密被鳞片，花柱短，柱头 3 深裂。核果，红褐色，被黄色鳞片，含红色树脂，常由鳞片下渗出。主产于马来西亚、印尼、印度、伊朗，我国海南、中国台湾有栽培。果实渗出的红色树脂的加工品（血竭）能活血定痛，化瘀止血，生肌敛疮。

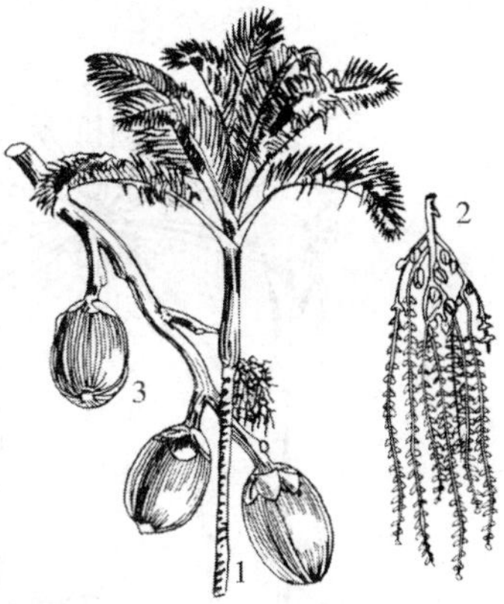

图 11－115　槟榔

1. 植株上部；2. 花序；3. 果实

4. 天南星科 Araceae

$\overset{\uparrow}{⚥} * P_{4\sim6,0} A_{4\sim6} \underline{G}_{(1\sim\infty:1\sim\infty:1\sim\infty)}$；$♂ P_0 A_{(1\sim\infty),\infty}$；$♀ * P_0 \underline{G}_{(1\sim\infty:1\sim\infty:1\sim\infty)}$

多年生草本。常具块茎或根茎。叶基生或茎生，茎生叶互生；全缘至掌状、鸟足状或羽状分裂，叶柄基部常有膜质鞘。肉穗花序，外具绿色或彩色佛焰苞，花序顶端常有各种形状的附属器；花小，单性或两性；花单性时，雌雄同株（同序）或异株，常无花被，雌雄同株者，雌花生于花序轴下部，雄花生于上部；两性花具花被片 4～6 或无，鳞片状，雄蕊通常与花被片同数，离生；在无被花中，雄蕊 1 至多数，常愈合成雄蕊柱，少分离；雌蕊子房上位，1 至数心皮组成 1 室至多室，每室胚珠 1 至多数。浆果密集于花序轴上。

本科共有 115 属，2000 种，主要分布于热带和亚热带。我国有 35 属，210 余种，主要分布于西南、华南；已知药用有 22 属 106 种。

本科植物含有聚糖类、生物碱、黄酮类、挥发油、氰苷等。本科多数植物有毒。

药用植物举例：

天南星 *Arisaema erubescens*（Wall.）Schott 多年生草本。块茎扁球形。仅具 1 叶，基生，有长柄，叶片 7～24 裂，放射状排列于叶柄顶端，裂片披针形，末端延伸成丝状。花单性异株；肉穗花序；佛焰苞顶端细丝状，其喉部不闭合，无横隔膜；花序附属体棒状。浆果红色。主产于陕西、甘肃、四川、贵州、云南等省。生长于林下阴湿地。块茎（天南星）能散结消肿；外用治痈肿，蛇虫咬伤。制天南星能燥湿化痰，祛风止痉，散结消肿。同属植物异叶天南星 *A. heterophllum* Bl. 和东北天南星 *A. amurense* Maxim. 的干燥块茎也作天南星入药。（图 11－116）

半夏 *Pinellia ternata*（Thunb.）Breit. 多年生草本。块茎圆球形。叶异型，基生，一年生的叶为卵状心形或基部戟形，二年生以上叶为 3 全裂，裂片椭圆至披针形；叶柄近基部内侧常有 1 珠芽。花单性同株，肉穗花序，佛焰苞管喉部闭合，有横隔膜；花序附属体鼠尾状，伸出佛焰苞。浆果卵形，红色。分布于我国南北各地。生长于田野、荒坡或林下。块茎（半夏）能燥湿化痰，降逆止呕，消痞散结；外治痈肿痰核；姜半夏能温中化痰，降逆止呕；法半夏和清半夏能燥湿化痰。（图 6－117）

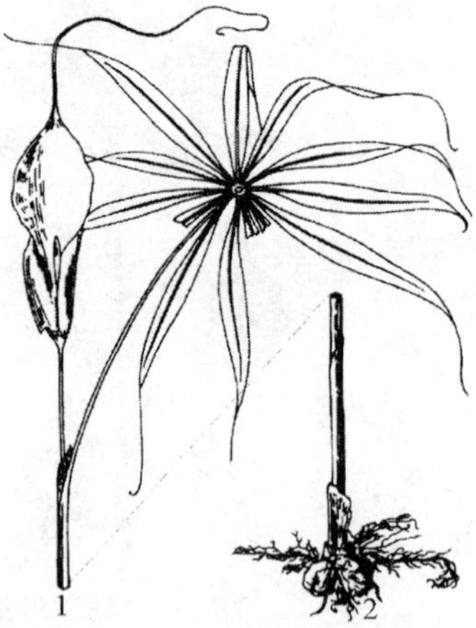

图 11－116　天南星
1. 叶及肉穗花序；2. 块茎

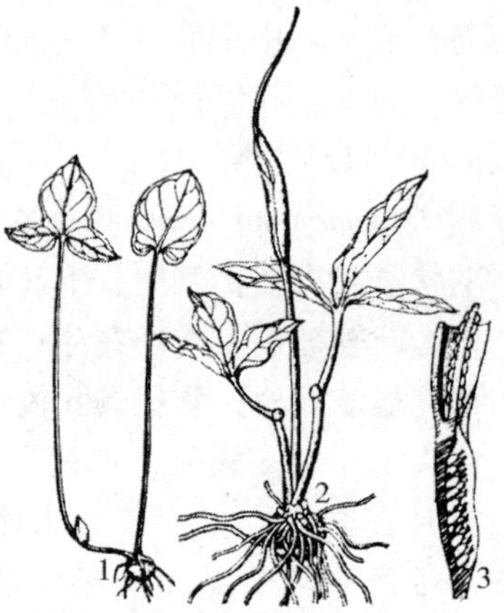

图 11－117　半夏
1. 一年生植株；2. 二至三年生植株；
3. 部分花序纵剖，示佛焰苞喉部

石菖蒲 *Acorus tatarinowii* Schott 多年生草本，全株具浓烈香气。根状茎平卧。叶基生，条形，无明显中脉。花茎扁三棱形，佛焰苞叶状，不包围花序，长多为花序的 2 倍以上；花两性，黄绿色，花被片 6；雄蕊 6 枚，与花被对生。分布于黄河以南各省区。生长于山谷、溪边及河边石上。根茎（石菖蒲）能开窍豁痰，醒神益智，化湿开胃。（图 11－118）

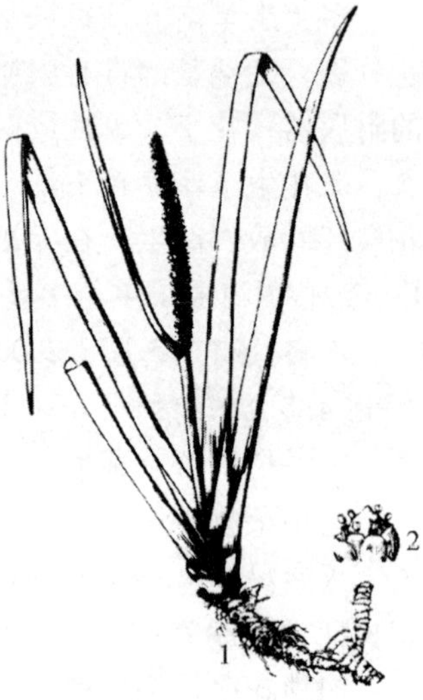

图 11－118　石菖蒲
1. 植株；2. 花

5. 百合科 Liliaceae

$\overset{\uparrow}{♀} * P_{3+3,(3+3)}A_{3+3}\underline{G}_{(3:3:\infty)}$

多年生草本。常具鳞茎或根茎。叶茎生或基生，多为互生，稀轮生或对生。单生或组成各式花序；花两性，辐射对称；花 3 基数，花被片常 6，2 轮排列，花瓣状，分离或合生；雄蕊 6 枚；子房上位，稀半下位，3 心皮合生成 3 室，中轴胎座，每室胚珠多数。蒴果或浆果。

本科有 230 属，4000 余种，广布全球。我国有 60 属，570 种，各地均产，西南最多；已知药用有 52 属 374 种。

本科植物化学成分复杂，已知有生物碱、强心苷、甾体皂苷、蒽醌类、蜕皮激素、黄酮类等化合物。

药用植物举例：

百合 *Lilium brownii* F. E. Brown var. *viridulum* Baker 多年生草本。鳞茎近球形，鳞片白色，卵状披针形。茎直立，绿色，带紫色条纹。叶互生，叶片倒卵状披针形至倒卵形，上部叶常比较小，有 3～5 脉，全缘。花单生或 2 至数朵排成近伞形；花大，喇叭形，乳白色，中肋稍带紫色条纹，有香气；花被片 6，2 轮排列；雄蕊 6 枚；子房上位，圆柱形，柱头 3 浅裂，花柱长于雄蕊。蒴果，矩圆形，有棱。分布于华北、华南和西南地区。生长于山坡草地，多为栽培。肉质鳞叶（百合）能养阴润肺，清心安神。同属植物卷丹 *L. lancifolium* Thunb. 或细叶百合 *L. pumilum* DC. 的干燥肉质鳞叶也作百合入药。（图 11－119）

黄精 *Polygonatum sibiricum* Red. 多年生草本。根状茎圆柱状，结节膨大，节上生少数须状根。叶无柄，4～5叶轮生，条状披针形，先端渐尖，向下弯曲成钩。花腋生，有花2～4朵，下垂，伞形；花被管状，白色或淡黄色，先端6浅裂；雄蕊6枚，着生于花被管上部；子房上位。浆果球形，熟时黑色。分布于东北、华北地区及河南、安徽、浙江等省区。生长于背阴山坡、石缝、林下杂草丛中或土坡上。根茎（黄精）能补气养阴，健脾，润肺，益肾。同属植物滇黄精 *P. kingianum* Coll. et Hemsl. 或多花黄精 *P. cyrtonema* Hua 的干燥根茎也作黄精入药。（图11－120）

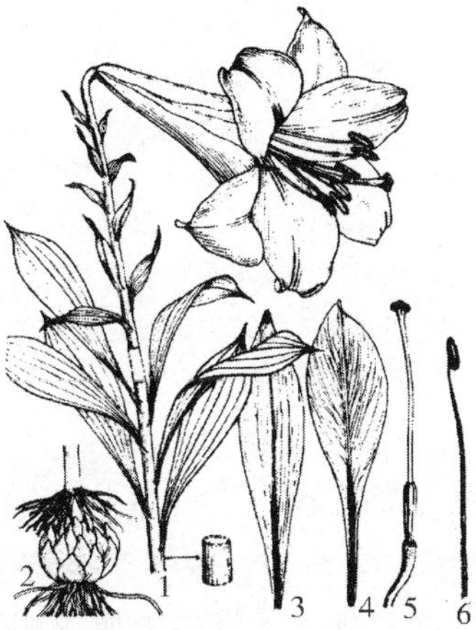

图11－119 百合

1. 植株上部；2. 鳞茎；3. 内轮花被片；4. 外轮花被片；5. 雌蕊；6. 雄蕊

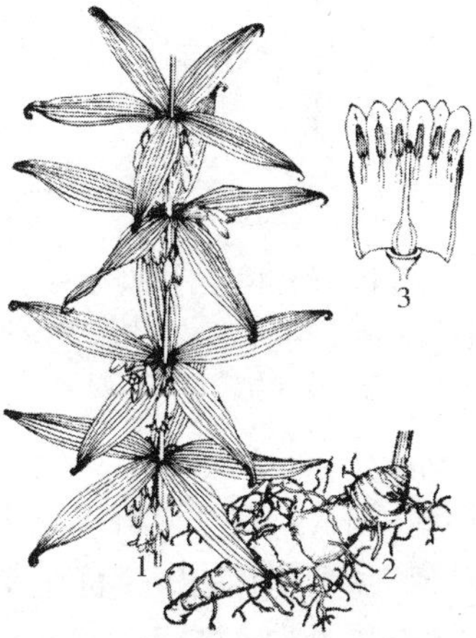

图11－120 黄精

1. 植株上部；2. 根状茎及根；3. 花被片展开，示雄蕊和雌蕊

川贝母 *Fritillaria cirrhosa* D. Don 多年生草本。鳞茎白色，圆锥形，直径达15mm，由3～4枚肥厚鳞叶组成。叶6～9片，下部叶对生，上部叶多轮生，披针形至条形，先端微卷曲。花单生于茎顶，下垂，叶状苞片常3枚，先端卷曲；花钟形；花被片6，通常紫色，少为黄绿色，具紫色斑点及小方格脉纹，花被片基部具蜜腺穴。蒴果具6纵棱，翅宽1.5mm。分布于四川、云南、西藏等地。生于高山草地或灌林下。鳞茎（川贝母）能清热润肺，化痰止咳，散结消痈。

同属植物暗紫贝母 *F. unibracteata* Hsiao et K. C. Hsia、甘肃贝母 *F. przewalskii* Maxim.、梭砂贝母 *F. delavayi* Franch.、太白贝母 *F. taipaiensis* P. Y. Li 或瓦布贝母 *F. unibracteata* Hsiao et K. C. Hsia var. *wabuensis*（S. Y. Tang et S. C. Yue）Z. D. Liu, S. Wang et S. C. Chen 的干燥鳞茎也作川贝母入药。（图11－121）

知母 *Anemarrhena asphodeloides* Bge. 多年生草本。根状茎横生，粗壮，被黄褐色纤维。叶基生，条形。花葶长，总状花序，2～6朵花成一簇散生在花序轴上，每簇花下有1苞片；花两性，辐射对称；花被片6，淡紫红色，具3条纵脉；雄蕊3枚，短于内轮花被片。蒴果长卵形，具6纵棱。分布于东北、华北及陕西、甘肃等省区。生长于干旱草坡河沙地上。根茎（知母）能清热泻火，滋阴润燥。（图11－122）

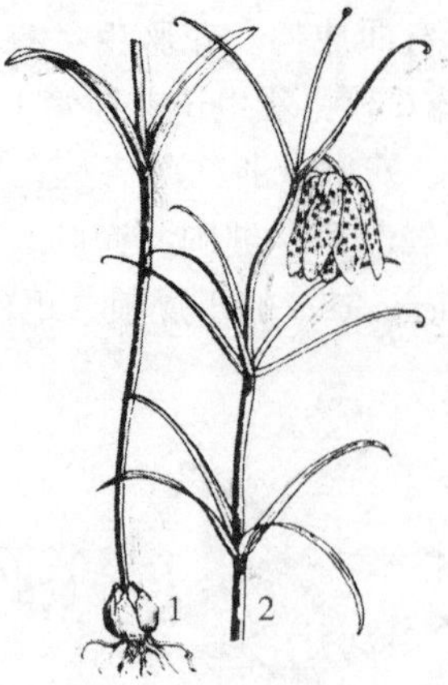

图 11－121 川贝母

植株下部（鳞茎）；2. 植株中部及顶部，示蜜腺窝在花被片背面的凸起

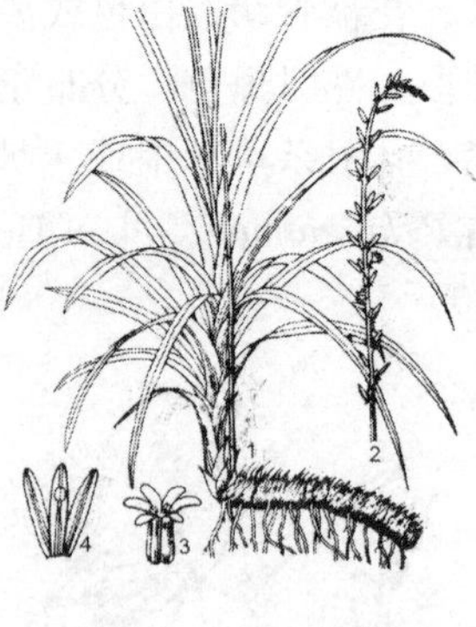

图 11－122 知母

1. 植株；2. 总状花序；3. 花；4. 部分花被片，示雄蕊花丝几乎全部与内轮花被片贴生

麦冬 *Ophiopogon japonicus*（L. f.）Ker－Gawl. 多年生草本。根状茎细长横走，节上有膜质鞘；根须状，细长，有时近根端或中间膨大成小块根，纺锤形，肉质。叶基生，细条形。花葶远短于叶，顶生总状花序；苞片披针形；花单生或成对着生于苞腋；花小，淡紫色或白色，俯垂；雄蕊 6 枚，花丝极短；子房半下位，花柱基部阔，向上渐狭。浆果未成熟时不整齐开裂，露出肉质种子；种子成熟时球形，蓝黑色。分布于河北、河南、陕西、山东及我国南方各省区，浙江、四川、广西有较大面积栽培。生长于山坡阴湿处、林下或溪边。块根（麦冬）能养阴生津，润肺清心。（图 11－123）

云南重楼 *Paris polyphylla* Smith var. *yunnanensis*（Franch.）Hand.－Mazz. 多年生草本。根状茎短而肥厚。叶通常 6～8 枚轮生于茎顶；叶片长圆形或倒卵状披针形，有柄。花柄自轮生叶的中心抽出，顶生 1 花。外轮花被片绿色，4～6 枚，叶状；内轮花被片丝状，常远长于外轮；雄蕊 8～10 枚，花药长近等于花丝或稍短。子房近球形，具棱，花柱粗短，具 4～5 分枝。蒴果。分布于西藏、云南、四川及贵州。生长于林下。根茎（重楼）能清热解毒，消肿止痛，凉肝定惊。同属植物七叶一枝花 *P. polyphylla* Smith var. *chinensis*（Franch.）Hara 的干燥根茎也作重楼入药。（图 11－124）

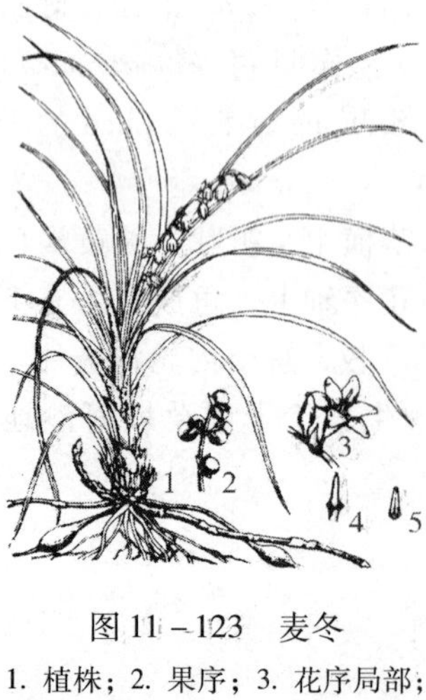

图 11－123 麦冬

1. 植株；2. 果序；3. 花序局部；4. 雌蕊；5. 雄蕊

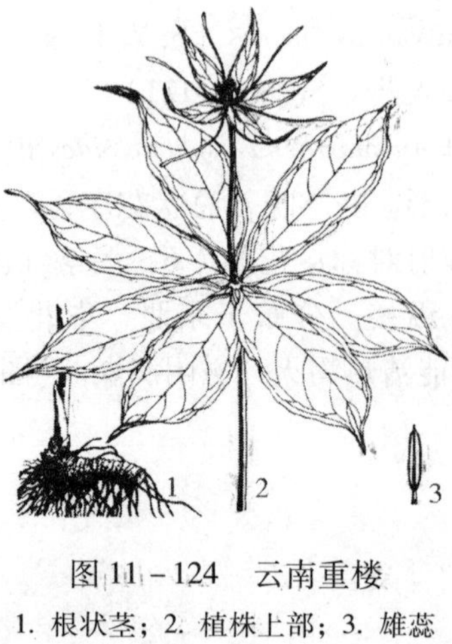

图 11－124 云南重楼

1. 根状茎；2. 植株上部；3. 雄蕊

6. 薯蓣科 Dioscoreaceae

♂ $* P_{(3+3)} A_{3+3}$；♀ $* P_{(3+3)} \overline{G}_{(3:3:2)}$

多年生缠绕性草质藤本。具块茎或根状茎。叶互生，稀对生或轮生；单叶或掌状复叶，叶片基部多心形，基出脉3~9，侧脉网状。穗状、总状或圆锥花序；花单性，异株或同株，辐射对称；雄花花被片6，排成2轮，基部结合，雄蕊6枚，常仅3枚发育；雌花的花被与雄花相似，但离生，具退化雄蕊或无；子房下位，3心皮合生成3室，每室2胚珠，花柱3。蒴果有3棱形的翅，种子也有翅。

本科有10属，约600种，广布于温带和热带。我国仅有薯蓣属（*Dioscorea*）一属，约60种，主产于长江以南各省。

药用植物举例：

薯蓣 *Dioscorea opposita* Thunb. 多年生草质藤本。根状茎直生，肉质，略圆柱形，外皮灰褐色，生多数须根。茎纤细而长，常带紫色，有棱线，光滑无毛，右旋缠绕。茎下部叶互生，中部以上叶对生，有时三叶轮生；叶腋常有珠芽，俗称山药豆或零余子；叶常为三角状卵形，基部两侧圆耳状，基部心形；基出中脉及侧脉7~9条；叶柄带紫色。雌雄异株，花序穗状，腋生。雄花序直立丛生，花被片黄绿色，常散生紫褐色腺点；雄蕊6枚，全育；雌花序下垂，花被片乳白色，花柱3，柱头2裂。蒴果有3棱，呈翅状；种子扁圆形，具宽翅。主产于河南，称“怀山药”，全国大部分省区有野生或栽培。生长于向阳山坡或灌丛中，并多有栽培。根茎（山药）能补脾养胃，生津益肺，补肾涩精。（图11-125）

穿龙薯蓣 *Dioscorea nipponica* Makino 多年生草质缠绕藤本。根状茎横走，坚硬，呈弯曲的圆柱形，外皮黄褐色，常呈片状脱落。茎纤细，有纵沟纹，左旋缠绕。叶互生，有长柄，叶片掌状心形，边缘有不等大的三角状浅裂，中间裂片大。雌雄异株；雄花序长，排成复穗状，花小下垂，花被片6，黄绿色，雄蕊6枚；雌花序穗状，单一，雌花有退化雄蕊，子房3室。蒴果倒卵状椭圆形，有3宽翅，种子具膜质翅。分布于东北、华北及中部各省。生长于林边，沟边或灌丛中。根茎（穿山龙）能祛风除湿，舒筋通络，活血止痛，止咳平喘。用于提取薯蓣皂苷元，作为合成激素类药物的原料。（图11-126）

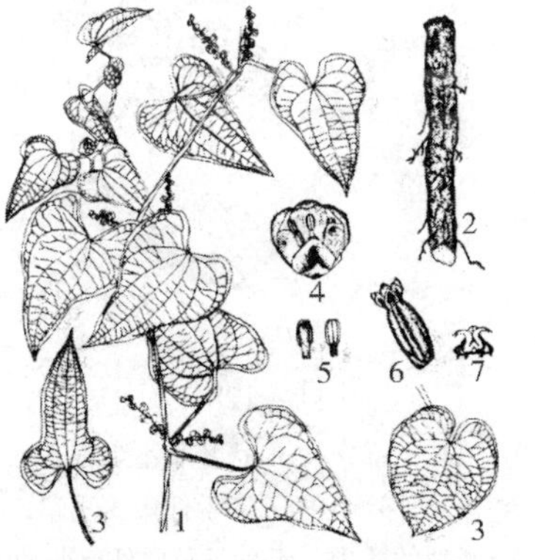

图11-125　薯蓣

1. 花枝；2. 根茎；3. 叶；
4. 雄花；5. 雄蕊背腹面；
6. 雌花；7. 雌花花柱、柱头及退化雄蕊

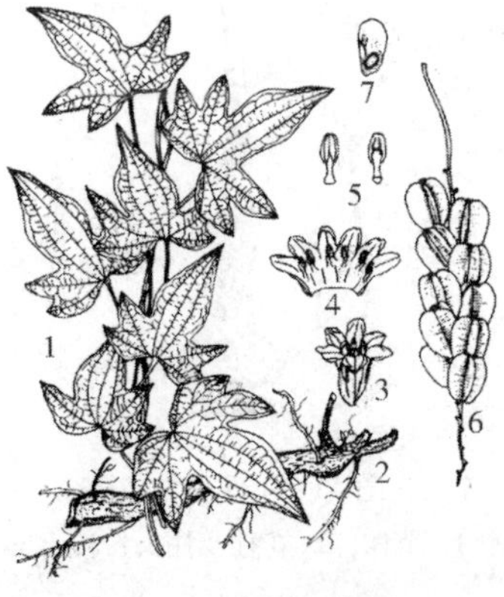

图11-126　穿龙薯蓣

1. 叶枝；2. 根状茎和不定根；3. 花及苞片；
4. 雄花展开示雄蕊；5. 雄蕊的背腹面；
6. 果序；7. 种子

7. 鸢尾科 Iridaceae

$⚥ * \uparrow P_{(3+3)}A_3\overline{G}_{(3:3:\infty)}$

多年生草本。具根状茎、鳞茎或球茎。叶多基生，叶片条形或剑形，基部对折；成2列状套叠排列。聚伞或伞房花序，稀单生；花两性，辐射对称或两侧对称；花被片6，花瓣状，常大而鲜艳，排成2轮，基部常合生成管状；雄蕊3枚；子房下位，3心皮合生成3室，中轴胎座，每室胚珠多数，花柱上部常3裂，有时呈花瓣状或管状。蒴果。

本科有60属，800种，分布于热带和温带。我国有11属，约80种；已知药用有8属39种。

本科特征性化学成分为异黄酮类。

药用植物举例：

番红花 *Crocus sativus* L. 多年生草本。具球茎，其外被褐色膜质鳞叶。叶基生，窄条形，基部有4～5枚宽卵形鞘状鳞片。花葶不伸出鞘外，顶生1～2朵花，淡紫色；花被管细筒状，裂片6；雄蕊花药的基部箭形；花柱细长黄色，上部裂成3条，伸出花外而下垂，深红色；柱头略膨大呈喇叭状，顶边具不规则细齿，一侧有一裂隙。蒴果。原产欧洲，我国上海以及江苏等地大量引种栽培。柱头（西红花）能活血化瘀，凉血解毒，解郁安神。（图11－127）

射干 *Belamcanda chinensis*（L.）DC. 多年生草本。根状茎横走，外皮鲜黄色。叶2列，宽剑形，基部抱茎。茎直立。复伞房花序顶生，排成二歧状；花被片6，橘黄色，散生暗红色斑点，基部合生成短筒状；3雄蕊着生花被基部；花柱棒状，顶端3浅裂。蒴果倒卵圆形，室背开裂，果皮向后弯。全国大部分地区有分布。常生长于山坡、草地、沟谷及滩地，有栽培。根茎（射干）能清热解毒，消痰，利咽。（图11－128）

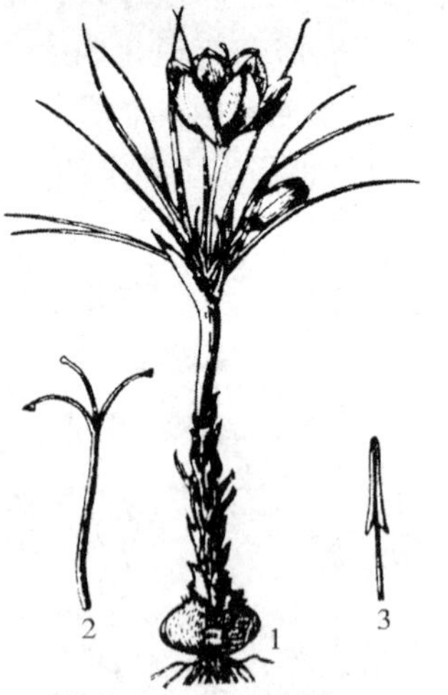

图11－127 番红花

1. 植株；2. 花柱及柱头；3. 雄蕊

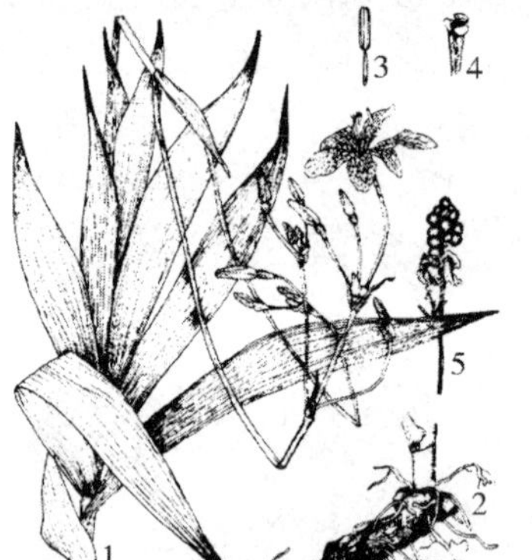

图11－128 射干

1. 植株上部；2. 根状茎和不定根；3. 雄蕊；4. 花柱上部示柱头3浅裂；5. 开裂的蒴果，示种子及向外反曲的果皮

8. 姜科 Zingiberaceae

$⚥ \uparrow K_{(3)}C_{(3)}A_1\overline{G}_{(3:3\sim1:\infty)}$

多年生草本。具根状茎、块茎或块根，通常有芳香或辛辣味。单叶基生或茎生，茎生者常2列，常有叶鞘，羽状平行脉。穗状花序，稀总状或单生，具苞片；花两性，常两侧对称；外轮花萼状，常合生成管状，一侧开裂，上部3齿裂；内轮花冠状，上部不整齐3裂；退化雄

蕊2或4枚，外轮2枚称退化雄蕊，呈花瓣状、齿状或不存在，内轮2枚联合成显著而美丽的唇瓣，能育雄蕊1；花丝细长具槽；子房下位，3心皮合生成3室至1室，每室胚珠多数；花柱被发育雄蕊的花丝槽包住。蒴果，3裂，稀成浆果状；种子有假种皮（图11－129）。

本科有约50属，1500余种，分布于热带及亚热带地区。我国有26属，约200种，产于东南至西南地区；已知药用有15属100余种。

本科植物多含挥发油，其成分多为单萜和倍半萜，有的还含甾体皂苷。

药用植物举例：

姜 *Zingiber officinale* Rosc. 多年生草本。块茎横走，多分枝，肉质，肥厚，扁平，淡黄色，有芳香和辛辣味。单叶，互生，2列；叶披针形或条状披针形；叶舌膜质，叶鞘抱茎。花茎直立，由根状茎抽出，被以覆瓦状疏离的鳞片；穗状花序；苞片淡绿色，边缘黄色；花冠黄绿色，唇瓣有紫色条纹及黄白色斑点；能育雄蕊1枚。原产于太平洋群岛。我国除东北外，大部分地区有栽培。新鲜根茎（生姜）为解表药，能解表散寒，温中止呕，化痰止咳，解鱼蟹毒；干燥根茎（干姜）为温里药，能温中散寒，回阳通脉，温肺化饮；干姜的炮制加工品（炮姜）能温经止血，温中止痛。（图11－130）

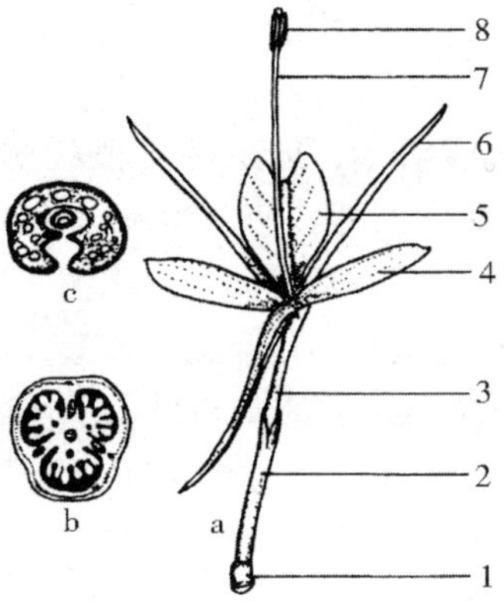

图11－129 姜花属花的结构

a. 花；b. 子房横切；c. 花药横切

1. 子房；2. 花萼筒；3. 花被管；

4. 侧生退化雄蕊；5. 唇瓣；6. 花冠裂片；

7. 花丝包围花柱；8. 发育雄蕊的花药

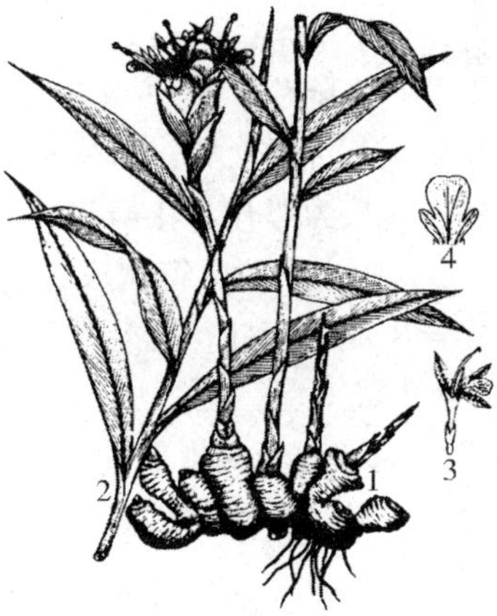

图11－130 姜

1. 根状茎和花枝；2. 叶枝；

3. 花；4. 唇瓣

姜黄 *Curcuma longa* L. 根状茎卵形，极香，深黄色；部分须根末端常膨大成纺锤形块根。叶基生，椭圆形，无毛，具长柄。穗状花序圆柱形，从叶鞘抽出；总苞片大，卵形，绿白色；每苞片内花数朵；萼管具不等3钝齿；花冠淡黄色，3裂；侧生退化雄蕊淡黄色，唇瓣倒卵形，白色，中部深黄色；药室基部两侧具2角状距；子房被短柔毛。分布于我国东南至西南部，常栽培。根茎（姜黄）能破血行气，通经止痛；块根（黄丝郁金）能活血止痛，行气解郁，清心凉血，利胆退黄。（图11－131）

阳春砂 *Amomum villosum* Lour. 多年生草本。根状茎横生。叶片条状披针形；先端具尾状细尖，无柄，叶鞘上可见凹的方格状网纹。穗状花序生于自根茎抽出的短花葶上；花冠白色，唇瓣白色而有黄、红、紫斑。蒴果近圆形，红棕色，有刺突，不开裂；种子多数，极芳香。分布于广东、广西、云南和福建。生长于山谷、林下阴湿地，广东阳春等地多有栽培。果实（砂仁）能化湿开胃，温脾止泻，理气安胎。（图11－132）

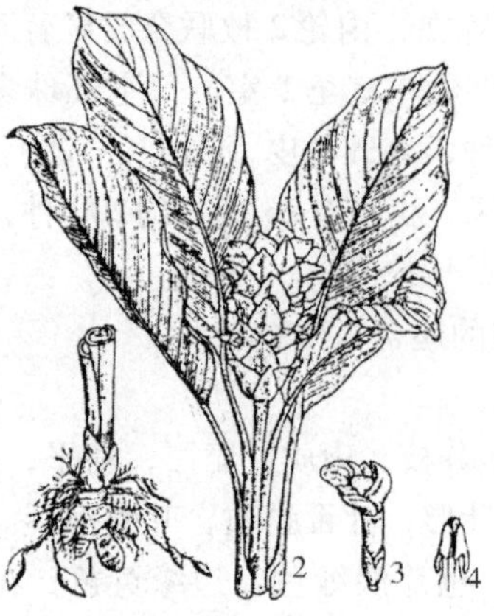

图 11－131 姜黄

1. 根状茎及块根；2. 叶及花序；
3. 花；4. 雄蕊与花柱

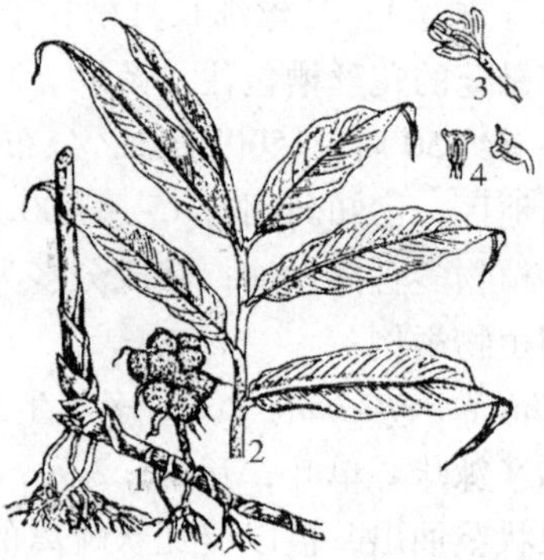

图 11－132 阳春砂

1. 根状茎和果序；2. 叶枝；
3. 花；4. 雌蕊

9. 兰科 Orchidaceae

⚥ $\uparrow P_{3+3}A_{1\sim2}\overline{G}_{(3:1:\infty)}$

多年生草本。陆生、附生或腐生。茎常于下部膨大成假鳞茎；地下多具根状茎或块茎。单叶，常互生，基部常有鞘。单生或排成多种无限花序；花常两性，两侧对称；花被片6，2轮排列，外轮3片为萼片，花瓣状，上方中央1片称中萼片，下方两侧的2片称侧萼片；内轮3片为花瓣，其中央1片常特化成各种形状称唇瓣，由于子房扭转而居下方；雄蕊1枚，稀2枚，与花柱合生成合蕊柱；花药常2室，含2～8个由花粉粒结合成的花粉块；子房下位，扭转，3心皮合生成1室，侧膜胎座，胚珠细小，数目极多；柱头常前方侧生于雄蕊下，多凹陷，2～3裂，通常2个侧生裂片能育，另一个不育的变为小突起，位于柱头和花药之间，称为蕊喙，能分泌黏液。蒴果，成熟时裂为顶部仍相连的3～6果片；种子极多，极细，呈粉末状。（图 11－133）

本科有约730余属，20 000种，广布于热带、亚热带和温带地区，尤以南美洲与亚洲的热带地区为多。我国有171属，1247余种，主产于长江流域及以南各省区，以中国台湾、海南和云南最多；已知药用有76属287种。

药用植物举例：

天麻 *Gastrodia elata* Bl. 多年生食菌草本。块茎椭圆球形或卵形，横生，有环节，节上有膜质鳞叶。叶退化成膜质鳞叶，与茎同为黄褐色，无叶绿素。总状花序顶生；花淡绿黄色，花被合生，下部壶状，上部歪斜，5裂，裂片为钝三角形；唇瓣白色，3裂，中裂片边缘流苏状，侧裂片明显小于中裂片，耳状，边全缘。合蕊柱两侧具翅；子房倒卵形，其柄扭转。分布于全国大部分地区，现多为栽培。生长深山林下阴湿且腐殖质较厚处，靠吸收腐生于朽木上的密环菌生长。块茎（天麻）能息风止痉，平抑肝阳，祛风通络。（图 11－134）

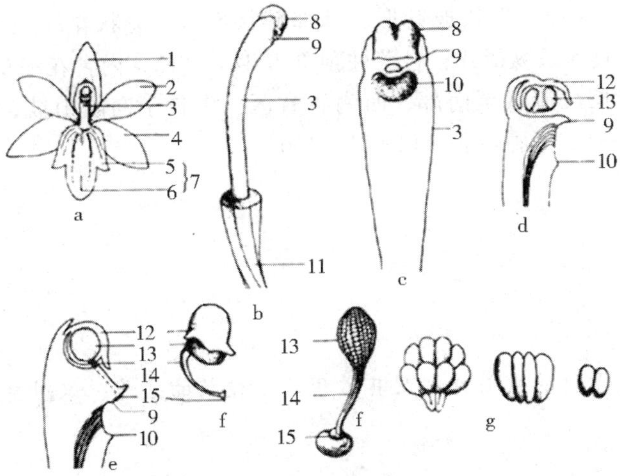

图 11－133　兰科植物花的构造

a. 兰花的花被片各部分示意；b. 子房和合蕊柱；c. 合蕊柱；d、e. 合蕊柱纵切；f. 花药；g. 花粉块构造和类型

1. 中萼片；2. 花瓣；3. 合蕊柱；4. 侧萼片；5. 侧裂片；6. 中裂片；7. 唇瓣；8. 花药；9. 蕊喙；10. 柱头；11. 子房；12. 药帽；13. 花粉团；14. 花粉块柄；15. 粘盘

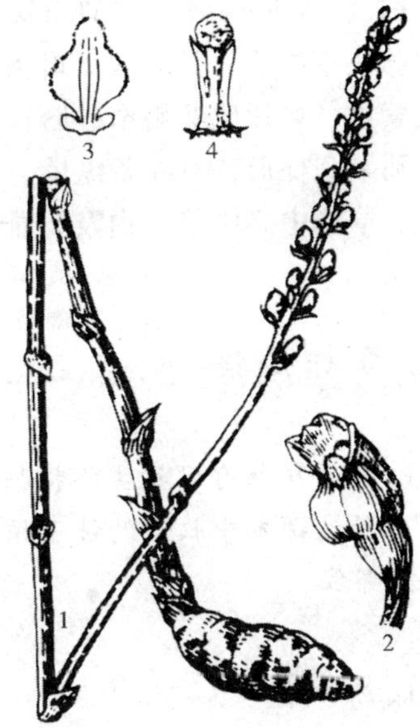

图 11－134　天麻

1. 植株；2. 花；3. 唇瓣；4. 合蕊柱

金钗石斛 Dendrobium nobile Lindl. 附生草本。茎丛生，下部圆柱形，中上部扁圆柱形，稍曲折略呈“之”字形，节明显，具纵沟，干后金黄色。叶互生，无柄，矩圆形，顶端钝，叶鞘紧抱节间。总状花序有花 2～3 朵，花大，下垂，花被白色，先端粉红色，唇瓣近基部中央有一深紫色斑块。主产于西南各省区。生长于密林老树干或潮湿岩石上。茎（石斛）能益胃生津，滋阴清热。同属植物鼓槌石斛 *D. chrysotoxum* Lindl. 或流苏石斛 *D. fimbriatum* Hook 的栽培品及其同属植物近似种的新鲜或干燥茎均作石斛入药。（图 11－135）

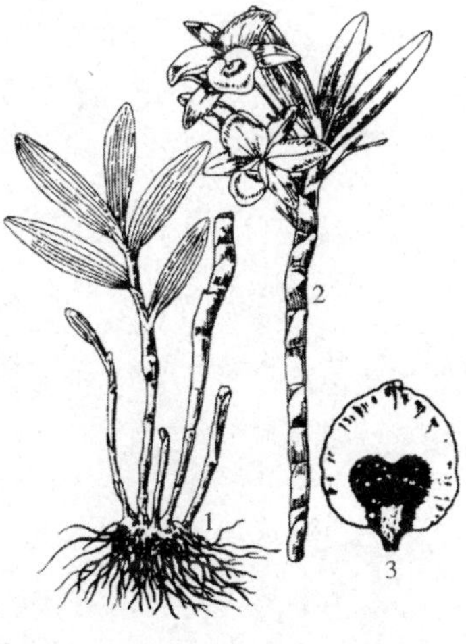

图 11－135　石斛

1. 植株；2. 花枝；3. 唇瓣

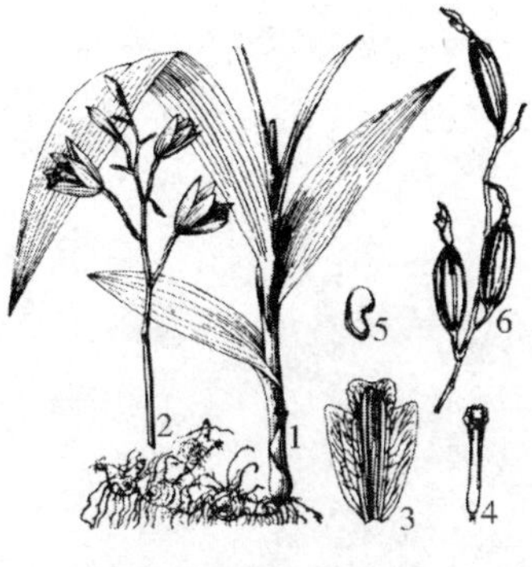

图 11－136　白及

1. 植株下部；2. 花序；3. 唇瓣；4. 合蕊柱；5. 花粉块；6. 蒴果

白及 *Bletilla striata*（Thunb.）Reichb. f. 陆生，多年生草本。根状茎常为数个相连的三角状扁球块茎组成，具环纹。叶互生，3~6 片，带状披针形，基部鞘状抱茎。总状花序顶生，花淡紫色，萼片比花瓣窄；唇瓣 3 裂，具 5 条纵褶片；合蕊柱顶部着生 1 雄蕊，内含花粉块 8 个。蒴果圆柱形，有 6 条纵棱。分布于长江流域至南部、西南各省区。生长于向阳山坡、疏林下、草丛中。块茎（白及）能收敛止血、消肿生肌。（图 11-136）

目标检验

1. 被子植物有哪些主要特征？

2. 简述课本中收载的被子植物门重点科的主要特征及其常用药用植物的名称、识别要点和入药部位。

知识拓展

1. 查阅人参、何首乌、乌头、菘蓝、甘草、柴胡、枸杞、桔梗、半夏、天麻等药用植物的研究进展。

2. 当地有哪些特色药材？

第三篇
药用植物生物技术及其应用

第十二章　药用植物组织和细胞培养

学习目标

1. 掌握药用植物组织和细胞培养的概念及其目前应用情况。
2. 熟悉药用植物组织和细胞培养的基本技术。

第一节　药用植物组织和细胞培养概述

药用植物组织和细胞培养（plant tissue and cell culture）是指在无菌和人工控制的营养（培养基）及环境条件（光照、温度）下，对药用植物的器官、组织、细胞进行培养，用来生产药用成分或进行药用植物无性快速繁殖的生物技术。

一、药用植物组织和细胞培养的迫切性、优越性及其研究近况

药用植物种类丰富，体内所含的有效成分种类繁多，具有开发新药的巨大潜力，既可以从中直接发现新药源，又可以发现新的先导化合物，通过化学结构修饰等技术发明新药。

据统计，中国野生药用植物约5000种以上，资源非常丰富，但传统的中草药获取方法是以采集和消耗大量的野生植物资源为代价，当采集和消耗量超过自然资源的再生能力时，必然导致物种濒危甚至灭绝。再有，由于生态环境日益恶化，许多野生植物引种栽培困难，也进一步导致药用植物资源的匮乏。

因此，积极研究药用植物资源的再生技术，使有限的资源为人类永续利用迫在眉睫。于是，应用植物组织和细胞培养生产药用植物药用成分或进行药用植物无性快速繁殖得到了广泛的应用和发展，

（一）药用植物组织和细胞培养的优势

1. 培养条件可以人为控制和调节　植物组织和细胞培养物完全在人为条件下生长，不受日光、季节的影响，不受恶劣气候和病虫害的危害，并且生长条件均一，便于稳定地进行全年培养生产。

2. 设备简单，培养材料经济，可以节省大量人力物力　植物组织培养是在人为提供的一定的温度、光照、湿度、营养、激素等条件严格控制下进行的科学培养生产，因此可以大大节省人力、物力，而且有利于自动化控制生产。

3. 占地面积小　可对组织和细胞生长进行自动控制及代谢过程地合理调节；个体差异小，能提供规格整齐的优质、无病毒种苗；因而利于工厂化生产。

4. 便于筛选药用成分高产细胞株

5. 可用于生物转化，寻找新的有效药物成分　植物细胞内存在还原酶、氧化酶、羟基化

酶、甲基化酶、糖苷酶和糖基转移酶等多种酶，植物培养物作为一种生物反应器可转化外源化合物，产生原植物没有的，甚至是至今自然界尚未发现的新化合物。

6. 生长周期短、繁殖率高 根据不同外植体所需要的营养和培养条件，可使其按几何级数大量繁殖生产，一般的生长周期为1~2个月。

7. 保存种质资源 许多植物的组织和细胞培养物在液氮中超低温保存后，仍能保持相当高的存活率，而且能再生出新植株和保持原来的遗传特性。

（二）药用植物组织和细胞培养的应用

1. 利用试管微繁技术生产种苗 试管微繁技术，即植物快速无性繁殖技术，或又称微离体繁殖、微型繁殖技术，它是把植物器官、组织、细胞或原生质体作为外植体，在给予人工培养基和合适的离体培养条件下再生植物的技术，从而达到高速增殖，属于离体无性繁殖。它的特点是“快速繁殖”，既能保持植物的物种特性，又能高速繁殖后代，比常规繁殖方法快万倍到数十万倍。利用试管微繁技术，可以克服高度杂合物种因有性繁殖而引起的后代严重分离，用于药用植物的快速繁殖。此外，在组织和细胞培养过程中，通过改变培养基pH、温度、离子浓度等，可以增加变异，从中可筛选出优良的突变体，获得药用成分含量高的新的药用植物品种。

试管微繁技术在生产上具有极大的应用潜力，如欧美国家试管苗的年产量均在数千万株以上，且每年以7%~8%的速度增加。我国药用植物超过10 000种，其中常用药用植物约500~700种。但由于长期以来无计划采挖和过度开发，一些药用植物资源日渐减少，已不能满足市场需求，有的甚至濒临灭绝，如东北红豆杉、海南粗榧等。而利用试管微繁技术可以发展中药材生产，有效缓解上述状况。贝母、人参、芦荟、川芎等药用植物的离体繁殖均已先后获得成功。如，浙贝母习惯用鳞茎繁殖，通常一个种鳞茎只能长出两个比原种鳞茎大的鳞茎，种子繁殖系数比其大10倍，但生长周期要4~5年；如采用组织培养技术，将一个鳞茎切成百余块，有60%的组织块可诱导成小植株，生长3个月左右的鳞茎，其大小相当于种子繁殖生长2年的鳞茎。

2. 从细胞或培养基中直接提取药物，或通过生物转化、酶促反应生产药物 目前通过组织和细胞培养成功的药用植物至少有400种，如人参、长春花、红豆杉、高山红景天、番红花、白及、铁皮石斛、金线莲、绞股蓝、苦丁茶、南洋金花、延龄草、莪术、海巴戟、香榧、米仔兰等，其中大多数为珍贵的药用植物。植物组织和细胞培养过程中，所产生的次生代谢产物存在于细胞内或培养液中。来自植物组织细胞培养的有用物质约600种左右，其中有药用价值的有200余种，主要有苷类、生物碱、黄酮类、固醇类、蛋白质及其他生理活性物质，如人参皂苷、三七皂苷、莨菪碱、蛇根碱、小檗碱、莨菪碱、喜树碱、萝芙木碱、地高辛、利血平、紫草素、天仙子胺、薯蓣皂苷、紫杉醇、吗啡、甘草甜素、青蒿素等。

由于药用植物组织和细胞培养是在人工控制条件下进行，培养物能产生一些原植物所没有或尚未发现的新化合物。如长春花培养物能产生蛇根碱（serpentine），芸香培养物能合成并积累芸香素（rutacultin），紫花洋地黄培养物能产生多种植物甾醇（phytosterols），穿心莲培养物能产生穿心莲内酯A、穿心莲内酯B、穿心莲内酯C（paniculide A，B，C），罂粟培养物中能合成去甲血根碱（norsanguinarine），红豆杉愈伤组织能产生一类新紫杉烷类化合物sinenxan A，B，C等。

生物转化（biotransformation）是利用细胞、组织、器官或酶对外源化合物进行结构修饰的化学反应，其实质是利用生物生长、代谢过程中产生的酶对底物进行的催化反应。植物组织和细胞培养物中含有催化氧化、还原、甲基化、羟基化、异构化、酯化、糖基化、去甲基化、羧基化等多种反应的酶类，能使加入到培养物中的原料转化成有用的化合物。因此，植物组织和细胞培养不仅可以用于生产有用次生代谢产物，而且还能将加到培养液中的外源性底物转化，从而产生有药用价值的物质。如利用南洋金花 *Datura innoxia* 悬浮细胞体系转化氢醌（hydroquinone），能得到熊果苷（arbutin）；利用高山红景天 *Rhodiola sachalinensis* 悬浮细胞体系能将外源物质酪醇转化成红景天苷，产量为155mg/g干重，具潜在商业应用价值。

此外，还可以向药用植物组织和细胞培养物中添加前体，经培养将其转化为目标化合物，以此来增加有效成分的含量。例如，在三角叶薯蓣细胞培养中添加胆固醇，薯蓣皂苷元的产率可增加1倍，在紫草细胞培养中添加L-苯丙氨酸可使紫草素含量增加3倍。

二、基本概念

1. 外植体（explant） 是指用于植物组织（细胞）培养的器官或组织（的切段），植物的各部分如根、茎、叶、花、果、胚珠、胚乳、子叶、叶肉、维管束形成层、花药、花粉等均可作为外植体进行组织培养。

2. 愈伤组织（callus） 是指植物的离体组织（外植体）在适宜的培养基条件下，受伤组织切口表面不久能长出一种由脱分化的细胞增殖而成的组织。

3. 无性繁殖系（clone） 又叫克隆，是指使用母体培养物反复进行继代培养时，通过同种外植体而获得越来越多的无性繁殖后代，如根无性系、组织无性系和悬浮培养物无性系。

4. 继代培养（subculture） 又叫“连续培养”，是指连续多代地培养。由最初的外植体上切下的新增殖的组织，培养一代称为“第一代培养”。但习惯上“连续培养”多用于指不断加入新的培养基，并连续收集培养物以保持平衡而进行的长期不转移的悬浮培养。

5. 悬浮培养（suspension culture） 是指在液体培养基中，能够保持良好分散性的离体细胞或较小细胞团的液体培养。

6. 细胞培养（cell culture） 是指将离体的单个细胞接种于液体或固体培养基上进行无菌培养，诱导其增殖和分化的一种生物技术。其目的是为了得到单细胞无性繁殖系。

7. 愈伤组织培养（callus culture） 是指从植物体各种器官或组织的外植体增殖而形成愈伤组织的培养。

8. 器官培养（organ culture） 是指植物体离体器官的培养，如根尖、茎尖、叶片、花器官各部分原基或未成熟的花器官各部分以及未成熟果实的培养。

三、植物组织和细胞培养发展简史

植物组织和细胞培养是根据细胞全能性理论发展起来的。1902年德国著名植物学家Gottlib Haberlandt依据细胞理论，首先提出了高等植物的器官和组织可以不断分裂，直至单个细胞的观点。从而成为了植物组织培养时代的开端。

20世纪20年代初至30年代，在胚胎培养和器官培养领域中取得了一些成果。Hanning首次在无机盐溶液及有机营养成分的培养基上成功地培养了萝卜和辣根菜的胚，观察到离体胚均能正常发育，同时发现有促进提早萌发成苗的事实。1934年，White成功地进行了番茄离体根培养试验，并建立了第一个生长活跃的无性繁殖系。

20世纪30年代末至40年代，研究工作主要集中在植物细胞、器官与营养需求之间的关系。1941年Overbeek在曼陀罗幼胚的培养基中，以椰子乳作为附加物，发现幼胚可以成熟。

20 世纪 40 年代末，植物组织培养进入了一个崭新阶段，人们开始注意组织培养物中代谢产物的研究。1956 年，Routie 和 Nickell 在一个专利中首次提出利用细胞培养技术来生产有用的次生代谢产物。

20 世纪 60 年代初，Cocking 等人首次利用真菌的纤维素酶成功地分离出植物的原生质体。Muraskige 和 Skoog 于 1962 年开发了化学成分完备的生物培养基（Muraskige and Skoog Medium，MS 培养基），为植物细胞培养及其次生代谢产物的生产奠定了坚实的基础。

20 世纪 60 年代至 70 年代中叶的主要工作是开发培养基和研究培养方法；1975 年到 1985 年，科学家们主要进行了优化细胞生长与次生代谢产物形成的研究，二者结合，促成了硬紫草两段培养法生产紫草宁及其衍生物的商业产品。

20 世纪 90 年代初，随着分子生物学技术的兴起与应用，植物组织和细胞培养再次焕发新的活力。同时植物组织和细胞培养也已不再停留在三角瓶培养的实验室水平，取而代之的是以生物反应器为标志的大规模工业化培养，特别是气升式生物反应器的发明与应用，使药用植物细胞的大规模培养生产药用成分成为可能。如从苦瓜的细胞培养中生产类胰岛素，从紫草细胞培养中生产紫草素，从喜树茎段愈伤组织培养中生产喜树碱，从戟叶薯蓣的愈伤组织和悬浮细胞中生产避孕药物中的主要原料肾上腺皮质类固醇等。

第二节 药用植物组织和细胞培养的基本技术

一、植物材料（外植体）的选择和灭菌

目前的植物组织培养材料几乎包括了植物各器官的各组织，从低等的藻类到苔藓、蕨类、种子植物等高等植物体的各部分，都可作为组织培养的材料，一般裸子植物多采用幼苗、芽、韧皮部等部分，被子植物可采用胚、胚乳、子叶、幼苗、茎尖、根、茎、叶、花药、花粉、子房和胚珠等部分。实践证实，同一植株的各部分在离体培养条件下的脱分化和再生能力是不相同的，植物幼嫩部分比成熟部分更适于用作组织培养的起始材料。应根据研究目的，选择植物的种类和部位。例如以愈伤组织产生代谢产物为目的，则常选用产生和积累次生代谢产物的器官和组织作为外植体。对接种的外植体的大小和形状无严格要求，但不能太小，否则难以发生细胞分裂。

用于药用植物组织（细胞）培养的外植体在培养前必须进行严格的灭菌处理。由于药用植物材料是活的，在选择灭菌剂时要考虑既能杀死附着在药用植物表面的微生物，又不伤害药用植物组织，这就需要根据不同的药用植物材料采取不同的灭菌剂。试验证明多种化学试剂均能作为表面灭菌剂使用。原则上应尽可能选择那些灭菌后易于除去或容易分解的试剂。灭菌剂的选择和处理时间的长短取决于所用材料对试剂的敏感性。对灭菌剂敏感的外植体的灭菌时间不宜过长；而不敏感的，灭菌时间则应当适当延长。经常用的灭菌剂是次氯酸钙溶液（1% ~10%）、次氯酸钠溶液（0.5% ~10%）、氯化汞溶液（0.1% ~1%）、福尔马林、70%酒精、双氧水（3% ~10%）等。最常用的灭菌剂是次氯酸钙、次氯酸钠和氯化汞。氯化汞灭菌效果最好，但去除也最困难，且灭菌时间不易过长，以免杀死植物细胞。氯化汞是休眠种子的最理想灭菌剂，适用浓度为 0.1%，灭菌时间一般为 2 ~ 10min。次氯酸钙特别适用于草本植物和柔软组织的灭菌处理，灭菌时间一般为 2 ~ 10min。不同植物组织（器官）的灭菌时间和步骤见表 12 – 1。

表 12-1 植物不同器官（组织）的灭菌时间和步骤

器官（组织）	灭菌步骤			备注
	灭菌前处理	灭菌	灭菌后处理	
茎切段	自来水洗净，再用酒精漂洗	20g/L 次氯酸钠浸 5~30min	无菌水洗 3 次	
叶片	自来水洗净，吸干，再用纯酒精漂洗	1g/L 氯化汞浸 1min 或 20g/L 次氯酸钠浸 15~20min	无菌水反复冲洗，滤纸吸干	选取嫩叶、叶片平放在琼脂上
果实	纯酒精漂洗	20g/L 次氯酸钠浸 10min	无菌水反复冲洗，再剖除内部组织的种子	获得无菌苗
种子	纯酒精中浸 10min，再用无菌水漂洗	100g/L 次氯酸钙浸 20~30min，再用 10g/L 溴水浸 5min	无菌水洗 3 次，在无菌水中发芽；或无菌水洗 5 次，在湿且无菌的滤纸上发芽	用幼根或幼芽发生愈伤组织
储藏器官	自来水洗净	20g/L 次氯酸钠浸 20~30min	无菌水洗 3 次，滤纸吸干	

二、培养基及其组成

培养基实际上是植物离体器官、组织或细胞等的“无菌土壤”，其特点是营养成分的可调控性。

植物组织和细胞在简单合成的培养基上就能生长，植物组织和细胞培养所用培养基种类较多，但通常都含有碳源、有机氮源、无机盐类、纤维素、植物生长激素等化学成分。几种常用的植物组织和细胞培养基见表 12-2，其中应用最广泛的是 Murashige 和 Skoog 发明的 MS 培养基。在植物组织和细胞培养所用培养基中，一些必需的营养物质如氮、磷、钙、镁等的加入与否、浓度高低、各组分的相对浓度都会对培养结果产生重大影响，甚至起到关键性作用。要获得生长迅速且目标产物含量高的培养体系，必须对培养基的成分进行优化，得到一个最佳培养基。

表 12-2 药用植物组织和细胞培养基（mg/L）

成分		培养基名称				
		B5	MS	N6	E1	NN
大量营养物						
$(NH_4)_2SO_4$	硫酸铵	134	—	463	—	—
$CaCl_2 \cdot 2H_2O$	氯化钙	150	440	166	450	166
NH_4NO_3	硝酸铵	—	1650	—	600	720
KNO_3	硝酸钾	2500	1900	2830	2100	950
$NaH_2PO_4 \cdot H_2O$	磷酸二氢钠	150	—	—	—	—
KH_2PO_4	磷酸二氢钾	—	170	400	250	68
$MgSO_4 \cdot 7H_2O$	硫酸镁	250	370	185	400	185
微量营养物						
$FeSO_7 \cdot 7H_2O$	硫酸亚铁	—	27.8	27.8	—	—
$MnSO_4 \cdot H_2O$	硫酸锰	10	15.6	3.3	10	19.0

续表

成分		培养基名称				
		B5	MS	N6	E1	NN
H_3BO_3	硼酸	3	6.2	1.6	3	10
KI	碘化钾	0.75	0.83	0.8	0.8	—
$NaMoO_4 \cdot 2H_2O$	钼酸钠	0.25	0.25	—	0.25	0.25
$CuSO_4 \cdot 5H_2O$	硫酸铜	0.025	0.025	—	0.025	0.025
$CoCl_2 \cdot 6H_2O$	氯化钴	0.025	0.025	—	0.025	0.025
Na_2EDTA	EDTA 钠盐	—	37.3	37.3	—	—
Fe^{2+} - EDTA	EDTA 亚铁盐	43	—	—	43	100
glycin	甘氨酸	—	2	40	—	5
sucrose	蔗糖	20000	30010	50000	25000	20000
维生素						
thiamine	硫胺	10	0.5	1	10	0.5
inositol	肌醇	100	100	—	5.8	100
pyridoxine	吡哆醇	1	0.5	0.5	1	0.5
nicotinic acid	烟酸	1	0.05	0.5	1	5.0
pH		5.5	5.8	5.8	5.5	5.5

三、培养方法

植物细胞培养，按照培养基类型可分为固体培养和液体培养；按培养对象可分为原生质体培养和单倍体细胞培养；按培养方式可分为悬浮细胞培养和固定化细胞培养。其中研究较多的是悬浮细胞培养和固定化细胞培养技术。

1. 悬浮细胞培养　悬浮细胞培养是一种使组织培养物分离成单细胞并不断扩增的液体培养技术，其过程是将愈伤组织或其他易分散的组织置于液体培养基中，进行振荡培养，使组织分散成游离的悬浮细胞，通过继代培养使细胞增殖，获得大量的细胞群体。迄今为止，已经研究过的400多种药用植物的细胞培养，可以产生600多种化学成分，其中具有药用价值的成分占了相当大的比例。如人参、三七、长春花、红豆杉、薯蓣、紫草、黄花蒿等重要药用植物的细胞培养都已成功，有的已实现了工业化生产。

小规模的悬浮培养一般在培养瓶中进行，大规模培养则需要利用生物反应器生产。

在大规模植物细胞悬浮培养中，为了提高生物量和次生代谢产物的含量，一般采用二阶段法。第一阶段植物细胞在生长培养基中快速生长，积累较多的生物量；第二阶段转入生产培养基，诱发并促进次生代谢，使之合成更多的目标产物。因此，在细胞培养过程中需要更换含有不同种类和浓度的植物生长激素和前体的液体培养基。

2. 固定化细胞培养　固定化细胞培养是一种比较新的细胞培养技术，是一种接近自然状态下的植物细胞培养方法。所谓固定化细胞培养就是将细胞固定于固定反应器（如尼龙网套、网状多孔板和中孔纤维膜等）上，放入培养液中进行培养，或连续流入新鲜培养液，进行连续培养及连续收集培养产物，也可通入净化空气以代替搅拌。固定化培养法的突出优点是细胞位置固定，易于获得高密度细胞群体及维持细胞间的物理化学梯度，利于细胞组织化，易于控制培养条件及获得次生代谢产物。据报道，有人将辣椒细胞固定于聚氨基甲酸乙酯泡沫中，生命力维持在23天以上，辣椒素产量较悬浮培养细胞高1000倍。

与悬浮细胞培养相比，固定化细胞培养可以进行高密度增殖培养，提高生物反应器单位体积的生长效率，延长植物细胞的寿命，增加稳定性，有利于实现连续化生产，利于产物分离；此外，它能耐受更大的剪切力以及较高的有毒前体，从而有利于积累和分离次生代谢产物。

第三节 药用植物组织和细胞培养的展望

利用药用植物组织和细胞培养生产药用成分前景非常广阔。近年来国内主要围绕青蒿、紫草、人参、丹参、红豆杉等400多种药用植物的细胞培养开展工作，产生了600多种化学成分，其中有药用价值的有200多种，包括皂苷、生物碱，醌类等多种类型，取得了可喜成绩。但是，目前成功地利用药用植物组织和细胞培养工业化生产药用成分还有许多技术问题亟待解决。利用药用植物组织和细胞培养直接生产药用成分，且能够达到工业化生产水平的例子还很少。相信不久的将来，随着诱导子、前体饲喂、两相法培养、质体转化、毛状根和冠瘿瘤组织培养等新技术和新方法的发现和发展，随着生物技术研究的不断深入，人们可以方便高效地利用植物组织和细胞培养技术工业化生产某些药用成分，满足社会需要，为人类健康服务。

目标检验

1. 药用植物组织和细胞培养目前应用主要有哪几个方面？
2. 简述药用植物组织和细胞培养的基本技术及其注意事项。

知识拓展

1. 原生质体培养、单倍体细胞培养和花药培养。
2. 青蒿、紫草、人参、丹参、红豆杉等药用植物细胞培养研究进展。

第十三章　药用植物的基因工程

学习目标

1. 掌握药用植物基因工程概念。
2. 熟悉目前药用植物基因工程研究热点。

药用植物基因工程是20世纪末随着DNA重组技术、基因遗传转化技术、植物组织培养技术发展而兴起的生物技术。从1983年首次转基因植物烟草以来，植物基因工程研究进入了蓬勃发展阶段。植物基因工程技术包括目的基因的提纯、体外酶促DNA的重组、重组基因拼接至载体并转化至受体植物细胞、重组体筛选、基因工程细胞的培养及基因工程植株的再生等。

DNA重组技术的建立使人们不但可以从生物体内分离出目的基因，还可以将目的基因转化到植物体内，产生转基因植物，从而可人为地调控植物的代谢过程。

药用植物治疗疾病的物质基础是其有效的化学成分，如糖、醌类、黄酮类、苯丙素类、萜类、甾体、皂苷、生物碱和挥发油等，这些活性成分从生物代谢角度看，是植物次生代谢形成的产物。日益成熟的植物基因工程技术促进了药用植物次生代谢的基因工程的研究，近年来取得了显著进展，并展现出了较为广阔的应用前景，主要集中在药用植物次生代谢关键酶基因工程和转基因组织和器官培养两个方面。

一、通过药用植物次生代谢关键酶的基因工程生产次生物质

植物生物合成研究结果表明，特定植物次生代谢产物的合成和积累量取决于其合成途径的关键酶（限速酶），它们往往处于代谢合成路径支路的叉口或位于合成路径的下游，负责催化合成次生代谢的一般合成前体。随着药用植物有效化学成分生物合成途径地逐步阐明，从基因水平对药用植物有效成分的生物合成进行定向调控已经成为可能。

这样，在掌握次生代谢产物生物合成途径分子机制的基础上，把药用植物某种有效成分生物合成中的某个关键酶基因利用重组技术导入该种植物，调节基因的表达和关键酶的合成，就可以促进目标有效成分的积累，培育出稳定、高产的细胞系和植物株系；从而实现药用植物有效成分的高量生产。这一技术是药用植物基因工程开展得最多的研究领域。在国内外虽只处于起步阶段，但已取得了快速进展。如Hashimato等将天仙子胺6－β－羟基化酶基因通过Ri质粒转移到富含天仙子胺的莨菪毛状根中，与对照相比，莨菪胺的含量增加了5倍。国内陈大华等人将棉花的法尼基焦磷酸（FPP）合成酶基因导入青蒿后，获得的转基因株中青蒿素含量高于对照组2～3倍。一种来源于酵母的鸟氨酸脱羧酶基因也成功地在烟草毛状根中表达并使尼古丁含量增加。

有的药用植物的次生代谢产物的生物合成涉及到多个关键酶基因的表达，如果直接对这多个关键酶的基因进行调控，往往很难达到提高目标产物含量的目的。在这种情况下，可通

过促进能增强多个关键酶基因协同表达的调节基因或转录因子来实现提高含量的目的。如在长春花的生物合成调控中利用该技术，使得生物碱合成酶的协同表达增强，导致吲哚类生物碱合成量明显提高。

另外，对于不利于有效成分合成的基因，可利用反义技术将反义 RNA 片段引入植物细胞，使催化生物合成旁路途径的酶受到抑制，从而促进目标有效成分的合成。

目前将外源目的基因导入植物细胞的方法和技术很多，其中土壤农杆菌介导的转化系统是研究最多、技术方法最成熟、机理最清楚的基因转化途径。据报道，迄今所获得的约 200 种转基因植株中约 80% 以上是利用根癌农杆菌转化系统产生的。除了利用根癌农杆菌外，还可利用发根农杆菌进行外源基因的转化。农杆菌转化植物的方法有多种，目前应用最为广泛的技术是叶盘法，就是将切成小片的无菌叶与筛选出的土壤农杆菌共培养 24 ~ 36h，然后转移至含有抗生素的选择培养基上生长，未经转化的细胞将被抗生素杀死，转化细胞则会长成完整的转基因植株。

二、通过转基因组织和器官培养生产次生物质

除了以上介绍的通过药用植物次生代谢关键酶的基因工程可提高药用植物的有效成分生物合成外，通过转基因组织和器官培养生产药用植物有效化学成分也受到人们的关注。

转基因组织和器官培养目前主要是指利用根癌农杆菌和发根农杆菌感染植物外植体形成冠瘿瘤（crown galls）和毛状根（hair root）的培养。常规细胞培养存在需要添加植物激素、生长慢、产物不稳定等缺点，而转基因组织和器官培养则具有不需添加外源植物激素、生长迅速、能较稳定地生产有效成分等优点，因此成为近 10 年来植物细胞培养领域的研究热点。

冠瘿瘤是根癌农杆菌侵染植物而形成的，这是由于根癌农杆菌的 Ti 质粒（tumor - inducing plasmid）含有一段特殊的 DNA 即 T - DNA，T - DNA 上具有编码生长素合成酶基因 iaaM（tms1）、iaaH（tms2）及编码细胞分裂素合成酶基因 ipt（tmr）；当农杆菌侵染植物时可以将 T - DNA 整合进入植物细胞的基因组，在植物细胞内 iaaM 和 iaaH 基因分别表达编码色氨酸单加氧酶及吲哚乙酸酰胺水解酶，这两个酶共同作用合成吲哚乙酸（IAA），而 ipt 基因表达编码异戊烯腺嘌呤（iPA）；T - DNA 指导的生长素和细胞分裂素的合成导致了转化组织中冠瘿瘤的发生。而毛状根的形成与发根农杆菌的 Ri 质粒有关，质粒上也有一段 T - DNA（有的中间插入大约 15kb 的不转移 DNA 片段将 T - DNA 分成左右两段，分别为 TR - DNA、TL - DNA），T - DNA 上有与 tms1 和 tms2 基因同源的片段，还有 4 个与根的形态发生有关的位点 rolABCD；当发根农杆菌侵染植物时，可以将 T - DNA 整合到植物细胞的基因组中，在植物细胞中这些位点 rolABCD 和 tms 基因的同源片段表达后即产生毛状根。

1. 毛状根培养与次生物质的产生 早在 1987 年，Hamill 等就评述了毛状根培养的优越性，认为毛状根培养是一种非常有前途的培养方法。迄今为止已有 100 余种药用植物毛状根培养获得成功，包括长春花、青蒿（*Artemisia annua*）、人参、金鸡纳（*Cinchona ledgeriana*）、颠茄、缬草（*Valeriana officinalis* L. var. *sambucifolia* Mikan）、童氏老鹳草（*Geranium thunbegii*）、茜草、甘草、丹参等药用植物，有的还成功获得转基因的再生植株。毛状根可以生产皂苷、蒽醌、萘醌、生物碱和萜类等多种次生代谢产物，国内外在这方面的研究已经取得了可喜的成绩。如 1993 年 Inomata 等报道了人参的毛状根培养没有一点延迟期，可长期保持快速生长，且总人参皂苷（Rg 组，Rb 组，Ro）含量达到 1.7% ~ 2.2%，相当于田间栽培 5 年生人参根中的皂苷含量水平。又如长春花碱和长春新碱是存在于长春花中的具有抗癌活性的二聚吲哚

类生物碱，在长春花细胞培养中一直未能检测到这两种生物碱，而 Parr 等用发根农杆菌 LBA9402 感染长春花叶片获得毛状根，无菌毛状根在修改的 B5 培养基中生长良好，毛状根除能产生阿吗碱、蛇根碱、文朵宁、长春质碱以外，还可产生长春碱（0. 05μg. g^{-1}干重）等生物碱。另外金鸡纳毛状根培养可以合成一系列喹啉生物碱：奎宁、奎尼宁、辛可尼定和奎胺等；缬草的毛状根培养物中缬草三酯的含量显著高于未转化的根培养物，最高含量达 10. 3% 干重。

2. 冠瘿瘤组织培养与次生物质的产生　利用冠瘿瘤组织培养不仅能产生原植物根中合成的有效成分，而且还能产生原植物地上部分特别是叶片中合成的成分，因此冠瘿瘤组织作为一种新型的培养系统将具有更为广阔的应用前景。

Payne 等人首先利用冠瘿瘤组织培养产生次生代谢物质，他们用根癌农杆菌菌种 A6 感染金鸡纳无菌苗的茎节，获得了两个无菌的冠瘿瘤组织株系 CL2A6 和 CL3A6，在无激素的 B5 培养基上生产良好，且均能合成一系列喹啉生物碱，其中辛可尼和辛可尼定是主要成分。

Moldenhauer 等用根癌农杆菌 B6S－3 和 tmr－338 直接感染温室中生长的毛花洋地黄的叶片，均能形成冠瘿瘤，经研究表明冠瘿瘤组织能够从头合成毛花洋地黄的有效化学成分卡烯内酯。

又如，利用丹参冠瘿瘤组织培养生产丹参酮，筛选出的高产株系的丹参酮含量已超过生药的含量。根癌农杆菌侵染成年红豆杉细茎后，诱导出的冠瘿瘤组织可合成抗癌有效成分紫杉烷及其类似物。

三、药用植物基因工程展望

现代生物技术是一项与医药产业结合非常密切的技术，它的发展不仅使医学基础学科发生了革命性的变化，也为医药工业发展开辟了更为广阔的前景。生物技术的核心是基因工程，药用植物基因工程尽管是刚刚兴起的一门技术，但已取得了可观的成果，如克隆出一批参与生物合成的关键酶如天仙子胺 6－β－羟基化酶、杜松烯合成酶和法尼基焦磷酸合成酶；Saito 等获得抗除草剂 phosphinothricin 和 bialaphos 的转基因颠茄植物。但应该看到，多数药用植物有效成分的生物合成途径目前尚不太明确，生物合成的分子机制，尤其是关键酶的性质及其基因调控机制知之更少。今后应当进一步研究药用植物中特定有效成分生物合成的关键酶及其基因，掌握其生物调控机制，完善植物基因转移和离体植物再生技术，建立大规模药用植物组织培养体系，充分发挥基因工程技术在药用植物研究中的巨大潜能，以实现药用植物资源的优化和合理开发，为人类的健康做出更大的贡献。

目标检验

1. 什么是药用植物基因工程？
2. 药用植物基因工程目前研究热点主要集中在哪两个方面？

知识拓展

1. 简述毛状根培养、冠瘿瘤组织培养研究进展。
2. 上网查阅最近几种药用植物基因工程进展情况。

第十四章　中药材生产质量管理规范

学习目标

1. 掌握中药材 GAP 概念。
2. 熟悉中药材 GAP 认证和管理。

中药是指依据中医学理论和中医临床经验，应用于医疗保健的药物。其中绝大多数是植物药（亦称药用植物），少数是动物药（亦称药用动物）和矿物药。中药又包括中药材、饮片（含炮制品）和中成药（成方制剂）。中药材是中药事业发展的基础，是中药饮片、中药炮制品、中成药和保健食品的原料。

我国中药资源丰富，据全国中药资源普查统计，我国中药资源有 12 807 种，其中药用植物 11 146 种，约占中药总数的 87%。全国生产经营的中药材品种有 1000 种以上，常年栽培的中药材品种已达 100 多种。随着野生资源日益减少，全国常用的 400 余种中药材每年约有 20% 短缺。所以，中药材生产是中药产业的首要环节，它直接影响着中药生产的规模与质量。

各种中药制剂均来源于中药材，中药材质量和产量的稳定与否直接影响着中成药的质量与出口，影响着中药的现代化与国际化。

中药现代化和国际化的前提是中药标准化，中药标准化有赖于中药材生产的规范化。只有抓住中药药品生产和临床应用的源头——中药材生产，才能从根本上解决中药的质量问题及中药标准化和现代化问题。2008 年，我国中药出口销售额为 13.09 亿美元，仅占国际植物药市场 2.18%，国际市场占有率低的主要原因是国外不认可和各国绿色屏障限制。我国中药要想打入国际医药主流市场及向国外制药企业提供中药原料，都要求中药生产必须规范化与规模化。

因此，在中药现代化、国际化进程中，必须紧抓中药材质量，建立符合国际标准规范，并具有中医药特色的中药材质量标准体系，逐步发展为传统药物研究与开发的国际标准，从而为中药现代化、国际化提供制度保障。为此，我国制定发布了《中药材生产质量规范（试行）》（GAP），为中药材生产和质量管理提供基本准则。

一、中药材 GAP 概述

中药材 GAP，是《中药材生产质量管理规范》（good agricultural practice for Chinese crude drugs）的简称和缩写，是由国家食品药品监督管理局（SFDA）（原国家药品监督管理局）组织制定，并负责组织实施的行业管理法规；是国家为了规范中药材生产全过程，保证药材质量符合标准，依据《中华人民共和国药品管理法》所制定的国家级规范。它是我国中药制药企业实施的 GMP（good manufacturing practice），即《药品生产质量管理规范》重要配套工程，是药学和农学结合的产物，是确保中药质量的一项绿色工程和阳光工程。

我国《中药材生产质量管理规范》（试行）于2002年3月18日经国家药品监督管理局局务会议审议通过，并于2002年6月1日起施行。

实施中药材GAP的目的是规范中药材生产全过程（从播种，药用植物不同阶段的生长发育，到收获、加工成商品药材为止），从源头上保证中药材质量，控制影响药材生产质量的各种因子，规范药材生产各环节及全过程，确保中药材“真实、优质、稳定、可控”，以满足制药企业和医疗保健事业的需要，控制中药饮片、中成药及保健药品、保健食品的质量，并和国际接轨。

实施中药材GAP对于促进中医药产业的发展具有十分重要的意义，具体来说是“六个需要”：一是促进中药标准化、集约化、现代化和国际化的需要；二是促进中药制药企业、中药商业规模化健康发展的需要；三是促进农业生产结构调整和促进中药农业产业化的需要；四是改善生态环境获取生态效益，走可持续发展道路的需要；五是增加农民收入，促进地方经济发展的需要；六是逐步建立中药材规范化生产体系，提高道地药材质量和市场竞争力的需要。

二、中药材GAP主要内容

中药材GAP共有10章57条，简述如下。

第一章　总则　制定的意义及其适用范围。本规范是中药材生产和质量管理的基本准则，适用于中药材生产基地中药材生产的全过程。

第二章　产地生态环境　本规范规定生产基地应按中药材产地适宜性优化原则选定，因地制宜，合理布局，生产基地应选择无污染地区。对大气、水质、土壤、环境条件提出要求。

第三章　种质和繁殖材料　正确鉴定物种，实行种子检验及检疫制度，加强良种选育工作，保证物种资源质量。

第四章　栽培与养殖管理　制定植物栽培和动物养殖的标准操作规程（standard operating procedure，SOP），对肥、土、水、病虫害的防治等提出控制要求。

第五章　采收与初加工　确定适宜采收期，对采收、初加工、干燥等三项提出具体要求。

第六章　包装、运输与贮藏　每批有包装记录，运输容器洁净，贮藏处应通风、干燥、避光等。

第七章　质量管理　质量管理及检测项目：对性状鉴别、杂质、水分、灰分、浸出物等提出具体要求。

第八章　人员和设备　受过一定培训的人员及对生产基地、场地、设施、仪器设备等的要求说明。

第九章　文件管理　生产基地应有生产管理和质量管理的各项标准操作规程，每种中药材生产的全过程应有详细记录，所有档案资料应有专人管理，有关资料至少保存5年。

第十章　附则　补充说明、术语解释和实施时间等。

中药材GAP的主要内容包括从产前（如产地生态环境要求，种子品质标准化）、产中（如生产技术管理各个环节标准化）到产后（如加工、贮运等标准化）的全过程，都要遵循规范，从而形成一套完整而又科学的管理体系。

GAP内容既包括硬件设施也包括软件程序与管理。硬件包括场地建设，农务机具，干燥、加工装备及质检仪器等，它是生产基地的物质基础。软件是指程序部分，即生产企业根据自己的实际情况，制定出切实可行的达到GAP要求的方法过程。软件的设计与管理和硬件设施同等重要，两者互相配合、互相依赖。

三、中药材 GAP 认证和管理

为了贯彻落实《中药材生产质量管理规范》（试行），确保中药材 GAP 的全面实施和加强对中药材生产企业的监督管理，规范 GAP 基地的标准化建设，国家食品药品监督管理局于 2003 年 9 月 19 日颁布了《中药材生产质量管理规范认证管理办法（试行）》和《中药材 GAP 认证检查评定标准（试行）》，并于 2003 年 11 月 1 日起开始正式受理中药材 GAP 的认证申请工作，至今已认证通过了数批中药材品种与企业。

（一）中药材 GAP 认证的意义

中药材 GAP 认证对进一步推进《中药材生产质量管理规范》（试行）的顺利实施，提高中药质量，促进中药现代化和国际化具有重大意义。

1. 中药材 GAP 认证是贯彻实施《中药材生产质量管理规范》（试行）的保证 药材的生产是中药药品研制、生产、开发和应用整个过程的源头，只有首先抓住源头，才可以从根本上解决中药的质量问题及中药标准化和现代化问题。中药标准化是中药现代化和国际化的基础和先决条件，中药标准包括药材标准化、饮片标准化和中成药标准化。其中中药材标准化是基础，没有中药材标准化就不可能有饮片及中成药标准化，而中药材标准化有赖于中药材生产的规范化。所以，国家食品药品监督管理局专门制定了《中药材生产质量管理规范》和 GAP 认证评定标准及其管理办法。在对全国中药材的种植情况进行全面调查摸底的基础上，加强对实施 GAP 的宏观管理和指导，充分重视中药材原产地因素，传统理论与现代科学分析手段相结合，合理布局，拟定区域规范化种植规划，以保证全国《中药材生产质量管理规范》的实施。

2. 实施 GAP 认证是从政策上保证中药质量的根本措施 为确保药材生产基地能为制药企业提供标准化、稳定化、无污染、无公害的绿色中药材，国家将组成专门机构，根据 GAP 指导原则，制定相关标准体系对全国药材生产进行规范化管理，并按《中药材生产质量管理规范》（GAP）认证标准和验收细则对全国的药材种植基地及产品进行检查验收和 GAP 认证。通过 GAP 认证的生产基地和产品，给予 GAP 注册和统一标志，准予生产、销售；没有通过 GAP 认证的基地和品种，则不准生产和销售。今后，药厂、饮片厂、经营企业只能到通过 GAP 认证的中药材基地采购中药材；申报中药新药时也要核定原料药的产地，并经过 GAP 认证；让药厂有自己的 GAP 原料基地，就像车间一样，以保证药品质量的一致性。

3. 开展 GAP 认证促进中药国际化进程 随着我国医药市场和国际的接轨，以及国内外对药品质量的高度重视，药品质量的安全、有效和稳定受到了国内外制药企业的高度重视。人们越来越清晰地认识到，要保证中药的质量，必须首先保证其原料中药材的质量。为此，和药的制造必须有 GMP 认证一样，药材的种植和采集也必须有 GAP 认证。惟有如此才能保证药材质量的稳定和有效，才能为大型药厂所用，才能进一步拓展国际市场。

（二）中药材 GAP 认证内容

GAP 认证的内容主要是检查申请中药材 GAP 认证的中药材生产企业，如何运用《中药材生产质量管理规范》（GAP）这一生产和质量管理的基本准则，去规范中药材生产的全过程，以保证中药材质量，促进中药标准化和现代化。

认证的具体内容是检查申请 GAP 认证的中药材生产企业的情况，包括组织形式（组织机构、各部门名称及职责）、运营机制、人员结构、企业负责人、生产和质量部门负责人背景情况（包括专业、学历和经历）、人员培训情况等。同时现场重点检查认证申报品种的种植历史和规模、产地生态环境、品种来源及鉴定、种质来源、野生资源分布情况和中药材动植物生长习性资料、良种繁育情况、适宜采收时间及确定依据、病虫害综合防治情况、中药材质量控制及评价情况，以及中药材生产管理、质量管理、企业实施中药材 GAP 自查情况等。

（三）中药材 GAP 认证标准

根据《药品管理法》、《药品管理法实施条例》和《中药材生产质量管理规范》的有关规定，国家食品药品监督管理局于 2003 年 9 月 19 日颁布了《中药材 GAP 认证检查评定标准》（试行），并于 2003 年 11 月 18 日起先后组织有关专家按此标准，对首批八家中药材生产企业的丹参等八种中草药 GAP 基地进行了现场认证。

1. 认证检查项目 《中药材 GAP 认证检查评定标准》检查评定项目共有 104 项，其中关键项目（条款前加“*”）19 项，一般项目 85 项（其中植物类药材 78 项，关键项目 15 项，一般项目 63 项）。关键项目不合格则称为严重缺陷，一般项目不合格则称为一般缺陷。

2. 结果评定 根据申请认证品种确定相应的检查项目，经国家中药材 GAP 认证检查机关检查审核，若不存在严重缺陷项目，且一般缺陷项目少于或等于总条目的 20% 则通过认证；如果一般缺陷项目大于总条目的 20%，或存在有严重缺陷项目的则不通过认证。

（四）中药材 GAP 认证程序

申请中药材 GAP 认证的中药材生产企业，其申报的品种应至少完成一个生产周期。申报时需填写《中药材 GAP 认证申请表》，并向所在省（区、市）食品药品监督管理局提出申请。如符合规定的，省局应将初审意见及认证资料转报国家食品药品监督管理局进行形式审查，必要时可请专家论证。符合要求的予以受理并转局认证中心。局认证中心提出技术审查意见，制定现场检查方案。现场检查结束后形成现场检查报告。局认证中心在收到现场检查报告后进行技术审核，符合规定的，报国家食品药品监督管理局审批。符合《中药材生产质量管理规范》的，颁发《中药材 GAP 证书》并予以公告。

（五）中药材 GAP 认证管理

GAP 认证管理主要是按照国家食品药品监督管理局根据《中药材生产质量管理规范》的有关规定，所制定的《中药材生产质量管理规范认证管理办法（试行）》执行。

1. 认证管理机构 我国中药材 GAP 规范的组织体系以国家食品药品监督管理局为主，结合有关部分组建了中药材 GAP 生产、研究、组织管理的专门机构，其中包括：①由药物学、生物学、农学和环保多学科专家组成了 GAP 基地环境监测机构；②中药材 GAP 生产产品质量检验机构（由中国食品药品检定研究院和各省、市自治区药品检验所负责）③中药材品种、种质鉴定和注册管理机构；④中药材 GAP 生产基地认证机构。

国家食品药品监督管理局全面负责全国中药材 GAP 认证工作。负责中药材 GAP 的制定、修订和中药材 GAP 认证检查评定标准及相关文件的制定、修订工作；负责设立国家中药材 GAP 认证组织机构；负责委派 GAP 检查组；负责中药材 GAP 认证检查员的培训、考核、年审和聘任等管理工作；负责组织对取得中药材 GAP 证书的企业，根据品种生长特点确定检查频次和重点进行跟踪检查；负责国际药品贸易中中药材 GAP 互认工作。

国家食品药品监督管理局药品认证管理中心承担中药材 GAP 认证的具体工作。

中药材 GAP 基地的环境检测和评价以及栽培生产的全过程由国家药品认证机构定期组织

专家进行检查，其产品由国家药品和生物制品检定所或各省、市药品检验所按有关质量标准进行最终检测，并发给检测报告书，作为GAP认证标志。

国家中药材GAP领导机构将按照有关标准和验收细则对种植基地及产品进行验收和GAP认证，给予通过GAP认证的生产基地和产品，以注册和统一标志。

各省、自治区、直辖市食品药品监督管理局负责本行政区域内中药材生产企业的GAP认证申报资料初审和通过中药材GAP认证企业的日常监督管理工作。

2. 认证管理办法　《中药材GAP证书》有效期为5年。首次颁发的《中药材GAP证书》，按品种的生产周期确定有效期，其有效期不超过5年。中药材生产企业应在《中药材GAP证书》有效期届满前6个月，按认证管理办法的规定，重新申请中药材GAP认证。

在《中药材GAP证书》有效期内，各省、自治区、直辖市食品药品监督管理局应每年跟踪检查一次，跟踪检查情况应及时报国家食品药品监督管理局。国家食品药品监督管理局必要时对取得的《中药材GAP证书》的企业进行抽查。取得《中药材GAP证书》的企业如发生重大质量事故，未按中药材生产的有关规定进行生产监控，或经检查发现不符合中药材GAP标准的，国家食品药品监督管理局将撤销其认证资格，收回《中药材GAP证书》。

目标检验

1. 简述中药材GAP概念。
2. 简述中药材GAP认证的主要内容。

知识拓展

1. 了解《中药材GAP认证检查评定标准（试行）》条例。
2. 了解全国中药材GAP基地建设情况。

附录1　药用植物腊叶标本的采集与制作

药用植物标本的采集与制作，是研究学习药用植物一个重要环节。药用植物标本是辨认植物种类的第一手材料，也是永久性的植物档案，是生动直观的教材，是科研生产的资料，是鉴别中药标准的对照品，是药用植物分类工作的物质基础，在中药科研、教学、生产中发挥着重要的作用。因此，药用植物标本采集与制作是一项非常重要的工作。

一、标本采集用具

标本夹：用坚硬的木条制成，夹板长约50cm，宽约45cm。将吸水纸和标本置于其中压好，使植物标本逐渐干燥而又不致皱缩。它是压制标本的主要用具之一。

吸水纸：用草纸或毛头纸均可，大小不超过标本夹为准。将采集的植物标本平展于纸上，每隔2~4页纸放1份标本，然后用标本夹捆紧。

野外记录本：记录采集地点、环境等资料，一般长15~20cm，每100~200页装订成一册。

号（码）牌：用白色硬纸做成，长方形，一般长5cm，宽2.5cm，一端打孔备穿线用。每一个标本都要挂一个号牌。号牌的正反面分别用不易褪色的铅笔或黑色笔写明：采集地点、采集日期、采集人姓名、采集号。

小镐头：用以挖掘植物的地下部分，如根、根状茎、块茎、鳞茎、球茎等。

枝剪：采集木本植物枝条。分手剪和高枝剪两种，后者用于采集高大乔木的枝条。

放大镜：用以观察标本的细微形态特征。

罗盘：用以测定方向、坡向、坡度。

卫星定位仪：用于精确测定标本采集地点的经纬度、行走路线、方向等。

照相机：用以拍摄标本、群落特点等。

海拔表：用来测量山地海拔高度，以了解植物垂直分布界线。

钢卷尺：用以测定植物标本的高度、胸径等。

绳子：用以捆缚标本夹，长3~4m或更长些。

此外，在采集前还应准备雨衣、水壶、望远镜、小纸袋及上山用的采集服装、采集用背包等。必要时准备高筒雨鞋及裹腿。

二、标本采集方法

（一）采集标本注意事项

1. 应采完整的标本　种子植物在分类学上的鉴定依据主要是植物繁殖器官的形态特征，重点是花和果实，因此采标本尽量有花、果，或至少其中之一。另外叶子也很重要，如有地下鳞茎等应该挖取。某植物如只有花，则以后可以补采同种的果实标本。

草本植物中矮草要连根挖出；如果是高草（1m以上），最好连根挖出，把它折成“N”

字形，或切成几段压制；太粗太高的草本植物可以剪取上段带花果、下段带根部分，中间切一小段带一些叶子也可以，各段合并为一份标本，但务必记录其全草高度。有些植物基生叶和茎生叶不同，在采集时应注意尽量都采集到。

木本植物剪取带有花、果及叶片的完整枝条，其长度为25～30cm较合适，花、果太密时可以适当疏去一部分。如药用部位是树皮或根，最好取一小块树皮或挖小段小根作为样品，附在标本旁。对于常绿的种类，一年生的新叶形状与老枝的叶形有时不同，或新的叶上有毛茸，或下面有白粉，注意采集并做好记录。

有一些树木（或草本）是先开花后长叶的，在开花时采一次，做好树木（或草本）记号，等到长出了叶子再采集一次。

另外，雌雄异株的植物要分开采集标本，雌雄同株的植物则分别采集雄花枝和雌花枝。蕨类植物必须采有孢子囊的植株。苔藓植物最好带有孢蒴，一般在春季及初夏可采到，应成片成丛地采，放在纸袋折好。寄生植物最好连寄主同采。

2. 应采典型的标本 在采集植物标本时，应注意选择生长发育正常、无虫咬、病毒或机械损伤的植株或枝条。枝条一般用枝剪剪断，剪口宜略偏斜，不要随意撕下或折断，以保持标本的整洁，一般每种植物标本应采集同样的标本2～3份或更多份标本，以供鉴定、存放、交换等用。

3. 注意标本大小 装置标本的硬纸，叫台纸，台纸的尺度一般规定为40cm×30cm。标本的大小一般以台纸为标准。植物体不到40cm高的小草本植物应连根挖取整个植株。较高大的草本必须把茎折成“V”或“N”、“W”字形，不要直折，应略扭转后折而不致使茎弄断。对木本植物只需采集具有花、果且姿态最好的枝条，大小适应台纸。若植物体过小也可多采几份压制。

4. 注意野外记录的完整性 标本价值的大小往往决定于标本记录的详细与否。因为野外观察新鲜的植物花、果实各部分的颜色、形状和构造比室内观察腊叶标本容易得多，所以在野外应尽力做到解剖、观察和记录，随采随记，详细记录在记录本上，以利于鉴定时参考。

5. 其他注意事项 在采集标本时要爱护一草一木，对稀少植物，尤其应加强保护。在山区采集时要严防山火；要注意避免毒蛇咬伤，备好蛇药，注意安全。

（二）采集标本的野外记录和编号

在野外采集植物标本时，应及时、认真地进行野外记录和编号。野外记录要按野外采集记录本所要求的项目详细填写，如采集号、采集人、采集时间、产地、生长环境、海拔高度、胸径、株高、根、茎、根状茎、叶、花、果实、土名、学名及科名等。

根、茎、叶、花、果实几项应着重记载标本压干后容易改变的性状，如质地、气味、颜色、乳汁、易脱落的毛茸、刺、腺体等。

进行野外记录时，同时同地采集的同种植物编为同一个号，同种植物在不同地点、不同时间采集，要另编一号。每一种植物标本的记录要占有一号及记录本的一页。每份植物标本上都要有号牌，号牌上的采集号数要与记录本上的采集号数相一致。野外采集号数要前后连贯，不要重号、漏号，不能因地点、时间的改变而另起号头。号牌上要有采集地点、时间、号数和采集人。每号标本的份数也应记录在记录本上。

三、腊叶标本制作方法

（一）整理

将采集的标本进行初步分类和清理，清洗或去除标本上的泥沙，剪掉残枝或过密的枝叶，使其保持自然状态。较长的草本植物可以折成“V”或“N”、“W”字形，大小应适于台纸的大小。若有肉质浆果或具黏液者，以及不易干燥的植物，在压制前先用热开水或8%甲醛将植物体杀死后再压制。

（二）压制、干燥

压制、干燥是制作植物腊叶标本的关键环节。

1. 压干法 采得新鲜标本后，最好立即整理压制（若因时间过于急促而不能立即压制时，亦可待到次日）。最好在新鲜标本压制时（或在第一次换纸时），进行整形一次，如发现叶片重叠或皱折，要用镊子或手小心将其展平，并进行细心的整形整理，使标本保持原来的自然状况。为了便于以后观察，每份标本的叶都要展示出正面和反面，但压正面的叶片要多、反面叶片要少。对标本上脱落下来的部分，要及时收集装袋，并注上该标本号，与原标本一起存放。果实或种子以及少数球根、鳞茎植物必须切开压制，切时以不失原来形态为原则，对少数多浆肥厚的植物要用开水烫死再压，以防叶片脱落。较长的草本植物可以折成“V”或“N”、“W”字形，不要露出吸水纸外。标本与标本之间必须隔数层吸水纸，标本整理好后用标本夹夹好，用粗绳子将标本夹捆好，放在通风处，次日换干纸时再仔细整理标本。新压制的标本每日均换干纸2～3次，最少1次，并应随时整理，等标本含水量减少后可每1～2天换1次纸，直至标本完全干燥为止，以保持标本不发霉和减少变色。一般来说，标本干得越快，原色就保存得越好。为使标本尽快干燥，必须勤换纸，更换下来的湿纸要及时晒干或烘干，以供继续使用。

2. 微波法 微波法是根据微波加热原理快速制作标本的新方法，较常规吸水纸压制法制作植物标本速度快、成本低。1台600W微波炉用于从标本采集、烘干到装贴成标本的工作，3人工作8h，可制作植物腊叶标本300～600份。目前，它是快速制作植物标本最简便的一种新方法。

原理：新鲜植物体在微波场的作用下，所含极性分子会在高频场的作用下快速摆动，分子之间产生摩擦并以热的形式表现出来。由于微波加热不同于普通加热方法，它能直接穿透内部，里外同时加热，因而显著提高了干燥植物的效率，达到了快速制作植物标本的目的。

操作：将采集的新鲜标本按常规法整理。整理好的标本放在一张吸水纸和瓦楞纸上，瓦楞纸的长与宽同标本夹一样大小，厚度为0.8～1.0cm。然后在其上依次放置10～12层，总厚度约为12cm，并用木夹夹好。将捆好的标本放入微波炉内的转盘上，将微波炉门关闭。根据植物含水量确定处理功率和时间。一般含水量在75%以上者称为高含水量植物，如蒲公英、黄精、玉竹等。这一类型植物应先用较低的功率210W处理3～5min，使其体内水分缓慢散发出一部分，然后再增大微波功率到280～350W，处理5～8min，加速去水干燥。如开始功率较大，去水太快易使标本收缩。含水量在66%～75%之间的植物被称为中等含水量植物，如问荆、夏至草等。应选用微波功率280W，处理10～15min。含水量中、低的植物可以一次处理完毕，但时间不宜过长，否则可导致植物标本发黄变脆；如选用微波功率较低、时间较短，则标本干燥程度不够。将烘干的标本从微波炉中取出，打开标本夹，把每份标本从瓦楞纸里取出，散发热气后放在干纸中间，准备装贴。

（三）消毒

标本压干后，一般要进行消毒。因为植物体上常有虫子或虫卵在其内部，若不消毒，标本往往被蛀蚀破坏。

1. 升汞法　首先配制0.5%的升汞乙醇溶液。将消毒液放在大搪瓷盘中，将压干的标本放入浸泡约5min，然后用竹夹子夹起，放在干的吸水纸上吸干。因升汞为剧毒药品，操作时必须戴口罩，结束后及时洗手，以免中毒。药品使用后应专人保管。

2. 气熏法　将压干的标本放在消毒室或消毒箱内，再放敌敌畏于玻璃皿内，置于室内或箱内，利用药液挥发气熏的方法杀虫，约3天后取出即可。

3. 低温消毒法　将压干的标本捆成一叠一叠，放到低温冰柜（-30～-18℃），将标本冷冻72h，即可起到杀菌消毒作用。

前两种方法现在不常用，后一种方法是目前经常使用的也是效果较好的一种。

（四）装贴

标本消毒后，要选择好的标本上台纸，以利于长期保存。方法：先备好40cm×30cm大小的台纸，然后将标本放在台纸适当位置上，通常将标本直放或斜放，注意要把左下角和右下角位置留出来以便粘贴标签。用线或纸条将标本钉牢在台纸上，要突出该植物的特征，并使标本在台纸的位置适宜、美观、整洁。也可用白乳胶将标本贴在台纸上后再钉牢。将鉴定标签贴在右下角，野外记录签贴在左上角，这样就成为完整的标本。

附录2　被子植物门分科检索表

1. 子叶2个，极稀可分为1个或较多；茎具中央髓部；多年生的木本植物具有年轮；叶片常具网状脉；花常为5出或4出数。………………………………………… 双子叶植物纲 Dicotyledoneae

2. 花无真正的花冠（花被片逐渐变化，呈覆瓦状排列成2至数层的，也可在此检查）；有或无花萼，有时且可类似花冠。

3. 花单性，雌雄同株或异株，其中雄花，或雌花和雄花均可成柔荑花序或类似柔荑花序状的花序。

4. 无花萼，或在雄花中存在。

5. 雌花以花梗着生于椭圆形膜质苞片的中脉上；心皮1 ……………………………………………………………………… 漆树科 Anacardiaceae（九子不离母属 *Dobinea*）

5. 雌花情形非如上述；心皮2或更多数。

6. 多为木质藤本；叶为全缘单叶，具掌状脉；果实为浆果…………… 胡椒科 Piperaceae

6. 乔木或灌木；叶可呈各种形式，但常为羽状脉；果实不为浆果。

7. 旱生性植物，有具节的分枝和及退化的叶片，后者在每节上且连合成为具齿的鞘状物 ………………………………… 木麻黄科 Casuarinaceae（木麻黄属 *Casuarina*）

7. 植物体为其他情形者。

8. 果实为具多数种子的蒴果；种子有丝状毛茸 …………………… 杨柳科 Salicaceae

8. 果实为仅具1种子的小坚果、核果或核果状的坚果。

9. 叶为羽状复叶；雄花有花被 ……………………………………… 胡桃科 Juglandaceae

9. 叶为单叶（有时在杨梅科中可分为羽状分裂）。

10. 果实为肉质核果；雄花无花被 ……………………………… 杨梅科 Myricaceae

10. 果实为小坚果；雄花有花被 ………………………………… 桦木科 Betulaceae

4. 有花萼，或在雄花中不存在。

11. 子房下位。

12. 叶对生，叶柄基部互相连合 ……………………………………………… 金粟兰科 Chloranthaceae

12. 叶互生。

13. 叶为羽状复叶 ………………………………………………………… 胡桃科 Juglandaceae

13. 叶为单叶。

14. 果实为蒴果………………………………………………………… 金缕梅科 Hamamelidaceae

14. 果实为坚果。

15. 坚果封藏于一变大呈叶状的总苞中 ………………………………… 桦木科 Betulaceae

15. 坚果有一壳斗下托，或封藏在一多刺的果壳中 ……… 山毛榉科（壳斗科）Fagaceae

11. 子房上位。

16. 植物体中具白色乳汁。

17. 子房1室；聚花果……………………………………………………………… 桑科 Moraceae

17. 子房2~3室；蒴果 ……………………………………………… 大戟科 Euphorbiaceae

16. 植物体中无乳汁，或在大戟科的重阳木属 *Bischofia* 中具红色汁液。
18. 子房为单心皮所成；雄蕊的花丝在花蕾中内向屈曲 ……………………… 荨麻科 Urticaceae
18. 子房为2枚以上的连合心皮所组成；雄蕊的花丝在花蕾中常直立（在大戟科的重阳木属 *Bischofia* 及巴豆属 *Croton* 中则向前屈曲）。
19. 果实为3个（稀可2~4个）离果瓣所成的蒴果；雄蕊10至多数，有时少于10 …… …………………………………………………………………………… 大戟科 Euphorbiaceae
19. 果实为其他情形；雄蕊少数至数个（大戟科的黄桐树属 Endospermum 为6~10），或和花萼裂片同数且对生。
20. 雌雄同株的乔木或灌木。
21. 子房2室；蒴果 ……………………………………………… 金缕梅科 Hamamelidaceae
21. 子房1室；坚果或核果……………………………………………………… 榆科 Ulmaceae
20. 雌雄异株的植物。
22. 草本或草质藤本；叶为掌状分裂或为掌状复叶……………………… 桑科 Moraceae
22. 乔木或灌木；叶全缘，或在重阳木属为3小叶所成的复叶 … 大戟科 Euphorbiaceae
3. 花两性或单性，但并不成为葇荑花序。
23. 子房或子房室内有数个至多数胚珠。
24. 寄生性草本，无绿色叶片 ……………………………………… 大花草科 Rafflesiaceae
24. 非寄生性植物，有正常绿叶，或叶退化而以绿色茎代行叶的功能。
25. 子房下位或部分下位。
26. 雌雄同株或异株，如为两性花时，则成肉质穗状花序。
27. 草本。
28. 植物体内含多量液汁；单叶常不对称 ……………………… 秋海棠科 Begoniaceae （秋海棠属 *Begonia*）
28. 植物体内不含多量液汁；羽状复叶 ……… 四数木科 Datiscaceae（野麻属 *Datisca*）
27. 木本。
29. 花两性，成肉质穗状花序；叶全缘 ……………………… 金缕梅科 Hamamelidaceae （假马蹄荷属 *Chunia*）
29. 花单性，成穗状、总状或头状花序；叶缘有锯齿或具裂片。
30. 花成穗状或总状花序；子房1室 ………………………… 四数木科 Datiscaceae （四数木属 *Tetrameles*）
30. 花呈头状花序；子房2室 …………………………… 金缕梅科 Hamamelidaceae （枫香树亚科 Liquidambaroideae）
26. 花两性，但不成肉质穗状花序。
31. 子房1室。
32. 无花被；雄蕊着生在子房上 ……………………………… 三白草科 Saururaceae
32. 有花被；雄蕊着生在花被上。
33. 茎肥厚，绿色，常具棘针；叶常退化；花被片和雄蕊都多数；浆果 ………… …………………………………………………………………… 仙人掌科 Cactaceae
33. 茎不成上述形状；叶正常；花被片和雄蕊皆为五出或四出数，或雄蕊数为前者的2倍；蒴果 ……………………………………… 虎耳草科 Saxifragaceae
31. 子房4室或更多室。
34. 乔木；雄蕊为不定数………………………………………… 海桑科 Sonneratiaceae
34. 草本或灌木。

35. 雄蕊 4 …………………………………… 柳叶菜科 Onagraceae（丁香蓼属 *Ludwigia*）
35. 雄蕊 6 或 12 …………………………………………………… 马兜铃科 Aristolochiaceae
25. 子房上位。
36. 雌蕊或子房 2 个，或更多数。（次 36 项见 173 页）
37. 草本。
38. 复叶或多少有些分裂，稀可为单叶（仅驴蹄草属 Caltha）全缘或具齿裂；心皮多数至少数 …………………………………………………………… 毛茛科 Ranunculaceae
38. 单叶，叶缘有锯齿；心皮和花萼裂片同数 ………………………… 虎耳草科 Saxifragaceae（扯根菜属 *Penthorum*）
37. 木本。
39. 花的各部为整齐的三出数 ………………………………………… 木通科 Lardizabalaceae
39. 花为其他情形。
40. 雄蕊数个至多数，连合呈单体 ……… 梧桐科 Sterculiaceae（苹婆族 *Sterculieae*）
40. 雄蕊多数，离生。
41. 花两性；无花被 ……… 昆栏树科 Trochodendraceae（昆栏树属 *Trochodendron*）
41. 花雌雄异株，具 4 个小形萼片 …………………… 连香树科 Cercidiphyllaceae（连香树属 *Cercidiphyllum*）
36. 雌蕊或子房单独 1 个。
42. 雄蕊周位，即着生于萼筒或杯状花托上。
43. 有不育雄蕊，且和 8 ~ 12 能育雄蕊互生 …………………… 大风子科 Flacourtiaceae（山羊角树属 *Casearia*）
43. 无不育雄蕊。
44. 多汁草本植物；花萼裂片呈覆瓦状排列，呈花瓣状，宿存；蒴果盖裂…………………………………………………………… 番杏科 Aizoaceae（海马齿属 *Sesuvium*）
44. 植物体为其他情形；花萼裂片不成花瓣状。
45. 叶为双数羽状复叶，互生；花萼裂片呈覆瓦状排列；果实为荚果；常绿乔木……………………………………… 豆科 Leguminosae（云实亚科 Caesalpinoideae）
45. 叶为对生或轮生单叶；花萼裂片呈镊合状排列；非荚果。
46. 雄蕊为不定数；子房 10 室或更多室；果实浆果状 … 海桑科 Sonneratiaceae
46. 雄蕊 4 ~ 12（不超过花萼裂片的 2 倍）；子房 1 室至数室；果实蒴果状。
47. 花杂性或雌雄异株，微小，成穗状花序，再成总状或圆锥状排列………………………………………… 隐翼科 Crypteroniaceae（隐翼属 *Crypteronia*）
47. 花两性，中型，单生至排列成圆锥花序 …………… 千屈菜科 Lythraceae
42. 雄蕊下位，即着生于扁平或凸起的花托上。
48. 木本；叶为单叶。
49. 乔木或灌木；雄蕊常多数，离生；胚珠生于侧膜胎座或隔膜上 …… 大风子科 Flacourtiaceae
49. 木质藤本；雄蕊 4 或 5，基部连合成杯状或环状；胚珠基生（即位于子房室的基底）……………………………………………………………… 苋科 Amaranthaceae（浆果苋属 *Deeringia*）
48. 草本或亚灌木。
50. 植物体沉没水中，常为一具背腹面呈原叶体状的构造，像苔藓 … 河苔草科 Podostemaceae
50. 植物体非如上述情形。
51. 子房 3 ~ 5 室。
52. 食虫植物；叶互生；雌雄异株 ………… 猪笼草科 Nepenthaceae（猪笼草属 *Nepenthes*）

52. 非食虫植物；叶对生或轮生；花两性 ………… 番杏科 Aizoaceae（粟米草属 *Mollugo*）
51. 子房 1～2 室。
53. 叶为复叶或多少有些分裂 ………………………………………… 毛茛科 Ranunculaceae
53. 叶为单叶。
54. 侧膜胎座。
55. 花无花被…………………………………………………………… 三白草科 Saururaceae
55. 花具 4 离生萼片 ……………………………………………………… 十字花科 Cruciferae
54. 特立中央胎座。
56. 花序呈穗状、头状或圆锥状；萼片多少为干膜质 ………… 苋科 Amaranthaceae
56. 花序呈聚伞状；萼片草质 ………………………………… 石竹科 Caryophyllaceae
23. 子房或其子房室内仅有 1 至数个胚珠。
57. 叶片中常有透明微点。
58. 叶为羽状复叶 …………………………………………………………………… 芸香科 Rutaceae
58. 叶为单叶，全缘或有锯齿。
59. 草本植物或有时在金粟兰科为木本植物；花无花被，常成简单或复合的穗状花序，但在胡椒科齐头绒属 Zippelia 则成疏松总状花序。
60. 子房下位，仅 1 室有 1 胚珠；叶对生，叶柄在基部联合 …… 金粟兰科 Chloranthaceae
60. 子房上位；叶为对生时，叶柄也不在基部连合。
61. 雌蕊由 3～6 近于离生心皮组成，每心皮各有 2～4 胚珠……… 三白草科 Saururaceae（三白草属 *Saururus*）
61. 雌蕊由 1～4 合生心皮组成，仅 1 室，有 1 胚珠…………………… 胡椒科 Piperaceae（齐头绒属 *Zippelia*，豆瓣绿属 *Peperomia*）
59. 乔木或灌木；花具一层花被；花序有各种类型，但不为穗状。
62. 花萼裂片常 3 片，呈镊合状排列；子房为 1 心皮所成，成熟时肉质，常以 2 瓣裂开；雌雄异株 ……………………………………………………… 肉豆蔻科 Myristicaceae
62. 花萼裂片 4～6 片，呈覆瓦状排列；子房为 2～4 合生心皮所成。
63. 花两性；果实仅 1 室，蒴果状，2～3 瓣裂开………………… 大风子科 Flacourtiaceae（山羊角树属 *Casearia*）
63. 花单性，雌雄异株；果实 2～4 室，肉质或革质，很晚才裂开 ……………………………………………………………… 大戟科 Euphorbiaceae（白树属 *Gelonium*）
57. 叶片中无透明微点。
64. 雄蕊连为单体，至少在雄花中有这种现象，花丝互相连合成筒状或成一中柱。
65. 肉质寄生草本植物，具退化呈鳞片状的叶片，无叶绿素 ………… 蛇菇科 Balanophoraceae
65. 植物体非为寄生性，有绿叶。
66. 雌雄同株，雄花成球形头状花序，雌花以 2 个同生于 1 个有 2 室而具钩状芒刺的果壳中 ……………………………………………… 菊科 Compositae（苍耳属 *Xanthium*）
66. 花两性，如为单性时，雄花及雌花也无上述情形。
67. 草本植物；花两性。
68. 叶互生 ………………………………………………………………… 藜科 Chenopodiaceae
68. 叶对生。
69. 花显著，有连合成花萼状的总苞 ………………………… 紫茉莉科 Nyctaginaceae
69. 花微小，无上述情形的总苞 ……………………………… 苋科 Amaranthaceae

67. 乔木或灌木，稀可为草本；花单性或杂性；叶互生。

70. 萼片呈覆瓦状排列，至少在雄花中如此……………………… 大戟科 Euphorbiaceae

70. 萼片呈镊合状排列。

71. 雌雄异株；花萼常具3裂片；雌蕊为1心皮所成，成熟时肉质，且常以2瓣开裂 …………………………………………………………… 肉豆蔻科 Myristicaceae

71. 花单性或雄花和两性花同株；花萼具4~5裂片或裂齿；雌蕊为3~6近于离生的心皮所成，各心皮于成熟时为革质或木质，呈蓇葖果状而不裂开…………………………………………………… 梧桐科 Sterculiaceae（苹婆族 Sterculieae）

64. 雄蕊各自分离，有时仅为1个，或花丝成为分枝的簇丛（如大戟科的蓖麻属 *Ricinus*）。

72. 每花有雌蕊2个至多数，近于或完全离生；或花的界限不明显时，则雌蕊多数，呈1球形头状花序。

73. 花托下陷，呈杯状或坛状。

74. 灌木；叶对生；花被片在坛状花托的外侧排列成数层 …………… 腊梅科 Calycanthaceae

74. 草本或灌木；叶互生；花被片在杯状或坛状花托的边缘排列成一轮 …… 蔷薇科 Rosaceae

73. 花托扁平或隆起，有时可延长。

75. 乔木、灌木或木质藤本。

76. 花有花被 ……………………………………………………… 木兰科 Magnoliaceae

76. 花无花被。

77. 落叶灌木或小乔木；叶卵形，具羽状脉和锯齿缘；无托叶；花两性或杂性，在叶腋中丛生；翅果无毛，有柄 …… 昆栏树科 Trochodendraceae（领春木属 *Euptelea*）

77. 落叶乔木；叶广阔，掌状分裂，叶缘有缺刻或大锯齿；有托叶围茎成鞘，易脱落；花单性，雌雄同株，分别聚成球形头状花序；小坚果，围以长柔毛而无柄………………………………………………… 悬铃木科 Platanaceae（悬铃木属 *Platanus*）

75. 草本或稀为亚灌木，有时为攀援性。

78. 胚珠倒生或直立。

79. 叶片多少有些分裂或为复叶；无托叶或极微小；有花被（花萼）；胚珠倒生；花单生或成各种类型的花序 …………………………………… 毛茛科 Ranunculaceae

78. 胚珠常弯生；叶为全缘单叶。

80. 直立草本；叶互生，非肉质 …………………………………… 商陆科 Phytolaccaceae

80. 平卧草本；叶对生或近轮生，肉质 ……… 番杏科 Aizoaceae（针晶粟草属 *Gisekia*）

72. 每花仅有1个复合或单雌蕊，心皮有时于成熟后各自分离。

81. 子房下位或半下位。

82. 草本。

83. 水生或小型沼泽植物。

84. 花柱2个或更多；叶片（尤其沉没水中的）常成羽状细裂或为复叶 ………………………………………………………………………… 小二仙草科 Haloragidaceae

83. 陆生草本。

85. 寄生性肉质草本，无绿叶。

86. 花单性，雌花常无花被；无珠被及种皮 ……………………… 蛇菰科 Balanophoraceae

86. 花杂性，有一层花被，两性花有1雄蕊；有珠被及种皮……… 锁阳科 Cynomoriaceae ………………………………………………………………（锁阳属 *Cynomorium*）

85. 非寄生性植物，或于百蕊草属 Thesium 为半寄生性，但均有绿叶。

87. 叶对生，其形宽广而有锯齿缘 ……………………………… 金粟兰科 Chloranthaceae

87. 叶互生。

88. 平铺草本（限于我国植物），叶片宽，三角形，多少有些肉质……………………………………………………………… 番杏科 Aizoaceae（番杏属 *Tetragonia*）

88. 直立草本，叶片窄而细长………………… 檀香科 Santalaceae（百蕊草属 *Thesium*）

82. 灌木或乔木。

89. 子房3~10室。

90. 坚果1~2个，同生在一个木质且可裂为4瓣的壳斗里 ……………………………………………………………… 壳斗科（山毛榉科）Fagaceae（水青冈属 *Fagus*）

90. 核果，并不生在壳斗里。

91. 雌雄异株，成顶生的圆锥花序，后者并不为叶状苞片所托………………………………………………………………… 山茱萸科 Cornaceae（鞘柄木属 *Torricellia*）

91. 花杂性，形成球形的头状花序，后者为2~3白色叶状苞片所托 ……………………………………………………………… 珙桐科 Nyssaceae（珙桐属 *Davidia*）

89. 子房1或2室，或在铁青树科的青皮木属 *Schoepfia* 中，子房的基部可分为3室。

92. 花柱2个

93. 蒴果，2瓣裂开 ……………………………………………… 金缕梅科 Hamamelidaceae

93. 果实呈核果状，或为蒴果状的瘦果，不裂开 …………………… 鼠李科 Rhamnaceae

92. 花柱1个或无花柱。

94. 叶片下面多少有些具皮屑状或鳞片状的附属物 ……………… 胡颓子科 Elaeagnaceae

94. 叶片下面无皮屑状或鳞片状的附属物。

95. 叶缘有锯齿或圆锯齿，稀可在荨麻科的紫麻属 *Oreocnide* 中有全缘者。

96. 叶对生，具羽状脉；雄花裸露，有雄蕊1~3个 ……… 金粟兰科 Chloranthaceae

96. 叶互生，多于叶基具三出脉；雄花具花被及雄蕊4个（稀可3或5个） ……………………………………………………………………… 荨麻科 Urticaceae

95. 叶全缘，互生或对生。

97. 植物体寄生在乔木的树干或枝条上；果实呈浆果状 …… 桑寄生科 Loranthaceae

97. 植物体多陆生，或有时可为寄生性；果实呈坚果状或核果状；胚珠1~5个。

98. 花多为单性；胚珠垂悬于基底胎座上 ……………………… 檀香科 Santalaceae

98. 花两性或单性；胚珠悬垂于子房室的顶端或中央胎座的顶端

99. 雄蕊10个，为花萼裂片的2倍数 ………………… 使君子科 Combretaceae（诃子属 *Terminalia*）

99. 雄蕊4或5个，和花萼裂片同数且对生 ……………… 铁青树科 Olacaceae

81. 子房上位，如有花萼时，和它分离；在紫茉莉科及胡颓子科中，当果实成熟时，子房为宿存萼筒所包围。

100. 托叶鞘围抱茎的各节；草本，稀可为灌木 ……………………………… 蓼科 Polygonaceae

100. 无托叶鞘，在悬铃木科有托叶鞘但易脱落。

101. 草本，或有时在藜科及紫茉莉科中为亚灌木。

102. 无花被。

103. 花两性或单性；子房1室，内仅有1个基生胚珠。

104. 叶基生，由3小叶而成；穗状花序在一个细长基生无叶的花梗上 ………………………………………………………………… 小檗科 Berberidaceae（裸花草属 *Achlys*）

104. 叶茎生，单叶；穗状花序顶生或腋生，但常和叶相对生………… 胡椒科 Piperaceae（胡椒属 *Piper*）

103. 花单性；子房3或2室。
105. 水生或微小的沼泽植物；无乳汁；子房2室，每室内含2个胚珠 ……………………………………………… 水马齿科 Callitrichaceae（水马齿属 *Callitriche*）
105. 陆生植物；有乳汁；子房3室，每室内仅含1个胚珠 …… 大戟科 Euphorbiaceae
102. 有花被，当花为单性时，特别是雄花是如此。
106. 花萼呈花瓣状，且呈管状。
107. 花有总苞，有时这总苞类似花萼 …………………………………… 紫茉莉科 Nyctaginaceae
107. 花无总苞。
108. 胚珠1个，在子房的近顶端处 ………………………………………… 瑞香科 Thymelaeaceae
108. 胚珠多数，生在特立中央胎座上 ……………… 报春花科 Primulaceae（海乳草属 *Glaux*）
106. 花萼非如上述情形。
109. 雄蕊周位，即位于花被上。
110. 叶互生，羽状复叶而有草质的托叶；花无膜质苞片；瘦果 …………… 蔷薇科 Rosaceae（地榆族 *Sanguisorbieae*）
110. 叶对生，或在蓼科的冰岛蓼属 Koenigia 为互生，单叶无草质托叶；花有膜质苞片。
111. 花被片和雄蕊各为5或4个，对生；囊果；托叶膜质………… 石竹科 Caryophyllaceae
111. 花被片和雄蕊各为3个，互生；坚果；无托叶 …………………… 蓼科 Polygonaceae（冰岛蓼属 *Koenigia*）
109. 雄蕊下位，即位于子房下。
112. 花柱或其分枝2个或数个，内侧常为柱头面。
113. 子房常为数个至多数心皮连合而成 ………………………………… 商陆科 Phytolaccaceae
113. 子房常为2或3（或5）心皮连合而成。
114. 子房3室，稀可2或4室 ……………………………………………… 大戟科 Euphorbiaceae
114. 子房1或2室。
115. 叶为掌状复叶或具掌状脉而有宿存托叶 ……………………………… 桑科 Moraceae
115. 叶具羽状脉，或稀可为掌状脉而无托叶，也可在藜科中叶退化成鳞片或为肉质而形如圆筒。
116. 花有草质而带绿色或灰绿色的花被及苞片………………… 藜科 Chenopodiaceae
116. 花有干膜质而常有色泽的花被及苞片 ……………………… 苋科 Amaranthaceae
112. 花柱1个，常顶端有柱头，也可无花柱。
117. 花两性。
118. 雄蕊为单心皮；花萼由2膜质且宿存的萼片而成；雄蕊2个 ……………………………………………………………… 毛茛科 Ranunculaceae（星叶草属 *Circaeaster*）
118. 雌蕊为2合生心皮而成。
119. 萼片2片；雄蕊多数 ………………… 罂粟科 Papaveraceae（博落回属 *Macleaya*）
119. 萼片4片；雄蕊2或4 ……………… 十字花科 Cruciferae（独行菜属 *Lepidium*）
117. 花单性。
120. 沉没于淡水中的水生植物；叶细裂呈丝状……………… 金鱼藻科 Ceratophyllaceae）（金鱼藻属 Ceratophyllum）
120. 陆生植物；叶为其他情形。
121. 叶含多量水分；托叶连接叶柄的基部；雄花的花被2片；雄蕊多数 ………………………………………… 假牛繁缕科 Theligonaceae（假牛繁缕属 Theligonum）
121. 叶不含多量水分；如有托叶时，也不连接叶柄的基部；雄花的花被片和雄蕊均各

为4或5个，二者相对生 …………………………………………… 荨麻科 Urticaceae

101. 木本植物或亚灌木。

122. 耐寒耐旱性的灌木，或在藜科的琐琐属 *Haloxylon* 为乔木；叶微小，细长或呈鳞片状，也可有时（如藜科）为肉质而成圆筒形或半圆筒形。

123. 雌雄异株或花杂性；花萼为三出数，萼片微呈花瓣状，和雄蕊同数且互生；花柱1，极短，常有6~9放射状且有齿裂的柱头；核果；胚体劲直；常绿而基部仰卧的灌木；叶互生，无托叶 ………………………………… 岩高兰科 Empetraceae（岩高兰属 *Empetrum*）

123. 花两性或单性，花萼为五出数，稀可三出或四出数，萼片或花萼裂片草质或革质，和雄蕊同数且对生，或在藜科中雄蕊由于退化而数较小，甚或1个；花柱或花柱分支2或3个，内侧常为柱头面；胞果或坚果；胚体弯曲如环或弯曲呈螺旋形。

124. 花无膜质苞片；雄蕊下位；叶互生或对生；无托叶；枝条常具关节 …………………………………………………………………………………… 藜科 Chenopodiaceae

124. 花有膜质苞片；雄蕊周位；叶对生，基部常互相连合；有膜质托叶；枝条不具关节 …………………………………………………………………………… 石竹科 Caryophyllaceae

122. 不是上述植物；叶片矩圆形或披针形，或宽广至圆形。

125. 果实及子房均为2至数室，或在大风子科中为不完全的2至数室。

126. 花常为两性。

127. 萼片4或5片，稀可3片，呈覆瓦状排列。

128. 雄蕊4个；4室的蒴果 ……………… 木兰科 Magnoliaceae（水青树属 *Tetracantron*）

128. 雄蕊为不定数；浆果状的核果 ……………………………… 大风子科 Flacouriticeae

127. 萼片多5片，呈镊合状排列。

129. 雄蕊为不定数；具刺的蒴果 …………… 杜英科 Elaeocarpaceae（猴欢喜属 *Sloanea*）

129. 雄蕊和萼片同数；核果或坚果。

130. 雄蕊和萼片对生，各为3~6 ……………………………… 铁青树科 Olacaceae

130. 雄蕊和萼片互生，各为4或5 ……………………………… 鼠李科 Rhamnaceae

126. 花单性（雌雄同株或异株）或杂性。

131. 果实各种；种子无胚乳或有少量胚乳。

132. 雄蕊常8个；果实坚果状或为有翅的蒴果；羽状复叶或单叶 …………………………………………………………………………………… 无患子科 Sapindaceae

132. 雄蕊5或4个，且和萼片互生；核果有2~4个小核；单叶 …………………………………………………………… 鼠李科 Rhamnaceae（鼠李属 *Rhamnus*）

131. 果实多呈蒴果状；无翅；种子常有胚乳。

133. 果实为具2室的蒴果，有木质或革质的外种皮及角质的内果皮 …………………………………………………………………………………… 金缕梅科 Hamamelidaceae

133. 果实纵为蒴果时，也不像上述情形。

134. 胚珠具腹脊；果实有各种类型，但多为室间裂开的蒴果 … 大戟科 Euphorbiaceae

134. 胚珠具背脊；果实为室背裂开的蒴果，或有时呈核果状 ……… 黄杨科 Buxaceae

125. 果实及子房均为1或2室，稀可在无患子科的荔枝属 *Litchi* 及韶子属 *Nephelium* 中为3室，或在卫矛科的十齿花属 *Dipentodon* 及铁青树科的铁青树属 *Olax* 中，子房的下部为3室，而上部为1室。

135. 花萼具显著的萼筒，且常呈花瓣状。

136. 叶无毛或下面有柔毛；萼筒整个脱落 ……………………………… 瑞香科 Thymelaeaceae

136. 叶下面具银白色或棕色的鳞片；萼筒或其下部永久宿存，当果实成熟时，变为肉质而紧密

包着子房……………………………………………………………………胡颓子科 Elaeagnaceae

135. 花萼不是像上述情形，或无花被。

137. 花药以2或4舌瓣裂开 ………………………………………………………………樟科 Lauraceae

137. 花药不以舌瓣裂开。

138. 叶对生。

139. 果实为有双翅或呈圆形的翅果 ……………………………………………………槭树科 Aceraceae

139. 果实为有单翅而呈细长形兼矩圆形的翅果 ……………………………………木犀科 Oleaceae

138. 叶互生。

140. 叶为羽状复叶。

141. 叶为二回羽状复叶，或退化仅具叶状柄（特称为叶状叶柄 Phyllodia） ……………………………………………………………豆科 Leguminosae（金合欢属 *Acacia*）

141. 叶为一回羽状复叶。

142. 小叶边缘有锯齿；果实有翅 …… 马尾树科 Rhoipteleaceae（马尾树属 *Rhoiptelea*）

142. 小叶全缘；果实无翅。

143. 花两性或杂性 …………………………………………………………无患子科 Sapindaceae

143. 雌雄异株 ……………………………… 漆树科 Anacardiaceae（黄连木属 *Pistacia*）

140. 叶为单叶。

144. 花均无花被。

145. 多为木质藤本；叶全缘；花两性或杂性，成紧密的穗状花序 …………… 胡椒科 Piperaceae（胡椒属 *Piper*）

145. 乔木；叶缘锯齿或缺刻；花单性。

146. 叶宽广，具掌状脉及掌状分裂，叶缘具缺刻或大锯齿；有托叶，围茎成鞘，但易脱落；雌雄同株，雌花和雄花分别成球形的头状花序；雌蕊为单心皮而成；小坚果为倒圆锥形而有棱角，无翅也无梗，但围以长柔毛 …… 悬铃木科 Platanaceae（悬铃木属 *Platanus*）

146. 叶椭圆形至卵形，具羽状脉及锯齿缘；无托叶；雌雄异株，雄花聚成疏松有苞片的簇丛，雌花单生于苞片的腋内；雌蕊为2心皮而成；小坚果扁平，具翅且有柄，但无毛 ……………………………………………………… 杜仲科 Eucommiaceae（杜仲属 *Eucommia*）

144. 花常有花萼，尤其在雄花。

147. 植物体内有乳汁 ………………………………………………………………………桑科 Moraceae

147. 植物体内无乳汁。

148. 花柱或其分枝2或数个，但在大戟科的核实树属 Drypetes 中则柱头几无柄，呈盾状或肾脏形。

149. 雌雄异株或有时为同株；叶全缘或具波状齿。

150. 矮小灌木或亚灌木；果实干燥，包藏于具有长柔毛而互相连合成双角状的2苞片中；胚体弯曲如环 ………………………… 藜科 Chenopodiaceae（优若藜属 *Eurotia*）

150. 乔木或灌木；果实呈核果状，常为1室含1种子，不包藏于苞片内；胚体劲直 ………………………………………………………………………大戟科 Euphorbiaceae

149. 花两性或单性；叶缘多有锯齿或具齿裂，稀可全缘。

151. 雄蕊多数 ……………………………………………………… 大风子科 Flacourtiaceae

151. 雄蕊10个或较少。

152. 子房2室，每室有1个至数个胚珠；果实为木质蒴果 … 金缕梅科 Hamamelidaceae

152. 子房1室，仅含1胚珠；果实不是木质蒴果 …………………………… 榆科 Ulmaceae

148. 花柱1个，也可有时（如荨麻属）不存在，而柱头呈画笔状。

153. 叶缘有锯齿，子房为1心皮而成。
154. 花两性 ………………………………………………………………………… 山龙眼科 Proteaceae
154. 雌雄异株或同株。
155. 花生于当年新枝上；雄蕊多数 ………… 蔷薇科 Rosaceae（假稠李属 *Maddenia*）
155. 花生于老枝上；雄蕊和萼片同数 …………………………………… 荨麻科 Urticaceae
153. 叶全缘或边缘有锯齿；子房为2个以上连合心皮所成。
156. 果实呈核果状或坚果状，内有1种子；无托叶。
157. 子房具2个胚珠；果实于成熟后由萼筒包围 ………………… 铁青树科 Olacaceae
157. 子房仅具1个胚珠；果实和花萼相分离，或仅果实基部由花萼衬托 ……………
…………………………………………………………………………… 山柚仔科 Opiliaceae
156. 果实呈蒴果状或浆果状，内含数个至1个种子。
158. 花下位，雌雄异株，稀可杂性；雄蕊多数；果实呈浆果状；无托叶 ……………
……………………………………… 大风子科 Flacourtiacea（柞木属 *Xylosma*）
158. 花周位，两性；雄蕊5~12个；果实呈蒴果状；有托叶，但易脱落。
159. 花为腋生的簇丛或头状花序；萼片4~6片 …………… 大风子科 Flacourtiaceae
……………………………………………………………………… （山羊角树属 *Casearia*）
159. 花为腋生的伞形花序；萼片10~14片……………………… 卫矛科 Celastraceae
（十齿花属 *Dipentodon*）
2. 花具花萼也具花冠，或有两层以上的花被片，有时花冠可为蜜腺叶所代替。
160. 花冠常为离生的花瓣所组成。
161. 成熟雄蕊（或单体雄蕊的花药）多在10个以上，通常多数，或其数超过花瓣的两倍。
162. 花萼和1个或更多的雌蕊多少有些互相愈合，即子房下位或半下位。
163. 水生草本植物；子房多室 ………………………………………… 睡莲科 Nymphaeaceae
163. 陆生植物；子房1至数室，也可心皮为1至数个，或在海桑科中为多室。
164. 植物体具肥厚的肉质茎，多有刺，常无真正的叶片 ……………… 仙人掌科 Cactaceae
164. 植物体为普通形态，不呈仙人掌状，有真正的叶片。
165. 草本植物或稀可为亚灌木。
166. 花单性。
167. 雌雄同株；花鲜艳，多成腋生聚伞花序；子房2~4室 ……………………………
…………………………………… 秋海棠科 Begoniaceae（秋海棠属 *Begonia*）
167. 雌雄异株；花小而不显著，成腋生穗状或总状花序 …… 四数木科 Datiscaceae
166. 花常两性。
168. 叶基生或茎生，呈心形，或在阿柏麻属 Apama 为长形，不为肉质；花为三出数 ……………………………… 马兜铃科 Aristolochiaceae（细辛族 Asareae）
168. 叶茎生，不呈心形，多少有些肉质，或为圆柱形；花不是三出数。
169. 花萼裂片常为5，叶状；蒴果5室或更多室，在顶端呈放射状裂开 ………
………………………………………………………………………… 番杏科 Aizoaceae
169. 花萼裂片2；蒴果1室，盖裂 ……………………… 马齿苋科 Portulacaceae
（马齿苋属 *Portulaca*）
165. 乔木或灌木（但在虎耳草科的银梅草属 *Deinanthe* 及草绣球属 *Cardiandra* 为亚灌木，黄山梅属 *Kirengeshoma* 为多年生高大草本），有时以气生小根而攀援。
170. 叶通常对生（虎耳草科的草绣球属 *Cardiandra* 为例外），或在石榴科的石榴属 Punica 中有时可互生。

171. 叶缘常有锯齿或全缘；花序（除山梅花属 *Philadelpheae* 外）常有不孕的边缘花 ………………………………………………………… 虎耳草科 Saxifragaceae
171. 叶全缘；花序无不孕花。
172. 叶为脱落性；花萼呈朱红色 ……………………………… 石榴科 Punicaceae（石榴属 *Punica*）
172. 叶为常绿性；花萼不呈朱红色。
173. 叶片中有腺体微点；胚珠常多数 ……………………… 桃金娘科 Myrtaceae
173. 叶片中无微点。
174. 胚珠在每子房室中为多数 ………………………… 海桑科 Sonneratiaceae
174. 胚珠在每子房室中仅2个，稀可较多 …………… 红树科 Rhizophoraceae
170. 叶互生。
175. 花瓣细长形兼长方形，最后向外翻转 …………………… 八角枫科 Alangiaceae（八角枫属 *Alangium*）
175. 花瓣不成细长形，或纵为细长形时，也不向外翻转。
176. 叶无托叶。
177. 叶全缘；果实肉质或木质 ……………………………… 玉蕊科 Lecythidaceae（玉蕊属 *Barringtonia*）
177. 叶缘多少有些锯齿或齿裂；果实呈核果状，其形歪斜 ………………………………………………… 山矾科 Symplocaceae（山矾属 *Symplocos*）
176. 叶有托叶。
178. 花瓣呈旋转形排列；花药隔向上延伸；花萼裂片中2个或更多个在果实上变大而呈翅状 ……………………………………… 龙脑香科 Dipterocarpaceae
178. 花瓣呈覆瓦状或旋转状排列（如蔷薇科的火棘属 *Pyracantha*）；花药隔并不向上延伸；花萼裂片也无上述变大情形。
179. 子房1室，内具2~6侧膜胎座，各有1个至多数胚珠；果实为革质蒴果，自顶端以2~6片裂开 ……………………… 大风子科 Flacourtiaceae（天料木属 *Homalium*）
179. 子房2~5室，内具中轴胎座，或其心皮在腹面互相分离而具边缘胎座。
180. 花成伞房、圆锥、伞形或总状等花序，稀可单生；子房2~5室，或心皮2~5个，下位，每室或每心皮有胚珠1~2个，稀可有时为3~10个或为多数；果实为肉质或木质假果；种子无翅 ………………………………………… 蔷薇科 Rosaceae（梨亚科 *Pomoideae*）
180. 花成头状或肉穗花序；子房2室，半下位，每室有胚珠2~6个；果为木质蒴果；种子有或无翅 ……………… 金缕梅科 Hamamelidaceae（马蹄荷亚科 Bucklandioideae）
162. 花萼和1个或更多的雌蕊互相分离，即子房上位。
181. 花为周位花。
182. 萼片和花瓣相似，覆瓦状排列成数层，着生于坛状花托的外侧 ……………………………………………… 腊梅科 Calycanthaceae（洋腊梅属 *Calycanthus*）
182. 萼片和花瓣有分化，在萼筒或花托的边缘排列成2层。
183. 叶对生或轮生，有时上部者可互生，但均为全缘单叶；花瓣常于蕾中呈皱折状。
184. 花瓣无爪，形小，或细长；浆果 ………………………………… 海桑科 Sonneratiaceae
184. 花瓣有细爪，边缘具腐蚀状的波纹或具流苏；蒴果 ……………… 千屈菜科 Lythraceae

183. 叶互生，单叶或复叶；花瓣不呈褶皱状。
185. 花瓣宿存；雄蕊的下部连成一管 ……………… 亚麻科 Linaceae（粘木属 *Ixonanthes*）
185. 花瓣脱落性；雄蕊互相分离。
186. 草本植物，具二出数的花朵；萼片 2 片，早落性；花瓣 4 个
…………………………………… 罂粟科 Papaveraceae（花菱草属 *Eschscholzia*）
186. 木本或草本植物，具五出或四出数的花朵。
187. 花瓣镊合状排列；果实为荚果；叶多为二回羽状复叶，有时叶片退化，而叶柄发育为叶状柄；心皮 1 个 ………………………………………… 豆科 Leguminosae
（含羞草亚科 Mimosoideae）
187. 花瓣覆瓦状排列；果实为核果、蓇葖或瘦果；叶为单叶或复叶；心皮 1 个至多数
…………………………………………………………… 蔷薇科 Rosaceae
181. 花为下位花，或至少在果实时花托扁平或隆起。
188. 雌蕊少数至多数，互相分离或微有连合。
189. 水牛植物。
190. 叶片呈盾状，全缘 ………………………………………… 睡莲科 Nymphaeaceae
190. 叶片不呈盾状，多少有些分裂或为复叶 ………………… 毛茛科 Ranunculaceae
189. 陆生植物。
191. 茎为攀援性。
192. 草质藤本。
193. 花显著，为两性花 ………………………………………… 毛茛科 Ranunculaceae
193. 花小型，为单性，雌雄异株 ………………………………… 防己科 Menispermaceae
192. 木质藤本或为蔓生灌木。
194. 叶对生，复叶由 3 小叶所成，或顶端小叶形成卷须 ………… 毛茛科 Ranunculaceae
…………………………………………………………… （锡兰莲属 *Naravelia*）
194. 叶互生，单叶。
195. 花单性。
196. 心皮多数，结果时聚生成一球状的肉质体或散布于极延长的花托上 …………
…………………………… 木兰科 Magnoliaceae（五味子亚科 Schisandroideae）
196. 心皮 3～6，果为核果或核果状 …………………………… 防己科 Menispermaceae
195. 花两性或杂性；心皮数个，果为蓇葖果 ………………… 五桠果科 Dilleniaceae
（锡叶藤属 *Tetracera*）
191. 茎直立，不为攀援性。
197. 雄蕊的花丝连成单体 ………………………………………………… 锦葵科 Malvaceae
197. 雄蕊的花丝互相分离。
198. 草本植物，稀可为亚灌木；叶片多少有些分离或为复叶。
199. 叶无托叶；种子有胚乳 ……………………………………… 毛茛科 Ranunculaceae
199. 叶多有托叶；种子无胚乳 ……………………………………… 蔷薇科 Rosaceae
198. 木本植物；叶片全缘或边缘有锯齿，也稀有分裂者。
200. 萼片及花瓣均为镊合状排列；胚乳具嚼痕 ………………… 番荔枝科 Annonaceae
200. 萼片及花瓣均为覆瓦状排列；胚乳无嚼痕。
201. 萼片及花瓣相同，三出数，排列成 3 层或多层，均可脱落 ……………………
……………………………………………………………… 木兰科 Magnoliaceae
201. 萼片及花瓣甚有分化，多为五出数，排列成 2 层，萼片宿存。

202. 心皮3至多数；花柱互相分离；胚珠为不定数 ……… 五桠果科 Dilleniaceae
202. 心皮3~10个；花柱完全合生；胚珠单生 ………………… 金莲木科 Ochnaceae
（金莲木属 *Ochna*）

188. 雌蕊1个，但花柱或柱头为1至多数。
203. 叶片中具透明微点。
204. 叶互生，羽状复叶或退化为仅有1顶生小叶 ……………………………… 芸香科 Rutaceae
204. 叶对生，单叶 ……………………………………………………………… 藤黄科 Guttiferae
203. 叶片中无透明微点。
205. 子房由1枚心皮构成，具1子房室。
206. 乔木或灌木；花瓣呈镊合状排列；果实为荚果 ……………………… 豆科 Leguminosae
206. 草本植物；花瓣呈覆瓦状排列；果实不为荚果。
207. 花为五出数；蓇葖果 …………………………………………… 毛茛科 Ranunculaceae
207. 花为三出数；浆果 …………………………………………… 小檗科 Berberidaceae
205. 子房由数心皮连合构成。
208. 子房1室，或在马齿苋科的土人参属 *Talinum* 中子房基部为3室。
209. 特立中央胎座。
210. 草本；叶互生或对生；子房的基部3室，有多数胚珠……… 马齿苋科 Portulacaceae
（土人参属 *Talinum*）
210. 灌木；叶对生；子房1室，内有成为3对的6个胚珠 ……… 红树科 Rhizophoraceae
（秋茄树属 *Kandelia*）
209. 侧膜胎座。
211. 灌木或小乔木（在半日花科中常为亚灌木或草本植物），子房柄不存在或极短；果实为蒴果或浆果。
212. 叶对生；萼片不相等，外面2片较小，或有时退化，内面3片呈旋转状排列 ……………………………………………… 半日花科 Cistaceae（半日花属 *Helianthemum*）
212. 叶常互生，萼片相等，呈覆瓦状或镊合状排列。
213. 植物体内含有有色的汁液；叶具掌状脉，全缘；萼片5片，互相分离，基部有腺体；种皮肉质，红色 ………………………… 红木科 Bixaceae（红木属 *Bixa*）
213. 植物体内不含有有色的汁液；叶具羽状脉或掌状脉；叶缘有锯齿或全缘；萼片3~8片，离生或合生；种皮坚硬，干燥 ……………… 大风子科 Flacourtiaceae
211. 草本植物，如为木本植物时，则具有显著的子房柄；果实为浆果或核果。
214. 植物体内含乳汁；萼片2~3 ……………………………………… 罂粟科 Papaveraceae
214. 植物体内不含乳汁；萼片4~8。
215. 叶为单叶或掌状复叶；花瓣完整；长角果 …………… 白花菜科 Capparidaceae
215. 叶为单叶，或为羽状复叶或分裂；花瓣具缺刻或细裂；蒴果仅于顶端裂开 ………………………………………………………………… 木犀草科 Resedaceae
208. 子房2室至多室，或为不完全的2至多室。
216. 草本植物，具微呈花瓣状的萼片。
217. 水生植物；花瓣为多数雄蕊或鳞片状的蜜腺叶所代替 ……………… 睡莲科 Nymphaeaceae
（萍蓬草属 *Nuphar*）
217. 陆生植物；花瓣不为蜜腺叶所代替。
218. 一年生草本植物；叶呈羽状细裂；花两性 … 毛茛科 Ranunculaceae（黑种草属 *Nigella*）
218. 多年生草本植物；叶全缘而呈掌状分裂；雌雄同株 ……………… 大戟科 Euphorbiaceae
（麻疯树属 *Jatropha*）

216. 木本植物，或陆生草本植物，常不具呈花瓣状的萼片。
219. 萼片于蕾内呈镊合状排列。
220. 雄蕊互相分离或连成数束。
221. 花药1室或数室；叶为掌状复叶或单叶，全缘，具羽状脉……… 木棉科 Bombacaceae
221. 花药2室；叶为单叶，叶缘有锯齿或全缘。
222. 花药以顶端2孔裂开 ……………………………………………… 杜英科 Elaeocarpaceae
222. 花药纵长裂开 ……………………………………………………………… 椴树科 Tiliaceae
220. 雄蕊连为单体，至少内层者如此，并且多少有些连成管状。
223. 花单性；萼片2或3片 ……………………… 大戟科 Euphorbiaceae（油桐属 *Aleurites*）
223. 花常两性；萼片多5片，稀可较少。
224. 花药2室或更多室。
225. 无副萼；多有不育雄蕊；花药2室；叶为单叶或掌状分裂 … 梧桐科 Sterculiaceae
225. 有副萼；无不育雄蕊；花药数室；叶为单叶，全缘且具羽状脉 …………………………………………………………………… 木棉科 Bombacaceae（榴莲属 *Durio*）
224. 花药1室。
226. 花粉粒表面平滑；叶为掌状复叶 …… 木棉科 Bombacaceae（木棉属 *Gossampinas*）
226. 花粉粒表面有刺；叶有各种情形 ………………………………… 锦葵科 Malvaceae
219. 萼片于蕾内呈覆瓦状或旋转状排列，或有时（如大戟科的巴豆属 *Croton*）近于呈镊合状排列。
227. 雌雄同株或稀可异株；果实为蒴果，由2~4个各自裂为2片的离果所成…………………………………………………………………………………………… 大戟科 Euphorbiaceae
227. 花常两性，或在猕猴桃科的猕猴桃属 *Actinidia* 中为杂性或雌雄异株；果实为其他情形。
228. 萼片在果实时增大且成翅状；雄蕊具伸长的花药隔 …………… 龙脑香科 Dipterocarpaceae
228. 萼片及雄蕊二者不为上述情形。
229. 雄蕊排列成2层，外层10个和花瓣对生，内层5个和萼片对生…………………………………………………………… 蒺藜科 Zygophyllaceae（骆驼蓬属 *Peganum*）
229. 雄蕊的排列为其他情形。
230. 食虫的草本植物；叶基生，呈管状，其上再具有小叶片 …… 瓶子草科 Sarraceniaceae
230. 不是食虫植物；叶茎生或基生，但不呈管状。
231. 植物体呈耐寒耐旱状；叶为全缘单叶。
232. 叶对生或上部者为互生；萼片5片，互不相等，外面2片较小或有时退化，内面3片较大，成旋转状排列，宿存；花瓣早落 …………………… 半日花科 Cistaceae
232. 叶互生；萼片5片，大小相等；花瓣宿存；在内侧基部各有2舌状物 ………………………………………………… 柽柳科 Tamaricaceae（琵琶柴属 *Reaumuria*）
231. 植物体不是耐寒耐旱状；叶常互生；萼片2~5片，彼此相等；呈覆瓦状或稀可呈镊合状排列。
233. 草本或木本植物；花为四出数，或其萼片多为2片且早落。
234. 植物体内含乳汁；无或有极短子房柄；种子有丰富胚乳…罂粟科 Papaveraceae
234. 植物体内不含乳汁；有细长的子房柄；种子无或有少量胚乳 ………………………………………………………………………… 白花菜科 Capparidaceae
233. 木本植物；花常为五出数，萼片宿存或脱落。
235. 果实为具5个棱角的蒴果，分为5个骨质各含1或2种子的心皮后，再各沿其缝线而2瓣裂开 ……………………… 蔷薇科 Rosaceae（白鹃梅属 *Exochorda*）
235. 果实不为蒴果，如为蒴果时则为室背裂开。

236. 蔓生或攀援的灌木；雄蕊互相分离；子房5室或更多室；浆果，常可食 ……………………………………………………………………… 猕猴桃科 Actinidiaceae
236. 直立乔木或灌木；雄蕊至少在外层者连为单体，或连成3~5束而着生于花瓣的基部；子房3~5室。
237. 花药能转动，以顶端孔裂开；浆果；胚乳颇丰富 ……………………………………………………… 猕猴桃科 Actinidiaceae（水冬哥属 *Saurauia*）
237. 花药能或不能转动，常纵长裂开；果实有各种情形；胚乳通常量微小 ……………………………………………………………………… 山茶科 Theaceae
161. 成熟雄蕊10个或较少，如多于10个，其数并不超过花瓣的2倍。
238. 成熟雄蕊和花瓣同数，且和它对生。
239. 雌蕊3个至多数，离生。
240. 直立草本或亚灌木；花两性，五出数 ……… 蔷薇科 Rosaceae（地蔷薇属 *Chamaerhodos*）
240. 木质或草质藤本；花单性，常为三出数。
241. 叶常为单叶；花小型；核果；心皮3~6个，呈星状排列，各含1胚珠 ……………………………………………………………………… 防己科 Menispermaceae
241. 叶为掌状复叶或由3小叶组成；花中型；浆果；心皮3个至多数，轮状或螺旋状排列，各含1个或多数胚珠 ……………………………………… 木通科 Lardizabalaceae
239. 雌蕊1个。
242. 子房2至数室。
243. 花萼裂齿不明显或微小；以卷须缠绕他物的灌木或草本植物 ……… 葡萄科 Vitaceae
243. 花萼具4~5裂片；乔木、灌木或草本植物，有时虽也可为缠绕性，但无卷须。
244. 雄蕊连成单体。
245. 叶为单叶；每子房室内含胚珠2~6个（或在可可树亚族 Theobromineae 中为多数）………………………………………………………… 梧桐科 Sterculiaceae
245. 叶为掌状复叶；每子房室内含胚珠多数 … 木棉科 Bombacaceae（吉贝属 *Ceiba*）
244. 雄蕊互相分离，或稀可在其下部连成一管。
246. 叶无托叶；萼片各不相等，呈覆瓦状排列；花瓣不相等，在内层的2片常很小 ……………………………………………………………… 清风藤科 Sabiaceae
246. 叶常有托叶；萼片同大，呈镊合状排列；花瓣均大小同形。
247. 叶为单叶 ……………………………………………… 鼠李科 Rhamnaceae
247. 叶为一回至三回羽状复叶 …………………… 葡萄科 Vitaceae（火筒树属 *Leea*）
242. 子房1室（在马齿苋科的土人参属 *Talinum* 及铁青树科的铁青树属 *Olax* 中则子房的下部多少有些成为3室）。
248. 子房下位或半下位。
249. 叶互生，边缘常有锯齿；蒴果 …… 大风子科 Flacourtiaceae（天料木属 *Homalium*）
249. 叶多对生或轮生，全缘；浆果或核果 ……………………… 桑寄生科 Loranthaceae
248. 子房上位。
250. 花药以舌瓣裂开 ……………………………………………… 小檗科 Berberidaceae
250. 花药不以舌瓣裂开。
251. 缠绕草本；胚珠1个；叶肥厚，肉质……… 落葵科 Basellaceae（落葵属 *Basella*）
251. 直立草本，或有时为木本；胚珠1个至多数。
252. 雄蕊连成单体；胚珠2个 ………… 梧桐科 Sterculiaceae（蛇婆子属 *Walthenia*）
252. 雄蕊互相分离；胚珠1个至多数。

253. 花瓣6～9片；雌蕊由1枚心皮构成 …………………… 小檗科 Berberidaceae
253. 花瓣4～8片；雌蕊由数枚心皮连合构成。
254. 常为草本；花萼有2个分离萼片。
255. 花瓣4片；侧膜胎座 ……… 罂粟科 Papaveraceae（角茴香属 *Hypecoum*）
255. 花瓣常5片；基底胎座 ………………………… 马齿苋科 Portulacaceae
254. 乔木或灌木，常蔓生；花萼呈倒圆锥形或杯状。
256. 通常雌雄同株；花萼裂片4～5；花瓣呈覆瓦状排列；无不育雄蕊；胚珠有2层珠被 ……………… 紫金牛科 Myrsinaceae（信筒子属 *Embelia*）
256. 花两性；花萼于开花时微小，而具不明显的齿裂；花瓣多为镊合状排列；有不育雄蕊（有时代以蜜腺）；胚珠无珠被。
257. 花萼于果时增大；子房的下部为3室，上部为1室，内含3个胚珠 ……………………………… 铁青树科 Olacaceae（铁青树属 *Olax*）
257. 花萼于果时不增大；子房1室，内仅含1个胚珠 …………………………………………………………………… 山柚子科 Opiliaceae
238. 成熟雄蕊和花瓣不同数，如同数时则雄蕊和它互生。
258. 雌雄异株；雄蕊8个，不相同，其中5个较长，有伸出花外的花丝，且和花瓣相互生，另外3个则较短而藏于花内；灌木或灌木状草本；互生或对生单叶；心皮单生；雌花无花被，无梗，贴生于宽圆形的叶状苞片上 …………… 漆树科 Anacardiaceae（九子不离母属 *Dobinea*）
258. 花两性或单性，纵为雌雄异株时，其雄花中也无上述情形的雄蕊。
259. 花萼或其筒部和子房多少有些相连合。
260. 每子房室内含胚珠或种子2个至多数。
261. 花药以顶端孔裂开；草本或木本植物；叶对生或轮生，大都于叶片基部具3～9脉 ……………………………………………………………… 野牡丹科 Melastomaceae
261. 花药纵长裂开。
262. 草本或亚灌木；有时为攀援性。
263. 具卷须的攀援草本；花单性 ………………………………… 葫芦科 Cucurbitaceae
263. 无卷须的植物；花常两性。
264. 萼片或花萼裂片2片；植物体多为少肉质而多水分 … 马齿苋科 Portulacaceae（马齿苋属 *Portulaca*）
264. 萼片或花萼裂片4～5片；植物体常为非肉质。
265. 花萼裂片呈覆瓦状或镊合状排列；花柱2个或更多；种子具胚乳 …………………………………………………………………… 虎耳草科 Saxifragaceae
265. 花萼裂片呈镊合状排列；花柱1个，具2～4裂，或为1呈头状的柱头；种子无胚乳 ……………………………………………… 柳叶菜科 Onagraceae
262. 乔木或灌木，有时为攀援性。
266. 叶互生。
267. 花数朵至多数成头状花序；常绿乔木；叶革质，全缘或具浅裂 …………………………………………………………………… 金缕梅科 Hamamelidaceae
267. 花成总状或圆锥花序。
268. 灌木；叶为掌状分裂，基部具3～5脉；子房1室，有多数胚珠；浆果 …………………………………… 虎耳草科 Saxifragaceae（茶藨子属 *Ribes*）
268. 乔木或灌木；叶缘有锯齿或细锯齿，有时全缘，具羽状脉；子房3～5室，每室内含2至数个胚珠，或在山茉莉属 *Huodendron* 为多数；干燥或木质核

果，或蒴果，有时具棱角或有翅 ………………………… 野茉莉科 Styracaceae

266. 叶常对生（使君子科的榄李树属 *Lumnitzera* 例外，同科的风车子属 *Combretum* 也可有时为互生，或互生和对生共存于一枝上）。

269. 胚珠多数，除冠盖藤属 *Pileostegia* 自子房室顶端垂悬外，均位于侧膜或中轴胎座上；浆果或蒴果；叶缘有锯齿或为全缘，但均无托叶；种子含胚乳 ……………………………………………………………… 虎耳草科 Saxifragaceae

269. 胚珠2个至数个，近于子房室顶端垂悬；叶全缘或有圆锯齿；果实多不裂开，内有种子1至数个。

270. 乔木或灌木，常为蔓生，无托叶，不是形成海岸林的组成分子（榄李树属 *Lumnitzera* 例外）；种子无胚乳，落地后始萌芽 …… 使君子科 Combretaceae

270. 常绿灌木或小乔木，具托叶；多为形成海岸林的主要组成分子；种子常有胚乳，在落地前即萌芽（胎生）……………………………… 红树科 Rhizophoraceae

260. 每子房室内仅含胚珠或种子1个。

271. 果实裂开为2个干燥的离果，并共同悬于一果梗上；花序常为伞形花序（在变豆菜属 *Sanicula* 及鸭儿芹属 *Cryptotaenia* 中为不规则的花序，在刺芫荽属 *Eryngium* 中，则为头状花序）……………………………………………………………………………… 伞形科 Umbelliferae

271. 果实不裂开或裂开而不是上述情形的；花序可为各种类型。

272. 草本植物。

273. 花柱或柱头2～4个；种子具胚乳；果实为小坚果或核果，具棱角或有翅 ……………………………………………………………………… 小二仙草科 Haloragidaceae

273. 花柱1个，具有1头状或呈2裂的柱头；种子无胚乳。

274. 陆生草本植物，具对生叶；花为二出数；果实为一具钩状刺毛的坚果 ………………………………………………… 柳叶菜科 Onagraceae（露珠草属 *Circaea*）

274. 水生草本植物，有聚生而漂浮水面的叶片；花为四出数；果实为具2～4刺的坚果（栽培种果实可无显著的刺） ……………………………… 菱科 Trapaceae（菱属 *Trapa*）

272. 木本植物。

275. 果实干燥或为蒴果状。

276. 子房2室；花柱2个 ………………………………………… 金缕梅科 Hamamelidaceae

276. 子房1室；花柱1个。

277. 花序伞房状或圆锥状 ……………………………………… 莲叶桐科 Hernandiaceae

277. 花序头状 ………………………………… 珙桐科 Nyssaceae（旱莲木属 *Camptotheca*）

275. 果实核果状或浆果状。

278. 叶互生或对生；花瓣呈镊合状排列；花序有各种类型，但稀为伞形或头状，有时且可生于叶片上。

279. 花瓣3～5片，卵形至披针形；花药短 ………………………… 山茱萸科 Cornaceae

279. 花瓣4～10片，狭窄形并向外翻转；花药细长 ……………… 八角枫科 Alangiaceae ……………………………………………………………………（八角枫属 *Alangium*）

278. 叶互生；花瓣呈覆瓦状或镊合状排列；花序常为伞形或呈头状。

280. 子房1室；花柱1个；花杂性兼雌雄异株，雌花单生或以数朵聚生，雌花多数，腋生为有花梗的簇丛……………………………… 珙桐科 Nyssaceae（蓝果树属 *Nyssa*）

280. 子房2室或更多室；花柱2～5个；如子房为1室而具1花柱时（例如马蹄参属 Diplopanax），则花两性，形成顶生类似穗状的花序 ……………… 五加科 Araliaceae

259. 花萼和子房相分离。

281. 叶片中有透明微点。
282. 花整齐，稀可两侧对称；果实不为荚果 …… 芸香科 Rutaceae
282. 花整齐或不整齐；果实为荚果 …… 豆科 Leguminosae
281. 叶片中无透明微点。
283. 雌蕊2个或更多，互相分离或仅有局部的连合；也可子房分离而花柱连合成1个。
284. 多水分的草本，具肉质的茎及叶 …… 景天科 Crassulaceae
284. 植物体为其他情形。
285. 花为周位花。
286. 花的各部分呈螺旋状排列，萼片逐渐变为花瓣；雄蕊5或6个；雌蕊多数 …… 腊梅科 Calycanthaceae（腊梅属 *Chimonanthus*）
286. 花的各部分呈轮状排列，萼片和花瓣甚有分化。
287. 雌蕊2～4个，各有多数胚珠；种子有胚乳；无托叶 …… 虎耳草科 Saxifragaceae
287. 雌蕊2个至多数，各有1至数个胚珠；种子无胚乳；有或无托叶 …… 蔷薇科 Rosaceae
285. 花为下位花，或在悬铃木科中微呈周位。
288. 草本或亚灌木。
289. 各子房的花柱互相分离。
290. 叶常互生或基生，多少有些分裂；花瓣脱落性，较萼片为大，或于天葵属 *Semiaquilegia* 稍小于成花瓣状的萼片 …… 毛茛科 Ranunculaceae
290. 叶对生或轮生，为全缘单叶；花瓣宿存性，较萼片小 …… 马桑科 Coriariaceae（马桑属 *Coriaria*）
289. 各子房合具1共同的花柱或柱头；叶为羽状复叶；花为五出数；花萼宿存；花中有和花瓣互生的腺体；雄蕊10个 …… 牻牛儿苗科 Geraniaceae（熏倒牛属 *Biebersteinia*）
288. 乔木、灌木或木本的攀援植物。
291. 叶为单叶。
292. 叶对生或轮生 …… 马桑科 Coriariaceae（马桑属 *Coriaria*）
292. 叶互生。
293. 叶为脱落性，具掌状脉；叶柄基部扩张成帽状以覆盖腋芽 …… 悬铃木科 Platanaceae（悬铃木属 *Platanus*）
293. 叶为常绿性或脱落性，具羽状脉。
294. 雌蕊7个至多数（稀可少至5个）；直立或缠绕性灌木；花两性或单性 …… 木兰科 Magnoliaceae
294. 雌蕊4～6个；乔木或灌木；花两性。
295. 子房5或6个，以1共同的花柱而连合，各子房均可成熟为核果 …… 金莲木科 Ochnaceae（赛金莲木属 *Ouratia*）
295. 子房4～6个，各具1花柱，仅有1子房可成熟为核果 …… 漆树科 Anacardiaceae（山濮仔属 *Buchanania*）
291. 叶为复叶。
296. 叶对生 …… 省沽油科 Staphyleaceae
296. 叶互生。
297. 木质藤本；叶为掌状复叶或三出复叶 …… 木通科 Lardizabalaceae

297. 乔木或灌木（有时在牛栓藤科中有缠绕性者）；叶为羽状复叶。
298. 果实为1含多数种子的浆果，状似猫屎 …………… 木通科 Lardizabalaceae（猫儿屎属 *Decaisnea*）
298. 果实为其他情形。
299. 果实为蓇葖果 ………………………………………… 牛栓藤科 Connaraceae
299. 果实为离果，或在臭椿属 Ailanthus 中为翅果 …… 苦木科 Simaroubaceae
283. 雌蕊1个，或至少其子房为1个。
300. 雌蕊或子房由1枚心皮构成，仅1室。
301. 果实为核果或浆果。
302. 花为三出数，稀可为二出数；花药以舌瓣裂开 ……………………………… 樟科 Lauraceae
302. 花为五出或四出数；花药纵长裂开。
303. 落叶具刺灌木；雄蕊10个，周位，均可发育 ………………………… 蔷薇科 Rosaceae（扁核木属 *Prinsepia*）
303. 常绿乔木；雄蕊1～5个，下位，常仅其中1或2个可发育 …… 漆树科 Anacardiaceae（杧果属 *Mangifera*）
301. 果实为蓇葖果或荚果。
304. 果实为蓇葖果。
305. 落叶灌木；叶为单叶；蓇葖果内含2至数个种子 …………………… 蔷薇科 Rosaceae（绣线菊亚科 Spiraeoideae）
305. 常为木质藤本；叶多为单数复叶或具3小叶，有时因退化而只有1小叶；蓇葖果内仅含1个种子 ………………………………………………………… 牛栓藤科 Connaraceae
304. 果实为荚果 ………………………………………………………………… 豆科 Leguminosae
300. 雌蕊或子房并非由1枚心皮构成，有1个以上的子房室或花柱、柱头、胎座等部分。
306. 子房1室或因有1假隔膜的发育而形成2室，有时下部2～5室，上部1室。
307. 花下位，花瓣4片，稀可更多。
308. 萼片2片 ………………………………………………………………… 罂粟科 Papaveraceae
308. 萼片4～8片。
309. 子房柄常细长，呈线状 ……………………………………… 白花菜科 Capparidaceae
309. 子房柄极短或不存在。
310. 子房为2个心皮连合组成，常具2子房室及1假隔膜 ……… 十字花科 Cruciferae
310. 子房由3～6个心皮连合组成，仅1子房室。
311. 叶对生，微小，为耐寒耐旱性；花为辐射对称；花瓣完整，具瓣爪，其内侧有舌状的鳞片附属物 …………… 瓣鳞花科 Frankeniaceae（瓣鳞花属 *Frankenia*）
311. 叶互生，显著，非为耐寒耐旱性；花为两侧对称；花瓣常分裂，但其内侧并无鳞片状的附属物 …………………………………………… 木犀草科 Resedaceae
307. 花周位或下位，花瓣3～5片，稀可2片或更多。
312. 每子房室内仅有胚珠1个。
313. 乔木，或稀为灌木；叶常为羽状复叶。
314. 叶常为羽状复叶，具托叶及小托叶 ……………………… 省沽油科 Staphyleaceae（银鹊树属 *Tapiscia*）
314. 叶为羽状复叶或单叶，无托叶及小托叶 …………………… 漆树科 Anacardiaceae
313. 木本或草本；叶为单叶。
315. 通常均为木本，稀可在樟科的无根藤属 *Cassytha* 则为缠绕性寄生草本；叶常互生，无膜质托叶。

316. 乔木或灌木；无托叶；花为三出或二出数；萼片和花瓣同形，稀可花瓣较大；花药以舌瓣裂开；浆果或核果 ………………………………… 樟科 Lauraceae

316. 蔓生性的灌木，茎为合轴型，具钩状的分枝；托叶小而早落；花为五出数，萼片和花瓣不同形，前者于结实时增大成翅状；花药纵长裂开；坚果 ………… ………………………… 钩枝藤科 Ancistrocladaceae（钩枝藤属 *Ancistrocladus*）

315. 草本或亚灌木；叶互生或对生，具膜质托叶鞘 ………………… 蓼科 Polygonaceae

312. 每子房室内有胚珠2个至多数。

317. 乔木、灌木或木质藤本。

318. 花瓣及雄蕊均着生于花萼上 ………………………………………………… 千屈菜科 Lythraceae

318. 花瓣及雄蕊均着生于花托上（或于西番莲科中雄蕊着生于子房柄上）。

319. 核果或翅果，仅有1种子。

320. 花萼具显著的4或5裂片或裂齿，微小而不能长大 …………… 茶茱萸科 Icacinaceae

320. 花萼呈截平头或具不明显的萼齿，微小，但能在果实上增大 …… 铁青树科 Olacaceae（铁青树属 *Olax*）

319. 蒴果或浆果，内有2个至多数种子。

321. 花两侧对称。

322. 叶为二至三回羽状复叶；雄蕊5个 ………… 辣木科 Moringaceae（辣木属 *Moringa*）

322. 叶为全缘的单叶；雄蕊8个 ……………………………………… 远志科 Polygalaceae

321. 花辐射对称；叶为单叶或掌状分裂。

323. 花瓣具有直立而常彼此衔接的瓣爪 ………………………… 海桐花科 Pittosporaceae（海桐花属 *Pittosporum*）

323. 花瓣不具细长的瓣爪。

324. 植物体为耐寒耐旱性，有鳞片状或细长形的叶片；花无小苞片 ………………… ……………………………………………………………………… 柽柳科 Tamaricaceae

324. 植物体非为耐寒耐旱性，具有较宽大的叶片。

325. 花两性。

326. 花萼和花瓣不甚分化，且前者较大 ………………… 大风子科 Flacourtiaceae（红子木属 *Erythrospermum*）

326. 花萼和花瓣有分化，前者很小 ……… 堇菜科 Violaceae（雷诺木属 *Hinorea*）

325. 雌雄异株或花杂性。

327. 乔木；花的每一花瓣基部各具位于内方的一鳞片；无子房柄 …………… …………………………… 大风子科 Flacourtiaceae（大风子属 *Hydnocarpus*）

327. 多为具卷须而攀援的灌木；花常具一为5鳞片所成的副冠，各鳞片和萼片相对生；有子房柄 …………………… 西番莲科 Passifloraceae（蒴莲属 *Adenia*）

317. 草本或亚灌木。

328. 胎座位于子房室的中央或基底。

329. 花瓣着生于花萼的喉部 ………………………………………………… 千屈菜科 Lythraceae

329. 花瓣着生于花托上。

330. 萼片2片；叶互生，稀可对生 ……………………………… 马齿苋科 Portulacaceae

330. 萼片5或4片；叶对生 ……………………………………… 石竹科 Caryophyllaceae

328. 胎座为侧膜胎座。

331. 食虫植物，具生有腺体刚毛的叶片 ……………………………… 茅膏菜科 Droseraceae

331. 非为食虫植物，也无生有腺体毛茸的叶片。
332. 花两侧对称。
333. 花有一位于前方的距状物；蒴果3瓣裂开 ………………………… 堇菜科 Violaceae
333. 花有一位于后方的大型花盘；蒴果仅于顶端裂开 ……………… 木犀草科 Resedaceae
332. 花整齐或近于整齐。
334. 植物体为耐寒耐旱性；花瓣内侧各有1舌状的鳞片 ………… 瓣鳞花科 Frankeniaceae（瓣鳞花属 *Frankenia*）
334. 植物体非为耐寒旱性；花瓣内侧无鳞片的舌状附属物。
335. 花中有副冠及子房柄 ……………………… 西番莲科 Passifloraceae（西番莲属 *Passiflora*）
335. 花中无副冠及子房柄 ………………………………………………… 虎耳草科 Saxifragaceae
306. 子房2室或更多室。
336. 花瓣形状彼此极不相等。
337. 每子房室内有数个至多数胚珠。
338. 子房2室 ……………………………………………………………… 虎耳草科 Saxifragaceae
338. 子房5室 ……………………………………………………………… 凤仙花科 Balsaminaceae
337. 每子房室内仅有1个胚珠。
339. 子房3室；雄蕊离生；叶盾状，叶缘具棱角或波纹 …………… 旱金莲科 Tropaeolaceae（旱金莲属 *Tropaeolum*）
339. 子房2室（稀可1或3室）；雄蕊连合为一单体；叶不呈盾状，全缘 ……………………………………………………………… 远志科 Polygalaceae
336. 花瓣形状彼此相等或微有不等，且有时花也可为两侧对称。
340. 雄蕊数和花瓣数既不相等，也不是它的倍数。
341. 叶对生。
342. 雄蕊4~10个，常8个。
343. 蒴果 …………………………………………………………… 七叶树科 Hippocastanaceae
343. 翅果 …………………………………………………………………… 槭树科 Aceraceae
342. 雄蕊2或3个，稀可4或5个。
344. 萼片及花瓣均为五出数；雄蕊多为3个 ………………… 翅子藤科 Hippocrateaceae
344. 萼片及花瓣常均为四出数；雄蕊2个，稀可3个 ………………… 木犀科 Oleaceae
341. 叶互生。
345. 叶为单叶，多全缘，或在油桐属 *Aleurites* 中可具3~7裂片；花单性 ……………………………………………………………… 大戟科 Euphorbiaceae
345. 叶为单叶或复叶；花两性或杂性。
346. 萼片为镊合状排列；雄蕊连成单体 ……………………………………………………………… 梧桐科 Sterculiaceae
346. 萼片为覆瓦状排列；雄蕊离生。
347. 子房4或5室，每子房室内有8~12胚珠；种子具翅 …………… 楝科 Meliaceae（香椿属 *Toona*）
347. 子房常3室，每子房室内有1至数个胚珠；种子无翅。
348. 花小型或中型，下位，萼片互相分离或微有连合 ……… 无患子科 Sapindaceae
348. 花大型，美丽，周位，萼片互相连合成一钟形的花萼 ……………………………… 钟萼木科 Bretschneideraceae（钟萼木属 *Bretschneidera*）

340. 雄蕊数和花瓣数相等，或是它的倍数。

349. 每子房室内有胚珠或种子3个至多数。

350. 叶为复叶。

351. 雄蕊连合成为单体 ………………………………………………… 酢浆草科 Oxalidaceae

351. 雄蕊彼此相互分离。

352. 叶互生。

353. 叶为二回至三回的三出叶，或为掌状叶……………………… 虎耳草科 Saxifragaceae（落新妇亚族 Astilbinae）

353. 叶为一回羽状复叶……………………………… 楝科 Meliaceae（香椿属 *Toona*）

352. 叶对生。

354. 叶为偶数羽状复叶 ……………………………………………… 蒺藜科 Zygophyllaceae

354. 叶为奇数羽状复叶 ……………………………………………… 省沽油科 Staphyleaceae

350. 叶为单叶。

355. 草本或亚灌木。

356. 花周位；花托多少有些中空。

357. 雄蕊着生于杯状花托的边缘………………………………… 虎耳草科 Saxifragaceae

357. 雄蕊着生于杯状或管状花萼（或即花托）的内侧 …………… 千屈菜科 Lythraceae

356. 花下位；花托常扁平。

358. 叶对生或轮生，常全缘。

359. 水生或沼泽草本，有时（例如田繁缕属 *Bergia*）为亚灌木；有托叶 ……………………………………………………………………………… 沟繁缕科 Elatinaceae

359. 陆生草本；无托叶…………………………………………… 石竹科 Caryophyllaceae

358. 叶互生或基生；稀可对生，边缘有锯齿，或叶退化为无绿色组织的鳞片。

360. 草本或亚灌木；有托叶；萼片呈镊合状排列，脱落性 ………… 椴树科 Tiliaceae（黄麻属 *Corchorus*，田麻属 *Corchoropsis*）

360. 多年生常绿草本，或为死物寄生植物而无绿色组织；无托叶；萼片呈覆瓦状排列，宿存性…………………………………………………… 鹿蹄草科 Pyrolaceae

355. 木本植物。

361. 花瓣常有彼此衔接或其边缘互相依附的柄状瓣爪 …………………… 海桐花科 Pittosporaceae（海桐花属 *Pittosporum*）

361. 花瓣无瓣爪，或仅具互相分离的细长柄状瓣爪。

362. 花托空凹；萼片呈镊合状或覆瓦状排列。

363. 叶互生，边缘有锯齿，常绿性 …………………… 虎耳草科 Saxifragaceae（鼠刺属 *Itea*）

363. 叶对生或互生，全缘，脱落性。

364. 子房2~6室，仅具1花柱；胚珠多数，着生于中轴胎座上 …… 千屈菜科 Lythraceae

364. 子房2室，具2花柱；胚珠数个，垂悬于中轴胎座上 …… 金缕梅科 Hamamelidaceae（双花木属 *Disanthus*）

362. 花托扁平或微凸起；萼片呈覆瓦状或于杜英科中呈镊合状排列。

365. 花为四出数；果实呈浆果状或核果状；花药纵长裂开或顶端舌瓣裂开。

366. 穗状花序腋生于当年新枝上；花瓣先端具齿裂 ………………… 杜英科 Elaeocarpaceae（杜英属 *Elaeocarpus*）

366. 穗状花序腋生于昔年老枝上；花瓣完整 ……………………… 旌节花科 Stachyuraceae（旌节花属 *Stachyurus*）

365. 花为五出数；果实呈蒴果状；花药顶端孔裂。
367. 花粉粒单粒；子房3室……………………………… 山柳科 Clethraceae（山柳属 *Clethra*）
367. 花粉粒复合，成为四合体；子房5室 ……………………………… 杜鹃花科 Ericaceae
349. 每子房室内有胚珠或种子1或2个。
368. 草本植物，有时基部呈灌木状。
369. 花单性、杂性，或雌雄异株。
370. 具卷须的藤本；叶为二回三出复叶 … 无患子科 Sapindaceae（倒地铃属 *Cardiospermum*）
370. 直立草本或亚灌木；叶为单叶 ……………………………………………… 大戟科 Euphorbiaceae
369. 花两性。
371. 萼片呈镊合状排列；果实有刺 ………………… 椴树科 Tiliaceae（刺蒴麻属 *Triumfetta*）
371. 萼片呈覆瓦状排列；果实无刺。
372. 雄蕊彼此分离；花柱互相连合 ……………………………………… 牻牛儿苗科 Geraniaceae
372. 雄蕊互相连合；花柱彼此分离 …………………………………………………… 亚麻科 Linaceae
368. 木本植物。
373. 叶肉质，通常仅为1对小叶所组成的复叶 ………………………………… 蒺藜科 Zygophyllaceae
373. 叶为其他情形。
374. 叶对生；果实为1、2或3个翅果所组成。
375. 花瓣细裂或具齿裂；每果实有3个翅果 ………………………… 金虎尾科 Malpighiaceae
375. 花瓣全缘；每果实具2个或连合为1个的翅果 …………………………… 槭树科 Aceraceae
374. 叶互生，如为对生时，则果实不为翅果。
376. 叶为复叶，或稀可为单叶而具翅的果实。
377. 雄蕊合生为单体。
378. 萼片及花瓣均为三出数；花药6个，花丝生于雄蕊管的口部 … 橄榄科 Burseraceae
378. 萼片及花瓣均为四出至六出数；花药8~12个，无花丝，直接着生于雄蕊管的喉部或裂齿之间 ………………………………………………………………………………… 楝科 Meliaceae
377. 雄蕊各自分离。
379. 叶为单叶；果实为1具3翅而其内仅有1个种子的小坚果 …… 卫矛科 Celastraceae（雷公藤属 *Tripterygium*）
379. 叶为复叶；果实无翅。
380. 花柱3~5个；叶常互生，脱落性 ……………………………… 漆树科 Anacardiaceae
380. 花柱1个；叶互生或对生。
381. 叶为羽状复叶，互生，常绿性或脱落性；果实有各种类型 ……………………………………………………………………………… 无患子科 Sapindaceae
381. 叶为掌状复叶，对生，脱落性；果实为蒴果 ……… 七叶树科 Hippocastanaceae
376. 叶为单叶；果实无翅。
382. 雄蕊连成单体，或如为2轮时，至少其内轮者如此，有时有花药无花丝（例如大戟科的三宝木属 *Trigonastemon*）。
383. 花单性；萼片或花萼裂片2~6片，呈镊合状或覆瓦状排列……………………………………………………………………………… 大戟科 Euphorbiaceae
383. 花两性；萼片5片，呈覆瓦状排列。
384. 果实呈蒴果状；子房3~5室，各室均可成熟 …………………… 亚麻科 Linaceae
384. 果实呈核果状；子房3室，大都其中的2室为不孕性，仅另1室可成熟，而有1或2个胚珠……………………… 古柯科 Erythroxylaceae（古柯属 *Erythroxylum*）

382. 雄蕊各自分离，有时在毒鼠子科中可和花瓣相连合而形成1管状物。
385. 果呈蒴果状。
386. 叶互生或稀可对生；花下位。
387. 叶脱落性或常绿性；花单性或两性；子房3室，稀可2或4室，有时可多至15室（例如算盘子属 *Glochidion*）…………………………………………………… 大戟科 Euphorbiaceae
387. 叶常绿性；花两性；子房5室 …… 五列木科 Pentaphylacaceae（五列木属 *Pentaphylax*）
386. 叶对生或互生；花周位 ………………………………………………………… 卫矛科 Celastraceae
385. 果呈核果状，有时木质化，或呈浆果状。
388. 种子无胚乳，胚体肥大而多肉质。
389. 雄蕊10个 ……………………………………………………………… 蒺藜科 Zygophyllaceae
389. 雄蕊4或5个。
390. 叶互生；花瓣5片，各2裂或分成2部分……………… 毒鼠子科 Dichapetalaceae（毒鼠子属 *Dichapetalum*）
390. 叶对生；花瓣4片，均完整 ………… 刺茉莉科 Salvadoraceae（刺茉莉属 *Azima*）
388. 种子有胚乳，胚体有时很小。
391. 植物体为耐寒耐旱性；花单性，三出或二出数 ……………… 岩高兰科 Empetraceae（岩高兰属 *Empetrum*）
391. 植物体为普通形状；花两性或单性，五出或四出数。
392. 花瓣呈镊合状排列。
393. 雄蕊和花瓣同数 ……………………………………………… 茶茱萸科 Icacinaceae
393. 雄蕊为花瓣的倍数。
394. 枝条无刺，而有对生的叶片 ……………………………… 红树科 Rhizophoraceae（红树族 *Gynotrocheae*）
394. 枝条有刺，而有互生的叶片 ……… 铁青树科 Olacaceae（海檀木属 *Ximenia*）
392. 花瓣呈覆瓦状排列或在大戟科的小束花属 Microdesmis 中为扭转兼覆瓦状排列。
395. 花单性，雌雄异株；花瓣较小于萼片 …………………… 大戟科 Euphorbiaceae（小盘木属 *Microdesmis*）
395. 花两性或单性；花瓣常较大于萼片。
396. 落叶攀援灌木；雄蕊10个；子房5室，每室内有胚珠2个……………………………………………… 猕猴桃科 Actinidiaceae（藤山柳属 *Clematoclethra*）
396. 多为常绿乔木或灌木；雄蕊4或5个。
397. 花下位，雌雄异株或杂性；无花盘…………………… 冬青科 Aquifoliaceae（冬青属 *Ilex*）
397. 花周位，两性或杂性；有花盘 ………………………… 卫矛科 Celastraceae（异卫矛亚科 *Cassinioideae*）
160. 花瓣为多少有些连合的花瓣所组成。
398. 成熟雄蕊或单体雄蕊的花药数多于花冠裂片。
399. 心皮1个至数个，互相分离或大致分离。
400. 叶为单叶或有时可为羽状分裂，对生，肉质 …………………………… 景天科 Crassulaceae
400. 叶为二回羽状复叶，互生，不呈肉质 …… 豆科 Leguminosae（含羞草亚科 Mimosoideae）
399. 心皮2个或更多，连合成一复合性子房。
401. 雌雄同株或异株，有时为杂性。
402. 子房1室；无分枝而呈棕榈状的小乔木 …… 番木瓜科 Caricaceae（番木瓜属 *Carica*）

402. 子房2室至多室；具分枝的乔木或灌木。
403. 雄蕊连成单体，或至少内层者如此；蒴果 …………………… 大戟科 Euphorbiaceae（麻疯树属 *Jatropha*）
403. 雄蕊各自分离；浆果 …………………………………………………………………… 柿树科 Ebenaceae
401. 花两性。
404. 花瓣连成一盖状物，或花萼裂片及花瓣均可合成为1或2层的盖状物。
405. 叶为单叶，具有透明微点 …………………………………………… 桃金娘科 Myrtaceae
405. 叶为掌状复叶，无透明微点 …………… 五加科 Araliaceae（多蕊木属 *Tupidanthus*）
404. 花瓣及花萼裂片均不连成盖状物。
406. 每子房室中有3个至多数胚珠。
407. 雄蕊5～10个或其数不超过花冠裂片的2倍，稀可在野茉莉科的银钟花属 *Halesia* 其数可达16个，而为花冠裂片的4倍。
408. 雄蕊连成单体或其花丝于基部互相连合；花药纵裂；花粉粒单生。
409. 叶为复叶；子房上位；花柱5个 ……………………… 酢浆草科 Oxalidaceae
409. 叶为单叶；子房下位或半下位；花柱1个；乔木或灌木，常有星状毛 …… ………………………………………………………………………… 野茉莉科 Styracaceae
408. 雄蕊各自分离；花药顶端孔裂；花粉粒为四合型 ………… 杜鹃花科 Ericaceae
407. 雄蕊为不定数。
410. 萼片和花瓣常各为多数，而无显著的区分；子房下位；植物体肉质，绿色，常具棘针，而其叶退化 ………………………………………………… 仙人掌科 Cactaceae
410. 萼片和花瓣常各为5片，而有显著的区分；子房上位。
411. 萼片呈镊合状排列；雄蕊连成单体 ……………………………… 锦葵科 Malvaceae
411. 萼片呈显著的覆瓦状排列。
412. 雄蕊连成5束，且每束着生于1花瓣的基部；花药顶端孔裂开；浆果 … ………………………………… 猕猴桃科 Actinidiaceae（水冬哥属 *Saurauia*）
412. 雄蕊的基部连成单体；花药纵长裂开；蒴果 …………… 山茶科 Theaceae（紫茎木属 *Stewartia*）
406. 每子房室中常仅有1或2个胚珠。
413. 花萼中的2片或更多片于结实时能长大成翅状 ……… 龙脑香科 Dipterocarpaceae
413. 花萼裂片无上述变大的情形。
414. 植物体常有星状毛茸 ………………………………………… 野茉莉科 Styracaceae
414. 植物体无星状毛茸。
415. 子房下位或半下位；果实歪斜…… 山矾科 Symplocaceae（山矾属 *Symplocos*）
415. 子房上位。
416. 雄蕊相互连合为单体；果实成熟时分裂为离果 ………… 锦葵科 Malvaceae
416. 雄蕊各自分离；果实不是离果。
417. 子房1或2室；蒴果 ……… 瑞香科 Thymelaeaceae（沉香属 *Aquilaria*）
417. 子房6～8室；浆果…………… 山榄科 Sapotaceae（紫荆木属 *Madhuca*）
398. 成熟雄蕊并不多于花冠裂片或有时因花丝的分裂则可过之。
418. 雄蕊和花冠裂片为同数且对生。
419. 植物体内含有乳汁 ……………………………………………………………… 山榄科 Sapotaceae
419. 植物体内不含乳汁。
420. 果实内有数个至多数种子。

421. 乔木或灌木；果实呈浆果状或核果状 …………………………… 紫金牛科 Myrsinaceae
421. 草本；果实呈蒴果状 ………………………………………………… 报春花科 Primulaceae
420. 果实内仅有1个种子。
422. 子房下位或半下位。
423. 乔木或攀援性灌木；叶互生 ……………………………………… 铁青树科 Olacaceae
423. 常为半寄生性灌木；叶对生 ……………………………………… 桑寄生科 Loranthaceae
422. 子房上位。
424. 花两性。
425. 攀援性草本；萼片2；果为肉质宿存花萼所包围……………… 落葵科 Basellaceae（落葵属 *Basella*）
425. 直立草本或亚灌木，有时为攀援性；萼片或萼裂片5；果为蒴果或瘦果，不为花萼所包围………………………………………………………… 蓝雪科 Plumbaginaceae
424. 花单性，雌雄异株；攀援性灌木。
426. 雄蕊连合成单体；雌蕊由1枚心皮构成 ………………… 防己科 Menispermaceae（锡生藤亚族 Cissampelinae）
426. 雄蕊各自分离；雌蕊由数枚心皮构成 … 茶茱萸科 Icacinaceae（微花藤属 *Iodes*）
418. 雄蕊和花冠裂片为同数且互生，或雄蕊数较花冠裂片为少。
427. 子房下位。
428. 植物体常以卷须而攀援或蔓生；胚珠及种子皆为水平生长于侧膜胎座上 ………………………………………………………………………………… 葫芦科 Cucurbitaceae
428. 植物体直立，如为攀援时也无卷须；胚珠及种子并不为水平生长。
429. 雄蕊互相连合。
430. 花整齐或两侧对称，成头状花序，或在苍耳属 *Xanthium* 中，雌花序为一仅含2花的果壳，其外生有钩状刺毛；子房1室，内仅有1个胚珠 ……… 菊科 Compositae
430. 花多两侧对称，单生或成总状或伞房花序；子房2或3室，内有多数胚珠。
431. 花冠裂片呈镊合状排列；雄蕊5个，具分离的花丝及连合的花药 ……………………………………… 桔梗科 Campanulaceae（半边莲亚科 Lobelioideae）
431. 花冠裂片呈覆瓦状排列；雄蕊2个，具连合的花丝及分离的花药 ……………………………………………… 花柱草科 Stylidiaceae（花柱草属 *Stylidium*）
429. 雄蕊各自分离。
432. 雄蕊和花冠相分离或近于分离。
433. 花药顶端孔裂开；花粉粒连合成四合体；灌木或亚灌木 …… 杜鹃花科 Ericaceae（乌饭树亚科 Vaccinioideae）
433. 花药纵长裂开；花粉粒单纯；多为草本。
434. 花冠整齐；子房2～5室，内有多数胚珠 ……………… 桔梗科 Campanulaceae
434. 花冠不整齐；子房1～2室，每子房室内仅有1或2个胚珠…………………………………………………………………… 草海桐科 Goodeniaceae
432. 雄蕊着生于花冠上。
435. 雄蕊4或5个，和花冠裂片同数。
436. 叶互生；每子房室内有多数胚珠 …………………………… 桔梗科 Campanulaceae
436. 叶对生或轮生；每子房室内有1个至多数胚珠。
437. 叶轮生，如为对生时，则有托叶存在 ……………………… 茜草科 Rubiaceae
437. 叶对生，无托叶或稀可有明显的托叶。

438. 花序多为聚伞花序 …………………………………… 忍冬科 Caprifoliaceae
438. 花序为头状花序 ……………………………………… 川续断科 Dipsacaceae
435. 雄蕊1~4个，其数较花冠裂片为少。
439. 子房1室。
440. 胚珠多数，生于侧膜胎座上 ……………………………… 苦苣苔科 Gesneriaceae
440. 胚珠1个，垂悬于子房的顶端 …………………………… 川续断科 Dipsacaceae
439. 子房2室或更多室，具中轴胎座。
441. 子房2~4室，所有的子房室均可成熟；水生草本 ……… 胡麻科 Pedaliaceae（茶菱属 *Trapella*）
441. 子房3或4室，仅其中1或2室可成熟。
442. 落叶或常绿的灌木；叶片常全缘或边缘有锯齿 …… 忍冬科 Caprifoliaceae
442. 陆生草本；叶片常有很多的分裂 ……………………… 败酱科 Valerianaceae
427. 子房上位。
443. 子房深裂为2~4部分；花柱或数花柱均自子房裂片之间伸出。
444. 花冠两侧对称或稀可整齐；叶对生 ……………………………………………… 唇形科 Labiatae
444. 花冠整齐；叶互生。
445. 花柱2个；多年生匍匐性小草本；叶片成圆肾形 ………………… 旋花科 Convolvulaceae（马蹄金属 *Dichondra*）
445. 花柱1个 ……………………………………………………………… 紫草科 Boraginaceae
443. 子房完整或微有分割，或为2个分离的心皮所组成；花柱自子房的顶端伸出。
446. 雄蕊的花丝分裂。
447. 雄蕊2个，各分为3裂 ………………… 罂粟科 Papaveraceae（紫堇亚科 Fumarioideae）
447. 雄蕊5个，各分为2裂 ……………………… 五福花科 Adoxaceae（五福花属 *Adoxa*）
446. 雄蕊的花丝单纯。
448. 花冠不整齐，常多少有些呈二唇状。
449. 成熟雄蕊5个。
450. 雄蕊和花冠离生 ……………………………………………… 杜鹃花科 Ericaceae
450. 雄蕊着生于花冠上 …………………………………………… 紫草科 Boraginaceae
449. 成熟雄蕊2或4个，退化雄蕊有时也可存在。
451. 每子房室内仅含1或2个胚珠（如为后一情形时，也可在次451项检索之）。
452. 叶对生或轮生；雄蕊4个，稀可2个；胚珠直立，稀可垂悬。
453. 子房2~4室，共有2个或更多的胚珠 ………………… 马鞭草科 Verbenaceae
453. 子房1室，仅含1个胚珠 ………… 透骨草科 Phrymaceae（透骨草属 *Phryma*）
452. 叶互生或基生；雄蕊2或4个，胚珠垂悬；子房2室，每子房室内仅有1个胚珠 ……………………………………………… 玄参科 Scrophulariaceae
451. 每子房室内有2个至多数胚珠。
454. 子房1室具侧膜胎座或中央胎座（有时可因侧膜胎座的深入而为2室）。
455. 草本或木本植物，不为寄生性，也非食虫性。
456. 多为乔木或木质藤本；叶为单叶或复叶，对生或轮生，稀可互生；种子有翅，但无胚乳 ……………………………………………… 紫葳科 Bignoniaceae
456. 多为草本；叶为单叶，基生或对生；种子无翅，有或无胚乳 …………………………………………………………………… 苦苣苔科 Gesneriaceae
455. 草本植物，为寄生性或食虫性。

457. 植物体寄生于其他植物的根部，而无绿叶存在；雄蕊4个；侧膜胎座 ……………………………………………………………… 列当科 Orobanchaceae

457. 植物体为食虫性，有绿叶存在；雄蕊2个；特立中央胎座；多为水生或沼泽植物，且有具距的花冠 ……………………………… 狸藻科 Lentibulariaceae

454. 子房2~4室，具中轴胎座，或于角胡麻科中为子房1室而具侧膜胎座。

458. 植物体常具分泌黏液的腺体毛茸；种子无胚乳或具一薄层胚乳。

459. 子房最后成为4室；蒴果的果皮质薄而不延伸为长喙；油料植物 ………………………………………… 胡麻科 Pedaliaceae（胡麻属 *Sesamum*）

459. 子房1室；蒴果的内皮坚硬而呈木质，延伸为钩状长喙；栽培花卉 ……………………………… 角胡麻科 Martyniaceae（角胡麻属 *Pooboscidea*）

458. 植物体不具上述的毛茸；子房2室。

460. 叶对生；种子无胚乳，位于胎座的钩状突起上 ………… 爵床科 Acanthaceae

460. 叶互生或对生；种子有胚乳，位于中轴胎座上。

461. 花冠裂片具深缺刻；成熟雄蕊2个 ………………………… 茄科 Solanaceae（蝴蝶花属 *Schizanthus*）

461. 花冠裂片全缘或仅其先端具一凹陷；成熟雄蕊2或4个 ………………………………………………………… 玄参科 Scrophulariaceae

448. 花冠整齐，或近于整齐。

462. 雄蕊数较花冠裂片为少。

463. 子房2~4室，每室内仅含1或2个胚珠。

464. 雄蕊2个 ……………………………………………………… 木犀科 Oleaceae

464. 雄蕊4个。

465. 叶互生，有透明腺体微点存在 ……………………………… 苦槛蓝科 Myoporaceae

465. 叶对生，无透明微点 ……………………………………… 马鞭草科 Verbenaceae

463. 子房1或2室，每室内有数个至多数胚珠。

466. 雄蕊2个；每子房室内有4~10个胚珠悬垂于室的顶端 ……………… 木犀科 Oleaceae（连翘属 *Forsythia*）

466. 雄蕊4或2个；每子房室内有多数胚珠着生于中轴或侧膜胎座上。

467. 子房1室，内具分歧的侧膜胎座，或因胎座深入而使子房成2室 ……………………………………………………………… 苦苣苔科 Gesneriaceae

467. 子房为完全的2室，内具中轴胎座。

468. 花冠于蕾中常折叠；子房2心皮的位 ………………………… 茄科 Solanaceae

468. 花冠于蕾中不折叠，而呈覆瓦状排列；子房的2心皮位于前后方 ……………………………………………………………… 玄参科 Scrophulariaceae

462. 雄蕊和花冠裂片同数。

469. 子房2个，或为1个而成熟后呈双角状。

470. 雄蕊各自分离；花粉粒也彼此分离 …………………………… 夹竹桃科 Apocynaceae

470. 雄蕊互相连合；花粉粒连成花粉块 …………………………… 萝藦科 Asclepiadaceae

469. 子房1个，不呈双角状。

471. 子房1室或因2侧膜胎座的深入而成2室。

472. 子房为1心皮所成。

473. 花显著，呈漏斗形而簇生；果实为1瘦果，有棱或有翅 ……………………………………… 紫茉莉科 Nyctaginaceae（紫茉莉属 *Mirabilis*）

473. 花小型而形成球形的头状花序；果实为1荚果，成熟后则裂为仅含1种子的节荚 ………………………………………………… 豆科 Leguminosae（含羞草属 *Mimosa*）

472. 子房为2个以上连合心皮所成。

474. 乔木或攀援性灌木，稀可为攀援性草本，而体内具有乳汁（例如心翼果属 *Cardiopteris*）；果实呈核果状（但心翼果属则为干燥的翅果），内有1种子 ……………………………………………………………………… 茶茱萸科 Icacinaceae

474. 草本或亚灌木，或于旋花科的麻辣仔藤属 Erycibe 中为攀援灌木；果实呈蒴果状（或于麻辣仔藤属中呈浆果状），内有2个或更多的种子。

475. 花冠裂片呈覆瓦状排列。

476. 叶茎生，羽状分裂或为羽状复叶（限于我国植物如此） ……………………………………………………… 田基麻科 Hydrophyllaceae（水叶族 Hydrophylleae）

476. 叶基生，单叶，边缘具齿裂 ………………………………… 苦苣苔科 Gesneriaceae（苦苣苔属 *Conandron*，黔苣苔属 *Tengia*）

475. 花冠裂片常呈旋转状或内折的镊合状排列。

477. 攀援性灌木；果实呈浆果状，内有少数种子 …………… 旋花科 Convolvulaceae（麻辣仔藤属 *Erycibe*）

477. 直立陆生或漂浮水面的草本；果实呈蒴果状，内有少数至多数种子 ……………………………………………………………………… 龙胆科 Gentianaceae

471. 子房2~10室。

478. 无绿叶而为缠绕性的寄生植物 …………… 旋花科 Convolvulaceae（菟丝子亚科 Cuscutoideae）

478. 不是上述的无叶寄生植物。

479. 叶常对生，且多在两叶之间具有托叶所成的连接线或附属物 ………… 马钱科 Loganiaceae

479. 叶常互生，或有时基生，如为对生时，其两叶之间也无托叶所成的连接物，有时其叶也可轮生。

480. 雄蕊和花冠离生或近于离生。

481. 灌木或亚灌木；花药顶端孔裂；花粉粒为四合体；子房常5室 … 杜鹃花科 Ericaceae

481. 一年或多年生草本，常为缠绕性；花药纵长裂开；花粉粒单纯；子房常3~5室 …… ……………………………………………………………………… 桔梗科 Campanulaceae

480. 雄蕊着生于花冠的筒部。

482. 雄蕊4个，稀可在冬青科为5个或更多。

483. 无主茎的草本，具由少数至多数花朵所形成的穗状花序生于一基生花葶上 ……… ………………………………………………… 车前科 Plantaginaceae（车前属 *Plantago*）

483. 乔木、灌木或具有主茎的草本。

484. 叶互生，多常绿 ……………………………… 冬青科 Aquifoliaceae（冬青属 *Ilex*）

484. 叶对生或轮生。

485. 子房2室，每室内有多数胚珠 ………………………… 玄参科 Scrophulariaceae

485. 子房2室至多室，每室内有1或2个胚珠 ……………… 马鞭草科 Verbenaceae

482. 雄蕊常5个，稀可更多。

486. 每子房室内仅有1或2个胚珠。

487. 子房2或3室；胚珠自子房室近顶端垂悬；木本植物；叶全缘。

488. 每花瓣2裂或2分；花柱1个；子房无柄，2或3室，每室内各有2个胚珠；核果；有托叶 …………… 毒鼠子科 Dichapetalaceae（毒鼠子属 *Dichapetalum*）

488. 每花瓣均完整；花柱2个；子房具柄，2室，每室内仅有1个胚珠；翅果；无

托叶 …………………………………………………… 茶茱萸科 Icacinaceae

487. 子房1~4室；胚珠在子房室基底或中轴的基部直立或上举；无托叶；花柱1个，稀可2个，有时在紫草科的破布木属 Cordia 中其先端可成两次的2分。

489. 果实为核果；花冠有明显的裂片，并在蕾中呈覆瓦状或旋转状排列；叶全缘或有锯齿；通常均为直立木本或草本，多粗壮或具刺毛 …… 紫草科 Boraginaceae

489. 果实为蒴果；花瓣完整或具裂片；叶全缘或具裂片，但无锯齿缘。

490. 通常为缠绕性稀可为直立草本，或为半木质的攀援植物至大型木质藤本（例如盾苞藤属 *Neuropeltis*）；萼片多互相分离；花冠常完整而几无裂片，于蕾中呈旋转状排列，也可有时深裂而其裂片成内折的镊合状排列（例如盾苞藤属）…………………………………………… 旋花科 Convolvulaceae

490. 通常均为直立草本；萼片连合成钟形或筒状；花冠有明显的裂片，于蕾中也成旋转状排列 ………………………………………… 花葱科 Polemoniaceae

486. 每子房室内有多数胚珠，或在花葱科中有时为1至数个；多无托叶。

491. 高山区生长的耐寒耐旱性低矮多年生草本或丛生亚灌木；叶多小型，常绿，紧密排列成覆瓦状或莲座式；花无花盘；花单生至聚集成几为头状花序；花冠裂片成覆瓦状排列；子房3室；花柱1个；柱头3裂；蒴果室背开裂 ……………………………………………………………… 岩梅科 Diapensiaceae

491. 草本或木本，不为耐寒耐旱性；叶常为大型或中型，脱落性，疏松排列而各自展开；花多有位于子房下方的花盘。

492. 花冠不于蕾中折叠，其裂片呈旋转状排列，或在田基麻科中为覆瓦状排列。

493. 叶为单叶，或在花葱属 *Polemonium* 为羽状分裂或为羽状复叶；子房3室（稀可为2室）；花柱1个；柱头3裂；蒴果多室背开裂 ……………………………………………………………… 花葱科 Polemoniaceae

493. 叶为单叶，且在田基麻属 Hydrolea 为全缘；子房2室；花柱2个；柱头呈头状；蒴果室间开裂 ……… 田基麻科 Hydrophyllaceae（田基麻族 Hydroleeae）

492. 花冠裂片呈镊合状或覆瓦状排列，或其花冠于蕾中折叠，且成旋转状排列；花萼常宿存；子房2室；或在茄科中为假3室至假5室；花柱1个；柱头完整或2裂。

494. 花冠多于蕾中折叠，其裂片呈覆瓦状排列；或在曼陀罗属 *Datura* 成旋转状排列，稀可在枸杞属 *Lycium* 和颠茄属 *Atropa* 等属中，并不于蕾中折叠，而呈覆瓦状排列；雄蕊的花丝无毛；浆果，或为纵裂或横裂的蒴果 ……………………………………………………………… 茄科 Solanaceae

494. 花冠不于蕾中折叠，其裂片呈覆瓦状排列；雄蕊的花丝具毛茸（尤以后方的3个如此）。

495. 室间开裂的蒴果 …………… 参科 Scrophulariaceae（毛蕊花属 *Verbascum*）

495. 浆果；有刺灌木 ……………………………… 茄科 Solanaceae（枸杞属 *Lycium*）

1. 子叶1个；茎无中央髓部，也无呈年轮状的生长；叶多具平行叶脉；花为三出数，有时为四出数，但极少为五出数 ………………………………… 单子叶植物纲 Monocotyledoneae

496. 木本植物，或其叶于芽中呈折叠状。

497. 灌木或乔木；叶细长或呈剑状，在芽中不呈折叠状 …………………… 露兜树科 Pandanaceae

497. 木本或草本；叶甚宽，常为羽状或扇形的分裂，在芽中呈折叠状而有强韧的平行脉或射出脉。

498. 植物体多高大，呈棕榈状，具简单或分枝少的主干；花为圆锥或穗状花序，托以佛焰状

苞片 …………………………………………………………………………………… 棕榈科 Palmae

498. 植物体常为无主茎的多年生草本，具常深裂为2片的叶片；花为紧密的穗状花序 …… ……………………………………………… 环马科 Cyclanthaceae（巴拿马草属 *Carludovica*）

496. 草本植物或稀可为木质茎，但其叶于芽中从不呈折叠状。

499. 无花被或在眼子菜科中很小。

500. 花包藏于或附托以呈覆瓦状排列的壳状鳞片（特称为颖）中，由多花至1花形成小穗（自形态学观点而言，此小穗实即简单的穗状花序）。

501. 杆多少有些呈三棱形，实心；茎生叶呈三行排列；叶鞘封闭；花药以基底附着花丝；果实为瘦果或囊果 …………………………………………………… 莎草科 Cyperaceae

501. 杆常呈圆筒形，中空；茎生叶呈二行排列；叶鞘常在一侧纵裂开；花药以其中部附着花丝；果实通常为颖果 ……………………………………………… 禾本科 Gramineae

500. 花虽有时排列为具总苞的头状花序，但并不包藏于呈壳状的鳞片中。

502. 植物体微小，无真正的叶片，仅具无茎而漂浮水面或沉没水中的叶状体 …………… ……………………………………………………………………… 浮萍科 Lemnaceae

502. 植物体常具茎，也具叶，其叶有时可呈鳞片状。

503. 水生植物，具沉没水中或漂浮水面的叶片。

504. 花单性，不排列成穗状花序。

505. 叶互生；花成球形的头状花序 ………………………… 黑三棱科 Sparganiaceae（黑三棱属 *Sparganium*）

505. 叶多对生或轮生；花单生，或在叶腋间形成聚伞花序。

506. 多年生草本；雌蕊为1个或更多而互相分离的心皮所成；胚珠自子房室顶端垂悬 ………………… 眼子菜科 Potamogetonaceae（角果藻族 Zannichellieae）

506. 一年生草本；雌蕊1个，具2~4柱头；胚珠直立于子房室的基底 ………… ……………………………………… 茨藻科 Najadaceae（茨藻属 *Najas*）

504. 花两性或单性，排列成简单或分歧的穗状花序。

507. 花排列于1扁平穗轴的一侧。

508. 海水植物；穗状花序不分歧，但具雌雄同株或异株的单性花；雄蕊1个，具无花丝而为1室的花药；雌蕊1个，具2柱头；胚珠1个，垂悬于子房室的顶端 ………………………… 眼子菜科 Potamogetonaceae（大叶藻属 *Zostera*）

508. 淡水植物；穗状花序常分为二歧而具两性花；雄蕊6个或更多，具极细长的花丝和2室的花药；雌蕊为3~6个离生心皮所成；胚珠在每室内2个或更多，基生 ……………………… 水蕹科 Aponogetonaceae（水蕹属 *Aponogeton*）

507. 花排列于穗轴的周围，多为两性花；胚珠常仅1个 …………………………… ……………………………………………………… 眼子菜科 Potamogetonaceae

503. 陆生或沼泽植物，常有位于空气中的叶片。

509. 叶有柄，全缘或有各种形状的分裂，具网状脉；花形成一肉穗花序，后者常有一大型而常具色彩的佛焰苞片 ……………………………………………………… 天南星科 Araceae

509. 叶无柄，细长形、剑形，或退化为鳞片状，其叶片常具平行脉。

510. 花形成紧密的穗状花序，或在帚灯草科为疏松的圆锥花序。

511. 陆生或沼泽植物；花序为由位于苞腋间的小穗所组成的疏散圆锥花序；雌雄异株；叶多呈鞘状 ……………………………… 帚灯草科 Restionaceae（薄果草属 *Leptocarpus*）

511. 水生或沼泽植物；花序为紧密的穗状花序。

512. 穗状花序位于一呈二棱形的基生花葶的一侧，而另一侧则延伸为叶状的佛焰苞片；花

两性 …………………………………………………… 天南星科 Araceae（石菖蒲属 *Acorus*）

512. 穗状花序位于一圆柱形花梗的顶端，形如蜡烛而无佛焰苞；雌雄同株 ………………
…………………………………………………………………………… 香蒲科 Typhaceae

510. 花序有各种类型。

513. 花单性，成头状花序。

514. 头状花序单生于基生无叶的花葶顶端；叶狭窄，呈禾草状，有时叶为膜质 …………
………………………………………… 谷精草科 Eriocaulaceae（谷精草属 *Eriocaulon*）

514. 头状花序散生于具叶的主茎或枝条上部，雄性者在上，雌性者在下；叶细长，呈扁三棱形，直立或漂浮水面，基部呈鞘状 ………………………… 黑三棱科 Sparganiaceae
（黑三棱属 *Sparganium*）

513. 花常两性。

515. 花序呈穗状或头状，包藏于2个互生的叶状苞片中；无花被；叶小，细长形或呈丝状；雄蕊1或2个；子房上位，1～3室，每子房室内仅有1个垂悬胚珠 ……………
………………………………………………………………… 刺鳞草科 Centrolepidaceae

515. 花序不包藏于叶状的苞片中；有花被。

516. 子房3～6个，至少在成熟时互相分离 ……………………… 水麦冬科 Juncaginaceae
（水麦冬属 *Triglochin*）

516. 子房1个，由3心皮连合组成 ……………………………………… 灯心草科 Juncaceae

499. 有花被，常显著，且呈花瓣状。

517. 雌蕊3个至多数，互相分离。

518. 死物寄生性植物，具呈鳞片状而无绿色叶片。

519. 花两性，具2层花被片；心皮3个，各有多数胚珠 …………………… 百合科 Liliaceae
（无叶莲属 *Petrosavia*）

519. 花单性或稀杂性，具一层花被片；心皮数个，各仅有1个胚珠 …… 霉草科 Triuridaceae
（喜阴草属 *Sciaphila*）

518. 不是死物寄生性植物，常为水生或沼泽植物，具有发育正常的绿叶。

520. 花被裂片彼此相同；叶细长，基部具鞘 ………………………… 水麦冬科 Juncaginaceae
（芝菜属 *Scheuchzeria*）

520. 花被裂片分化为萼片和花瓣2轮。

521. 叶（限于我国植物）呈细长形，直立；花单生或成伞形花序；蓇葖果 ………………
…………………………………………………… 花蔺科 Butomaceae（花蔺属 *Butomus*）

521. 叶呈细长兼披针形至卵圆形，常为箭镞状而具长柄；花常轮生，成总状或圆锥花序；瘦果 ………………………………………………………………… 泽泻科 Alismataceae

517. 雌蕊1个，复合性或百合科的岩菖蒲属 Tofieldia 中其心皮近于分离。

522. 子房上位，或花被和子房相分离。

523. 花两侧对称；雄蕊1个，位于前方，即着生于远轴的1个花被片的基部 ………………
…………………………………………………… 田葱科 Philydraceae（田葱属 *Philydrum*）

523. 花辐射对称，稀可两侧对称；雄蕊3个或更多。

524. 花被分化为花萼和花冠2轮，后者于百合科的重楼族中，有时为细长形或线形的花瓣所组成，稀可缺如。

525. 花形成紧密而具鳞片的头状花序；雄蕊3个；子房1室……… 黄眼草科 Xyridaceae
（黄眼草属 *Xyris*）

525. 花不形成头状花序；雄蕊数在3个以上

526. 叶互生，基部具鞘，平行脉；花为腋生或顶生的聚伞花序；雄蕊6个，或因退化而数较少 ………………………………………………………… 鸭跖草科 Commelinaceae
526. 叶以3个或更多个生于茎的顶端而成一轮，网状脉而于基部具3～5脉；花单独顶生；雄蕊6个、8个或10个 ………………………………… 百合科 Liliaceae
（重楼族 Parideae）
524. 花被裂片彼此相同或近于相同，或在百合科的白丝草属 *Chinographis* 中则极不相同，又在同科的油点草属 *Tricyrtis* 中其外层3个花被裂片的基部呈囊状。
527. 花小型，花被裂片绿色或棕色。
528. 花位于一穗形总状花序上；蒴果自一宿存的中轴上裂为3～6瓣，每果瓣内仅有1个种子 ……………………………… 水麦冬科 Juncaginaceae（水麦冬属 *Triglochin*）
528. 花位于各种类型的花序上；蒴果室背开裂为3瓣，内有多数至3个种子 ………………………………………………………………………… 灯心草科 Juncaceae
527. 花大型或中型，或有时为小型，花被裂片多少有些具鲜明的色彩。
529. 叶（限于我国植物）的顶端变为卷须，并有闭合的叶鞘；胚珠在每室内仅为1个；花排列为顶生的圆锥花序 ……………………………… 须叶藤科 Flagellariaceae
（须叶藤属 *Flagellaria*）
529. 叶的顶端不变为卷须；胚珠在每子房室内为多数，稀可仅为1个或2个。
530. 直立或漂浮的水生植物；雄蕊6个，彼此不相同，或有时有不育者 ………………………………………………………………… 雨久花科 Pontederiaceae
530. 陆生植物；雄蕊6个、4个或2个，彼此相同。
531. 花为四出数，叶（限于我国植物）对生或轮生，具有显著纵脉及密生的横脉 ……………………………………… 百部科 Stemonaceae（百部属 *Stemona*）
531. 花为三出或四出数；叶常基出或互生 ……………………… 百合科 Liliaceae
522. 子房下位，或花被多少有些和子房相愈合。
532. 花两侧对称或为不对称形。
533. 花被片均成花瓣状；雄蕊和花柱多少有些互相连合 ……………………… 兰科 Orchidaceae
533. 花被片并不是均成花瓣状，其外层者形如萼片；雄蕊和花柱相分离。
534. 后方的1个雄蕊常为不育性，其余5个则均发育而具有花药。
535. 叶和苞片排列成螺旋状；花常因退化而为单性；浆果；花被呈管状，其一侧不久即裂开 ……………………………………………… 芭蕉科 Musaceae（芭蕉属 *Musa*）
535. 叶和苞片排列成2行；花两性，蒴果。
536. 萼片互相分离或至多可和花冠相连合；居中的1花瓣并不成为唇瓣 ……………………………………………………… 芭蕉科 Musaceae（鹤望兰属 *Strelitzia*）
536. 萼片互相连合成管状；居中（位于远轴方向）的1花瓣为大形而成唇瓣 ……………………………………………… 芭蕉科 Musaceae（兰花蕉属 *Orchidantha*）
534. 后方的1个雄蕊发育而具有花药。其余5个则退化，或变形为花瓣状。
537. 花药2室；萼片互相连合为一萼筒，有时呈佛焰苞状 …………… 姜科 Zingiberaceae
537. 花药1室；萼片互相分离或多彼此相衔接。
538. 子房3室，每子房室内有多数胚珠位于中轴胎座上；各1不育雄蕊呈花瓣状，互相于基部简短连合 ……………………………… 美人蕉科 Cannaceae（美人蕉属 *Canna*）
538. 子房3室或因退化而成1室，每子房室内仅含1个基生胚珠；各不育雄蕊也呈花瓣状，多少有些互相连合 ………………………………………… 竹芋科 Marantaceae
532. 花常辐射对称，即花整齐或近于整齐。

539. 水生草本，植物体部分或全部沉没水中 ………………………………… 水鳖科 Hydrocharitaceae
539. 陆生草本。
540. 植物体为攀援性；叶片宽广，具网状脉（还有数主脉）和叶柄……… 薯蓣科 Dioscoreacae
540. 植物体不为攀援性；叶具平行脉。
541. 雄蕊3个。
542. 叶2行排列，两侧扁平而无背腹之分，有下向上重叠跨覆；雄蕊和花被的外层裂片相对生 ……………………………………………………………………… 鸢尾科 Iridaceae
542. 叶不为2行排列；茎生叶呈鳞片状；雄蕊和花被的内层裂片相对生 …………………………………………………………………………………… 水玉簪科 Burmanniaceae
541. 雄蕊6个。
543. 果实为浆果或蒴果，而花被残留物多少和它相合生，或果实为一聚花果；花被的内层裂片各于其基部有2舌状物；叶呈带形，边缘有刺齿或全缘…… 凤梨科 Bromielaceae
543. 果实为蒴果或浆果，仅为1花所成；花被裂片无附属物。
544. 子房1室，内有多数胚珠位于侧膜胎座上；花序为伞形，具长丝状的总苞片 …………………………………………………………………………… 蒟蒻薯科 Taccaceae
544. 子房3室，内有多数至少数胚珠位于中轴胎座上。
545. 子房部分下位 ………………………………………………………… 百合科 Liliaceae
（肺筋草属 *Aletris*，沿阶草属 *Ophiopogon*，球子草属 *Peliosanthes*）
545. 子房完全下位 ……………………………………………… 石蒜科 Amaryllidaceae

注：为便于排序，特将本检索表排序进行了一定调整